LE RÉFÉRENTIEL | MED-LINE

LIVRE OFFICIEL DU COLLÈGE

Collège National de Pharmacologie Médicale (CNPM)
Sous la direction du Pr Jean-Luc Faillie

Collège National des Enseignants de Thérapeutique (CNET)
Sous la direction du Pr Serge Perrot

Le bon usage du médicament et des thérapeutiques non médicamenteuses

5e édition actualisée

R2C

Collection dirigée par le Pr Serge Perrot
Centre hospitalier Cochin, Paris

MED-LINE Editions

Éditions MED-LINE
74 boulevard de l'Hôpital
75013 Paris
Tél. : 09 70 77 11 48
www.med-line.fr

LE BON USAGE DU MÉDICAMENT ET DES THÉRAPEUTIQUES NON MÉDICAMENTEUSES - 5e ÉDITION
ISBN : 978-2-84678-308-8

Couverture et mise en page : Meriem Rezgui

Achevé d'imprimer par Printcorp en Mai 2023. Imprimé en Europe.

Sommaire

Introduction

Réalisé par le Collège National de Pharmacologie Médicale (CNPM) et le Collège National des Enseignants de Thérapeutique (CNET), cette nouvelle édition du cours Référentiel « *Le bon usage du médicament et des thérapeutiques non médicamenteuses* » adopte le nouveau programme de connaissances de la « Réforme du second cycle des études médicales » (R2C), paru au *Journal Officiel* du 2 septembre 2020, qui a fait l'objet d'une suppression des unités d'enseignement (UE), d'une nouvelle numérotation et d'une hiérarchisation des objectifs de connaissances en rang A (connaissances indispensables pour tout futur médecin) et rang B (à connaître à l'entrée dans une spécialité de troisième cycle).
Il est réalisé par des équipes universitaires impliquées dans l'enseignement de la Pharmacologie médicale et de la Thérapeutique, deux disciplines transversales.
Connaître le médicament, les dispositifs médicaux et les thérapeutiques non médicamenteuses sont des éléments indispensables à la pratique de tout médecin. Ce Référentiel développe tous les aspects de la pharmacologie et de la thérapeutique et doit permettre aux futurs médecins d'argumenter la décision de prescription, le bon usage, le choix du traitement, les modalités de suivi et de réévaluation du traitement.

Ce Référentiel témoigne :
- de l'importance de ces spécialités dans le programme de connaissances de la R2C ;
- de l'importance de ces approches dans la prise en charge de tous les patients ;
- et enfin d'une collaboration pédagogique et universitaire de ces deux spécialités.

Les auteurs, dont l'expertise est reconnue, doivent être ici chaleureusement remerciés pour leur implication dans la réalisation de cet ouvrage.
Pour chacun des items du programme de connaissances abordés, les objectifs hiérarchisés en rang A et rang B sont listés dans un tableau au début de chaque chapitre. L'ouvrage prend en compte les situations de départ, en lien avec les objectifs de connaissances. Elles peuvent être appelées dans le texte et sont synthétisées et listées à la fin de chaque chapitre dans un tableau récapitulatif.
Nous espérons que cet ouvrage répondra à vos attentes et vous guidera au mieux dans votre préparation.

Pr Jean-Luc Faillie pour le CNPM
Pr Serge Perrot pour le CNET
Coordonnateurs respectifs de l'ouvrage

Les auteurs

Dr Chadi ABBARA,
Service de Pharmacologie, Toxicologie et Centre régional de Pharmacovigilance, CHU d'Angers, Université d'Angers

Dr Marine AUFFRET,
Service Hospitalo-Universitaire de Pharmaco-Toxicologie, Hospices Civils de Lyon, Université de Lyon 1

Dr Haleh BAGHERI,
Service de Pharmacologie Médicale et Clinique, et Centre de Pharmacovigilance de Toulouse, Faculté de Médecine et CHU de Toulouse

Dr Frédéric BARBOT,
Centre d'Investigation Clinique et Technologique 1429 INSERM, Hôpital Raymond Poincaré, Garches

Pr Marc BARDOU,
Service de Pharmacologie Médicale, Service d'Hépato-Gastroentérologie & CIC INSERM 1432, CHU de Dijon

Pr Laurent BECQUEMONT,
Service de Pharmacologie, CHU Paris Saclay (Bicêtre)

Dr Lina BENAJIBA,
Centre d'Investigations Cliniques, Hôpital Saint-Louis, Université de Paris

Dr Driss BERDAÏ,
Service de Pharmacologie Médicale, CHU de Bordeaux

Pr Philippe BERTIN,
Service de Rhumatologie et Centre de la Douleur, CHU de Limoges

Pr Laurent BERTOLETTI,
Service de Médecine Vasculaire et Thérapeutique, CHU de St-Étienne

Pr Jacques BLACHER,
Centre de Diagnostic et de Thérapeutique, Hôpital Hôtel-Dieu, Université de Paris

Pr Régis BORDET,
Département de Pharmacologie Médicale, Université de Lille, CHU Lille

Dr Stéphane BOUCHET,
Service de Pharmacologie Médicale, CHU de Bordeaux

Pr Béatrice BOUHANICK,
Service d'HTA et de Thérapeutique, Pôle Cardiovasculaire et Métabolique, CHU Rangueil, Toulouse

Pr Marie BRIET,
Service de Pharmacologie, Toxicologie et Centre régional de Pharmacovigilance, CHU d'Angers, Université d'Angers

Pr Alain CARIOU,
Médecine Intensive et Réanimation, Hôpital Cochin, Université de Paris

Dr Benoît CHAMPIGNEULLE,
Médecine intensive et Réanimation, Hôpital Cochin, Université de Paris

Pr Jean-Luc CRACOWSKI,
Département universitaire de Pharmacologie, Université Grenoble Alpes

Pr Michel CUCHERAT,
Service Hospitalo-Universitaire de Pharmaco-Toxicologie de Lyon, Université Claude Bernard, Hospices Civils de Lyon

Pr Jean DOUCET,
Service de Médecine Interne polyvalente, CHU de Rouen. Université de Rouen

Pr Raphaël FAVORY,
Service de Médecine Intensive et de Réanimation, CHRU de Lille, Université de Lille

Pr Jade GHOSN,
Service des Maladies Infectieuses et Tropicales, Hôpital Bichat, Université de Paris

Pr Pierre-Olivier GIRODET,
Service de Pharmacologie Médicale, CIC1401, CHU de Bordeaux, Université de Bordeaux

Dr Matthieu GRÉGOIRE,
Service de Pharmacologie Clinique, CHU de Nantes

Dr Guillaume GRENET,
Service Hospitalo-Universitaire de Pharmaco-Toxicologie, CHU de Lyon

Pr François GUEYFFIER,
Service de Pharmacologie Clinique et Essais Thérapeutiques, CHU de Lyon

Pr Patrick HILLON,
Service d'Hépato-Gastroentérologie, CHU de Dijon, Université de Bourgogne, Dijon

Pr Bechir JARRAYA,
Service de Neurochirurgie, Hôpital Foch, Suresnes, Université Versailles Saint-Quentin

Pr Jean-Jacques KILADJIAN,
Centre d'Investigations Cliniques, Hôpital Saint-Louis, Université de Paris

Pr Jacques KOPFERSCHMITT,
Service des Urgences, CHU Strasbourg

Pr Karine LACUT,
Département de Médecine Interne et Pneumologie, CHU la Cavale Blanche, Université de Brest

Pr Marc LAMBERT,
Service de Médecine Polyvalente de post Urgence, CHRU de Lille, Université de Lille

Dr Maryse LAPEYRE-MESTRE,
Service de Pharmacologie Médicale et Clinique, et Centre de Pharmacovigilance de Toulouse, Faculté de Médecine et CHU de Toulouse

Pr Maurice LAVILLE,
Service de Néphrologie et Thérapeutique, Centre Hospitalier Lyon Sud, Université Claude Bernard-Lyon 1

Pr Jean-Christophe LEGA,
Service de Médecine Interne et Vasculaire, CHU Lyon Sud

Pr Claire LE JEUNNE,
Service de Médecine Interne Polyvalente, Hôpital Cochin, Université de Paris

Dr Raphael LE MAO,
Département de Médecine Interne et Pneumologie, CHU la Cavale Blanche, Université de Brest

Dr Frédéric LIBERT,
Service de Pharmacologie Médicale, CHU de Clermont-Ferrand

Dr Sabine MAINBOURG,
Service de Médecine Interne et Vasculaire, CHU Lyon Sud

Dr Lorraine MAITROT-MANTELET,
Unité de Gynécologie médicale, Hôpital Port-Royal, Université de Paris

Pr Sylvain MANFREDI,
Service d'Hépato-Gastroentérologie, CHU de Dijon, Université de Bourgogne, Dijon

Dr Isabelle MARÉCHAL,
Service Hémovigilance, CHU Charles Nicolle, Rouen

Dr Ghada MIREMONT-SALAMÉ,
Service de Pharmacologie Médicale, CHU de Bordeaux

Pr Patrick MISMETTI,
Service de Pharmacologie Clinique, CHU de St-Étienne

Dr François MONTASTRUC,
Service de Pharmacologie Médicale et Clinique, et Centre de Pharmacovigilance de Toulouse, Faculté de Médecine et CHU de Toulouse

Pr Jean-Louis MONTASTRUC,
Membre de l'Académie Nationale de Médecine, Service de Pharmacologie Médicale et Clinique, et Centre de Pharmacovigilance de Toulouse, Faculté de Médecine et CHU de Toulouse

Pr Stéphane MOULY,
Département de Médecine Interne, APHP Nord – Université de Paris, Groupe Hospitalier Lariboisière – Fernand Widal

Dr Kim An NGUYEN,
Service de Néonatalogie et Réanimation Néonatale, Hôpital Femme Mère Enfant, Hospices Civils de Lyon, Université Lyon 1

Pr Grégory NINOT,
Institut du Cancer de Montpellier et Université de Montpellier – INSERM

Pr Julien NIZARD,
Service Douleur, Soins palliatifs et de support, Éthique clinique, CHU Nantes

Dr Mikaïl NOURREDINE,
Service de Recherche et épidémiologie clinique, CHU de Lyon, Université de Lyon 1

Pr David ORLIKOWSKI,
Service de Réanimation, Centre d'Investigation Clinique et Technologique 1429 INSERM, Hôpital Raymond Poincaré, Université Versailles Saint-Quentin

Pr François PAILLE,
Service d'Addictologie, CHU Nancy

Pr Antoine PARIENTE,
Service de Pharmacologie Médicale, Pharmaco-Épidémiologie, CHU de Bordeaux, Université de Bordeaux

Dr Caroline PECRIAUX,
Centre Antipoison, Centre de Pharmacovigilance, Hospices Civils de Lyon

Pr Serge PERROT,
Centre de la Douleur et d'Éducation Thérapeutique, Hôpital Cochin, Université de Paris

Pr Gisèle PICKERING,
Laboratoire de Pharmacologie Fondamentale et Clinique de la Douleur, Service de pharmacologie Clinique/INSERM CIC 1405, CHU de Clermont Ferrand

Pr Geneviève PLU-BUREAU,
Unité de Gynécologie médicale, Hôpital Port-Royal, Université de Paris

Dr Mohammad Ryad POKEERBUX,
Service de Médecine Polyvalente de post Urgence, CHU de Lille, Université de Lille

Pr Gilles POTEL,
EA 3826 Thérapeutique Clinique et Expérimentale des Infections, CHU de Nantes

Dr Nicolas ROCHE,
UMR 1179, Service de Physiologie et d'Explorations Fonctionnelles, Hôpital Raymond Poincaré, Garches

Dr Nicolas ROGNANT,
Service de Néphrologie et Thérapeutique, Centre Hospitalier Lyon Sud, Université Claude Bernard-Lyon 1

Pr Patrick ROSSIGNOL,
Centre d'Investigation Clinique Plurithématique Pierre Drouin, Université de Lorraine - INSERM - CHRU de Nancy

Dr Benoît ROUSSEAU,
Pharmacologie Clinique, Faculté de Médecine de l'Université Paris Est Créteil, Hôpital Henri Mondor, Créteil

Dr Francesco SALVO,
Service de Pharmacologie Médicale, CHU de Bordeaux

Dr Etienne SAUDEAU,
Service de médecine physique et de réadaptation pédiatrique, Hôpital Raymond Poincaré, Garches

Dr Laurence SLAMA,
Unité de Thérapeutique en Immunoinfectiologie, Hôtel-Dieu, Université de Paris

Pr Fabienne TAMION,
Service de Réanimation Médicale, CHU Charles Nicolle, Rouen INSERM U1096, Faculté de Médecine-Pharmacie

Dr Anne-Priscille TROUVIN,
Centre d'Evaluation et Traitement de la Douleur, Hôpital Cochin, Université de Paris

Pr Pascale VERGNE-SALLE,
Service de Rhumatologie et Centre de la Douleur, CHU Dupuytren, Limoges

Dr Thierry VIAL,
Centre Antipoison, Centre de Pharmacovigilance, Hospices Civils de Lyon

Pr Jean-Paul VIARD,
Unité de Thérapeutique en Immunoinfectiologie, Hôtel-Dieu, Université de Paris

Pr Caroline VICTORRI-VIGNEAU,
Service de Pharmacologie Clinique, CHU de Nantes

Dr Cécile YELNIK,
Service de Médecine Polyvalente de post Urgence, CHU de Lille, Université de Lille

ITEM 321

PRINCIPES DU BON USAGE DU MÉDICAMENT

CHAPITRE 1

Définir et évaluer le bon usage du médicament en suivant l'Autorisation de Mise sur le Marché (AMM) et hors AMM y compris les Recommandations Temporaires d'Utilisation (RTU) et Autorisations Temporaires d'Utilisation (ATU)

Pr Serge Perrot *, Dr Driss Berdaï**

* Centre de la Douleur et d'Éducation Thérapeutique, Hôpital Cochin, Université de Paris

** Service de Pharmacologie Médicale, CHU de Bordeaux

OBJECTIFS : N° 321-1

➔ Définir et évaluer le bon usage du médicament, selon l'autorisation de mise sur le marché (AMM) et hors AMM (y compris recommandations temporaires d'utilisation (RTU). Autorisations temporaires d'utilisation (ATU).

PLAN

1. Autorisation de Mise sur le Marché (AMM)
2. Autorisation Temporaire d'Utilisation (ATU)
3. Recommandation Temporaire d'Utilisation (RTU)
4. Les médicaments financés hors Tarification à l'Activité (hors T2A)
5. Prescriptions hors AMM

Rang	Rubrique	Intitulé	Descriptif
A	Définition	Définir et évaluer le bon usage du médicament	Connaître la procédure des AMM et les conditions de prescriptions hors AMM

Les situations de départ sont listées à la fin du chapitre.

- **Le bon usage du médicament est l'utilisation du bon médicament à la bonne dose pour la bonne durée au bon patient en fonction de la maladie à traiter et du terrain. Ceci signifie que la décision thérapeutique doit être justifiée, que seuls les traitements nécessaires doivent être prescrits et qu'ils doivent être arrêtés dès que possible.**

- **Le bon usage du médicament repose sur 3 facteurs :**
  - **Un bon diagnostic et une bonne évaluation pronostique permettant de prendre une décision thérapeutique adaptée.**
  - **Le choix d'un traitement prenant en compte les caractéristiques du malade :** la molécule ou les molécules choisies, les doses, les associations, les durées de traitement prennent en compte non seulement la pathologie à traiter, mais aussi le malade en tant que personne et notamment les éventuelles situations à risque (cf. item n° 322).
  - **Le respect des Autorisations de Mise sur le Marché et des recommandations officielles concernant les médicaments.** À côté des recommandations des Autorités compétentes (Haute Autorité de Santé, ANSM, INCa) et des notions de bénéfice clinique et d'intérêt thérapeutique relatif (item n° 326), la décision thérapeutique se doit d'être effectuée avant tout dans le cadre de l'Autorisation de Mise sur le Marché (AMM).

A

1. Autorisation de Mise sur le Marché (AMM)

1.1. Les bases scientifiques de l'évaluation pour l'AMM

- **Les principes d'évaluation de l'AMM reposent sur 3 caractéristiques :**
  - **La qualité pharmaceutique :** composition et conditionnement du produit, contrôle de la qualité et du respect des bonnes pratiques de fabrication.
  - **L'efficacité :** preuve, par des essais cliniques, d'une efficacité dans une indication bien définie et dans une population bien précise. Cette efficacité est au mieux démontrée par des essais randomisés contrôlés en double aveugle en supériorité versus placebo et en supériorité ou en non infériorité versus un traitement de référence.
  - **La sécurité :** toxicologie préclinique et surtout sécurité et effets indésirables dans les essais cliniques, avec analyse quantitative et qualitative de ces effets indésirables, à interpréter en regard de l'efficacité (rapport bénéfice/risque).

1.2. Les procédures d'AMM

- Elles peuvent être **nationales** ou **européennes :**
  - **La plupart des nouveaux médicaments demandent une Autorisation de Mise sur le Marché pour les 27 États Membres de l'Union Européenne.** L'évaluation se fait à l'European Medicines Agency (EMA) à Amsterdam à partir d'un dossier commun évalué par deux pays rapporteurs. En fonction de la qualité, de l'efficacité et de la sécurité du médicament, un vote à la majorité simple où chaque pays compte pour une voix entraîne, en cas de réponse positive, une AMM européenne pour tous les pays, y compris ceux qui ont voté contre.
  - **Lorsque l'industriel ne souhaite qu'une AMM nationale dans un seul pays, il peut faire une demande uniquement à l'autorité compétente de ce pays, par exemple l'ANSM en France.** C'est cette procédure qui concerne les modifications des propriétés d'un médicament ayant une ancienne AMM nationale.
  - **Lorsqu'un médicament a déjà une AMM nationale et souhaite étendre cette AMM à d'autres pays d'Europe,** il peut le faire sous le principe de la reconnaissance mutuelle où le pays ayant donné une AMM nationale vient défendre celle-ci devant les autres pays d'Europe. Mais cette liste de pays européens ne peut être que partielle et c'est la firme qui décide dans quel pays elle veut étendre cette AMM nationale.

1.3. Le résumé des caractéristiques du produit (RCP) après l'obtention de l'AMM

CARACTÉRISTIQUES DU NOUVEAU MÉDICAMENT RÉSUMÉES DANS UN DOCUMENT IDENTIQUE POUR TOUS LES PAYS D'EUROPE

- Les formes et présentations du médicament.
- La composition quantitative et qualitative, y compris les excipients.
- La ou les indications reconnues.
- La posologie et le mode d'administration, y compris dans différentes populations ou sous-populations.
- Les contre-indications absolues ou relatives.
- Les mises en garde et précautions d'emploi.
- Les interactions médicamenteuses en précisant celles qui sont contre-indiquées, déconseillées, nécessitant des précautions d'emploi ou simplement à prendre en compte.
- L'effet du médicament sur la fertilité, la grossesse et l'allaitement.
- Les effets indésirables en précisant leur fréquence et leur gravité.
- Les risques et symptômes des surdosages ainsi que la conduite à tenir.
- Les données de pharmacodynamie regroupant les principaux résultats des essais cliniques.
- La pharmacocinétique.
- Les incompatibilités modalités de conservation, modalités de prescription, délivrance, prise en charge.
- Les coordonnées du laboratoire titulaire de l'AMM.

1.4. Mentions légales hors RCP

- **En dehors des mentions du RCP listées ci-dessus, d'autres mentions légales doivent être connues :**
  - **La notice patient** qui doit être écrite en langage clair et facilement compréhensible et qui résume différents éléments suivants :

- Indications.
- Posologie.
- Modalités d'usage.
- Précautions.
- Contre-indications.
- Effets indésirables.
- Conduite à tenir en cas de problème.
- Titulaire de l'AMM.

  - **La boîte (conditionnement)** doit aussi faire apparaître un certain nombre de mentions légales :

- Nom du médicament.
- Dénomination commune internationale (DCI), dosage, nombre d'unités.
- Code barre ou datamatrix.
- Liste I ou II ou non listé.
- Date de péremption.
- Mentions légales (ne pas dépasser la dose prescrite, ne pas laisser à portée des enfants...).
- Pictogramme conduite automobile (triangle jaune niveau 1 *soyez prudent* – triangle orange niveau 2 *soyez très prudent* – triangle rouge niveau 3 *ne pas conduire*).
- Titulaire de l'AMM.
- Pictogramme grossesse (danger ou interdit chez la femme en âge de procréer en l'absence de contraception, ou chez la femme enceinte).

A 2. Autorisation Temporaire d'Utilisation (ATU)

- Cette autorisation est délivrée par l'ANSM à titre exceptionnel à certains médicaments, dans des indications précises, afin de traiter des maladies graves ou rares en l'absence de traitement approprié. L'efficacité et la sécurité d'emploi de ces médicaments dans ces indications doivent être fortement présumées au vu des connaissances scientifiques disponibles.
- Deux types d'ATU sont possibles :
  - **ATU de cohorte :** elles sont sollicitées par le laboratoire pharmaceutique et accordées à des médicaments dont l'efficacité et la sécurité sont fortement présumées par les résultats d'essais thérapeutiques menés en vue d'obtenir une demande d'autorisation de mise sur le marché (AMM). La demande d'AMM doit avoir été déposée ou le laboratoire intéressé doit s'engager à la déposer dans un délai déterminé. Ce type d'ATU de cohorte peut aussi être accordé dans le cadre d'une demande d'extension d'AMM en cours d'évaluation par les autorités (extension d'indication clinique).
  - **ATU nominatives :** elles sont demandées par le médecin prescripteur au bénéfice d'un patient nommément désigné et ne pouvant participer à une recherche biomédicale. Elles sont accordées si l'efficacité et la sécurité des médicaments sont présumées en l'état des connaissances scientifiques.

A 3. Recommandation Temporaire d'Utilisation (RTU)

- Les RTU sont des recommandations officielles permettant d'utiliser un médicament déjà commercialisé (avec une AMM) mais **dans une pathologie non visée par l'AMM**. La RTU est octroyée à la vue de données scientifiques d'efficacité et de sécurité rendant cette utilisation acceptable..

- **Il s'agit donc d'une autorisation officielle délivrée par l'ANSM pour l'utilisation hors AMM.**
- Les RTU sont établies sur la base d'une analyse bibliographique de l'efficacité et de la sécurité du médicament grâce à des documents fournis par la firme ou obtenus en dehors d'elle.
- Elles permettent, lorsqu'il y a un problème urgent de santé publique, d'avoir accès à un médicament déjà sur le marché français pour traiter une autre pathologie pour lequel les données cliniques laissent présumer d'une efficacité, de l'absence d'alternative thérapeutique, d'une urgence médicale pour une pathologie à haute morbi-mortalité.
- Des considérations économiques et de santé publique peuvent pousser à délivrer une RTU pour un médicament peu cher en alternative d'un médicament ayant déjà l'AMM dans l'indication revendiquée mais avec un prix beaucoup plus élevé.

A 4. Les médicaments financés hors Tarification à l'Activité (hors T2A)

- Tout séjour hospitalier d'un patient donne lieu au paiement de l'hôpital (ou la clinique) d'un montant correspondant au GHS (Groupe Homogène de Séjour). C'est le système de tarification à l'activité ou T2A.
- Pour les médicaments hospitaliers courants, le prix du médicament hospitalier peut être modéré et est inclus dans la tarification à l'activité du séjour (GHS). Mais pour les médicaments innovants et très coûteux, leur inclusion dans la tarification du GHS peut être irréaliste : lorsque le coût du médicament est excessivement élevé par rapport au coût du GHS, il ne peut pas être utilisé de façon efficiente pour le service qui le prescrirait car alors le coût réel de la prescription serait sans rapport avec le prix du GHS remboursé. Pour **ces médicaments innovants et coûteux dont la liste a été établie par le Conseil de l'Hospitalisation,** il est possible d'obtenir une tarification en sus : lors d'une prescription adaptée, l'établissement d'hospitalisation recevra un paiement couvrant les dépenses liées à ces médicaments onéreux facturables « hors T2A » (ou « en sus du GHS »). Mais cette utilisation doit être contrôlée et les médecins doivent s'engager à les prescrire dans des indications reconnues.

C'EST AINSI QUE POUR TOUS LES MÉDICAMENTS UTILISÉS HORS GHS ONT ÉTÉ DÉFINIS ET VALIDÉS PAR L'ANSM QUATRE NIVEAUX DE PREUVE PERMETTANT L'ÉVALUATION DU BON USAGE :

- **Groupe I :** indication reconnue dans le cadre de l'AMM.
- **Groupe II :** indication reconnue à haut niveau de preuve et consensus mais sans AMM.
- **Groupe III :** contre-indication clairement démontrée du médicament.
- **Groupe IV :** niveau de preuve insuffisant pour recommander l'usage de ce médicament.

- **REMBOURSEMENT :**

La Sécurité Sociale est prête à rembourser les indications en groupe I et en groupe II, sûrement pas en groupe III et éventuellement en groupe IV.

Seul le groupe I correspond réellement à l'AMM.

Lorsque le médecin prescrit un médicament hors GHS, il doit préciser l'indication dans le dossier médical du patient, donc indirectement le groupe I, II, III, IV correspondant. Ceci permet une prescription reconnue et acceptable de ce médicament innovant dans le groupe II même hors AMM.

En revanche les prescriptions hors AMM du groupe III ne devraient pas conduire à un remboursement.

Quant au groupe IV, le remboursement pourrait ne pas être systématique.

Tout doit être fait pour inciter aux prescriptions dans les groupes I et II.

Tout doit être fait aussi du côté de l'industriel comme du côté de la recherche clinique académique pour que le niveau de preuve permette de passer des indications du groupe IV au groupe II et pour que les indications du groupe II conduisent à une AMM permettant un passage en groupe I.

A 5. Prescriptions hors AMM

- Nous avons vu que certaines prescriptions hors AMM sont d'ores et déjà acceptables, règlementées et sujettes à procédure officielle. Il s'agit des ATU, des RTU et des prescriptions des médicaments innovants hors GHS en groupe II et éventuellement en groupe IV.
- Mais à côté de cela il est toujours possible de prescrire un médicament hors de ces indications lorsqu'un **cas particulier** laisse penser qu'un médicament pourrait être efficace chez un malade isolé, à la vue de l'atypie de sa situation et des données de la littérature. Le prescripteur se devant de tout faire pour soigner au mieux les patients, il peut décider d'utiliser un médicament hors AMM pour ses propriétés cliniques correspondant à la situation particulière observée. Il n'a d'ailleurs pas d'obligation de résultat et un échec, ou l'apparition d'effets indésirables liés à cette prescription hors AMM, ne pourrait en aucun cas lui être imputé dès lors que cette décision s'appuierait sur des données de la littérature, que le patient en ait été informé clairement et que les traces de cette information et de cette recherche bibliographique figurent de façon écrite dans le dossier du patient.
- Dans ces cas de prescription hors AMM, la Sécurité Sociale, qui ne reconnaît que le remboursement des médicaments dans l'AMM, **peut ne pas accepter de rembourser les frais induits et le médicament serait donc à la charge du patient.** Mais à côté de ce problème de remboursement, le problème de la prescription hors AMM n'est pas en soi générateur d'illégalité dès lors qu'elle n'est pas réalisée dans un contexte d'imprudence ou d'ignorance, qu'elle s'appuie sur des données de la science et qu'elle a été correctement expliquée au patient.

Conclusion

- En conclusion, il est important que le bon usage des médicaments se base sur les données actuelles de la science et donc sur les autorisations de mise sur le marché, mais des procédures accélérées permettent l'accès au soin des médicaments sans AMM : ATU, RTU, médicaments hors GHS.

Il est cependant important de souligner que chaque décision thérapeutique doit être mûrement pesée et doit s'appuyer sur la connaissance du médecin, sur les preuves d'efficacité mais aussi sur des spécificités individuelles du patient.

Bibliographie

- www.ansm.sante.fr
- www.medicament.gouv.fr

Principales situations de départ en lien avec l'item 321-1 : « Définir et évaluer le bon usage du médicament »

Situation de départ	Descriptif
En lien avec la prise en charge aiguë et chronique	
264. Adaptation des traitements sur un terrain particulier (insuffisant rénal, insuffisant hépatique, grossesse, personne âgée…)	Connaître les règles de prescription et de remboursement dans le cadre de l'AMM et hors AMM. Des procédures accélérées permettent l'accès au soin des médicaments sans AMM : ATU, RTU, médicaments hors GHS.
266. Consultation de suivi d'un patient polymédiqué	
En lien avec les situations diverses	
334. Demande de traitement et investigation inappropriés	
338. Prescription médicale chez un patient en situation de précarité	
342. Rédaction d'une ordonnance/d'un courrier médical	
348. Suspicion d'un effet indésirable des médicaments ou d'un soin	

Chapitre 2

Définir les bases du suivi thérapeutique pharmacologique : quelle surveillance et quel rythme, pour quels médicaments ?

Dr Stéphane Bouchet*, Dr Frédéric Libert**

*Service de Pharmacologie Médicale, CHU de Bordeaux
**Service de Pharmacologie Médicale, CHU de Clermont-Ferrand

OBJECTIFS : N° 321-2

➔ Définir les bases du suivi thérapeutique médicamenteux : quelle surveillance et quel rythme, pour quels médicaments ?

PLAN

1. Introduction
2. La surveillance
3. Exemples ciblés de suivi

Rang	Rubrique	Intitulé	Descriptif
A	Prise en charge	Définir les bases du suivi thérapeutique pharmacologique	Connaître les principaux médicaments concernés et les modalités de surveillance

Les situations de départ sont indiquées en violet et en gras et listées à la fin du chapitre.

A

1. Introduction

1.1. Définition

- Le suivi thérapeutique pharmacologique (STP, *therapeutic drug monitoring* = TDM) vise à améliorer la prise en charge des patients en adaptant individuellement les doses et/ou la chronologie de prise des médicaments afin d'en optimiser les effets thérapeutiques.
- Ce suivi est rarement systématique. Il doit être appliqué selon des protocoles de suivi validés par des essais cliniques et publiés (résumés des caractéristiques des produits, recommandations de sociétés savantes...) ou face à des situations particulières, notamment dans des contextes d'effets non attendus du médicament.
- L'objectif est de diminuer le taux d'échecs thérapeutiques ou de diminuer le risque d'effet indésirable.

1.2. Médicaments et patients concernés

- Le suivi thérapeutique pharmacologique concerne les médicaments répondant aux critères suivants :
  - l'efficacité du médicament n'est pas mesurable facilement à l'examen clinique (contrairement au pouls, à la tension artérielle…), ou seulement à distance (réduction de crises d'épilepsie, prévention du rejet de greffe…) ;
  - la relation entre la dose administrée et l'efficacité d'un médicament est souvent très variable, avec une efficacité qui dépend plutôt de la concentration plasmatique (figure suivante).

- Cette variabilité peut par exemple être liée à une pharmacocinétique fluctuante entre patients (variabilité inter-individuelle) ou pour un même patient au cours du temps (variabilité intra-individuelle) pour une même quantité de médicament administré :
  - pour des raisons génétiques (ex. polymorphisme génétique des CYP450) ;
  - à cause d'une **interaction médicamenteuse** (souvent avec des inducteurs ou des inhibiteurs enzymatiques) ;
  - avec des volumes de distribution modifiés (obèses, âges extrêmes, grands brûlés ou patient de réanimation) ;
  - avec des problèmes d'absorption (chirurgie bariatrique, ulcères, maladie de l'intestin type Crohn…).

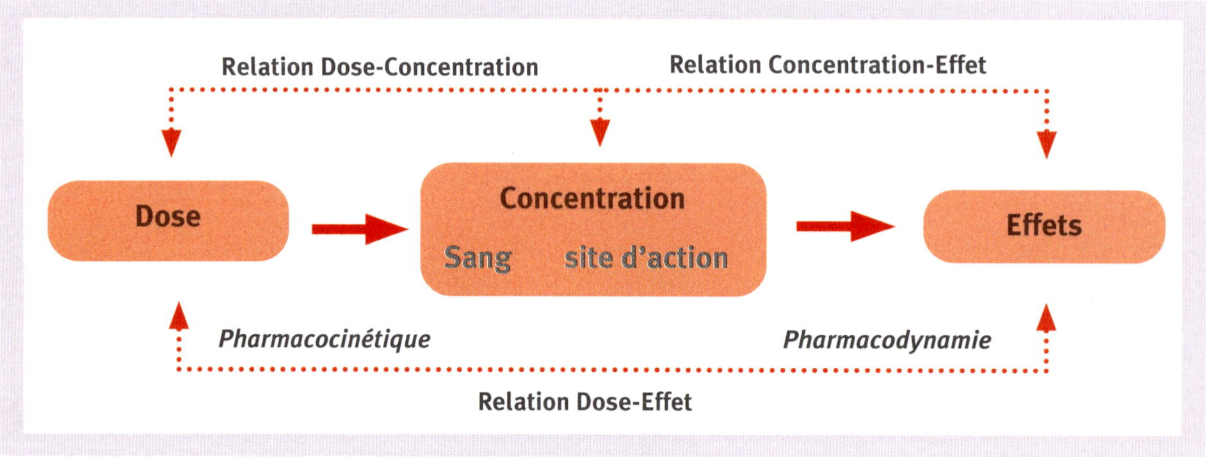

- Ce suivi pharmacologique visera donc à rechercher la dose optimale par obtention de la concentration plasmatique minimale efficace, limitant dans le même temps le risque d'effet indésirable.
- Les prélèvements sanguins effectués à but de dosage des concentrations plasmatiques de médicament se font habituellement sur tubes secs ou héparinés (voire EDTA) et sans gel séparateur.

B

2. La surveillance

2.1. Moyens de surveillance

- Le STP est **élément diagnostique lors de la prescription raisonnée** de certains médicaments essentiellement basé sur la mesure de paramètres pharmacocinétiques mais peut également s'appuyer sur des paramètres pharmacodynamiques ainsi que sur la pharmacogénétique (définie plus bas).
- Pour mesurer la concentration plasmatique (paramètre pharmacocinétique), il existe différentes techniques de dosage. Parmi les plus répandues :
  - des techniques automatisées à base de colorimétrie ou d'immuno-enzymologie, qui sont compatibles avec des délais de réponse rapide (< 3 heures) ;
  - des techniques de chromatographie couplée à de la détection ultra-violet ou, de plus en plus, à de la spectrométrie de masse, qui restent bien souvent manuelles et plus longues.
- L'exploration des paramètres pharmacodynamiques repose souvent sur la mesure d'une activité biologique d'une enzyme (G6PD, pseudocholinestérase) ou d'un facteur (ex. facteur Xa ou IIa), ou alors sur la quantification d'un paramètre biologique plus direct (ex. INR = *International Normalized Ratio*).

2.2. Suivi pharmacocinétique

- L'administration d'une même dose de médicament à différents patients peu conduire à des concentrations plasmatiques différentes. Ceci peut être consécutif à des variations entre patients des capacités d'absorption (biodisponibilité pour les médicaments non injectés par voie veineuse), de diffusion tissulaire (volume de distribution variable selon l'âge, la masse grasse…) ou d'élimination (rénale, hépatique…). Selon la formule qui suit, la demi-vie ($t_{1/2}$) d'un médicament sera d'autant plus importante que la clairance (Cl) sera basse et son volume de distribution (VD) élevé :

$$t_{1/2} = (\ln 2 \times VD) / Cl$$

- C'est ainsi que le risque toxique sera d'autant plus important que la clairance du médicament sera diminuée. Par conséquent, lors d'insuffisance rénale, le dosage plasmatique de certains médicaments à marge thérapeutique étroite (dose thérapeutique proche de la dose toxique) et à élimination rénale sera rendu nécessaire lors de prises répétées afin d'éviter le risque de surdosage.

2.3. Suivi pharmacodynamique

- Parfois, il est plus simple de mesurer un effet pharmacodynamique plutôt que de mesurer la concentration plasmatique d'un médicament chez un patient. De plus, le lien entre effet pharmacodynamique et bénéfice thérapeutique est plus direct. En effet, une même concentration plasmatique d'un médicament peut conduire à des effets pharmacodynamiques variables chez différents patients.
- **L'exemple le plus courant de suivi thérapeutique** consiste en la mesure de l'*INR* chez les patients traités par anticoagulants anti-vitamine K (AVK).

A 2.4. Conditions générales de suivi thérapeutique pharmacologique

- **Le suivi thérapeutique pharmacologique peut être utile lorsque les conditions suivantes sont rencontrées :**
  - **Adaptation d'un traitement** pour contrôler son effet en l'absence d'autre moyen de surveillance. Ex. immunosuppresseurs chez les greffés.
  - Existence d'un **effet indésirable important** sans moyen de détecter autrement et à temps les signes d'alerte de risque de surdosage. Ex. risque rénal ou auditif des aminosides.
  - Risque d'**échec thérapeutique** sans moyen de détecter autrement et à temps des signes d'alerte de risque d'inefficacité thérapeutique. Ex. vérification de la concentration plasmatique de **vancomycine** dans les infections sévères ou des **anti-épileptiques** pour prévenir les **convulsions**.
  - **Nouvelles co-médications** introduites dans le traitement du patient pouvant créer des interactions, ou alors modification de la posologie des médicaments.
  - Présence de **défaillances viscérales** rendant nécessaire le suivi des concentrations plasmatiques de certains médicaments (Ex. développement d'une **insuffisance rénale** rendant difficile l'évaluation d'une posologie d'un médicament à élimination urinaire).
  - Investigation de l'**apparition d'un échec thérapeutique ou d'un effet secondaire** toxique inexpliqué.
  - Nécessité de **vérifier l'observance** (respect de la prescription par un patient).
- Pour un traitement prolongé, en règle générale, le dosage est effectué une fois l'état d'équilibre atteint, c'est-à-dire après une période de traitement égale à au moins **cinq demi-vies** ;
  - Ce délai peut être raccourci dans le cas d'une administration avec une dose de charge.
  - Il est porté à 15 jours lors de l'introduction d'un médicament inducteur enzymatique.
- Les concentrations sanguines évoluant au cours du temps, il est primordial de respecter les horaires de prélèvement préconisés par le laboratoire chargé du dosage et qui vont être en lien direct avec l'efficacité ou la toxicité :
  - Dans la plupart des cas, le prélèvement est effectué à la concentration minimale (appelée aussi résiduelle ou vallée), juste avant l'administration suivante.

– Dans certains cas, il est demandé de faire le prélèvement à la concentration maximale (ou pic plasmatique) avec des moments très précis (la concentration dans la phase d'absorption/distribution fluctuant très rapidement). Cela concernera plus souvent les médicaments à efficacité concentration-dépendant, les problèmes de toxicité ou d'absorption.

Exemple d'atteinte d'un état d'équilibre (en rose) après cinq injections administrées chacune après une durée d'une demi-vie et permettant de fluctuer entre une concentration minimale efficace et une concentration maximale.

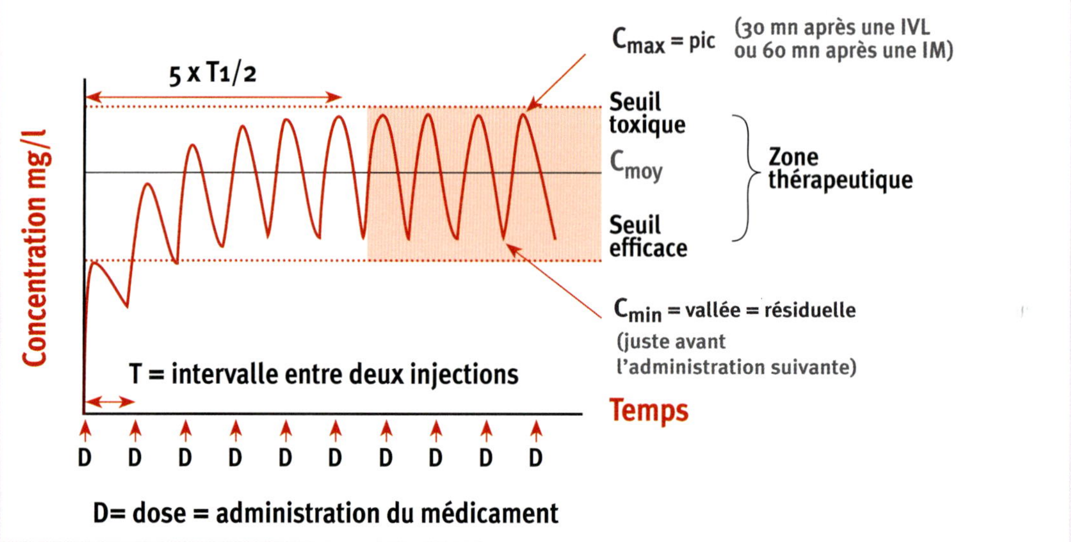

3. Exemples ciblés de suivi

- Parmi les médicaments les plus fréquemment dosés figurent les **anti-épilepiques** (ex. carbamazépine), **les immunosuppresseurs** (ex. ciclosporine), certains **anti-infectieux** (ex. ATB toxiques), la **digoxine** et le **lithium**.

3.1. Un exemple de STP classique : les antibiotiques

- Il existe des antibiotiques à efficacité temps-dépendante et d'autres à efficacité concentration-dépendante.
- Les antibiotiques à efficacité **temps-dépendante** nécessitent le maintien d'une concentration plasmatique à une valeur au moins égale à la CMI (concentration minimale inhibitrice de croissance bactérienne) pendant un temps prolongé. Ceci est en particulier le cas des antibiotiques de la famille des glycopeptides dont fait partie la vancomycine. La mesure de la concentration permettra ainsi de vérifier que le temps passé à des concentrations supérieures à la CMI sera maximal.
- Les antibiotiques à efficacité **concentration-dépendante** comme les aminosides nécessitent par contre une concentration initiale post-injection maximale pour être efficace (concentration au pic) puis une concentration plasmatique résiduelle (vallée) très basse pour ne pas entraîner d'effet toxique. Le maintien d'une efficacité antibiotique malgré une concentration plasmatique résiduelle basse est lié à une persistance d'effet (effet post antibiotique) au niveau du site infectieux.

EXEMPLE DE CIBLES DE CONCENTRATIONS PLASMATIQUES À ATTEINDRE POUR DES AMINOSIDES			
CLASSE	MOLÉCULE	CONCENTRATION CIBLE	INTERPRÉTATION
Aminosides	Amikacine	Pic[1] 60-80 µg/mL Vallée[2] < 2,5 µg/mL	C'est efficace Ce n'est pas toxique
	Gentamycine	Pic[1] 30-40 µg/mL Vallée[2] < 0,5 µg/mL	C'est efficace Ce n'est pas toxique
	Tobramycine	Pic[1] 30-40 µg/mL Vallée[2] < 0,5 µg/mL	C'est efficace Ce n'est pas toxique

1. 30 mn après injection de 30 mn.
2. Avant injection suivante.

B

3.2. Les facteurs génétiques : la pharmacogénétique (cf. chapitre 6)

- Les facteurs génétiques peuvent déterminer diverses variations pharmacocinétiques (ex. présence ou non de protéines enzymatiques nécessaires à la dégradation d'un médicament) et pharmacodynamiques (ex. sensibilité d'un récepteur cellulaire à un médicament).
- La détermination des caractéristiques génétiques d'un patient est parfois nécessaire afin d'assurer l'utilisation optimale d'un médicament. Cette détermination peut également se faire indirectement à partir de l'expression de ces gènes et des conséquences métaboliques : le phénotype des patients. Ce phénotypage peut en particulier consister dans la détection ou non d'une protéine nécessaire à l'effet d'un médicament, par exemple, la présence d'une protéine réceptrice spécifique sur la surface d'une cellule cancéreuse. Ce phénotypage peut aussi consister en la détermination de paramètres pharmacocinétiques propres à un patient pour un médicament particulier. C'est le cas des acétyleurs lents ou rapides qui selon le cas inactivent lentement ou rapidement l'isoniazide, un antituberculeux (schéma posologique adapté selon le type d'acétyleur). Le phénotypage +/- le génotypage de la DPD est aussi un moyen d'investigation lors de la prescription de 5-FU pour éviter les effets potentiellement mortels des fluoropyrimidines..

▸ Bibliographie

- POUR ALLER PLUS LOIN :
  - Bon usage des médicaments antivitamine K (AVK): http://ansm.sante.fr/content/download/6187/59989/version/12/file/Bon+usage+AVK+actualisée+juillet+2012.pdf
  - Mise au point sur le bon usage des aminosides administrés par voie injectable : http://ansm.sante.fr/content/download/32758/429527/version/1/file/MAP_Aminosides.pdf

FICHE DE SYNTHÈSE

1. Le suivi thérapeutique médicamenteux est essentiellement destiné à suivre des traitements spécifiques relatifs à des pathologies sévères (afin de s'assurer de leur efficacité) ou des médicaments à index thérapeutique étroit (suivi de la toxicité).
2. Ce suivi peut être rendu nécessaire par une grande de variabilité de réponse des patients à une même posologie.
3. Par ailleurs, ces dosages sont parfois nécessaires chez des patients présentant des atteintes d'organes impliqués dans la pharmacocinétique des médicaments dosés, en particulier en cas d'insuffisance rénale ou hépatique.

+++ LE COUP DE POUCE DE L'ENSEIGNANT

- **Les notions suivantes devront être connues par les étudiants :**
  - Les objectifs du dosage des médicaments, les bases pharmacocinétiques et pharmacodynamiques du dosage des médicaments, l'effet temps-dépendant et concentration-dépendant des antibiotiques, la nécessité de se référer au RCP ou, à défaut, aux recommandations professionnelles afin de prescrire les dosages à bon escient.

Principales situations de départ en lien avec l'item 321-2 : « Définir les bases du suivi thérapeutique pharmacologique »

Situation de départ	Descriptif
En lien avec la définition du Suivi Thérapeutique Pharmacologique (STP)	
264. Adaptation des traitements sur un terrain particulier (insuffisant rénal, insuffisant hépatique, grossesse, personne âgée…)	Le but du STP est la personnalisation des traitements afin d'obtenir une optimisation de ce dernier quelles que soient les caractéristiques particulières du patient, qu'elles soient physiologiques, pathologiques, ou qu'elles soient liées à des facteurs extérieurs (interactions, mode de vie…).
En lien avec le diagnostic clinique	
12. Nausées	Tout évènement clinique laissant penser à un surdosage médicamenteux (nausées, vomissements, coma, confusions, tremblements) ou à un sous-dosage (exemple des convulsions dans le cadre d'un traitement antiépileptique) est une indication à la mise en place d'un Suivi Thérapeutique Pharmacologique).
13. Vomissements	
28. Coma et troubles de conscience	
119. Confusion mentale/désorientation	
120. Convulsions	
128. Tremblements	
En lien avec le diagnostic paraclinique	
47. Ictère	Certains éléments paracliniques, comme l'augmentation de la bilirubinémie ou l'augmentation de la créatininémie, peuvent avoir des conséquences sur la pharmacocinétique de certaines molécules, mais peuvent également être liées à une surexposition à certains traitements médicamenteux (ictère lié à un surdosage en atazanavir, ou atteinte rénale liée à une surexposition en traitements néphrotoxiques, par exemple). Le STP est pleinement utile à la prise en charge de ces patients. Dans le cas de germes (bactéries, virus ou parasites) multirésistants, le STP peut limiter le risque d'apparitions de nouvelles résistances, ce qui est essentiel dans le cas des patients infectés par de tels micro-organismes pathogènes.
187. Bactérie multirésistante à l'antibiogramme	
199. Créatinine augmentée	
En lien avec la démarche étiologique	
178. Demande/prescription raisonnée et choix d'un examen diagnostique	Certains traitements doivent faire systématiquement l'objet d'un STP (exemple des immuno-suppresseurs ou de tout autre molécule ayant beaucoup de facteurs de variabilité et une zone thérapeutique étroite).
354. Évaluation de l'observance thérapeutique	Le STP peut permettre de déterminer l'observance du patient, avant d'évoquer la possibilité d'une résistance au traitement.
En lien avec les complications dans le cadre du traitement ou de la pathologie traitée	
290. Suivi d'un patient en insuffisance rénale chronique	Comme cela a été précisé, le STP permet l'optimisation du traitement en fonction des pathologies du patient, mais également en fonction de ses traitements médicamenteux associés.
348. Suspicion d'un effet indésirable des médicaments ou d'un soin	

En lien avec l'évaluation de la gravité	
331. Découverte d'un aléa thérapeutique ou d'une erreur médicale	Tout signe de sous- ou sur-dosage doit être un point d'appel pour la mise en place d'un STP. De même, en cas d'erreur d'administration du traitement (posologie, molécule), le STP permet d'évaluer la gravité de l'erreur.
340. Prise volontaire ou involontaire d'un toxique ou d'un médicament potentiellement toxique	La prise en charge d'une intoxication par un médicament et/ou un toxique peut justifier le dosage de ces derniers, mais également parfois du traitement mis en dans le cadre de cette intoxication.
En lien avec la prise en charge thérapeutique	
	De nombreux traitements nécessitent la mise en place d'un STP en systématique compte tenu de la gravité de la pathologie traitée, ou de leur faible marge thérapeutique. Ce STP peut se réaliser par la mesure d'un paramètre d'efficacité thérapeutique ou de concentrations plasmatiques.
248. Prescription et suivi d'un traitement par anticoagulant et/ou anti-agrégant	Ex : INR dans le cadre des anticoagulants par voie orale.
255. Prescrire un anti-infectieux	Ex : vancomycine ou aminosides pour évaluer la toxicité et l'efficacité.
266. Consultation de suivi d'un patient polymédiqué	Évaluation du risque d'interaction médicamenteuse (ex: induction ou inhibition enzymatique).
269. Consultation de suivi et traitement de fond d'un patient souffrant d'un trouble psychiatrique chronique (hors dépression)	Ex : Clozapine pour diminuer le risque de neutropénie et améliorer l'efficacité Ex : Lithium pour l'optimisation thérapeutique et la gestion des surdosages (volontaires ou chroniques).
274. Prise en charge d'un patient présentant une tuberculose bacillifère	Les antituberculeux sont connus pour avoir une grande variabilité (polymorphisme, interaction…).
287. Consultation de suivi et éducation thérapeutique d'un patient insuffisant cardiaque	Ex : digoxine avec un intervalle thérapeutique très étroit.
289. Consultation et suivi d'un patient épileptique	Le STP des antiépileptiques est nécessaire pour limiter l'apparition de crises épileptiques (cas de sous-dosage) et gérer les nombreuses interactions avec ces traitements.
297. Consultation du suivi en cancérologie	Ex : STP systématique du méthotrexate en cancérologie pour l'arrêt du sauvetage folinique ou mise en place de carboxypeptidase G2 Ex : initiation des fluoropyrimidines Ex : dosage ou pharmacogénétique pour l'amélioration des inhibiteurs de protéines kinases.

Chapitre 3

Étapes de la prise en charge médicamenteuse en ville et dans les établissements
et acteurs de cette prise en charge

Pr Stéphane Mouly
Département de Médecine Interne
AP-HP. Nord – Université de Paris
Groupe Hospitalier Lariboisière – Fernand Widal

OBJECTIFS : N° 321-3

➔ Connaître les étapes de la prise en charge médicamenteuse en ville et en établissements et les acteurs de cette prise en charge.

PLAN

1. Prise en charge médicamenteuse dans les établissements de santé
2. Prise en charge médicamenteuse au cours des soins ambulatoires extrahospitaliers
3. Synthèse et conclusion

Rang	Rubrique	Intitulé	Descriptif
B	Prise en charge	Connaître les étapes de la prise en charge médicamenteuse en ville et dans les établissements	

Les situations de départ sont listées à la fin du chapitre.

A

- La prise en charge médicamenteuse est un processus combinant des étapes pluridisciplinaires et interdépendantes visant un objectif commun : **l'utilisation sécurisée, appropriée et efficiente** du médicament chez le patient pris en charge en **établissement** et en **ambulatoire.**
- La **sécurisation** de la prise en charge médicamenteuse est un objectif prioritaire inscrit dans l'ensemble des démarches nationales (tarification à l'activité, certification, contrat de bon usage des médicaments, produits et prestations, contrats pluriannuels d'objectifs et de moyens).

B # 1. Prise en charge médicamenteuse dans les établissements de santé

1.1. Les étapes

La prise en charge médicamenteuse au sein des établissements de santé décline les étapes suivantes :

1. La prescription
2. La préparation
3. La dispensation
4. L'approvisionnement
5. Le transport
6. La détention et le stockage
7. L'administration
8. L'information du patient
9. La surveillance du traitement

1.2. Les indicateurs et conséquences de la bonne prise en charge médicamenteuse

1.2.1. Les indicateurs

- **Plusieurs indicateurs de qualité sont liés à la prise en charge médicamenteuse :**
  - indice composite du bon usage des antibiotiques (ICATB) ;
  - tenue du dossier du patient (élément essentiel de la continuité, sécurité, efficacité des soins) ;
  - délai d'envoi du courrier de fin d'hospitalisation.

1.2.2. Conséquences

- De la bonne organisation de ce circuit dépend la prise en charge optimale des patients qui associe la réduction des **risques**, notamment **iatrogènes**, et la réduction des **coûts de soin**. Une étude publiée en 2002 et réalisée dans 36 établissements de santé montre que 19 % des doses de médicament dispensées et administrées comportaient au moins une erreur (1).
- Les procédures de certification des établissements de santé montrent que la thématique de la prise en charge médicamenteuse est le critère le plus impacté par les dysfonctionnements et critiques (réserves) majeures.

B # 2. Prise en charge médicamenteuse au cours des soins ambulatoires extrahospitaliers

2.1. Aspects généraux

- La prise en charge médicamenteuse au cours des soins ambulatoires extrahospitaliers est fonction de la prescription médicamenteuse établie par le médecin ambulatoire à l'issue de l'acte de soin diagnostique ou de suivi.

- Une analyse systématique d'évènements survenus en médecine de ville et causant une hospitalisation a montré que 81 % de ces hospitalisations étaient liées à un accident associé à un médicament, en premier lieu, les anticoagulants, les médicaments du système nerveux central (neuroleptiques, benzodiazépines, anxiolytiques, anti-comitiaux) et les antihypertenseurs (2).

2.2. Spécificités de la prise en charge médicamenteuse en soins ambulatoires extrahospitaliers

- Les étapes de préparation, dispensation, approvisionnement, stockage/détention du médicament, sont assurées par la pharmacie de ville au cours des soins ambulatoires extrahospitaliers. L'administration est le plus souvent sous la responsabilité du patient lui-même ou de son entourage, et non pas d'une infirmière comme c'est le cas à l'hôpital.
- **L'observance thérapeutique,** définie comme la **capacité du patient à respecter plus de 80 % de la prescription de soins,** qu'il s'agisse de prescription médicamenteuse, de soins infirmiers ou de kinésithérapie ambulatoires, de surveillance biologique ou paraclinique du traitement est beaucoup plus difficile à optimiser et à évaluer qu'en établissement de santé en raison de l'absence d'encadrement à toutes les étapes de la prise en charge du patient.
- L'observance thérapeutique, et par conséquent, la prescription médicamenteuse peut-être améliorée par la **qualité et l'exhaustivité de l'interrogatoire** permettant de prendre en compte un certain nombre de **facteurs psycho-sociaux** dans le choix de la thérapeutique à mettre en place. Cette observance peut aussi être améliorée par l'information du patient et de ses proches sur la prescription ainsi que, le cas échéant, par une éducation thérapeutique adaptée.

A

2.3. Le cahier des charges du médecin lors de la prescription en soins ambulatoires extrahospitaliers

AVANT LA PRESCRIPTION, LE MÉDECIN DOIT RECUEILLIR AUPRÈS DU PATIENT ET/OU DE SON ENTOURAGE, AVEC UN SOUCI CONSTANT D'EXHAUSTIVITÉ, LES INFORMATIONS SUIVANTES :

1. **Ses caractéristiques** (taille, poids, indice de masse corporelle, paramètres hémodynamiques).
2. **Recherche d'antécédents** médico-chirurgicaux et d'allergies connues.
3. **Historique médicamenteux** (traitements actuels et antérieurs) et de la maladie.
4. **Contexte socio-économique** (isolement social, revenus, prise en charge totale ou partielle du coût des thérapeutiques envisagées, barrière linguistique faisant obstacle à la compréhension, isolement géographique avec ressources sanitaires insuffisantes ou défectueuses dans l'environnement du patient).
5. **Information auprès des autres professionnels de santé impliqués** dans la prise en charge du patient et éventuels **avis spécialisés** (plus difficiles à obtenir en soins ambulatoires extrahospitaliers par rapport aux établissements de santé qui organisent régulièrement des **réunions de concertation pluridisciplinaires** ou RCP).
6. Évaluation de la capacité (ou culture) de **signalement des situations dangereuses ou à risque**.

B

- Certaines pratiques professionnelles sont par conséquent à risque, notamment :
  - **le défaut de communication médecin-patient et/ou médecin-entourage du patient ;**
  - **les avis téléphoniques ;**
  - **les erreurs dans le choix thérapeutique ;**
  - **le défaut de prescription d'une surveillance ;**

- le défaut de prescription d'une prévention ;
- l'insuffisance d'échanges d'informations entre professionnels.

- La prise en charge globale et l'interrogatoire sont donc deux éléments majeurs dans l'optimisation de la prescription médicamenteuse.

A 3. Synthèse et Conclusion

Les risques identifiés au moment de la prescription susceptibles d'entraîner des erreurs sont listés ci-après :

1. Prescription orale (sauf cas de force majeure).
2. Absence d'indication des coordonnées du prescripteur.
3. Non (ou mauvaise) identification du patient.
4. Prescription illisible, usage d'abréviations, libellé imprécis ou erroné (nom, forme, dosage, posologie, durée, rythme, voie).
5. Mauvais choix de médicament (contre-indication non respectée, interactions, terrain/pathologie associée non prise en compte).
6. Surveillance nécessaire non prescrite ou non précisée.

▸ Bibliographie

- RÉFÉRENCES

1. Barker KN, Flynn EA, Pepper GA, Bates DW, Mikeal RL. Medication errors observed in 36 health care facilities. Arch Intern Med. 2002 Sep 9;162(16):1897-903.
2. CCECQA Rapport final : les évènements indésirables liés aux soins extra-hospitaliers : fréquence et analyse approfondie des causes, août 2009.

Principales situations de départ en lien avec l'item 321-3 : « Étapes de la prise en charge médicamenteuse en ville et dans les établissements et acteurs de cette prise en charge »

Situation de départ
En lien avec les situations diverses
331. Découverte d'un aléa thérapeutique ou d'une erreur médicale 338. Prescription médicale chez un patient en situation de précarité 342. Rédaction d'une ordonnance/d'un courrier médical 348. Suspicion d'un effet indésirable des médicaments ou d'un soin 352. Expliquer un traitement au patient (adulte/enfant/adolescent) 354. Évaluation de l'observance thérapeutique 355. Organisation de la sortie d'hospitalisation

Chapitre 4

Détecter, déclarer et prendre en compte un effet indésirable

Dr Francesco Salvo, Dr Driss Berdaï, Dr Ghada Miremont-Salamé, Pr Antoine Pariente
Service de Pharmacologie Médicale, CHU de Bordeaux

PLAN

OBJECTIFS : N° 321-4

→ Détecter, déclarer et prendre en compte un effet indésirable.

Rang	Rubrique	Intitulé	Descriptif
A	Prise en charge	Savoir détecter, déclarer et prendre en compte un effet indésirable	Comprendre les principes de la Pharmacovigilance. Savoir les principaux intervenants en Pharmacovigilance. Connaître les méthodes d'évaluation des effets indésirables médicamenteux

Les situations de départ sont listées à la fin du chapitre.

A

1. Définitions

1.1. Effet indésirable

Un effet indésirable est une réaction nocive et non voulue à un médicament.

1.2. Pharmacovigilance

- Bien que les medicaments soient évalués lors d'essais cliniques préalablement à leur mise sur le marché, leur sécurité est peu connue au début de leur utilisation en pratique clinique; cela pour plusieurs raisons, notamment : le nombre limité des patients inclus dans les essais cliniques ne permet pas la mise en évidence d'effets peu fréquents qui peuvent néanmoins être graves ; la durée limitée des essais par rapport à des traitements chroniques ne permet pas de détecter les effets indésirables retardés ; la population qui participe aux essais cliniques est très sélectionnée et intensément suivie ; les caractéristiques particulières de l'utilisation et de la surveillance des médicaments dans le contexte expérimental de ces essais.

- Ainsi, il est nécessaire de mettre en œuvre une surveillance permanente des effets indésirables des médicaments après leur mise sur le marché qui, par centralisation des informations collectées, permet l'identification de risques non détectés lors des essais cliniques. La notification spontanée constitue une des bases du système de pharmacovigilance et repose sur les professionnels de santé et les patients. L'industrie pharmaceutique y participe également en transmettant les cas qui lui sont notifiés.

Le but de la pharmacovigilance est d'améliorer le rapport bénéfices/risques des médicaments en situation réelle de soins, à la fois au niveau individuel (traitement d'un malade donné) et au niveau collectif (santé publique).

- L'information ainsi recueillie, une fois évaluée, contribuera à gérer le risque identifié et à prévenir en particulier la survenue d'effets indésirables inacceptables au regard du bénéfice attendu du médicament.

A

2. La responsabilité des acteurs de santé

2.1. Les professionnels de santé

- Tous les pays à système de santé développé possèdent un système de pharmacovigilance. Celui-ci comprend à sa base des centres des pharmacovigilance, structures de service public en charge de la collecte et de l'évaluation des observations cliniques d'effets indésirables.
- En France, les professionnels de santé ont obligation de déclarer au Centre Régional de Pharmacovigilance (CRPV) dont ils dépendent tout effet indésirable, particulièrement :
  - les effets graves, définis comme les effets entraînant : la mort, la mise en jeu du pronostic vital, une hospitalisation ou sa prolongation, des séquelles ou une invalidité, une anomalie congénitale;
  - les effets inattendus, soit non mentionnés dans le résumé des caractéristiques du produit, RCP), y compris les cas de mésusage (hors des conditions prévues dans le RCP), d'abus (utilisation excessive et volontaire avec des conséquences préjudiciables pour la santé), d'erreur médicamenteuse entraînant un effet indésirable et d'effet survenant lors d'une exposition professionnelle.
- Les CRPV sont également des centres d'information sur les médicaments, leurs effets indésirables, les interactions et pour des conseils thérapeutiques, par exemple chez des malades à risque (enfants, sujets âgés, patients polymédiqués) ou encore chez les femmes enceintes (risque malformatif, foetotoxique, périnatal ou post-natal) ou allaitantes (passage possible du médicament dans le lait maternel).
- Au-delà de l'obligation de déclaration, il est important que tout professionnel, devant la survenue d'un événement de santé de présentation inhabituelle ou pour lequel aucune des étiologies classiques n'a été identifiée, évoque l'hypothèse de la responsabilité médicamenteuse, et qu'il les notifie au CRPV ; ce sont ces observations et ces interrogations qui constituent les meilleures sources d'identification de nouveaux effets indésirables.

2.2. Les autorités sanitaires

- Tous les cas notifiés sont rassemblés à l'Agence Nationale de Sécurité des Médicaments et des produits de santé (ANSM), puis au niveau européen (par l'Agence Européenne des Médicaments, *European Medicines Agency*, dans la base européenne de pharmacovigilance, *Eudravigilance*).
- Cette agrégation de l'ensemble des cas permet de détecter en particulier des risques rares, parfois graves, non préalablement identifiés car nécessitant la prescription à plusieurs centaines de milliers de patients pour être observés.
- La gravité de certains effets peut faire reconsidérer le rapport bénéfices/risques du médicament surtout lorsqu'il y a une alternative thérapeutique. Dans de tels cas, les autorités peuvent restreindre l'usage du médicament (nouvelle contre-indication, précaution d'emploi...) ou, dans les cas extrêmes, suspendre l'autorisation de mise sur le marché (AMM).
- En outre, lorsqu'un risque nécessite une communication pour être réduit, les autorités peuvent diffuser des informations aux prescripteurs et aux établissements de santé.

- Les médicaments faisant l'objet d'une surveillance renforcée sur le territoire de l'Union Européenne sont reconnaissables par un triangle noir inversé apposé au résumé des caractéristiques du produit (destiné aux professionnels de santé) et à la notice (destinée aux patients et jointe au médicament).

2.3. Les patients

- Les patients, ainsi que leur entourage, ont aussi un rôle important à jouer en pharmacovigilance.
- Les professionnels de santé doivent considérer avec attention les effets indésirables rapportés par les patients, en particulier quand ces effets indésirables sont inattendus.

- **En Europe, les patients peuvent notifier les effets indésirables.**
  En France, la déclaration peut être faite sur un portail de signalement des événements sanitaires indésirables, commun à toutes les vigilances, ouvert aux patients et aux professionnels de santé ; elle est transmise au CRPV dont dépend le déclarant.
  https://signalement.social-sante.gouv.fr/

A 3. L'évaluation des effets indésirables des médicaments

3.1. Les méthodes d'évaluation

- Le recueil de cas d'effets indésirables par notification spontanée permet d'identifier de nouveaux effets ou des effets connus mais plus graves ou plus fréquents que ce que l'on attendait. De telles informations sont importantes, elles constituent un signal qui va être confirmé (alerte) ou non. L'interprétation des données de notification spontanée doit être très prudente, car la notification n'est ni exhaustive (sous-notification) ni forcément représentative de l'ensemble des cas survenus.
- En dehors de cette fonction d'alerte, l'analyse des effets indésirables permet aussi de mettre en place des mesures préventives pour diminuer le risque, si nécessaire.
- Afin d'évaluer la relation de cause à effet entre la prise du médicament et une réaction indésirable, plusieurs méthodes dites d'« imputabilité » existent.

3.2. L'imputabilité

L'imputabilité en pharmacovigilance est l'estimation du lien de causalité pouvant exister entre la prise d'un médicament et la survenue d'un effet indésirable. Cette estimation est réalisée pour chaque effet indésirable et a l'avantage d'être d'application facile et immédiate. Diverses méthodes sont disponibles.

- Ces méthodes visent à utiliser les informations disponibles dans les observations cliniques d'effets indésirables. Elles sont d'autant plus précises que les informations disponibles sont détaillées.
- **La méthode française d'imputabilité utilise trois types de critères pour évaluer des cas d'effets indésirables :** (1) des critères **chronologiques** : délai d'apparition, disparition de l'effet après l'arrêt du médicament, évolution ; (2) des critères **séméiologiques** : facteurs favorisants, autre explication possible, examen complémentaire en faveur d'un rôle du médicament ; cette analyse du cas est complétée par (3) les **données de la littérature** : effet déjà décrit, bien connu ou non (voir *Pour aller plus loin*).

- L'évaluation des effets indésirables en tenant compte de leur nombre, de leur gravité et de leur imputabilité, peut suffire à prendre une décision (ex. restriction des indications, retrait de l'AMM). D'autres fois, il est nécessaire d'engager des études spécifiques pour évaluer plus précisément le risque en conditions courantes d'utilisation. Des études pharmaco-épidémiologiques peuvent être mises en œuvre (*cf.* item 323).

Bibliographie

- LA RÉFÉRENCE À RETENIR
  - https://solidarites-sante.gouv.fr/soins-et-maladies/medicaments/la-surveillance-des-medicaments/
- POUR ALLER PLUS LOIN :
  - Bégaud B., Evreux J.C., Jouglard J., et al. Imputabilité des effets inattendus ou toxiques des médicaments. Actualisation de la méthode utilisée en France. Thérapie 1985; 40: 111-8
  - Réactualisation de la méthode française d'imputabilité des effets indésirables des médicaments, Thérapie 2011 ; 66 : 517-525.
  - Bonnes pratiques de pharmacovigilance (05/02/2018), disponibles sur https://ansm.sante.fr/
  - Réseau Français des CRPV : https://www.rfcrpv.fr/contacter-votre-crpv/

FICHE DE SYNTHÈSE

1. La pharmacovigilance vise à détecter dès que possible les effets indésirables des médicaments non identifiés lors des essais cliniques, et ainsi prévenir ou surveiller leur survenue ultérieure chez de nouveaux patients.

2. La notification des effets indésirables lors de leur utilisation en condition de soins courants est indispensable à cette détection et à l'optimisation de l'usage des médicaments.

3. L'évaluation du lien entre un effet et la prise d'un médicament peut être effectuée à l'aide d'une méthode d'imputabilité. Parfois, des études pharmaco-épidémiologiques, plus longues et complexes, doivent être mises en œuvre.

+++ LE COUP DE POUCE DE L'ENSEIGNANT

- **Les notions suivantes devront être connues par les étudiants :** effet indésirable, responsabilité du professionnel de santé, centre régional de pharmacovigilance, méthode d'imputabilité, études pharmaco-épidémiologiques ; **toujours penser, devant tout tableau clinique, à une possible étiologie médicamenteuse.**

PRINCIPALES SITUATIONS DE DÉPART EN LIEN AVEC L'ITEM 321-4 : « DÉTECTER, DÉCLARER ET PRENDRE EN COMPTE UN EFFET INDÉSIRABLE »

Situation de départ	Descriptif
En lien avec la définition	
340. Prise volontaire ou involontaire d'un toxique ou d'un médicament potentiellement toxique	Un effet indésirable est une réaction nocive et non voulue à un médicament
348. Suspicion d'un effet indésirable des médicaments ou d'un soin	Agrégation de l'ensemble des cas permet de détecter en particulier des risques rares, parfois graves, non préalablement identifiés car nécessitant la prescription à plusieurs centaines de milliers de patients ou plus pour être observés.
	La déclaration peut être faite sur un portail de signalement des événements sanitaires indésirables, commun à toutes les vigilances, ouvert aux patients et aux professionnels de santé.
En lien avec le diagnostic clinique	
340. Prise volontaire ou involontaire d'un toxique ou d'un médicament potentiellement toxique	En France, les professionnels de santé ont obligation de déclarer au Centre Régional de Pharmacovigilance (CRPV) dont ils dépendent tout effet indésirable, particulièrement les effets graves ou inattendus.
348. Suspicion d'un effet indésirable des médicaments ou d'un soin	Événement de santé de présentation inhabituelle ou pour lequel aucune des étiologies classiques n'a été identifiée.
En lien avec le diagnostic paraclinique	
237. Prescription et interprétation de tests allergologiques (patch tests, prick tests, IDR)	Événement de santé de présentation inhabituelle ou pour lequel aucune des étiologies classiques n'a été identifiée.
En lien avec la démarche étiologique	
237. Prescription et interprétation de tests allergologiques (patch tests, prick tests, IDR)	Événement de santé de présentation inhabituelle ou pour lequel aucune des étiologies classiques n'a été identifiée.
266. Consultation de suivi d'un patient polymédiqué	
348. Suspicion d'un effet indésirable des médicaments ou d'un soin	L'interprétation des données de notification spontanée doit être très prudente, car la notification n'est ni exhaustive (sous-notification) ni forcément représentative de l'ensemble des cas survenus.
	L'imputabilité en pharmacovigilance est l'estimation du lien de causalité pouvant exister entre la prise d'un médicament et la survenue d'un effet indésirable.
	La méthode française d'imputabilité [...]
	D'autres fois, il est nécessaire d'engager des études spécifiques pharmaco-épidémiologiques pour évaluer plus précisément la sécurité d'emploi des médicaments en conditions courantes d'utilisation.
En lien avec une complication	
348. Suspicion d'un effet indésirable des médicaments ou d'un soin	Les effets graves, définis comme les effets entraînant : la mort, la mise en jeu du pronostic vital, une hospitalisation ou sa prolongation, des séquelles ou une invalidité, une anomalie congénitale.
En lien avec l'évaluation de la gravité	
264. Adaptation des traitements sur un terrain particulier (insuffisant rénal, insuffisant hépatique, grossesse, personne âgée...)	L'analyse des effets indésirables permet aussi de mettre en place des mesures préventives pour diminuer le risque, si nécessaire.

En lien avec la prise en charge thérapeutique	
264. Adaptation des traitements sur un terrain particulier (insuffisant rénal, insuffisant hépatique, grossesse, personne âgée...)	Les CRPV sont également des centres d'information sur les médicaments, leurs effets indésirables, les interactions et pour des conseils thérapeutiques, par exemple chez des malades à risque (enfants, sujets âgés, patient polymédiqué) ou encore chez les femmes enceintes (risque malformatif, foetotoxique, périnatal ou post-natal) ou allaitantes (passage possible du médicament dans le lait maternel)
266. Consultation de suivi d'un patient polymédiqué	
279. Consultation de suivi d'une pathologie chronique	
295. Consultation de suivi gériatrique	
296. Consultation de suivi pédiatrique	
312. Prévention des risques fœtaux	
315. Prévention des risques professionnels	Effet survenant lors d'une exposition professionnelle

Chapitre 5

Identifier les médicaments essentiels (liste de l'OMS)

Dr Driss Berdaï
Service de Pharmacologie Médicale, CHU de Bordeaux

PLAN

OBJECTIFS : N° 321-5

➔ Identifier les médicaments essentiels (liste de l'OMS).

1. Définitions

1.1. Médicaments essentiels

Un médicament est essentiel lorsqu'il répond à un besoin thérapeutique, diagnostique ou de prévention prioritaire pour une population. Ce caractère essentiel est évalué sur la base de l'efficacité et de la tolérance du médicament mais aussi sur la gravité et la fréquence de la maladie pour laquelle il est destiné à être utilisé.

- Dans un système de santé bien régulé, l'ensemble des médicaments essentiels devrait être disponible à un coût accessible à la collectivité et pour les individus pouvant bénéficier de leur utilisation. Cette mise à disposition est aussi dépendante de circuits d'approvisionnement appropriés.
- Une sélection juste de médicaments essentiels accompagnée de guides pratiques de bon usage de ces médicaments contribue considérablement à la qualité optimale des soins au meilleur coût.

1.2. Les autres médicaments

- **Un médicament qui n'apparaît pas sur la liste des médicaments essentiels peut toutefois être efficace et utile.**
- Les listes de médicaments essentiels élaborées au niveau de certains pays peuvent être complétées selon les besoins et moyens supplémentaires locaux.
- De nombreux médicaments disponibles en France n'apparaissent pas dans la liste des médicaments essentiels de l'OMS. Il s'agit notamment de médicaments à efficacité marginale mais aussi de médicaments innovants, indispensables au traitement de certaines pathologies graves, mais récents et coûteux.

1.3. Où trouver la liste des médicaments essentiels

- **L'Organisation Mondiale de la Santé met à disposition deux listes de médicaments essentiels, l'une pour les adultes, l'autre pour usage pédiatrique.**

- Ces listes, éditées depuis 1977, sont mises à jour tous les deux ans environ. Un médicament est retiré de cette liste lorsqu'un nouveau médicament apparaît d'usage plus adapté pour des raisons de meilleure efficacité ou de moindres effets indésirables.
- Ces listes sont disponibles sur internet (voir références bibliographiques).

2. Les moyens objectifs d'évaluer la nature essentielle des médicaments

La qualification d'un médicament comme essentiel doit être basée sur les résultats d'essais cliniques permettant d'asseoir une efficacité et une sécurité d'emploi évaluées sur la base des principes de la médecine factuelle *(Evidence Based Medicine ou EBM).*

2.1. L'effet clinique significatif

- **Un effet clinique d'un médicament est dit significatif lorsque son intensité est suffisante pour améliorer la survie, ou encore diminuer la sévérité ou la durée des symptômes, de telle manière que l'on jugera l'état médical du patient amélioré.** Ainsi, un allongement de la durée de vie d'une semaine sous traitement pourra par exemple être qualifiée de cliniquement non significative par rapport à une durée de vie sans traitement de 6 mois.
- Un médicament essentiel doit amener la preuve d'un effet clinique significatif par rapport à un placebo s'il n'existait pas de traitement préalable, ou par rapport au meilleur traitement jusqu'alors disponible.
- Ce progrès thérapeutique est différent de la notion mathématique de significativité statistique qui peut être présente sans que la différence mesurée ait une valeur médicale.

2.2. Éléments de jugement d'un progrès thérapeutique significatif

- Le jugement d'une différence d'efficacité significative doit être basé sur des critères objectifs, non exposés à des biais de mesure. La mesure de la durée de survie fait partie de ces critères objectifs utilisés dans les essais cliniques dans des domaines tels que la cardiologie ou la cancérologie.
- Les stratégies thérapeutiques faisant l'objet de consensus internationaux, élaborés sur ces principes de mesure et publiés (ex. traitement du diabète, de l'asthme…) guident le choix des médicaments essentiels.

3. Le contexte français

- En France, la mesure de la nature essentielle des médicaments et du progrès thérapeutique qu'ils offrent peut être approchée par les résultats de l'évaluation par la Commission de la Transparence de la Haute Autorité de Santé.
- Cette commission évalue le service médical rendu (SMR) et l'amélioration du service médical rendu (ASMR). Le SMR reflète la nature essentielle du médicament évalué en ce qu'il incorpore la gravité de l'affection traitée ainsi que l'efficacité, la tolérance et l'intérêt de santé publique d'un médicament. L'ASMR pour sa part mesure le progrès thérapeutique en terme de bénéfice clinique pour le patient. Ainsi, les médicaments à SMR important et à ASMR le plus élevé dans leur classe thérapeutique pourront être qualifiés d'essentiels.

Bibliographie

- LA RÉFÉRENCE À RETENIR

  https://list.essentialmeds.org/

- POUR ALLER PLUS LOIN

– La Commission de la Transparence de la Haute Autorité de Santé.
  http://www.has-sante.fr/portail/jcms/c_412210/fr/commission-de-la-transparence

– Les avis de la Commission de la Transparence sur les médicaments.
  https://www.has-sante.fr/jcms/fc_2875208/fr/rechercher-une-recommandation-un-avis

FICHE DE SYNTHÈSE

1. Les médicaments essentiels représentent une liste minimale de produits pharmaceutiques permettant de répondre aux besoins prioritaires de santé publique.

2. Il s'agit donc de médicaments visant avant tout des pathologies graves et répandues dans l'ensemble de la population humaine.

3. Des ajouts à cette liste peuvent être apportés selon les spécificités de santé publique et économique de certains territoires.

4. La valeur essentielle de ces médicaments doit être basée sur des essais cliniques de qualité répondant aux critères de la médecine factuelle *(evidence based medicine)*.

+++ LE COUP DE POUCE DE L'ENSEIGNANT

- **Les notions suivantes devront être connues par les étudiants :**
  - Les médicaments essentiels, la source des listes de médicaments essentiels, les éléments de jugement de la nature essentielle ou non d'un médicament.

ITEM 322

La décision thérapeutique personnalisée : bon usage dans des situations à risque

Chapitre 6

Apport de la pharmacogénétique à la prescription médicamenteuse et à la médecine personnalisée

Dr Guillaume Grenet*, Pr Serge Perrot**

* Service Hospitalo-Universitaire de Pharmaco-Toxicologie, CHU de Lyon
** Centre de la Douleur et d'Éducation Thérapeutique, Hôpital Cochin, Université de Paris

OBJECTIFS : N° 322-1

➔ Préciser l'apport de la pharmacogénétique à la prescription médicamenteuse et à la médecine personnalisée.

PLAN

Rang	Rubrique	Intitulé	Descriptif
A	Prise en charge	Principes de la prescription médicamenteuse, les modalités de surveillance et d'arrêt	Savoir prendre en compte les caractéristiques du médicament, du patient, les risques et les objectifs

Les situations de départ sont listées à la fin du chapitre.

- Le but de la médecine personnalisée est d'améliorer la performance des soins en ciblant les malades répondeurs, d'éviter des traitements inutiles ou mal supportés et d'améliorer la qualité de vie des patients. Il existe une grande variabilité interindividuelle de l'intensité des effets thérapeutiques et des effets indésirables des médicaments. Une partie de cette variabilité est d'origine génétique, qui va être prise en compte par la pharmacogénétique, pour une amélioration de l'efficacité ou une réduction des effets indésirables.

A 1. Définitions

- **Pharmacogénétique :** science de l'influence du génotype sur la pharmacocinétique et/ou la pharmacodynamie. L'extension **« Pharmacogénomique »** suit la même évolution que celles des termes « génétique » à « génomique », incluant les variations de séquences génétiques, d'expression des gènes...
- **Phénotype :** inclue, en plus de sa définition usuelle, l'activité des protéines impliquées dans la pharmacocinétique (« métaboliseur lent » ou « ultra-rapide » par exemple).
- L'association entre le génotype et le phénotype en pharmacologie contribue à la personnalisation du traitement en termes de molécule, de posologie ou de traitements associés, ces biomarqueurs pharmacogénétiques permettant d'anticiper la réponse ou la tolérance au médicament.

A

2. Impact qualitatif des mutations. Objectifs de la médecine personnalisée

2.1. Les gènes cibles en pharmacogénétique

- Certains gènes codants pour les enzymes du métabolisme, les transporteurs membranaires, et les récepteurs des médicaments font l'objet d'un polymorphisme qui se traduit par des différences phénotypiques dans l'intensité et/ou la cinétique de l'effet des médicaments (Evans W.E., 2003). La connaissance d'informations génétiques propres aux patients traités *pourrait* donc amener, selon les cas, à éviter l'emploi d'un médicament, ou bien à modifier leur posologie dans des proportions importantes. Ces modifications de posologie permettraient, soit d'éviter l'apparition d'un effet indésirable grave, soit au contraire d'assurer l'efficacité du traitement, soit enfin de réduire la prescription d'examens complémentaires habituellement utilisés pour ajuster la posologie.

2.2. Définition des patients à risque : Exemples du cytochrome P450 (CYP)

- Les patients « à risque » peuvent être définis comme étant ceux qui se situent aux extrémités de la distribution de l'intensité de l'un ou l'autre des effets thérapeutiques et des effets indésirables. Lorsque la source de cette variabilité est d'origine pharmacocinétique, les patients à risque correspondent aux patients qui sont porteurs de 2 allèles déficients (PM ou *poor metabolizer*) ou au contraire qui sont porteurs de copies multiples d'allèles actifs (UM ou *ultra metabolizer*) (Gardiner SJ, 2006). Les cytochromes P450 2D6, 2C9 et 2C19, qui sont polymorphiques, métabolisent respectivement 25 % (Zhou SF, 2009), 20 % (Mo SL, 2009) et 10 % (Desta Z, 2002) des médicaments. Les fréquences des PM et des UM pour ces différents cytochromes sont répertoriées dans le **tableau 1**.

Tableau 1. FRÉQUENCE DES MÉTABOLISEURS LENTS (PM) ET DES MÉTABOLISEURS ULTRA-RAPIDES (UM) POUR LES ISOENZYMES DU CYTOCHROME P450 CHEZ LES CAUCASIENS

CYTOCHROME	MUTATION	FRÉQUENCE DES HOMOZYGOTES	RÉFÉRENCE
2C9	*2, *3	6 % (PM)	Seng KC, 2003
2C19	*2,*3	2 % (PM)	Desta Z, CPK 2002
	*17	4 % (UM)	Li-Wan-Po A, 2010
2D6	*3-6, *9,*10,*41	8.5 % (PM)	Sistonen J, 2007
	*1-2 xN	2 % (UM)	

2.3. Impact quantitatif des mutations (PK, effet)

- **L'impact de ces mutations sur l'exposition aux médicaments peut être apprécié quantitativement** en mesurant le rapport des aires sous la courbe de la concentration plasmatique du médicament chez les sujets mutés (AUC^{PM} ou AUC^{UM}) et sauvages (AUC^{EM}). Typiquement, l'exposition chez ces sujets PM ou UM varie d'un facteur 2 à 3 par rapport aux sujets EM (Zhou SF, 2009).
- **Le retentissement de cette variation de concentration sur les effets du médicament** dépend de la pente de la relation concentration-effet, et de l'intensité de l'effet habituellement observé chez le patient EM. D'une manière très générale, on peut s'attendre à une variation de l'intensité des effets, ou de la fréquence de détection des effets indésirables, d'un facteur 2 à 3.

- **Limite :**
  - La prédiction de la concentration ne permet pas une prédiction directe absolue des effets cliniques, en raison de la variabilité de ces effets pour une concentration donnée et des marges d'incertitude de la prédiction de la concentration.

A 3. Situations où le génotypage est déjà pratiqué

- **Les principes actifs pour lesquels il existe, dans le Résumé des Caractéristiques du Produit, une recommandation de génotypage avant l'instauration d'un traitement sont notamment :**
  - **l'abacavir** (recherche de l'allèle HLA B*5701) ;
  - **et la carbamazépine** (recherche de l'allèle HLA B*5701 et HLA A*3101) ;
    - ➢ Dans les deux cas, la présence de l'allèle HLA B*5701 augmente le risque de réaction d'hypersensibilité (par 8 pour l'abacavir, de 8 à 60 %) ;
  - **l'azathioprine et 6 mercaptopurine :** dans les centres de lutte contre le cancer ou de transplantation, recherche de mutations du gène TPMT (TPMT*2, TPMT*3A, TPMT*3B, et TPMT*3C) qui ont un impact sur la toxicité de ces traitements. La réduction de 30-50 % de la dose standard pour les hétérozygotes et la réduction de plus de 90 % de la dose pour les homozygotes sont suggérées.

A 4. Oncogénétique

- Les techniques actuelles permettent de déterminer de façon de plus en plus précise les caractéristiques de chaque tumeur afin de préciser le diagnostic, d'identifier les anomalies en cause et de les traiter, lorsque cela est possible, avec une thérapie ciblée.
- **Les techniques de séquençage à haut débit** rendent possible le séquençage du génome des cellules cancéreuses pour y trouver des mutations responsables ou induites par la tumeur. Cela permet de dresser **une carte d'identité de la tumeur** et d'analyser les mécanismes moléculaires en cause. L'objectif à terme est de permettre aux médecins de disposer du profil génomique de chaque tumeur, de manière suffisamment fine et rapide pour l'intégrer à leur décision thérapeutique en vue de développer un traitement ciblé.

ONCOGÉNÉTIQUE ET MÉDECINE PERSONNALISÉE :

- Il s'agit de faire du **« sur mesure »** pour chaque patient, pour **une plus grande efficacité de la prise en charge et une meilleure qualité de vie.** Les thérapies ciblées présentent par exemple moins d'effets indésirables que certaines chimiothérapies actuelles qui détruisent toutes les cellules en division, cancéreuses ou non.
- Les techniques d'oncogénétique permettent également d'obtenir **des marqueurs d'efficacité des traitements et de connaître l'évolution probable de la maladie,** comme l'apparition de métastases, pour adapter le suivi.

- À ce jour, **dix-sept thérapies ciblées peuvent être prescrites en France** pour les cancers du sein, de l'estomac, du côlon, du poumon, les leucémies myéloïdes chroniques, les leucémies aiguës lymphoblastiques ou encore les tumeurs stromales gastro-intestinales.
- **Exemple :** cétuximab, anticorps dirigé contre le récepteur de l'EGF. Il existe des résistances au cetuximab, lors de mutation K-Ras (70 % des non-répondeurs présentent une mutation). L'AMM du cetuximab indique une prescription restreinte aux tumeurs sans mutation K-Ras.

Bibliographie

- POUR ALLER PLUS LOIN
  - Picard N, Boyer JC, Etienne-Grimaldi MC, Barin-Le Guellec C, Thomas F, Loriot MA; Réseau national de pharmacogénétique (RNPGx). Traitements personnalisés grâce à la pharmacogénétique : niveaux de preuve et de recommandations du Réseau national de Pharmacogénétique (RNPGx). Therapie. 2017 Apr;72(2):175-183.

FICHE DE SYNTHÈSE

1. La pharmacogénétique représente une approche novatrice importante pour adapter les thérapeutiques au capital génétique de chacun mais aussi dans le cas de pathologies tumorales aux modifications génétiques tissulaires dues au cancer.

2. La pharmacogénétique fait partie de la médecine personnalisée : elle permet de cibler les patients répondeurs, d'adapter au mieux les posologies pour une meilleure efficacité et une réduction des effets indésirables.

Principales situations de départ en lien avec l'item 322-1 : « Apport de la pharmacogénétique à la prescription médicamenteuse et à la médecine personnalisée »

Situation de départ	Descriptif
En lien avec les symptômes et signes cliniques	
82. Bulles, éruption bulleuse	Devant un tableau dermatologique (éruption, rash…), penser à chercher une cause médicamenteuse.
85. Érythème	
93. Vésicules, éruption vésiculeuse (cutanéomuqueuse)	
En lien avec les données paracliniques	
178. Demande/prescription raisonnée et choix d'un examen diagnostique	Le risque de réaction d'hypersensibilité à un médicament peut être augmenté par certains allèles HLA.
En lien avec la prise en charge aiguë et chronique	
264. Adaptation des traitements sur un terrain particulier (insuffisant rénal, insuffisant hépatique, grossesse, personne âgée…)	Rechercher un variant HLA avant prescription d'abacavir notamment.

Chapitre 7

Sujets obèses, femmes enceintes et allaitantes, enfants

Prescription chez les sujets à risque

Dr Kim An Nguyen*,
Dr Thierry Vial, Dr Caroline Pecriaux****
*Service de Néonatologie et Réanimation Néonatale
Hôpital Femme Mère Enfant, Hospices Civils de Lyon,
Université Lyon 1
** Centre Antipoison, Centre de Pharmacovigilance,
Hospices Civils de Lyon

OBJECTIFS : N° 322-2A

- ➔ Identifier les sujets à risque : enfants, sujets âgés, femmes enceintes et allaitantes, insuffisants rénaux, insuffisants hépatiques, obèses.
- ➔ Connaître les principes d'adaptations thérapeutiques nécessaires.

PLAN

1. Principes d'adaptation thérapeutique chez le sujet obèse
2. Principes d'adaptation thérapeutique pendant la grossesse et l'allaitement
3. Les médicaments et l'enfant

Rang	Rubrique	Intitulé	Descriptif
A	Prise en charge	Principes de prescription chez les sujets à risque majoré	Connaître les principes d'adaptation thérapeutique chez le sujet obèse
A	Prise en charge	Enfant	Connaître les principes d'adaptation thérapeutique chez l'enfant
A	Prise en charge	Femme enceinte	Connaître les principes d'adaptation thérapeutique pendant la grossesse et l'allaitement

Les situations de départ sont listées à la fin du chapitre.

A 1. Principes d'adaptation thérapeutique chez le sujet obèse

Des questions récurrentes de la part des cliniciens

- Patient obèse : faut-il craindre un sous-dosage lorsqu'une posologie standard est prescrite ?
- Chirurgie de l'obésité : faut-il augmenter systématiquement les posologies ?
- Faut-il renforcer la surveillance des effets indésirables dans ces populations exclues des essais thérapeutiques ?

1.1. Définitions essentielles

1.1.1. *Définition de l'obésité*

- L'obésité est définie par un excès de masse grasse ayant des conséquences pour la santé.
- Elle est définie par un IMC en kg/m^2 supérieur à 30.
- L'obésité sévère et l'obésité morbide sont définies par un IMC supérieur à 35 et 40 kg/m^2 respectivement.

B

1.1.2. *La chirurgie de l'obésité*

- Les techniques restrictives comportent : soit une partition de l'estomac avec une petite poche gastrique se vidant dans le reste de l'estomac par l'intermédiaire d'une zone calibrée (anneau ajustable, gastroplastie verticale calibrée), soit en l'exérèse des deux tiers de la partie gauche de l'estomac.
- Les techniques de malabsorption associent à une technique restrictive, un bypass/shunt de l'intestin grêle de longueur variable.

A

1.1.3. *Marge thérapeutique et suivi thérapeutique (non spécifique de l'obésité)*

- **Marge thérapeutique étroite :** des différences de dose ou de concentrations relativement légères peuvent entraîner des échecs thérapeutiques et/ou des effets indésirables graves (ex. antiarythmiques, anticoagulants oraux, digitaliques, théophylline).
- **Le suivi thérapeutique des médicaments par dosages sanguins :** il représente un moyen d'augmenter la sécurité et l'efficacité de certains traitements, quand l'adaptation des posologies est délicate : marge thérapeutique étroite, effets difficilement mesurables.
- Par opposition, des médicaments tels que les antidiabétiques ou les antihypertenseurs ont une marge thérapeutique large et/ou l'adaptation de posologie peut attendre une mesure de l'efficacité habituelle (glycémie capillaire ou HbA1C, tension artérielle) sans passer par un dosage de médicament.

1.2. Obésité et devenir du médicament

1.2.1. *Particularités pharmacocinétiques de l'obésité*

- Du fait du profil physiologique différent des patients obèses par rapport aux sujets de poids normal, des modifications de la pharmacocinétique des médicaments existent (**Tableau 1**), et donc potentiellement des concentrations et de l'effet.
- **Attention :** les modifications physiologiques n'augmentent pas de façon linéaire avec le poids.
- Ainsi la résultante de l'excès de poids sur le devenir des médicaments est difficile à prédire.
- Pour ces raisons : l'ajustement sur le poids n'est pas systématique. Le plus souvent les conseils d'adaptation de posologie s'appliquent pour des patients de moins de 100 kg dans les RCP (ex : héparines de bas poids moléculaires). Que faut-il faire pour les patients au-dessus : poids idéal théorique ou posologie adaptée au poids du patient ?
- Les médicaments très lipophiles ont-ils un volume de distribution accru dans les adipocytes ? Cette question n'est pas toujours tranchée.

1.2.2. *Modalités de prescription*

- Elles dépendent du médicament concerné et sont souvent notifiées sur le RCP. Les doses recommandées chez le sujet de poids normal s'appliquent aux sujets obèses, avant et après chirurgie de l'obésité, en absence de recommandation spécifique. Certains travaux scientifiques proposent des adaptations de doses pour certains médicaments mais leurs résultats ne figurent en général pas dans le RCP.

Principes d'adaptation posologique :

- **Le choix de la posologie initiale** dépend de l'absorption et de la distribution du médicament.
- **Le choix de la posologie d'entretien** dépend de la distribution et de la clairance du médicament et se discutent notamment pour les médicaments dont la posologie initiale est ajustée au poids ou à la surface corporelle.

- Les sujets obèses sont souvent polypathologiques, il convient de s'interroger sur leur fonction rénale et hépatique et d'adapter la prescription aux comorbidités et aux interactions médicamenteuses potentielles qui en résultent.

1.2.2.1. Prescription d'un médicament à une posologie standard

- Cela concerne les médicaments ayant une affinité particulière pour un tissu (ex. le cerveau) quelle que soit leur distribution et les médicaments à marge thérapeutique large.
- C'est le cas de tout médicament pour lequel aucune recommandation d'ajustement de la posologie n'est énoncée dans le RCP.

- **Pour les médicaments à posologie standard**
  En cas de non efficacité : absence d'indication à augmenter au-delà de la dose recommandée dans le RCP. Un changement de classe ou l'ajout d'un traitement doit être préconisé.
- **Pour les médicaments à posologie adaptée à la corpulence**
  En cas de marge thérapeutique étroite : savoir utiliser les marqueurs de surveillance à court terme (ex. somnolence ou état de conscience avec les anesthésiques, concentrations sanguines des aminosides) pour ajuster la posologie.

1.2.2.2. Prescription d'un médicament avec posologie adaptée au poids

- Cela concerne les médicaments avec distribution assez homogène dans l'organisme (ex. les anesthésiques lipophiles avec distribution élevée).
- Les doses d'entretien sont variables selon les mécanismes d'élimination.

1.2.2.3. Prescription d'un médicament à posologie adaptée à la surface corporelle

- Cela concerne les médicaments dont la distribution est augmentée mais davantage par le fait d'une distribution dans les tissus non adipeux (molécules hydrophiles, anticancéreux).

B 1.3. Chirurgie de l'obésité et devenir du médicament

- Peu de travaux cliniques sur le devenir des médicaments après chirurgie ont été menés.
- Les résultats dépendent des propriétés physicochimiques du médicament, de ses propriétés pharmacocinétiques, de sa forme galénique du médicament, de la chirurgie considérée.
  - *Par exemple*, l'absorption d'un médicament sous forme liquide peut être augmentée car plus rapidement en contact avec la muqueuse intestinale.
  - *Autre exemple*, un médicament à libération prolongée et dont l'absorption a lieu au niveau du grêle distal ou au niveau du colon peut être absorbé *a priori* de façon comparable entre sujets opérés ou non opérés.
- Par ailleurs, le médicament peut être moins dégradé au niveau de la muqueuse intestinale ou subir un moindre efflux vers la lumière intestinale, et donc voir son absorption augmenter.
- Aucun travail n'a mené à des recommandations de prescription. En leur absence, la prescription doit se confronter aux données du RCP.

- Les médicaments à marge thérapeutique étroite restent soumis à la même surveillance, qui prend tout son sens au vu des observations précédentes. Il est important de vérifier que les objectifs du traitement sont atteints cliniquement ou biologiquement.

1.4. Les sources d'informations

- Il n'y a pas de site de référence en dehors du RCP des médicaments permettant d'ajuster les posologies. Les travaux de recherche réalisés sont disponibles sur les sites PubMed.

Tableau 1. MODIFICATIONS PHYSIOLOGIQUES CHEZ LES PATIENTS OBÈSES ET LEURS CONSÉQUENCES PHARMACOCINÉTIQUES

MODIFICATIONS PHYSIOLOGIQUES	CONSÉQUENCES PHARMACOCINÉTIQUES
• **Composition corporelle :** Masse maigre, masse grasse ↑ Volume des organes (rein, cœur, foie) ↑ Masse ventriculaire gauche ↑ Volume sanguin circulant et débit cardiaque ↑	Volume de distribution et de la demi-vie ↑ (médicaments liposolubles > hydrosolubles) Filtration glomérulaire et sécrétion tubulaire ↑
• **Modifications du métabolisme hépatique :** Débit sanguin hépatique↑ Stéatose hépatique, Inflammation ↑	Clairance de médicaments à coefficient d'extraction hépatique élevé ↓ Modification variable de l'activité des cytochromes P450 et des transporteurs → Clairance des médicaments glucurono conjugués et sulfo conjugués ↑
• **Fixation aux protéines** Dyslipidémies associées	Fraction libre de certains médicaments →
• **Modification de l'absorption :** **Chirurgie restrictive** Vitesse de vidange gastrique des solides → Vitesse de vidange gastrique des liquides ↑ **Chirurgie de malabsorption : shunt d'une partie de l'intestin** Temps de contact du médicament avec la muqueuse intestinale ↓ Métabolisme intestinal du médicament ↓ **Prescriptions** associées après chirurgie modification du PH digestif	Vitesse d'absorption des médicaments → Variation de la quantité d'absorption → Dissolution des galéniques solides ↓
↑ augmenté, ↓ diminué, → variable selon les molécules	

A

1.5. Conclusion

- La posologie des médicaments chez l'obèse reste relativement empirique.
- Ici plus que dans n'importe quelle autre situation, il convient :
  - de s'assurer que les objectifs cliniques et biologiques sont atteints ;
  - d'avoir recours au dosage des médicaments pour les médicaments à marge thérapeutique étroite ;
  - d'avoir recours facilement aux données de pharmacocinétique.

▶ Bibliographie

- LA RÉFÉRENCE À RETENIR :
  - Lloret-Linares C., Declèves X., Bergmann J.-F., Pharmacocinétique des médicaments chez les sujets obèses, *Médecine Thérapeutique*, Volume 19, numéro 3, juillet-aout-septembre 2013.

- POUR ALLER PLUS LOIN :

  Obésité et médicaments

- Hanley M.J., Abernethy D.R., Greenblatt D.J.: Effect of obesity on the pharmacokinetics of drugs in humans. Clin Pharmacokinet 2010, 49 : 71-87.
- Brill M.J., Diepstraten J., van Rongen A., van Kralingen S., van den Anker J.N., Knibbe C.A. : Impact of obesity on drug metabolism and elimination in adults and children. Clin Pharmacokinet 2012, 51:277-304.
- Padwal R., Brocks D., Sharma A.M.: A systematic review of drug absorption following bariatric surgery and its theoretical implications. Obes Rev 2010, 11 : 41-50.

+++ LE COUP DE POUCE DE L'ENSEIGNANT

- **Ne pas oublier :**
  - Les modifications physiologiques associées à l'obésité peuvent affecter l'ensemble des étapes de la pharmacocinétique du médicament.
  - À chaque médicament, son métabolisme et sa distribution : il n'y a pas de règle unique concernant l'adaptation posologique chez les sujets obèses.
  - Solliciter un avis spécialisé en cas de doute et utiliser les RCP des produits que vous prescrivez chez ces patients.
- **Très important :**
  - La prescription des médicaments à marge thérapeutique étroite est sécurisée par une surveillance de l'effet thérapeutique et des effets indésirables, des dosages biologiques permettant d'adapter la dose.
  - Si une information concernant l'adaptation posologique est manquante dans le RCP des médicaments, il faut considérer qu'il n'y pas lieu d'adapter la posologie.

Pièges à éviter :

- Les modifications physiologiques de l'obésité n'induisent pas nécessairement un risque de sous-dosage.
- La chirurgie de l'obésité n'induit pas nécessairement une diminution de l'absorption des principes actifs.

A

2. Principes d'adaptation thérapeutique pendant la grossesse et l'allaitement

En cas de traitement médicamenteux chez une femme enceinte, plusieurs situations sont possibles :

- Le médicament a déjà été pris et la grossesse était méconnue: quel est le risque lié à cette exposition ?
- En cas de traitement chronique, le médicament peut-il être poursuivi ou doit-il être modifié ?
- La grossesse est connue et un traitement est nécessaire: quel est le meilleur choix thérapeutique ?

2.1. Prescription médicamenteuse au cours de la grossesse

- **Les principales conséquences des modifications physiologiques de la grossesse** sont une augmentation du métabolisme hépatique et/ou de l'élimination rénale de certains médicaments possible dès le début du 2e trimestre de la grossesse (par ex : lamotrigine, lévétiracétam, lithium). Elles peuvent nécessiter un suivi clinique, des dosages plus fréquents et des modifications de la posologie. Il y a aussi un plus grand passage systémique des médicaments administrés par voie cutanée (en particulier au niveau des mains) ou en inhalation.
- **La femme enceinte et le futur nouveau-né** sont solidaires sur les plans physiologique et métabolique. En pratique, le placenta n'est pas une barrière et permet le passage de la plupart des médicaments dans la circulation fœtale, sauf ceux de poids moléculaire élevé (insuline, héparine, interférons…).

2.2. Les risques des médicaments selon la période d'exposition

On distingue :

1. **La période péri-implantatoire** (de la conception jusqu'au 12e jour de grossesse) avec des échanges mère-embryon très pauvres. En cas d'atteinte des cellules embryonnaires, une exposition se traduira par une mort embryonnaire ou par l'absence d'effet (loi du « tout ou rien »). Ceci ne s'applique pas aux médicaments (ou aux métabolites actifs) ayant une demi-vie longue.
2. **La période embryonnaire** (du 13e au 56e jour de grossesse) correspond à la mise en place des différents organes (organogénèse) selon un calendrier très précis. C'est la période de sensibilité maximale aux effets tératogènes d'un médicament à l'origine de malformation.

Tableau 2. MÉDICAMENTS TÉRATOGÈNES

NB : dans la population générale, le risque spontané de malformation majeure est de 2-3 %

Risque majeur (risque spontané au moins x 2 et pouvant aller jusqu'à 25-30 %)[1].	Risque faiblement majoré[2]	Risque mal quantifié à ce jour[3] (augmentation isolée du risque de malformations rares)
– **Anticancéreux** (méthotrexate fortes doses et cyclophosphamide) – **Acide valproïque :** x 4 à 5 fois (anomalie de fermeture du tube neural (AFTN), craniostenose, hypospadias, cardiopathies, fentes faciales, retard de développement psychomoteur – **Mycophénolate (anomalie des oreilles, fentes faciales, cardiopathie, micrognathie)** – **Rétinoides : isotrétinoïne et acitrétine** 25 à 30 % (malformations cardiaques, SNC, oreille, thymus) – **Thalidomide et lénalidomide** 30 à 40 %	– **Antivitamine** K (anomalies osseuses à type de syndrome des épiphyses ponctuées, hypoplasie du nez) – **Carbamazépine :** faible augmentation du risque d'AFTN – **Lithium :** malformations cardiaques (maladie d'Ebstein). – **Phénytoïne et phénobarbital** (fentes faciales, malformations cardiaques) – **Méthotrexate faibles doses (anomalies squelettiques et crânio-faciales)** – **Fingolimod (malformations cardiaques)** – **Trimethoprime (faible augmentation du risque d'AFTN et de fentes orales)**	– **Carbimazole** (aplasie du cuir chevelu, atrésie des choanes ou de l'œsophage, anomalies de la paroi abdominale) – **Misoprostol** (syndrome de Moebius) – **Topiramate** (fentes faciales[3])

[1] Médicaments contre-indiqués chez la femme enceinte et nécessitant une contraception chez la femme en âge de procréer.
[2] Diagnostic anténatal fortement conseillé, poursuite du traitement possible si absence d'alternative thérapeutique.
[3] En cas d'épilepsie le risque malformatif est X par 2 / à la population générale.

3. **La période fœtale** (de la fin du 2e mois à l'accouchement) correspond à des phénomènes de croissance, de maturation et de différenciation des organes mis en place. Les effets foetotoxiques peuvent entraîner une mort in utero, un retard de croissance, une prématurité, des anomalies fonctionnelles temporaires ou définitives (ex : acide valproïque et trouble du développement intellectuel ou troubles autistiques, antivitamines K et hémorragie cérébrale, diéthylstilbestrol et malformations utérines chez les filles exposées in utero, risque retardé : adénocarcinome du vagin et risque pour la 3e génération).

LES MÉDICAMENTS FORMELLEMENT CONTRE-INDIQUÉS PENDANT CETTE PÉRIODE SONT :

1. **Les Anti-inflammatoires non stéroïdiens (AINS) :** à partir de 24 SA même en prise unique et par application cutanée (risque de fermeture prématurée et complète du canal artériel avec mort *in utero*, d'hypertension artérielle pulmonaire ou d'insuffisance cardiaque droite néonatale). Ils sont déconseillés en prises répétées dès le début du deuxième trimestre (risque d'oligo/anamnios et d'insuffisance rénale néonatale). Y compris les coxibs et l'aspirine sauf l'aspirine < 360 mg/ jour qui a alors des propriétés anti agrégantes et est prescrite par exemple pendant toute la grossesse en cas de syndrome des anti phospholipides par exemple.
2. **Les Inhibiteurs de l'enzyme de conversion (IEC), les inhibiteur de l'angiotensine II (= sartans) et l'aliskiren** à partir du 2e trimestre (risque d'oligo/anamnios et d'insuffisance rénale néonatale, retard d'ossification des os du crâne).

4. **La période néonatale,** au cours de laquelle les médicaments pris jusqu'à l'accouchement peuvent entraîner des effets indésirables chez le nouveau-né même à terme, car ses capacités métaboliques et d'élimination rénale limitées. Les signes cliniques sont liés aux effets pharmacologiques de ces médicaments et nécessitent un accueil du nouveau-né par le pédiatre et une surveillance adaptée (par exemple neurologique, digestive et respiratoire pour les psychotropes ; cardiaque et glycémique pour les bétabloquants ; bilan thyroïdien pour les antithyroïdiens) ou des mesures de prévention (administration maternelle de vitamine K1 en fin de grossesse et chez le nouveau-né pour les antiépileptiques inducteurs enzymatiques).

À RETENIR

- Très peu de médicaments exposent à un risque tératogène avéré et peuvent faire discuter une interruption de grossesse.
- Ne jamais inquiéter inutilement une patiente après la découverte d'une prise médicamenteuse en début de grossesse.
- En cas de doute, un diagnostic anténatal est possible pour la majorité des médicaments tératogènes.
- Un traitement chronique ne doit pas être interrompu brutalement en raison du risque de décompensation de la maladie maternelle. Réévaluer la nécessité de traitement et envisager si besoin les alternatives moins à risque.
- La grossesse est l'occasion de réévaluer la pertinence des traitements et de bien peser le bénéfice attendu de toute prescription en regard des possibles risques embryofœtaux.
- Il est aussi important d'éviter un arrêt brutal en fin de grossesse et de ne pas sous-traiter une patiente enceinte.

2.3. Prescription médicamenteuse chez une femme qui allaite

- La prise de médicaments chez une femme qui allaite conduit trop souvent à proposer une suspension de l'allaitement par crainte d'un effet délétère pour l'enfant. De nombreux médicaments sont compatibles avec un projet d'allaitement si l'on respecte quelques grands principes généraux.

2.3.1. La mère

- S'interroger sur la pertinence de la prescription.
- Éviter les médicaments d'efficacité non démontrée et déconseiller le recours à l'automédication.
- Éviter au maximum les associations médicamenteuses.
- L'alerter sur les éventuels signes qu'elle doit surveiller chez le nouveau-né (diarrhée, ictère, hypotonie, somnolence, mauvaise courbe de poids…).

2.3.2. Le nouveau-né

- Tenir compte d'une prématurité (immaturité métabolique et rénale), de la présence d'une pathologie néonatale ou de l'existence d'une anomalie génétique potentielle (déficit G6PD dans certaines populations).
- Être particulièrement attentif au cours du premier mois de vie.
- Identifier les interactions possibles avec les médicaments administrés directement au nouveau-né /nourrisson.
- Tenir compte du type d'allaitement choisi (exclusif ou mixte).

2.3.3. Le médicament

- Une prise ponctuelle unique est généralement sans risque. Pour un médicament potentiellement dangereux, envisager une éventuelle suspension provisoire de l'allaitement et adapter sa reprise selon la demi-vie d'élimination de ce médicament.
- **Pour un traitement prolongé :**
  - Utiliser un médicament pour lequel il existe des données sur son passage dans le lait. Si la dose calculée reçue par l'enfant est < 1 % de la dose maternelle rapportée au poids, l'allaitement est généralement possible.
  - Identifier les risques possibles pour le nouveau-né en fonction du profil de toxicité connu et de la marge thérapeutique du médicament.
  - Préférer un médicament utilisé en pédiatrie : même s'il passe dans le lait, l'enfant recevra en général une dose bien inférieure à la posologie pédiatrique. Si la dose estimée ingérée est inférieure à 10 % de la dose pédiatrique recommandée, l'allaitement est généralement possible.
  - En l'absence de donnée sur le passage dans le lait, choisir un médicament ayant une faible biodisponibilité (voie topique, inhalée), une forte liaison aux protéines plasmatiques, une demi-vie courte et sans métabolites actifs. Éviter les médicaments très lipophiles.
  - Éviter les médicaments sous forme retard ou à libération prolongée.
  - Pour les médicaments à demi-vie courte, conseiller de prendre le médicament juste après une tétée.

2.4. Les sources d'informations

- En cas de doute sur les risques ou le choix d'une prescription chez une femme enceinte ou qui allaite, recourir à des centres d'informations spécialisés :
  - L'un des 31 centres de pharmacovigilance (CRPV) ;
  - Centre de Référence sur les Agents Tératogènes (CRAT).

B 2.5. Participer au recueil des données

- À côté de l'aide qu'ils vous apportent pour la décision thérapeutique, les centres d'informations s'engagent à recueillir des données de suivi des cas pour lesquels vous les avez interrogés ce qui permet d'accumuler des données permettant d'enrichir l'identification des risques ou à la sécurité de l'utilisation des médicaments au cours de la grossesse et de l'allaitement.
- En cas de malformation, de fœtotoxicité, de pathologie néonatale ou d'effets indésirables chez le nourrisson pouvant être liés à un traitement maternel, vous devez déclarer cette observation à votre centre de pharmacovigilance.

▶ Bibliographie

- Jonville-Bera A.P., Vial T., Médicaments et grossesse : prescrire et évaluer le risque. Elsevier Masson, 2012, p. 277.
- CRAT – Centre de Référence sur les Agents Tératogènes : http://www.lecrat.org/
- LactMed : Drug and Lactation Database : http://toxnet.nlm.nih.gov/cgi-bin/sis/htmlgen?LACT
- Ferreira E, Martin B, Morin C. Grossesse et allaitement. Guide Thérapeutique. 2nd Ed. Edition du CHU Sainte Justine. Montréal, 2013, p. 1183.
- Hale T.W., Medications and Mothers'Milk 2012. 15th Ed. Hale Publishing L.P, 2012, p. 1331.
- http://www.medsafe.govt.nz/Profs/PUarticles/lactation. html

+++ LE COUP DE POUCE DE L'ENSEIGNANT

- Toujours se poser la question du bénéfice maternel lors de la prescription.
- N'utiliser que des médicaments dont l'efficacité est bien démontrée.
- Connaître les risques selon la période de la grossesse.
- Tenir compte du fait que le risque spontané de malformation dans la population générale est de 2-3 % et qu'il n'est pas possible d'affirmer l'absence totale de risque.
- Envisager une surveillance spécifique selon la nature des médicaments.
- Ne pas sous-traiter la femme enceinte.
- Solliciter un avis spécialisé en cas de doute.
- Anticiper le désir d'allaitement en cas de traitement chronique.
- Il existe relativement peu de contre-indications à l'allaitement en raison d'une prise médicamenteuse.
- Prévenir l'automédication, la consommation des excitants (café, thé, coca-cola...), l'alcool et le tabac.
- Ne pas fonctionner en listes oui/non.
- Les données évoluent, savoir chercher les informations.

A

3. Les médicaments et l'enfant

Questions des cliniciens

- Que faire quand il n'existe pas de données pour l'usage pédiatrique dans un RCP ?
- Comment adapter la posologie de l'adulte pour l'enfant en l'absence de données spécifiques ?

3.1. Particularités cinétiques chez le nouveau-né, le nourrisson et l'enfant

Tableau 3. DIFFÉRENTES PÉRIODES DE L'ENFANCE : CLASSIFICATION EUROPÉENNE			
PÉRIODES	DÉFINITION	COMMENTAIRES	MESSAGES POUR LA PÉRIODE
Nouveau-né	J0 à J27	prématuré = naissance avant 37SA*, grand prématuré naissance avant 32SA*	Adaptation à la vie extra-utérine. Changements très rapides et importants
Nourrisson	J28 à 23 mois		Croissance très rapide maturation physiologique Organe particulièrement à risque : SNC
Enfant	De 2 ans à 12 ans	Pas de normalisation en Europe : Première enfance de 2 à 6 ans Deuxième enfance de 6 à 12 ans	Maturation du langage et des fonctions cognitives poursuite de la croissance
Adolescent	De 12 ans à 18 ans	Normalisé à l'Europe depuis peu. En France antérieurement limite supérieure fixée à 15 ans	Fin de la croissance et maturation des organes sexuels
*SA = semaine d'aménorrhée.			

3.2. Absorption et voies d'administration

- **Voie orale :** Chez le nouveau-né : vidange gastrique lente et pH entre 3 et 5 ; en pratique résorption variable et souvent diminuée par rapport à l'enfant. Chez le nourrisson : diminution du pH avec chiffres adultes vers 2 ans. Par contre vidange gastrique rapide = la résorption peut être plus rapide que chez l'enfant ou l'adulte.

  Attention à l'administration de comprimés, gélules ou capsules avant 3 ans car risque de fausse route.
- **Voie Intramusculaire :** À éviter chez le nouveau-né en raison du caractère imprévisible de la résorption et des risques d'effets indésirables (moindre masse musculaire, risque de lésion du nerf sciatique lors d'injection dans la fesse). En cas besoin, le site de préférence est la face antéro-latérale de la cuisse.
- **Voie rectale :** Pratique en cas de vomissement mais la résorption est aléatoire et mal connue chez le nouveau-né et le nourrisson avec la forme suppositoire. Il existe des formes solutés comme pour le diazépam (Valium®) administré en urgence en cas de convulsion par exemple.
- **Voie Intraveineuse :** Voie privilégiée en néonatologie mais nécessité de personnel expérimenté (risque d'erreur de dilution, tenir compte du volume mort…).
- **Voies locales :**
  - **Cutanée :** Risque de passage transcutané en raison d'un rapport surface corporelle/poids plus élevé surtout chez le nouveau-né et le nourrisson. La peau très immature du prématuré est plus à risque de lésion et donc de risque de passage du médicament dans la circulation générale (intoxication alcoolique avec les pansements alcoolisés, hypothyroïdie et antiseptiques iodés « *gasping syndrome* » et alcool benzylique chez le prématuré).
  - **Nasale** : Équivaut à une intraveineuse (CI des vasoconstricteurs en pédiatrie).
  - **Ophtalmique :** Lors de l'instillation d'un collyre, une fois l'œil atteint et sans mesure préventive (appui sur angle interne de l'œil, fermeture de la paupière, essuyer la joue), 90 % du médicament passe dans la circulation générale par les voies lacrymales et les gouttes qui s'écoulent sur la joue peuvent être absorbées par la bouche et par voie cutanée en particulier chez le prématuré (ex : précautions à prendre pour l'administration de collyres mydriatiques).

B 3.3. Distribution

- Masse adipeuse beaucoup plus faible chez le nouveau-né (particulièrement chez le nouveau-né prématuré).
- Eau extracellulaire augmentée la première année de vie.

Tableau 4. RÉPARTITION EN FONCTION DE L'ÂGE : EAU ET GRAISSES EN POURCENTAGE

	NOUVEAU-NÉ	1 AN	4 ANS	PUBERTÉ	ADULTE
Eau totale	75 % Prématuré 85 %	60 %			60 %
Eau extracellulaire	45 %	25 %		15-20 %	20 %
Eau intracellulaire	30-35 %				40 %
Graisses	À terme 15 % Prématuré 1 %	25 %	10 %	18 %	

- Barrière hémato-encéphalique immature : les médicaments diffusent facilement dans le liquide céphalorachidien et le système nerveux central. La maturation du SNC se poursuit encore pendant les 24 premiers mois de vie (période à risque accru de toxicité neurologique des médicaments, en particulier risque de convulsions).
- Liaison aux protéines plasmatiques diminuée jusqu'à l'âge de 1 an, ce qui augmente la fraction libre du médicament avec risque de surdosage du médicament et/ou compétition avec la bilirubine (ictère nucléaire avec les sulfamides) notamment à la naissance.
- Le volume de distribution est augmenté chez le nouveau-né et le nourrisson ce qui peut nécessiter des doses unitaires rapportées au poids plus élevées que chez l'adulte.

3.4. Élimination

- La clairance totale des médicaments dépend en majorité de la fonction hépatique et/ou du rein pour la plupart des médicaments. Ces fonctions sont immatures chez le nouveau-né, même à terme.

3.4.1. *Métabolisme hépatique*

- L'immaturité hépatique du nouveau-né entraîne une augmentation de la demi-vie plasmatique des médicaments métabolisés par le foie (ex : la plupart des médicaments du SNC). Cette faible capacité de métabolisme hépatique est encore plus marquée chez le nouveau-né prématuré. Exemple : la demi-vie plasmatique du diazépam est de 75 heures chez le prématuré, de 30 heures chez le nouveau-né et de 17 heures chez l'enfant et l'adulte.
- La vitesse de maturation des voies métaboliques est variable. Certaines voies métaboliques ne sont pas efficaces et d'autres sont spécifiques de la population néonatale (ex : sulfoconjugaison du paracétamol).
- Les capacités de certaines voies métaboliques augmentent rapidement chez le nourrisson (augmentation de la clairance et diminution de la demi-vie) ce qui peut nécessiter des doses unitaires rapportées au poids plus importantes et des intervalles des doses plus courts que chez l'adulte.

3.4.2. *Élimination rénale*

- Le rein est immature à la naissance. La filtration glomérulaire est comparable à celle de l'adulte dès l'âge de 2 semaines quand le nouveau-né est à terme mais les mécanismes de transport tubulaire ne sont efficaces qu'à l'âge de 2 mois. Pour les médicaments éliminés majoritairement sous forme active par voie rénale, il y a un risque de surdosage chez le nouveau-né. Il est nécessaire d'adapter la posologie et d'espacer les intervalles d'administration en fonction de la clairance à la créatinine (gentamycine, vancomycine).

- Chez le petit enfant, la clairance de la créatinine est calculée selon la **formule de Schwartz :**

$$\text{Cl créat (ml/min/1,73 m}^2\text{)} = \text{k x taille (cm) / Créatininémie (µmol/l)}$$

Les valeurs de k varient selon la période et peuvent être retrouvées dans les ouvrages de référence.

A

3.5. Particularités pharmacodynamiques en pédiatrie

- **L'immaturité de l'organe cible retentit sur la réponse pharmacologique qui dépend :**
  - du nombre de récepteurs (par ex. les sites de liaison de la digoxine moins nombreux chez le nouveau-né et nécessitent une posologie proportionnellement plus élevée) ;
  - de la fonctionnalité des récepteurs. Les SNC est particulièrement fragile chez le nouveau-né et le nourrisson. La toxicité neurologique d'un médicament peut être majorée par des troubles hydroélectriques (hypocalcémie, hypoglycémie) ou par de la fièvre ce qui peut favoriser l'apparition de convulsions.
- **Par ailleurs, les enfants sont plus particulièrement à risque pour certains effets indésirables affectant la maturation et croissance,** par ex. retard de croissance staturale et corticoïdes.

3.6. Prescriptions en pédiatrie

3.6.1. Prescription hors AMM en pédiatrie

- Le problème se pose pour les médicaments réservés à l'adulte ou sans mention particulière pour l'enfant. Dans ces cas, vérifier si ceci correspond à un risque réel chez l'enfant (ce qui peut constituer une réelle contre-indication), ou s'il s'agit de l'absence d'étude dans cette population. Une contre-indication fondée sur un risque réel pour l'enfant ne doit jamais être outrepassée. Les RCP étant souvent peu informatifs, il est nécessaire de s'appuyer sur des documents plus fiables.
- Des publications scientifiques concernent l'utilisation de certains médicaments chez l'enfant, même si ces résultats ne sont pas transcrits dans les RCP. Il est donc nécessaire de rechercher si ces données scientifiques ou des recommandations des sociétés savantes pédiatriques existent afin de justifier sa prescription sur le dossier médical. En cas de prescription hors AMM, il faudra aussi en informer les parents.
- De nombreux médicaments sont utilisés chez l'enfant alors que les données sont insuffisantes.
- L'incidence des effets indésirables médicamenteux (EIM) chez les enfants hospitalisés se situe aux environs de 9,5 % dont 12,3 % EIM graves. La prescription hors AMM est significativement associée à un risque supérieur de survenue d'EIM. L'absence de posologie pédiatrique oblige le prescripteur à choisir la posologie admise par la communauté pédiatrique. L'absence de forme galénique pédiatrique oblige les pharmaciens à déconditionner les médicaments ce qui peut être source d'erreur.

3.6.2. Règles de prescription

- L'importante variabilité des mensurations des enfants « normaux » entre eux et en fonction de l'âge rend difficile l'expression de la dose appropriée pour l'enfant. Il a été souvent montré que la surface corporelle était mieux corrélée à de nombreuses fonctions de l'organisme que le poids.
- Plusieurs moyens de calculer la surface corporelle ont été proposés. Cependant la précision de la mesure de la surface corporelle est illusoire si la mesure du poids et de la taille ne l'est pas. Il existe des formules pour calculer la surface corporelle pour l'enfant. En particulier la formule de Boyd disponible dans les ouvrages de pédiatrie.
- **Pour une utilisation pratique plus aisée, des normogrammes ont été établis et existent sous forme de graphiques ou de réglettes dans les ouvrages de référence.**
- En pratique courante, c'est le poids qui est utilisé pour le calcul de la posologie. La surface cutanée est utilisée dans le calcul des posologies pour les anticancéreux et en endocrinologie surtout pour les corticoïdes.

- Très souvent la posologie recommandée chez l'enfant a été calculée à partir de celle recommandée chez l'adulte en utilisant la surface cutanée ou le poids. Cette méthode suppose que la dose de l'enfant est directement proportionnelle celle de l'adulte c'est à dire que la surface corporelle et le poids de l'enfant croissent linéairement avec l'âge, ce qui est inexact.
- Pour certains médicaments dont l'intervalle thérapeutique est large, l'imprécision dans l'estimation de la dose chez l'enfant peut exposer celui-ci à l'inefficacité ou au surdosage. Pour les médicaments à intervalle thérapeutique étroit la dose doit être déterminée en fonction des tranches d'âge et du poids.
- C'est chez le nouveau-né et le nourrisson de moins de 6 mois que le risque d'imprécision et d'erreur est le plus grand.
- Il existe des ouvrages de référence en pédiatrie et en néonatologie pour la médecine d'urgence et pour la pratique plus quotidienne. En pédiatrie, les posologies des médicaments utilisés en urgence doivent être disponibles pour l'équipe médicale. Des protocoles doivent être écrits validés et actualisés avec les références basiques, en milieu hospitalier et en ville.
- Dans des situations plus spécifiques il est capital soit de prescrire un médicament ayant une AMM soit de faire une bibliographie exhaustive et de se référer à un expert pédiatre de la pathologie.

LA PRESCRIPTION ENGAGE LA RESPONSABILITÉ DU MEDECIN. ELLE DOIT RÉPONDRE À UN CERTAIN NOMBRE D'EXIGENCES :

1. **Être adaptée à l'enfant en question :** Nom, Prénom, indication du poids et de son âge. La prescription est faite avec des produits qui correspondent aux caractéristiques du patient et de sa maladie.
2. **Être claire et préciser :**nom du médicament (spécialité ou DCI), forme, présentation, quantité par prise et nombre de prises par jour, horaires de prise et éventuellement le moment par rapport aux repas.
3. La voie d'administration.
4. La dose journalière en mg/kg / 24 H et en quantité totale / 24 H.
5. Le nombre de jours de traitement.
6. **Être réalisable :** il est indispensable de faire une prescription applicable par la famille avec leurs moyens intellectuels et matériels.
7. **Être compréhensible et comprise avec vérification après 24 H ou 48 H.**
8. **Être limitative :** le moins possible de médicaments, pas d'association de principe actifs.
9. **La date, le nom, la signature et les coordonnées du prescripteur** qui doit pouvoir être contacté.

B

3.7. Nécessité de recherche et développement de médicaments à usage pédiatrique

- Pour mener à bien les recherches nécessaires sur les médicaments destinés aux enfants, davantage d'essais cliniques pédiatriques de bonne qualité méthodologique doivent être réalisés.
- En Europe, des groupes de travail se sont mis en place depuis 2007 : information du public, approches méthodologiques innovantes, essais multicentriques, réduction de l'invasivité des investigations, protection des patients, mise au point d'outils adaptés : échelles de mesure, facilitation de l'évaluation des médicaments chez l'enfant avec des règles spécifiques pour les laboratoires pharmaceutiques pour favoriser des études en pédiatrie, développement de la pharmacovigilance pédiatrique.
- Il est nécessaire de soutenir le processus pour rattraper le retard en pédiatrie par rapport à l'adulte. Les firmes pharmaceutiques ont des incitations également pour développer une forme pédiatrique de leur médicament quand ceci est applicable, par ex. : antibiotiques, antalgiques, anticancéreux...

Bibliographie

- LES RÉFÉRENCE À RETENIR
  - Hue, Pruvost I., Martinot A., Particularités pharmacologiques de l'enfant. Application à la prescription des médicaments et perfusions hydroélectrolytiques ; *Urgences 2010* chap 10 SFMU. Samu de France Email : valérie.Hue @chru-lille.fr
  - Taketomo C.K., Pediatric and neonatal Dosage Handbook, a comprehensive resource for all clinicians treating pediatric and neonatal patients 19e édition, 2012-2013, American Pharmacists association Lexicomp ; (pratique, fiable, mis à jour tous les ans).
  - Labrune P., Oriot D., Huault G., Urgences pediatriques fiches pratiques de pharmacologie. Paris Estem, 2004 : 402.
  - Pons G., Règles de posologie normogrammes in Autret E., Aujard Y., Lenoir G., *Pharmocologie pédiatrique,* Paris médecine science Flammarion, 1992, 48-49.
- SITES INTERNET : Société Française de Pédiatrie : sf-pediatrie.com et Sante Canada ; CRAT : https://lecrat.fr/
- Pour les modifications en cours de règlementation en pédiatrie : Site FDA, Site agence européenne : EMA site Agence française : ANSM

+++ LE COUP DE POUCE DE L'ENSEIGNANT

- **À ne pas oublier / Très important :**
  - Les enfants ne sont pas de « petits adultes » et leur organisme réagit différemment aux médicaments. Ils ont besoin de médicaments adaptés à leur âge, à leur poids/surface cutanée et à leur condition physiologique en tenant compte de la croissance continue et de la maturité des organes en fonction de l'âge.
  - On ne peut pas extrapoler les posologies des médicaments chez l'enfant à partir des posologies adultes sur la base d'une simple règle de proportionnalité en rapport avec le poids ou la surface corporelle.
  - Avant 6 ans, ce sont les formes liquides qui sont privilégiées par voie orale.
  - Il faut être particulièrement attentif aux calculs de doses, en particulier lors de l'administration par voie intraveineuse : une erreur de dilution entraîne des conséquences graves pour l'enfant.
  - Les contre-indications chez l'enfant lorsqu'elles sont justifiées par un risque bien identifié doivent être respectées.
  - Bien vérifier d'autres sources scientifiques sur l'utilisation du médicament chez l'enfant quand les informations ne sont pas disponibles dans RCP et utiliser les médicaments pour lesquels on dispose du maximum de données.
  - Chaque fois que possible la prescription bénéficiera d'un soutien informatique.
  - Choisir un médicament que l'on connaît et savoir passer la main et se référer à un expert pédiatre dans une situation complexe.
  - Les prescriptions doivent être claires et précises, adaptées à l'enfant, réalisables et limitatives ; comporter l'âge et le poids de l'enfant, datées et signées.
  - Surveiller les effets indésirables et déclarer aux CRPV.
  - Lutter contre l'automédication.

Pièges à éviter :

- Il faut éviter des prescriptions hors AMM quand il y a une alternative thérapeutique.
- La voie rectale est rarement une bonne voie d'administration (la résorption est lente et aléatoire après l'administration d'un suppositoire).
- La voie intramusculaire n'est pas utilisée en raison de son caractère douloureux et des aléas de la résorption.

Principales situations de départ en lien avec l'item 322-2A : « Sujets obèses, femmes enceintes et allaitantes, enfants. Prescription chez les sujets à risque »

Situation de départ
En lien avec les symptômes et signes cliniques
51. Obésité et surpoids
En lien avec la prise en charge aiguë et chronique
264. Adaptation des traitements sur un terrain particulier (insuffisant rénal, insuffisant hépatique, grossesse, personne âgée...) **265.** Consultation de suivi d'un nourrisson en bonne santé **268.** Consultation de suivi de grossesse normale (1er-2ème et 3ème trimestre) **296.** Consultation de suivi pédiatrique
En lien avec la prévention
319. Prévention du surpoids et de l'obésité
En lien avec les situations diverses
338. Prescription médicale chez un patient en situation de précarité **342.** Rédaction d'une ordonnance/d'un courrier médical

Chapitre 8

La personne âgée

Prescription chez les sujets à risque

Pr Jean Doucet*

* Service de Médecine Interne Polyvalente,
CHU de Rouen, Université de Rouen

OBJECTIFS : N° 322-2B

- ➔ Identifier les sujets à risque : enfants, sujets âgés, femmes enceintes et allaitantes, insuffisants rénaux, insuffisants hépatiques, obèses.
- ➔ Connaître les principes d'adaptations thérapeutiques nécessaires.

PLAN

1. Avant la rédaction de l'ordonnance
2. Lors de la rédaction de l'ordonnance
3. Lors des consultations ultérieures

Rang	Rubrique	Intitulé	Descriptif
A	Prise en charge	Sujet âgé	Connaître les principes d'adaptation thérapeutique chez la personne âgée

Les situations de départ sont listées à la fin du chapitre.

SUJET ÂGÉ ET MÉDICAMENTS : GÉNÉRALITÉS

- Sont considérées comme « personnes âgées » les sujets de 75 ans et plus, ainsi que ceux de plus de 65 ans atteints de polypathologie.
- Ce groupe, qui constitue une partie importante et croissante de la population occidentale, représente un ensemble de personnes très hétérogène.
- Si l'âge en tant que tel ne contre-indique généralement pas un traitement médicamenteux, il en modifie très souvent les objectifs et les modalités.
- La prise en charge thérapeutique des malades âgés doit tenir compte des fréquentes situations de polypathologie nécessitant la prescription concomitante de plusieurs traitements médicamenteux, des modifications pharmacologiques (pharmacocinétiques et pharmacodynamiques) associées à l'âge, et d'une exposition majorée aux effets indésirables des médicaments.
- Les effets indésirables médicamenteux touchent très majoritairement les patients âgés. Les patients âgés ont une probabilité d'être hospitalisés pour effet indésirable médicamenteux sept fois supérieure à celle des sujets jeunes.

A 1. Avant la rédaction de l'ordonnance

Avant la rédaction de l'ordonnance, le prescripteur doit s'informer précisément sur le patient à traiter et sur l'ensemble de ses maladies :

1. Pour les maladies prises en charge :
   - Évaluer l'interférence des maladies associées (notamment cardio-vasculaires, rénales, hépatiques, neuro-psychiatriques) sur la pathologie à traiter en considérant le degré de gravité potentielle de chacune des maladies pour hiérarchiser leur prise en charge et dépister des risques supplémentaires d'iatrogénèse.
   - Évaluer l'état somatique, notamment le poids (actuel et antérieur), l'état nutritionnel et l'hydratation, la fonction rénale avec le débit de filtration glomérulaire estimé (formule de Cockcroft et Gault ou formule du MDRD) pour adapter la posologie des médicaments.
   - Évaluer l'état cognitif et le contexte social (isolement) afin de pallier les risques de mauvaise observance (à l'aide des outils de l'évaluation gériatrique standardisée) en vue d'organiser l'administration des médicaments.
2. Les objectifs thérapeutiques à court et moyen termes doivent tenir compte des attentes du malade et être connus des soignants (ou de l'aidant familial) qui administrent les médicaments.
3. Disposer de la liste complète de tous les médicaments réellement consommés par l'analyse de toutes les ordonnances, en considérant aussi l'automédication.
4. Vérifier si le malade comprend les modalités d'administration du traitement, s'il est capable de prendre seul ses médicaments et de bien respecter les modalités de surveillance. Sinon organiser avec les soignants et les aidants familiaux une administration sécurisée des médicaments.
5. Les coordonnées des différents intervenants (médecins, pharmaciens, soignants) et de la personne de confiance doivent être consignées.

A 2. Lors de la rédaction de l'ordonnance

Lors de la rédaction de l'ordonnance, personnaliser la prescription et respecter le *bon usage* du traitement :

1. **S'assurer que la prescription du médicament est vraiment nécessaire,** sans alternative non médicamenteuse.
2. **Comparer le risque d'accident iatrogène ou de retentissement sur la qualité de vie au bénéfice attendu.** Certains effets indésirables sont plus fréquents chez les patients âgés (toxicité digestive des AINS, tendinopathies sous fluoroquinolones…) que chez les adultes jeunes. Pour certains médicaments, le bénéfice clinique diminue (par exemple, le carvédilol ne diminue pas la mortalité chez les patients insuffisants cardiaques de plus de 70 ans), voire disparaît chez les patients âgés (exemple de la thrombolyse dans l'infarctus du myocarde après 75 ans).
3. **Limiter le plus possible la polymédication** en privilégiant autant que faire se peut les médicaments concourant au traitement de plusieurs maladies, ou tout au moins en hiérarchisant les objectifs thérapeutiques.
4. **Choisir, parmi les classes pharmacothérapeutiques d'indication thérapeutique comparable, celle ayant le meilleur rapport** « bénéfice/risque » pour le « patient âgé » et privilégier les médicaments anciens bien évalués plutôt que les plus récents. Les patients âgés sont globalement sous-représentés dans la plupart des essais cliniques des nouveaux médicaments, hormis dans les affections typiquement gériatriques (démences).
5. **Éviter de prescrire des médicaments d'efficacité discutable** (identifiés dans le résumé des caractéristiques des produits par les mentions « proposé dans », « utilisé dans », utilisé comme », « traitement symptomatique de », ou encore auxquels la Haute Autorité de Santé a attribué un Service Médical Rendu faible ou insuffisant) : ils augmentent, sans contrepartie véritable, la polymédication et les risques d'effets indésirables. D'autre part, éviter de prescrire ou d'associer des médicaments « inappropriés » ayant des effets pharmacologiques pouvant favoriser ou augmenter certains troubles fréquents chez les patients âgés (médicaments sédatifs favorisant les troubles de la vigilance et de l'équilibre, médicaments à effet anticholinergique favorisant la rétention d'urine et la constipation, antihypertenseur centraux favorisant l'hypotension orthostatique et la bradycardie).

6. **Tenir compte des principaux paramètres pharmacocinétiques des médicaments :** voie et demi-vie plasmatique d'élimination, degré de fixation à l'albumine plasmatique, existence ou non de métabolites actifs et principales interactions. Globalement, c'est l'élimination des médicaments qui est le paramètre pharmacocinétique le plus affecté par l'âge. La diminution de la fonction rénale peut provoquer une diminution importante de l'élimination de nombreux médicaments (exemples : digoxine, lithium, aminosides, glycopeptides…). La diminution du flux sanguin et de la masse hépatique associées à l'âge peut provoquer une réduction du métabolisme pour les médicaments à forte extraction hépatique (exemples : propranolol, vérapamil, imipramine). Une réduction de la posologie peut être nécessaire pour éviter un surdosage.
7. **Adapter les posologies de tous les médicaments prescrits** et de ceux que reçoit déjà le patient, la prescription d'un nouveau médicament devant s'accompagner non seulement d'une réévaluation de la pertinence mais encore de la posologie des autres médicaments. On évitera ainsi la prescription de deux médicaments appartenant à la même classe thérapeutique ou ayant des propriétés pharmacologiques communes.

L'adaptation de la posologie à la fonction rénale du patient doit être systématique. Bien que les formules les plus récentes d'estimation du DFG (MDRD, CKD-EPI) soient globalement meilleures pour estimer le débit de filtration glomérulaire chez les patients jeunes, leurs performances chez les sujets très âgés (> 80 ans) sont peu connues. La formule de **Cockcroft et Gault** est la formule de référence utilisée dans la quasi-totalité des études pharmacocinétiques et cliniques des médicaments et mentionnée dans le résumé des caractéristiques du produit (RCP) des médicaments. Cette formule est donc préférable en première intention pour adapter la posologie des médicaments à la fonction rénale.

Pour la plupart des médicaments destinés à traiter des affections chroniques, il est recommandé une titration clinique en commençant à faible dose et en augmentant très progressivement la posologie (« start low and go slow ») jusqu'au niveau associé à une réponse favorable. Cette règle ne s'applique pas aux traitements des pathologies aiguës, en particulier les infections.

8. **S'assurer que l'administration du médicament est aisée,** notamment en ce qui concerne la forme galénique, la sécabilité et les horaires de prise. Le recours à l'écrasement des médicaments, face à un patient ayant des troubles de déglutition ou du comportement, doit obéir à des règles strictes et notamment la vérification préalable de la possibilité d'écrasement après avis pharmaceutique ; de même que le recours aux solutés buvables doit exclure le mélange de plusieurs médicaments. D'autre part, il faut vérifier que l'ouverture de flacons sécurisés (formes multidoses), ou l'utilisation de sprays ou dispositifs à poudre (asthme et BPCO) est possible pour le patient (notamment en cas de difficultés de préhension ou de coordination des gestes, de troubles cognitifs).

   Limiter le nombre d'administrations et privilégier les horaires mémorisables, afin d'optimiser l'observance du traitement. Le recours à un pilulier est recommandé, de même que l'administration sécurisée par une infirmière ou un aidant familial en cas de trouble cognitif.
9. **Faire en sorte que la prescription soit précise, claire, lisible et compréhensible** et que le malade (ou son entourage en cas de troubles cognitifs) soit raisonnablement informé (modalités d'administration, avantages et risques).
10. **L'âge du malade ne dispense pas d'une éducation thérapeutique** qui peut concerner l'entourage des patients en cas de trouble cognitif.
11. **Les mesures de surveillance doivent être précisées d'emblée,** et renforcées pour les médicaments de marge thérapeutique étroite et pour les médicaments mis récemment sur le marché.
12. **Veiller à ce que tous les médecins participant à la prise en charge du malade soient informés** de l'instauration de tout nouveau traitement.

A 3. Lors des consultations ultérieures

Lors des consultations ultérieures, il est indispensable d'assurer un *suivi thérapeutique personnalisé* :

1. Lors de toute reconduction d'ordonnance, réévaluer la pertinence du maintien de chaque médicament.
2. Si les objectifs attendus n'ont pas été atteints, évoquer notamment une mauvaise observance.
3. La survenue d'une pathologie intercurrente peut contre-indiquer transitoirement ou définitivement la poursuite d'un médicament antérieurement prescrit.
4. La constatation d'un nouveau symptôme doit évoquer un effet indésirable médicamenteux autant que la survenue d'une affection intercurrente.
5. Le changement de lieu de vie ou de mode de vie (déménagement ou décès d'un proche) doit donner lieu à la réévaluation de la gestion et de l'administration des médicaments.

▶ Bibliographie

- LES RÉFÉRENCES À RETENIR
  - Doucet J., Bouvenot G., Queneau P., Tillement J.P., La prescription des médicaments chez la personne âgée. Recommandations de l'Académie Nationale de Médecine, 2012.
  - Queneau P., Doucet J., Paille F., Quand la « dé-prescription » des médicaments peut-elle améliorer la santé des patients âgés ? Bull. Acad. Natle. Méd. 2007 ; 191, 2 : 271-282.
  - Roux B., Berthou-Contreras J., Beuscart J.B. et al. REview of potentially inappropriate MEDIcation pr[e]scribing in Seniors (REMEDI[e]S): French implicit and explicit criteria. Eur J Clin Pharmacol 2021 Jun 11. doi: 10.1007/s00228-021-03145-6.

Principales situations de départ en lien avec l'item 322-2B : « La personne âgée. Prescription chez les sujets à risque »

Situation de départ	Descriptif
En lien avec les symptômes et signes cliniques	
27. Chute de la personne âgée	La prescription doit prendre en compte les fragilités de la personne âgée.
30. Dénutrition/malnutrition	
31. Perte d'autonomie progressive	
128. Tremblements	
129. Troubles de l'attention	
130. Troubles de l'équilibre	
131. Troubles de mémoire/déclin cognitif	
En lien avec la prise en charge aiguë et chronique	
264. Adaptation des traitements sur un terrain particulier (insuffisant rénal, insuffisant hépatique, grossesse, personne âgée...)	S'assurer que la prescription est nécessaire, évaluer le risque iatrogène, éviter les polymédications.
266. Consultation de suivi d'un patient polymédiqué	
267. Consultation de suivi d'un patient polymorbide	
295. Consultation de suivi gériatrique	
En lien avec la prévention	
324. Modification thérapeutique du mode de vie (sommeil, activité physique, alimentation...)	Éduquer le patient, associer des approches non médicamenteuses et une hygiène de vie adaptée.
Situations diverses	
330. Accompagnement global d'un aidant	Impliquer les aidants dans la prise en charge, pour l'éducation thérapeutique, pour favoriser le bon usage et l'observance.
345. Situation de handicap	
354. Évaluation de l'observance thérapeutique	

CHAPITRE 9

L'insuffisant rénal

Prescription chez les sujets à risque

Dr Nicolas Rognant, Pr Maurice Laville

Service de Néphrologie et Thérapeutique, Centre Hospitalier Lyon Sud, Université Claude Bernard-Lyon 1

OBJECTIFS : N° 322-2C

- Identifier les sujets à risque : enfants, sujets âgés, femmes enceintes et allaitantes, insuffisants rénaux, insuffisants hépatiques, obèses.
- Connaître les principes d'adaptations thérapeutiques nécessaires.

PLAN

1. Définition
2. Comment évaluer une insuffisance rénale pour adapter les traitements ?
3. Pourquoi l'insuffisance rénale influence-t-elle l'effet des médicaments ?
4. Adaptation des posologies en cas d'IRC
5. Prévention de la néphrotoxicité des médicaments
6. Principales classes médicamenteuses néphrotoxiques

Rang	Rubrique	Intitulé	Descriptif
A	Définition	Insuffisant rénal	Connaître les principes d'adaptation thérapeutique chez l'insuffisant rénal

Les situations de départ sont listées à la fin du chapitre.

A 1. Définition

- **Les patients atteints de maladie rénale chronique** (MRC) **sont fréquemment polymédicamentés, ils prennent en moyenne 8 médicaments par jour. Il s'agit souvent de patients âgés, porteurs d'autres co-mobidités.** Ils sont ainsi plus exposés aux risques d'effets indésirables, en raison d'interactions, d'accumulations, et d'effets néphrotoxiques. Ces risques augmentent avec la gravité de l'insuffisance rénale.
- La prévalence de la MRC est très forte dans les populations à risque : patients diabétiques, hypertendus, patients âgés, patients obèses, etc. Il est donc important de réaliser périodiquement une estimation de la fonction rénale chez ces patients avant la prescription d'un médicament à élimination rénale ou potentiellement néphrotoxique.

A 2. Comment évaluer une insuffisance rénale pour adapter les traitements ?

- **L'évaluation** repose sur l'estimation du débit de filtration glomérulaire (DFG) à partir de la créatininémie.

> **La formule d'estimation du DFG publiée par Cockcroft et Gault (1976) a été largement utilisée et reste parfois considérée comme la référence pour les adaptations de posologie,** car seule mentionnée dans les RCP. Ce n'est pas un bon estimateur de la fonction rénale chez les patients âgés, ou en surpoids, notamment.

La formule CKD-EPI fait actuellement référence et est utilisée systématiquement dans le rendu des dosages de créatinine. Si ce n'est pas le cas, **des calculateurs sont disponibles en ligne (https://www.sfndt.org/professionnels/calculateurs).**

- **En complément de l'estimation du DFG, l'évaluation clinique, notamment celle du volume extra-cellulaire et la mesure du poids sont essentielles.** En cas d'inflation hydro-sodée manifeste, l'estimation du poids idéal est utile.
- Si la néphrotoxicité peut s'exprimer à tous les stades de la MRC, avec évidemment des conséquences plus lourdes aux stades avancés (3B, 4 et 5), il est rare d'avoir à adapter les prescriptions (contre-indications et adaptation des posologies) avant le stade 3.

A 3. Pourquoi l'insuffisance rénale influence-t-elle l'effet des médicaments ?

> - Un grand nombre de médicaments sont éliminés directement ou indirectement par le rein et peuvent s'accumuler chez l'insuffisant rénal.
> - Certaines classes médicamenteuses sont particulièrement associées à un risque d'aggravation d'une insuffisance rénale chronique préexistante.

> - **Distinguer plusieurs situations :**
>   - insuffisance rénale aiguë (IRA) au cours de laquelle la fonction rénale est instable ;
>   - insuffisance rénale chronique ;
>   - patient traité par dialyse.

3.1. Pharmacocinétique

- **La pharmacocinétique d'un médicament** (absorption, distribution, transformations et élimination du médicament et/ou de ses métabolites) est perturbée par l'insuffisance rénale. En particulier, l'effet final sur la distribution d'un médicament n'est pas aisé à prédire du fait de l'implication simultanée de nombreux facteurs.

3.2. Biodisponibilité

- Une atteinte rénale peut modifier la biodisponibilité d'un médicament. La bio-disponibilité se définit comme la quantité de médicament qui atteint la circulation (exprimée en fraction de la dose administrée) et la vitesse à laquelle cette quantité est atteinte. Elle est de 100 % par voie IV.

- L'insuffisance rénale peut diminuer ou retarder l'absorption de certains médicaments du fait de modifications du pH gastrique ou de ralentissement du transit digestif.

3.3. Distribution

- La MRC peut modifier le volume de distribution d'un médicament. C'est un volume théorique correspondant au rapport entre la quantité de substance administrée et la concentration plasmatique de cette substance à l'équilibre.
- Dans les états œdémateux, le volume de distribution est augmenté. *A contrario,* en cas de déshydratation ou de fonte musculaire, il peut diminuer avec augmentation de la concentration plasmatique.
- La MRC peut aussi modifier la liaison aux protéines plasmatiques, ce qui influence la **fraction libre** de substance pouvant se lier à sa cible, mais également son élimination hépatique et/ou rénale.
  La baisse de la concentration d'albumine ainsi que l'accumulation de **toxines urémiques** augmente la fraction libre de certains médicaments.

3.4. Élimination

3.4.1. *Élimination hépatique*

- L'insuffisance rénale affecte aussi la **biotransformation hépatique** des médicaments car les toxines urémiques influencent les activités enzymatiques : cytochromes, enzymes de glucuronidation ou d'acétylation.
- Le défaut de biotransformation hépatique peut augmenter la concentration du médicament et activer d'autres voies métaboliques conduisant à l'apparition de **métabolites inhabituels**.

3.4.2. *Élimination rénale*

- La **filtration glomérulaire** des médicaments n'est pas le seul mécanisme de leur élimination rénale : elle est d'autant plus importante que la molécule est de petite taille et faiblement liée aux protéines plasmatiques. Pour les médicaments faiblement filtrés, la clairance rénale globale dépend largement des phénomènes de **sécrétion et réabsorption tubulaires**.
- L'insuffisance rénale affecte donc l'élimination des médicaments par la combinaison, dans des proportions variables selon les molécules, d'un défaut de filtration et d'une altération de l'activité des transporteurs tubulaires (phénomènes de compétition avec les toxines urémiques).

Il faut souligner que l'altération des fonctions tubulaires n'est pas nécessairement proportionnelle au degré de l'insuffisance rénale estimée par le DFG, et qu'en l'absence d'études spécifiques dans cette population de patients il est extrêmement hasardeux de tenter de prédire le comportement d'un médicament d'après la simple estimation du DFG.

A 4. Adaptation des posologies en cas d'IRC

- **En pratique, la dose d'un médicament chez un patient présentant une IRC peut être adaptée :**
  - soit en diminuant les doses ;
  - soit en les espaçant.
- Parfois, les 2 types d'adaptation peuvent être nécessaires. La diminution des doses est mieux adaptée en cas de substance à index thérapeutique étroit et à demi-vie courte alors que l'espacement des prises est bien adapté aux produits à demi-vie longue et index thérapeutique large.

- Parfois, une approche combinée peut être nécessaire. Enfin, une dose adaptée aux patients « normo-rénaux » peut être utilisée comme dose de charge chez les patients atteints de MRC afin d'atteindre la concentration cible plus rapidement.
- **En cas d'IRA**, la situation est particulière car des anomalies physiologiques complexes et évolutives, et les traitements réalisés (dialyse) peuvent rendre difficile la prévision du comportement des substances administrées. Enfin, en dehors de l'adaptation du dosage initial d'un médicament, il faut garder à l'esprit le risque d'effet indésirable lié à l'accumulation de métabolites actifs, notamment en cas d'administrations répétées. Il n'existe pas actuellement de moyen simple et fiable de mesurer la fonction rénale dans ce contexte d'IRA, la créatininémie étant un marqueur indirect et retardé. Il semble donc que le monitorage de la concentration plasmatique des médicaments, lorsqu'il est disponible, soit un moyen efficace de guider la thérapeutique.

A 5. Prévention de la néphrotoxicité des médicaments

La vulnérabilité rénale à la toxicité médicamenteuse peut être favorisée par des facteurs que l'on peut séparer en 2 grands groupes : ceux liés aux médicaments et/ou à leur(s) interaction(s) et ceux liés aux patients.

- **Facteurs directs liés aux patients :** maladie rénale et/ou insuffisance rénale aiguë ou chronique sous-jacente. Les mécanismes sont multiples : administration d'une dose excessive de médicament au regard des capacités d'excrétion rénale, ischémie tissulaire rénale préalable, production exagérée de stress oxydatif en réponse à l'exposition à un néphrotoxique.
- **Facteurs indirects c'est-à-dire potentiellement induits par la présence d'une MRC et/ou d'une IRA et/ou d'une maladie rénale :** certains troubles électrolytiques (dyskalémies, dyscalcémies, hypomagnésémie) ou acido-basiques peuvent favoriser la néphrotoxicité de certains agents. La diminution réelle ou relative de la volémie ainsi que l'existence d'une hypoalbuminémie (deux conséquences du syndrome néphrotique) favorisent également la survenue d'une néphrotoxicité médicamenteuse.
- **Expression clinique de la toxicité rénale médicamenteuse :**
  Fréquemment, il s'agit de la survenue d'une IRA qui peut être parenchymateuse (par nécrose tubulaire aiguë notamment), pré ou post-rénale. De nombreux cas d'IRA médicamenteuse restent méconnus car peu symptomatiques et fugaces. La néphrotoxicité liée à la prise d'AINS est fréquente chez les patients MRC. Parmi les autres tableaux classiques on retrouve des néphropathies tubulo-interstielles immuno-allergiques ou des tubulopathies.
- **Moins fréquemment**, la néphrotoxicité touche les glomérules, via un mécanisme immunologique (glomérulonéphrite extra-membraneuse) ou une atteinte de l'endothélium vasculaire (microangiopathie thrombotique : ciclosporine, gemcitabine, anti-angiogéniques, inhibiteurs de la tyrosine kinase). Enfin, plus rare est la toxicité par obstruction tubulaire ou de la voie urinaire du fait de la précipitation de certains agents thérapeutiques (aciclovir, méthotrexate, atazanavir par exemple).
- **La prévention de la néphrotoxicité chez les patients présentant une MRC :**
  Elle repose, comme pour tout autre patient, sur l'identification des facteurs favorisants liés au patient et la connaissance de l'ensemble des médicaments pris, même en automédication. Cette vigilance du clinicien quant au dépistage de ces facteurs doit être constante face à un patient MRC, et une démarche volontariste de correction (lorsqu'elle est possible) avant l'administration du médicament (déhydratation) est préconisée.

PRÉVENTION DE LA NÉPHROTOXICITÉ EN PRATIQUE :

- **La mesure de la fonction rénale est un préalable commun tout comme l'anamnèse minutieuse, l'examen clinique et la recherche d'interactions.**
- **Mesures à envisager :**
  - Correction d'une hypovolémie et/ou de troubles électrolytiques pré-existants, traitement alcalinisant les urines le cas échéant;
  - L'adaptation des doses s'impose en cas de risque d'accumulation liée à l'insuffisance rénale ;
  - La surveillance de la fonction rénale et/ou du sédiment urinaire et/ou du taux plasmatique d'un médicament peu(ven)t être requis ;
  - Réévaluer régulièrement la **pertinence** de la prescription, non seulement dans un but de prévention de la iatrogénie mais également d'amélioration de l'observance médicamenteuse. Le patient doit être informé non seulement des risques du traitement prescrit, mais aussi des circonstances pouvant favoriser l'expression d'une néphrotoxicité.

A 6. Principales classes médicamenteuses néphrotoxiques

- **Agents anti-infectieux :**
  - Aminosides (toxicité tubulaire).
  - Amphotéricine B (toxicité tubulaire et vasoconstriction artériolaire).
  - Antiviraux :
    - Ténofovir, Cidofovir, Adéfovir (toxicité tubulaire, tubulopathie).
    - Aciclovir (précipitation intra-tubulaire).
    - Indinavir, Atazanavir (formation de lithiases).
  - Ciprofloxacine (néphropathie intersitielle immuno-allergique et précipitation).
  - Béta-lactamines (néphropathie interstitielle immuno-allergique).
- **Agents anti-cancéreux :**
  - Chimiothérapies :
    - Sels de platine (tubulopathie, IRA).
    - Ifosfamide (tubulopathie, IRA).
    - Mitomycine C (microangiopathie thrombotique).
    - Gemcitabine (microangiopathie thrombotique).
    - Methotrexate (précipitation intra-tubulaire).
  - Thérapies ciblées :
    - Agents anti-angiogéniques (microangiopathie thrombotique).
    - Inhibiteurs de la tyrosine kinase (microangiopathie thrombotique, HSF glomérulaire, tubulopathie).
    - Inhibiteurs de BRAF (tubulopathie, IRA).
    - Inhibiteurs d'ALK (tubulopathie, IRA).
  - Immunothérapies :
    - Interférons (microangiopathie thrombotique, HSF glomérulaire).
    - Inhibiteurs de CTLA-4 (néphrite tubulo-interstitielle, lésions glomérulaires « lupus-like »).
    - Inhibiteurs de PD-1 (néphrite tubulo-interstitielle).

- **Analgésiques :**
  - Anti-inflammatoires non stéroïdiens (AINS) (perturbation de l'hémodynamique rénale, néphropathie interstitielle immuno-allergique et glomérulopathie).
  - Certaines combinaisons d'analgésiques induisent une toxicité tubulo-interstitielle à long terme.
- **Immunosuppresseurs :**
  - Ciclosporine (toxicité vasculaire et tubulo-interstitielle).
  - Tacrolimus (toxicité vasculaire et tubulo-interstitielle).
  - Inhibiteurs de mTOR (tubulopathie).
- **Autres :**
  - Biphosphonates :
    - Pamidronate (HSF glomérulaire, tubulopathie).
    - Zolédronate (tubulopathie, IRA).
  - Produits de contraste iodé (toxicité tubulaire).
  - Lithium (tubulopathie, IR à long terme)
  - Inhibiteur de la pompe à protons (IPP) (IR à long terme, néphropathie interstitielle immuno-allergique, troubles électrolytiques).
  - Hydroxy-Ethylamidon (HES) (toxicité tubulaire).
  - Antagonistes du SRA : IECA et ARA2 (toxicité indirecte : perturbations de l'hémodynamique rénale).
  - Diurétiques (toxicité indirecte : déshydratation).

7. Conclusion

- La toxicité médicamenteuse est fréquente chez les patients atteints d'une maladie rénale, notamment du fait des nombreuses modifications de la distribution et/ou de la pharmacocinétique et/ou de la pharmacodynamie induite(s) par la baisse de l'albuminémie et/ou de la filtration glomérulaire qui peuvent être associées. L'initiation d'une prescription d'un (*a fortiori* de plusieurs) agents thérapeutiques doit s'accompagner d'une démarche systématisée visant à diminuer au maximum le risque de iatrogénie secondaire. Cette démarche passe notamment par une anamnèse minutieuse, la recherche de potentielles interactions et un examen clinique.
- Par ailleurs, la pertinence de la prescription doit toujours être appréciée en évaluant avec soin la balance bénéfice/risque de celle-ci. Les prescripteurs doivent garder à l'esprit le risque d'accélération de la progression de la maladie rénale chronique secondaire à la survenue d'un épisode de néphrotoxicité : il n'est en effet pas rare que la perte de fonction rénale secondaire ne soit que partiellement réversible, et parfois même pas du tout, conduisant ainsi les patients à une mise en dialyse précipitée, ce qui contribue à assombrir leur pronostic ultérieur.

Bibliographie

- Sarah Zimner-Rapuch, Sabine Amet, Nicolas Janusa, Gilbert Deray, Vincent Launay-Vacher. Néphrotoxicité des médicaments. Revue francophone des laboratoires - septembre-octobre 2013 - N°455: 75-82.
- Diagnostic de l'insuffisance rénale chronique : http://www.has-sante.fr/portail/upload/docs/appli- cation/pdf/2012-10/evaluation_du_debit_de_filtration_glomerulaire_et_du_dosage_de_la_creatini-nemie_dans_le_diagnostic_de_la_maladie_renale_chronique_chez_ladulte_-_fiche_buts.pdf
- Parcours de soins « Maladie rénale chronique de l'adulte » : http://www.has-sante.fr/portail/upload/docs/application/pdf/201204/points_critiques_parcours_de_soins_mrc_web.pdf
- Karie S., Launay-Vacher V., Deray G., Isnard-Bagnis C., « Toxicité rénale des médicaments », Néphrologie & Thérapeutique 2010, 6 : 58-74.

FICHE DE SYNTHÈSE

1. La Maladie Rénale Chronique (MRC) est une pathologie fréquente qui se définit par un débit de filtration glomérulaire (DFG) diminué et/ou la présence de signes d'atteinte rénale (protéinurie, hématurie, etc.). Le dépistage d'une anomalie nécessite un contrôle à distance (3 mois) pour confirmer l'atteinte rénale.

2. Les patients âgés, plus fréquemment polymédicamentés ont de façon physiologique ou pathologique une diminution du DFG et donc des capacités théoriques d'épuration diminuées concernant les agents thérapeutiques à élimination rénale prépondérante.

3. La présence d'une MRC et/ou d'une insuffisance rénale aiguë est susceptible de modifier les effets d'un médicament dans l'organisme pas seulement du fait de la diminution de son élimination. En effet, la présence d'une atteinte rénale peut également modifier la biodisponibilité, la distribution ou encore la transformation d'un médicament.

4. En cas d'atteinte rénale, les adaptations de posologie et/ou des intervalles d'administration d'un agent thérapeutique varient en fonction de l'importance de la baisse de la fonction rénale.

5. Les formules basées sur la créatininémie, qui permettent d'estimer la fonction rénale dans la pratique courante, présentent un certain nombre d'inconvénients qui limitent leur validité. Cependant, la plupart des adaptations de posologie préconisées en cas d'altération de la fonction rénale ont été historiquement déterminées en fonction de niveaux de clairance calculés avec ces formules et notamment la formule de Cockcroft et Gault.

6. En dehors du rein « coupable » (c'est-à-dire pourvoyeur de iatrogénie via la présence d'une dysfonction rénale) il convient également de s'interroger sur le risque de rein « victime » (c'est-à-dire la néphrotoxicité), d'autant plus que la présence d'une insuffisance rénale et/ou d'une maladie rénale préalable est un facteur de risque de néphrotoxicité.

7. Chez les patients présentant une MRC, la survenue d'une insuffisance rénale nephrotoxique surajoutée ne conduit pas automatiquement à une récupération fonctionnelle *ad integrum* et les cas de récupération partielle ou très limitée ne sont pas rares. Ainsi la balance bénéfice-risque des prescriptions médicamenteuses doit être évaluée avec une grande précaution chez les patients atteints d'une MRC.

Principales situations de départ en lien avec l'item 322-2C : « L'insuffisant rénal. Prescription chez les sujets à risque »

Situation de départ
En lien avec les traitements antithrombotiques
42. Hypertension artérielle **54.** Œdème diffus **162.** Dyspnée **182.** Analyse de la bandelette urinaire **199.** Créatinine augmentée **212.** Protéinurie **253.** Prescrire des diurétiques **264.** Adaptation des traitements sur un terrain particulier – insuffisant rénal **279.** Consultation de suivi d'une pathologie chronique **290.** Suivi d'un patient en insuffisance rénale chronique

Chapitre 10

Le patient atteint de maladies du foie

Prescription chez les sujets à risque

Pr Sylvain Manfredi, Pr Patrick Hillon
Service d'Hépato-Gastroentérologie, CHU de Dijon,
Université de Bourgogne, Dijon

OBJECTIFS : N° 322-2D

- Identifier les sujets à risque : enfants, sujets âgés, femmes enceintes et allaitantes, insuffisants rénaux, insuffisants hépatiques, obèses.
- Connaître les principes d'adaptations thérapeutiques nécessaires.

PLAN

Rang	Rubrique	Intitulé	Descriptif
A	Prise en charge	Insuffisant hépatique	Connaître les principes d'adaptation thérapeutique chez le patient atteint de maladie du foie

Les situations de départ sont listées à la fin du chapitre.

A

- **La prescription médicamenteuse chez une personne atteinte de maladie du foie pose de nombreuses questions :**
  - **l'état des fonctions hépatocellulaires contre-indique-t-il le traitement ?**
  - **ce traitement est-il susceptible d'aggraver l'hépatopathie ?**
  - **le risque d'effets indésirables est-il augmenté ?**
- **Face à ces questions les résumés des caractéristiques de produits sont d'une faible utilité en l'absence d'essais spécifiques sur ce terrain dans les phases précédant la mise sur le marché des médicaments.**

A 1. Définitions

- **Les deux éléments à prendre en compte dans une démarche thérapeutique chez un patient atteint d'hépatopathie sont l'insuffisance hépatocellulaire et l'hypertension portale.** Sous l'angle thérapeutique, une élévation même modérée de la bilirubinémie témoigne en général d'une insuffisance hépatocellulaire sévère mais il faut distinguer dans l'évaluation de la gravité d'une maladie du foie deux situations très différentes : les hépatopathies aiguës et les hépatopathies chroniques.

1.1. Hépatopathies aiguës

- L'atteinte du foie peut se manifester par une destruction des hépatocytes ou simplement par des altérations de leurs fonctions métaboliques et d'excrétion.

  Dans le premier cas le tableau biologique est une cytolyse marquée, dans le second plutôt une cholestase. Dans les deux cas l'insuffisance hépatique peut être sévère.

  Le niveau des transaminases est donc un très mauvais marqueur du degré de l'insuffisance hépatocellulaire parfois majeure dans des affections peu cytolytiques comme l'hépatite alcoolique, la maladie de Wilson, et les stéatoses micro vésiculaires toxiques, médicamenteuses, ou gravidiques.

- L'ictère est le premier signe d'altération marquée des capacités métaboliques et d'excrétion du foie. À un stade ultérieur, l'insuffisance hépatocellulaire se manifeste par la chute du taux de prothrombine et du taux du facteur V.

  Le stade ultime est marqué par une encéphalopathie hépatique.

1.2. Hépatopathies chroniques

- Elles se compliquent souvent de fibrose avec à terme un risque de cirrhose.
- La fibrose, en augmentant les résistances hépatiques, provoque une hypertension portale.
- Au stade de cirrhose, l'hypertension portale, constante, est responsable d'une baisse du débit hépatique.
- Elle est associée à une insuffisance hépatocellulaire parfois majeure même en absence d'ictère.
- **Plusieurs classifications** permettent d'évaluer le degré d'insuffisance hépatocellulaire chez les malades atteints de cirrhose. La plus utilisée en France est la classification de Child Pugh qui comporte 3 stades, A, B et C. Le score de MELD (pour *Model for End stage Liver Diseases*) prenant en compte l'insuffisance rénale a supplanté la classification de Child dans l'indication de transplantation hépatique. L'insuffisance hépatocellulaire, marquée aux stades B et C de Child Pugh, augmente le risque hémorragique des traitements anticoagulants oraux dont l'indication doit être pesée dans cette situation.

A. Classification de Child Pugh [1]

	1 POINT	2 POINTS	3 POINTS
Encéphalopathie	Absente	Confusion	Coma
Ascite	Absente	Discrète	Modérée
Bilirubine micromoles/l	< 35	35-50	> 50
Albumine	> 35 g/l	28-35 g/l	< 35 g/l
Prothrombine	> 50 %	40-50 %	< 40 %

Le score est établi en additionnant les points (score de 5 à 15) : CLASSE A : scores de 5 à 6 ; CLASSE B : scores de 7, 8 et 9 ; CLASSE C : scores 10 à 15.

B. Classification de MELD [2]

Score = 3,8 $\log_e$ de la bilirubine (mg/dl) + 11,2 $\log_e$ de l'INR + 9,6 $\log_e$ de la créatinine (mg/dl) + 6,4 multiplié par 0 (étiologie cholestatique ou alcoolique de l'hépatopathie) ou 1 (autre étiologie).

1. Pugh RNH et al,. Br J Surg, 1973.
2. Kamath PS et al., Hepatology, 2001.

A 2. Rôle du foie dans le métabolisme des médicaments

- La liposolubilité des médicaments favorise leur diffusion dans l'organisme mais est un obstacle à leur élimination.
- Les médicaments liposolubles doivent subir une biotransformation dans le foie comportant deux phases : **une phase I** impliquant le système enzymatique des mono oxygénases à cytochrome P450, conduisant à des métabolites intermédiaires et **une phase II** destinée à rendre ces métabolites plus polaires et hydrosolubles (conjugaison, acétylation...).
- Certains métabolites produits sont susceptibles d'altérer ou de détruire les cellules hépatiques, par une action toxique directe (métabolites réactifs) ou en modifiant leurs déterminants immunogéniques, les exposant ainsi à une agression immunitaire.
- Les systèmes enzymatiques des phases I ou II sont déterminés génétiquement ce qui explique la variabilité interindividuelle du métabolisme et de la toxicité des médicaments.
- Les capacités des systèmes enzymatiques de phase I ou II peuvent être stimulées, ce qui augmente la capacité et/ou la rapidité d'élimination des médicaments et de production de leurs métabolites (induction enzymatique), ou à l'inverse être inhibés par des médicaments ou des toxiques.
- Les systèmes de défense du foie contre l'agression par les métabolites réactifs (glutathion en particulier) sont souvent altérés par la dénutrition et l'insuffisance hépatocellulaire. Cela explique l'augmentation de la toxicité des médicaments producteurs de métabolites toxiques comme le paracétamol chez les malades atteints de cirrhose.

A 3. L'insuffisance hépatocellulaire et l'hypertension portale modifient la pharmacologie des médicaments

3.1. Élimination des médicaments

- L'élimination hépatique ou rénale de nombreux médicaments est soumise à leur extraction puis leur métabolisme par le foie.
- Au cours des maladies graves du foie, la baisse du débit sanguin hépatique et la présence de shunts porto-caves sont responsables d'une augmentation de la concentration des médicaments à fort effet de premier passage hépatique dont il est parfois nécessaire d'ajuster la posologie ou la fréquence d'administration. Ce mécanisme peut être aggravé par la baisse des capacités métaboliques du foie et la diminution des capacités d'excrétion biliaire et rénale (diminution du débit de perfusion rénal) liées à la cirrhose.

PRINCIPAUX MÉDICAMENTS À FORT EFFET DE PREMIER PASSAGE HÉPATIQUE DONT LA POSOLOGIE DOIT ÊTRE RÉDUITE EN CAS DE CIRRHOSE (2, 3)	
Antagonistes calciques Antidépresseurs Antiparkinsoniens Antipsychotiques Anxiolytiques Bétabloqueurs	Cisapride Hypnotiques Morphine Statines : fluvastatine et lovastatine Sumatriptan

- À l'inverse, l'insuffisance hépatocellulaire diminue l'efficacité des médicaments administrés sous forme de prodrogues activées après métabolisme hépatique. Ce dernier phénomène a peu d'incidence pratique (il a été rapporté avec le famciclovir et certains inhibiteurs de l'enzyme de conversion). La valeur des tests hépatiques usuels ne permet pas de préjuger des capacités d'extraction et de métabolisme du foie. En cas de doute, un monitorage des taux sanguins des médicaments à marge thérapeutique étroite doit être envisagé.

3.2. Transport des médicaments

- La baisse de la synthèse d'albumine en cas d'insuffisance hépatocellulaire est responsable d'une augmentation de la fraction libre des médicaments et donc d'une augmentation de l'effet thérapeutique des médicaments habituellement fortement liés à l'albumine.

3.3. Hépatotoxicité des médicaments

- Le risque d'hépatotoxicité est augmenté au cours des hépatopathies chroniques pour certains médicaments.
- En cas de cirrhose en particulier alcoolique, le paracétamol en traitement prolongé peut être responsable d'hépatites aiguës cytolytiques à posologie usuelle.
- Cette sensibilité est liée à une fréquente déplétion en glutathion chez ces malades.
- En cas de cirrhose, la posologie du traitement doit donc être aussi réduite que possible et en règle ne pas dépasser 2 grammes par jour sur des durées limitées.
- Chez les malades atteints d'hépatopathie chronique compliquée de fibrose marquée ou de cirrhose, une augmentation de l'hépatotoxicité a été rapportée pour quelques médicaments (encadré).

PRINCIPAUX MÉDICAMENTS DONT L'HÉPATOTOXICITÉ EST ÉLEVÉE EN CAS D'HÉPATOPATHIE FIBROSANTE (3)	
AINS* Antituberculeux Antiviraux anti VIH** Azathioprine	Paracetamol Valproate Vitamine A

* Anti-inflammatoires non stéroïdiens.
** Virus de l'immunodéficience humaine.

A

4. Implications thérapeutiques de l'insuffisance hépatocellulaire

4.1. Hépatopathies aiguës

- Dans une hépatite aiguë avec chute du facteur V en deçà de 20 à 30 %, la transplantation hépatique est envisagée lorsqu'apparaissent des signes d'encéphalopathie.
- Ce symptôme est donc majeur dans la prise d'une décision difficile en situation d'urgence.
- Les médicaments susceptibles de favoriser ou d'induire une encéphalopathie, en particulier les morphiniques et les psychotropes sédatifs, pourraient conduire à poser en excès l'indication de transplantation et sont donc bien sur formellement contre-indiqués en cas d'hépatite grave.
- Il n'est de plus pas exclu que des traitements en apparence anodins (aspirine par exemple, mais aussi paracétamol en situation de stress) puissent aggraver une hépatite aiguë.

4.2. Hépatopathies chroniques

- Le problème thérapeutique ne se situe en général pas « au foie » chez un malade atteint d'insuffisance hépatocellulaire chronique. Les organes dont le fonctionnement peut être gravement altéré par les médicaments sont dans cette situation le tube digestif, le cerveau et le rein.

4.2.1. *Le tube digestif*

- Le tube digestif, en particulier l'estomac et le duodénum, est fragilisé par l'hypertension portale : le ralentissement du retour veineux provoque une hyperhémie et une ischémie muqueuses qui sensibilise la muqueuse à l'action des médicaments gastrotoxiques.

4.2.2. *Le cerveau*

- L'insuffisance hépatocellulaire augmente la sensibilité des récepteurs cérébraux à l'action des psychotropes et en particulier des benzodiazépines. Associé à la diminution de leur métabolisme, ce mécanisme expliquerait le risque d'encéphalopathie grave sous traitement à posologie habituelle de nombreux psychotropes sédatifs et avec les morphiniques chez les malades atteints de cirrhose ou d'hépatopathie aiguë sévère.

4.2.3. *Le rein*

- La préservation de la *fonction rénale* doit être un souci constant du prescripteur en cas de cirrhose.
- L'insuffisance hépatocellulaire grave et l'hypertension portale provoquent en effet une hypoperfusion rénale responsable d'une insuffisance rénale qui peut devenir irréversible au stade ultime.
- Cette insuffisance rénale, appelée syndrome hépatorénal, engage le pronostic vital à très court terme.

- Ce syndrome peut être spontané, témoignant d'une insuffisance hépatocellulaire terminale, ou favorisé par des erreurs ou imprudences thérapeutiques altérant la fonction rénale (baisse du débit de filtration et/ou toxicité directe) :
  - diurétiques induisant une hypovolémie et/ou ponctions répétées d'ascite sans remplissage compensateur par de l'albumine ;
  - inhibiteurs de l'enzyme de conversion chez des malades ascitiques diminuant le débit de filtration glomérulaire par leur action vasodilatatrice post-glomérulaire ;
  - anti-inflammatoires non stéroïdiens inhibiteurs de synthèse des prostaglandines susceptibles de provoquer une baisse du débit de perfusion rénal par vasoconstriction pré-glomérulaire ;
  - antibiotiques de la classe des aminosides toxiques pour le rein ;
  - produits de contraste s'accumulant dans les tubules rénaux.

A

5. Prescrire chez un malade atteint d'hépatopathie

5.1. Maladies hépatiques compliquées d'insuffisance hépatocellulaire

5.1.1. *Hépatopathies aiguës*

La règle thérapeutique est simple en cas d'hépatopathie aiguë ictérique : arrêt de toute médication non vitale pour le malade.

- Lorsqu'un traitement anticoagulant est nécessaire (valve cardiaque, cardiopathies emboligènes), le traitement anti-vitamine K doit être interrompu et un passage à l'héparine prescrit pendant la phase d'insuffisance hépatocellulaire marquée.

5.1.2. *Cirrhose*

Les médicaments formellement contre-indiqués sont les *anti-inflammatoires non stéroïdiens* quel que soit le degré d'insuffisance hépatocellulaire, et les aminosides en cas d'ictère.

- Chez les malades ascitiques traités par *ponctions évacuatrices* ou *diurétiques*, un suivi biologique est nécessaire avec interruption des diurétiques en cas d'hyponatrémie en deçà de 125 mmol/l, d'hyperkaliémie et/ou d'insuffisance rénale. **L'élévation même modérée de la créatininémie (les chiffres de base de créatininémie sont bas en cas d'insuffisance hépatocellulaire, autour de 50 µmol/l) impose la prise en charge immédiate du malade en hépatologie.**
- **En cas de cirrhose associée à une dénutrition (fréquente dans la cirrhose alcoolique), la perfusion de *serum glucosé* est formellement contre-indiquée avant injection de *vitamine B1*.** En effet l'apport de glucose peut aggraver brutalement un déficit latent en vitamine B1 et provoquer des lésions sévères cérébrales et cérébelleuses (syndrome de Gayet Wernicke).
- **Enfin, il faut rappeler que le surdosage de la *colchicine* observé en cas d'insuffisances hépatocellulaire et rénale associées est souvent mortel.** Compte tenu de la fragilité de la fonction rénale en cas d'insuffisance hépatocellulaire, ce médicament est contre-indiqué en cas d'hépatopathie (hépatite aiguë, cirrhose Child B et C).

5.2. Maladies hépatiques chroniques sans insuffisance hépatocellulaire

- **En cas d'hépatite chronique fibrosante,** il convient, même en absence d'insuffisance hépatocellaire ou d'hypertension portale, de contre-indiquer les anti-inflammatoires non-stéroïdiens, d'éviter les traitements par vitamine A et d'instaurer une surveillance biologique hépatique serrée en cas de prescription d'azathioprine, d'antituberculeux et d'antirétroviraux.
- **En dehors de ces médicaments, l'hépatotoxicité ne doit pas être un obstacle aux prescriptions chez les malades atteints d'hépatopathie chronique sans insuffisance hépatocellulaire.** Il faut bien sûr, lorsque le choix existe, préférer les médicaments non ou peu hépatotoxiques aux médicaments potentiellement hépatotoxiques et les médicaments responsables d'atteintes hépatiques cholestatiques aux médicaments responsables d'atteintes cytolytiques beaucoup plus graves.

Ainsi, pour répondre à des questions fréquemment posées :

- il n'y a pas de contre-indication aux traitements hormonaux contraceptifs ou substitutifs de la ménopause chez les femmes atteintes d'hépatopathie chronique ;
- la prescription de **biguanides** longtemps contre-indiquée en cas d'hépatite aiguë et de cirrhose (risque d'acidose lactique) est autorisée chez les malades atteints de cirrhose classée Child A (ce médicament a un rôle préventif sur le risque de cancer primitif du foie et peut-être sur le risque de complications de la cirrhose) ;
- les statines peuvent également être prescrites en absence d'insuffisance hépatocellulaire grave.

5.3. Tumeurs bénignes du foie

- Les tumeurs bénignes du foie sont fréquentes dans la population générale avec une prévalence d'environ 5 %.
- Il s'agit essentiellement d'angiomes, de kystes biliaires, et d'hyperplasie nodulaire focale, plus rarement d'adénomes ; les autres tumeurs bénignes sont exceptionnelles.
- **La seule contre-indication médicamenteuse en cas de tumeur bénigne concerne les œstrogènes, les androgènes et les stéroïdes anabolisants chez les personnes atteintes d'adénome ou d'adénomatose hépatique.**

Bibliographie

- LA RÉFÉRENCE À RETENIR
  - Hillon P., Sgro C., Foie et médicaments, in *Bon Usage du Médicament*, G. Bouvenot et C. Caulin, Éd. Médecine-Sciences Flammarion, Paris, 2011 : 39-44.
- POUR ALLER PLUS LOIN
  - Verbeek R.K., Pharmacokinetics and dosage adjustment in patients with hepatic dysfunction, Eur. J. Clin. Pharmacol, 2008 ; 64 : 1147-61.
  - Lewis J.H., Stine J.G., Review article : prescribing medications in patients with cirrhosis. A practical guid., Aliment Pharmacol Thera, 2013 ; 37 : 1132-56.

FICHE DE SYNTHÈSE

1. Dans une hépatopathie aiguë ou chronique l'insuffisance hépatocellulaire est pharmacologiquement très marquée en cas d'ictère et/ou de chute du TP.

2. Dans la cirrhose, l'insuffisance hépatocellulaire est sévère à partir du stade B de la classification de Child Pugh.

3. Le métabolisme et l'élimination des médicaments sont altérés par l'insuffisance hépatocellulaire.

4. L'hépatotoxicité du paracétamol, de l'azathioprine, des anti-inflammatoires non stéroïdiens, des antituberculeux, des antirétroviraux, de la vitamine A est augmentée en cas d'hépatopathie chronique fibrosante.

5. En cas d'insuffisance hépatocellulaire au cours d'une hépatopathie aiguë, tout traitement non indispensable doit être suspendu et une héparinothérapie substituée au traitement antivitamine K.

6. En absence de cirrhose, aucun médicament n'est formellement contre-indiqué chez un malade atteint d'hépatopathie chronique.

7. En cas d'hépatopathie chronique, les médicaments potentiellement hépatotoxiques doivent être évités. Si la prescription d'un médicament hépatotoxique est nécessaire, il faut, dans la mesure du possible, préférer des médicaments habituellement responsables d'hépatites cholestatiques plutôt que des médicaments à l'origine d'hépatites cytolytiques.

8. En dehors du foie, les organes les plus sensibles à une atteinte iatrogène médicamenteuse chez les malades atteints de cirrhose sont le tube digestif, le cerveau et le rein.

Principales situations de départ en lien avec l'item 322-2D : « Le patient atteint de maladies du foie. Prescription chez les sujets à risque »

Situation de départ	Descriptif
En lien avec les symptômes et signes cliniques	
6. Hépatomégalie	Bien distinguer les hépatopathies aiguës des maladies chroniques du foie qui posent des problèmes thérapeutiques très différents.
47. Ictère	
En lien avec les données paracliniques	
198. Cholestase	Une insuffisance hépatocellulaire peut être très sévère en absence de cytolyse hépatique.
206. Élévation des transaminases sans cholestase	
En lien avec la prise en charge aiguë et chronique	
264. Adaptation des traitements sur un terrain particulier (insuffisant rénal, insuffisant hépatique, grossesse, personne âgée...)	L'hépatotoxicité de certains médicaments augmente en cas de fibrose hépatique marquée : ils doivent être connus. Les médicaments formellement contre-indiqués en cas de cirrhose doivent être bien connus. Une maladie chronique du foie peu fibrosante ne contre-indique aucun traitement.
En lien avec les situations diverses	
348. Suspicion d'un effet indésirable des médicaments ou d'un soin	Le risque de Gayet Wernicke et de toxicité de la colchicine en cas de cirrhose sont à souligner.
354. Évaluation de l'observance thérapeutique	

Chapitre 11

Argumenter une décision médicale partagée avec un malade et son entourage

Dr Sabine Mainbourg*, Dr Mikaïl Nourredine**
Pr Jean-Christophe Lega*, Pr François Gueyffier***
* Service de Médecine Interne et Vasculaire, CHU Lyon Sud, Equipe Evaluation et Modélisation des Effets Thérapeutiques UMR CNRS 5558, Lyon
** Service de Recherche et épidémiologie clinique, CHU de Lyon, Equipe Evaluation et Modélisation des Effets Thérapeutiques UMR CNRS 5558, Lyon
*** Service de Pharmacologie Clinique et Essais Thérapeutiques, CHU de Lyon ; Equipe Evaluation et Modélisation des Effets hérapeutiques UMR CNRS 5558, Lyon

OBJECTIFS : N° 322-3

➔ Argumenter une décision médicale partagée avec le malade et son entourage (voir item 3).

Rang	Rubrique	Intitulé	Descriptif
A	Prise en charge	Principes d'une décision médicale partagée avec un malade et son entourage	

Les situations de départ sont listées à la fin du chapitre.

A

- De tous temps la pratique médicale a été fondée sur une relation de confiance qui doit s'établir entre un malade et le praticien auquel il se confie. Cette relation suppose une information correcte par le praticien et l'acceptation par le malade des examens et des thérapeutiques qui lui sont proposées.

> Le Code de déontologie médicale précise : « Le médecin doit à la personne qu'il examine, qu'il soigne ou qu'il conseille, une information loyale, claire et appropriée sur son état, les investigations et les soins qu'il lui propose. Tout au long de la maladie, il tient compte de la personnalité du patient dans ses explications et veille à leur compréhension » (art. 35) ; « Le consentement de la personne examinée ou soignée doit être à rechercher dans tous les cas » (art. 36).

- Cependant cette relation a longtemps été de nature paternaliste, le praticien jugeant en son âme et conscience de « la bonne décision » pour le malade et de l'acceptation implicite des procédures proposées.
- Aussi la loi de 2002 et plusieurs articles du Code ont pris en compte cette responsabilité que souhaitent prendre les personnes malades à l'égard de leur santé.
- Cette information que nous devons aux malades n'est pas toujours facile car les problématiques sont parfois complexes et le niveau de compréhension des malades est très variable. Cependant :

- **Une information est toujours nécessaire et des explications compréhensibles sont toujours possibles.** L'estimation individualisée de ces quantités et son imprécision, la pondération que chaque sujet leur accorde, leur modestie fréquente dans les situations de prévention, peuvent expliquer des positionnements très personnels par rapport à la décision et ses conséquences possibles.
- **Les principaux risques des investigations et des traitements doivent être précisés.** Le but n'est pas d'inquiéter le malade mais celui d'une information honnête. En cas de risque potentiellement grave (hémorragie ou perforation au cours d'une coloscopie par exemple), une fiche de consentement informé, signée par le malade ou sa personne de confiance, est nécessaire. De même un recueil écrit d'accord de soins doit être obtenu pour un certain nombre de médicaments à haut risque (thalidomide, rétinoïdes, mycophénolate...). Si ce n'est pas possible, la réalité de l'information donnée au malade doit être consignée dans son dossier médical.
- **Parfois un malade est réticent pour accepter un traitement proposé.** Il n'est pas légitime de l'inquiéter pour obtenir une décision à laquelle il n'adhère pas. Il faut plutôt expliquer pour comprendre d'où vient la réticence (expérience personnelle ou familiale, information sur internet, croyance erronée), pour vérifier si la prise de position du patient qui peut paraître étonnante est solidement fondée.
- **Cependant il faut respecter les convictions des malades et surtout un éventuel refus** ; il est important de respecter cette liberté.
- **Parfois la décision médicale est dans le cadre d'un soin sans consentement.** Le patient doit toujours être informé de façon appropriée à son état clinique de chaque étape des soins sans consentement. La loi prévoit qu'avant toute décision, l'avis du patient sur la mesure de soins et ses modalités doit être recherché et prise en considération dans toute la mesure du possible. Parfois il existe des décisions anticipées où le patient et son médecin ont établi, préalablement à la situation clinique nécessitant un soin sous contrainte, une liste de décisions partagées pouvant être utilisée.

Les thématiques pour lesquelles des aides à la décision peuvent prioritairement se développer sont les situations cliniques où plusieurs critères ci-dessous sont retrouvés (HAS 2018) :

- maladies mettant en jeu le pronostic vital, pour lesquelles il existe plusieurs options thérapeutiques et où le patient peut valoriser différemment les notions de durée et de qualité de vie (ex. cancer, insuffisance rénale) ;
- situations ou maladies pour lesquelles un acte médical ou un traitement peut être proposé pour améliorer la qualité de vie de la personne (ex. contrôle des naissances, accouchement, ménopause, maladies chroniques, etc.) ;
- traitements comportant des risques ou contraintes de nature différente (ex. dépistage du cancer de la prostate, prévention ou traitement d'événements thromboemboliques) ;
- incertitude scientifique entre plusieurs stratégies préventives, diagnostiques ou thérapeutiques, le médecin n'ayant pas d'arguments formels pour ou contre la mise en œuvre de telle ou telle stratégie ;
- incertitude sur le rapport bénéfice/risque pour un patient donné, notamment en cas de comorbidités, entre plusieurs stratégies : surveillance, dépistage, diagnostic, traitement ;
- situations complexes de limitation ou refus de soins, telles que celles pouvant être rencontrées en service d'urgences, en réanimation ou en fin de vie. Les décisions entourant les soins palliatifs sont souvent difficiles. Il peut être utile pour un malade de désigner par écrit une personne de confiance : elle accompagne le patient ; elle assiste aux entretiens médicaux ; elle peut conseiller le patient dans ses prises de décisions. Si le patient est hors d'état d'exprimer sa volonté, aucune intervention ne peut être réalisée sans que la personne de confiance n'ait été consultée, sauf urgence ou impossibilité de la contacter (article L. 1111-4 du Code de santé publique). Dans tous les cas l'important est d'expliquer et de consigner les discussions.

- **Au total la décision médicale doit être partagée avec un malade informé et qui accepte les décisions proposées. Cependant il est important que le médecin assume les décisions prises en commun et ne fasse pas porter sur le malade la responsabilité et l'éventuelle culpabilité d'une évolution défavorable.**

Principales situations de départ en lien avec l'item 322-3 : « Argumenter une décision médicale partagée avec un malade et son entourage »

Situation de départ	Descriptif
Éléments à prendre en compte avant la prescription	
232. Demande d'explication d'un patient sur le déroulement, les risques et les bénéfices attendus d'un examen d'imagerie	La prescription médicamenteuse doit prendre en compte les caractéristiques du patient : adaptation de la posologie selon la fonction rénale, le poids du patient, d'une grossesse éventuelle.
264. Adaptation des traitements sur un terrain particulier (insuffisant rénal, insuffisant hépatique, grossesse, personne âgée...)	La prescription d'examen complémentaire est basée sur d'une part une probabilité raisonnable de présenter la maladie (risque de faux positifs) et la gravité de la maladie recherchée, d'autre part sur la balance bénéfice risque des gestes invasifs.
334. Demande de traitement et investigation inappropriés	Comprendre les représentations mentales autour du concept de médicament et d'examens complémentaires est un élément clé pour élaborer une décision médicale partagée.
338. Prescription médicale chez un patient en situation de précarité	Le niveau socio-économique du patient va conditionner l'observance, et donc l'atteinte des objectifs du traitement : prix du médicament, remboursement, mutuelle complémentaire.
Éléments à prendre en compte au moment de la prescription	
343. Refus de traitement et de prise en charge recommandés	L'adhésion du patient à son traitement est conditionnée par sa compréhension de sa pathologie, de l'objectif du traitement, de sa durée et de ses modalités (nombre de prise, surveillance), des mesures associées, des principaux effets indésirables.
352. Expliquer un traitement au patient (adulte/enfant/adolescent)	Si le patient n'adhère pas au projet de soin, il faut reprendre les objectifs et les enjeux, en essayant de comprendre les réticences du patient, qui reste libre d'accepter ou refuser la prise en charge proposée.
Éléments de surveillance sous traitement médicamenteux	
331. Découverte d'un aléa thérapeutique ou d'une erreur médicale	Une information loyale et complète doit être délivrée au patient sur la relation causale entre le préjudice et la procédure médicale. Le bénéfice escompté lors de la prescription peut être rappelé, pour contextualiser la prescription.
348. Suspicion d'un effet indésirable des médicaments ou d'un soin	L'observance, c'est-à-dire la réalité de la prise du traitement, peut être estimée à l'interrogatoire, par le dosage sanguin du médicament, ou par des piluliers sécurisés ou connectés.
354. Évaluation de l'observance thérapeutique	La recherche d'un effet indésirable est un élément important lors de la surveillance d'un traitement. Devant toute situation clinique, il faut se poser la question de l'imputabilité possible du traitement pris par le patient.

Chapitre 12

Argumenter une prescription médicamenteuse, les modalités de surveillance et d'arrêt du médicament

Dr Sabine Mainbourg*,, Pr Jean-Christophe Lega*,**, Dr Mikail Nourredine*, Pr Claire Le Jeunne*****

* Equipe Evaluation et Modélisation des Effets Thérapeutiques, UMR CNRS 5558, Université Lyon 1
** Service de Médecine interne et vasculaire, Hôpital Lyon Sud, Hospices Civils de Lyon
*** Service de Médecine Interne Polyvalente, Hôpital Cochin, Université de Paris

OBJECTIFS : N° 322-4

➔ Argumenter une prescription médicamenteuse, les modalités de surveillance et d'arrêt du médicament, en tenant compte des caractéristiques pharmacodynamiques et pharmacocinétiques du médicament, des caractéristiques du patient, de ses comorbidités, de la polymédication, des risques potentiels, et des objectifs poursuivis.

PLAN

Rang	Rubrique	Intitulé	Descriptif
A	Prise en charge	Principes de la prescription médicamenteuse, les modalités de surveillance et d'arrêt	Savoir prendre en compte les caractéristiques du médicament, du patient, les risques et les objectifs

Les situations de départ sont indiquées en violet et en gras et listées à la fin du chapitre.

A

- La prescription médicamenteuse est au cœur de l'exercice médical, et s'inscrit dans plusieurs contextes :
  - prise en charge d'une pathologie aiguë lors d'une consultation urgente (pneumopathie, poussée d'arthrose, angine, etc.) ;
  - suivi planifié d'un patient présentant une ou plusieurs maladie chroniques (diabète compliqué, VIH, cancérologie...) ;
  - prescription journalière d'un malade hospitalisé.
- Les éventuelles propositions thérapeutiques qui découlent de ces situations ont un degré d'urgence et un bénéfice attendu immédiat très variables.
- Avant toute prescription le médecin doit faire une check-list rapide dans sa tête pour s'assurer de l'optimisation de sa prescription c'est-à-dire améliorer au maximum le rapport bénéfice/risque des thérapeutiques prescrites.
- Le médecin doit aussi prévoir la surveillance du traitement, et arrêter ce traitement lorsque cela est nécessaire (effet indésirable, interaction médicamenteuse), ou qu'il n'est plus nécessaire de le poursuivre (ex : corticoïdes au cours d'une artérite à cellules géantes).

A

1. Éléments à prendre en considération avant la prescription

- La prescription médicamenteuse doit être adaptée aux **caractéristiques du patient**, de sa maladie, mais aussi aux caractéristiques du médicament.

1.1. Éléments liés au patient

1. **Âge** : vulnérabilité des âges extrêmes (risque de chute, observance, fonction rénale, polymédication).
2. **Sexe** : risque spécifique pour les femmes en âge de procréer ou dans certains scores de stratification (ex. CHA2DS2-VASC).
3. Indice de masse corporelle : **adaptation de la posologie au poids** (problème de la diffusion mal connue dans le tissu adipeux chez l'obèse, et de même risque de surdosage chez les patients très maigres).
4. **La génétique**. Le métabolisme est modifié chez certains individus (exemple variant acétyleur rapide dans certaines populations asiatiques, typage HLA spécifique et réaction allergique sous disulone…).
5. **Comorbidités et leurs traitements** : quantification du risque d'interactions médicamenteuses prévisibles et leurs conséquences.
6. **Grossesse**.
7. **Fonction rénale** (estimation de la fonction rénale selon Cokfroft-Gault, CKD-EPI en fonction des molécules) : adaptation des posologies pour les médicaments à élimination rénale prépondérante.
8. **Maladie hépatique** (facteur V, albumine) : l'adaptation est moins précise que pour la fonction rénale (le score de Child Pugh est le plus utilisé).
9. **Allergies** connues notamment aux antibiotiques (doivent être recherchées systématiquement).
10. **Niveau socio-économique** (prix du médicament, remboursement, mutuelle complémentaire), qui participe à l'estimation de **l'observance**.
11. Fonction cognitive, trouble de la personnalité/maladie psychiatrique (compréhension, observance).
12. Habitudes alimentaires, alcool, tabac, automédication, prise de compléments alimentaires.

1.2. Éléments liés à la maladie

1. Être sûr du diagnostic de la pathologie prise en charge.
2. Avoir un **objectif thérapeutique précis**, défini dans des termes cliniquement pertinents, adapté au patient :
    a. traitement symptomatique ou palliatif ;
    b. traitement curatif ;
    c. traitement préventif ;
    d. traitement substitutif ;
    e. traitement à visée diagnostique (produits de contraste).
3. Connaître la possibilité d'accident particulier accru en fonction de la pathologie (ex : risque accru d'érythème lors de la prise d'amoxicilline au cours de la mononucléose infectieuse, SIDA et éruption au cotrimoxazole...)

Il est important de ne pas confondre les objectifs thérapeutiques et les moyens pour les atteindre. Le suivi des traitements repose souvent sur des critères de jugement intermédiaires (mesure de la pression artérielle, hémoglobine glyquée, densitométrie osseuse) qui ne doivent jamais se substituer dans l'esprit du médecin aux objectifs finaux pertinents cliniquement (diminuer le risque cardiovasculaire, diminuer le risque de fracture).

L'évaluation initiale permet d'estimer le risque individuel du patient (évènement clinique à prévenir).

1.3. Éléments liés au médicament choisi

1. **Niveau de preuve** de la démonstration de son indication (voir chapitre 17) : études comparatives randomisées de phase III, notamment pour les pathologies fréquentes.
2. **Quantité d'effet** : réduction du risque relatif (RR, HR) par le médicament, nombre de patients à traiter estimé dans les phases III, toxicité dans les phases III et IV.
3. **Propriétés pharmacocinétiques**

La pharmacocinétique décrit la cinétique des concentrations plasmatiques ou sanguines, sous l'influence des grandes étapes du devenir du médicament dans l'organisme, à savoir l'absorption, la distribution, le métabolisme et l'élimination.

a. Biodisponibilité orale (fraction de la dose de médicament administrée qui atteint la circulation sanguine, et la vitesse à laquelle elle l'atteint), les interactions avec l'alimentation doivent être prises en compte (prise à distance (bisphosphonates) ou pendant les repas).

b. Interaction médicamenteuse avec les P-glycoprotéines (transporteur intestinal).

c. Fixation protéique : fraction libre/fraction liée > 90 % associé à un risque d'interaction de type défixation avec des conséquences réelles (ex : augmentation de l'INR avec les AVK et les AINS ou les sulfamides hypoglycémiants).

d. Métabolisme hépatique : rôle du métabolisme par les cytochromes P450 notamment le 3A2 qui métabolise 40 % des médicaments avec des compétitions en son sein donnant lieu à des inductions ou des inhibitions enzymatiques.

e. 1/2 vie d'élimination : 5 demi-vies est le temps pour une élimination quasi complète du médicament de l'organisme.

f. Modalité d'élimination rénale, digestive, mixte.

g. Choix de la forme galénique la plus adaptée : comprimés, solutions, spray, patch, injection… à discuter en fonction des contraintes du patient et de son niveau de compréhension et de collaboration.

h. Existence de génériques, problème des excipients.

4. **Propriétés pharmacodynamiques**

La pharmacodynamie d'un médicament concerne l'étude de ses effets, qu'il s'agisse des effets thérapeutiques souhaités (efficacité), ou des effets toxiques, indésirables, prévisibles ou non. Parmi les effets des médicaments, il convient de distinguer les effets cliniques (sur les symptômes, la morbidité, la mortalité ou la qualité de vie), les effets biologiques et les effets sur des paramètres intermédiaires.

a. Indications officielles ;
b. Contre-indications ;
c. Précautions d'utilisation ;
d. Effets indésirables principaux ;
e. Si prescription hors AMM : objectif et niveau de preuve, information du patient renforcée.

5. **Marge thérapeutique**

La marge thérapeutique correspond à l'intervalle des doses ou des concentrations correspondant à l'efficacité souhaitée et un niveau de toxicité acceptable. La prescription devra ainsi être déterminée pour atteindre cette marge thérapeutique, pour chaque individu. Lorsque la marge thérapeutique est étroite, un suivi individualisé des paramètres pharmacocinétiques (dosage de la ciclosporine) ou pharmacodynamiques (INR pour les anti- vitamines K) peut être justifié voire impératif.

6. Les **interactions médicamenteuses** potentielles avec les traitements déjà pris par le patient, qu'ils soient prescrits par le médecin consulté, par d'autres spécialistes ou pris en automédication ponctuellement (antalgiques) ou régulièrement (conviction de mieux être : millepertuis…).

A 2. Éléments à prendre en considération au moment de la prescription

- Le médecin doit **expliquer le traitement au patient** et s'assurer qu'il a compris :
  - la nature de sa pathologie ;
  - l'objectif du traitement et l'intérêt de le prendre ;
  - la hiérarchisation ou priorisation des thérapeutiques ;
  - la durée du traitement (au-delà de la durée de l'ordonnance) et la possibilité de l'arrêter ou non sans avis médical ;
  - les modalités et le nombre de prises quotidiennes ; le médecin doit s'assurer qu'il est capable de les respecter (problème du repas de midi, un nombre réduit de prises est un facteur de meilleur observance) ;
  - les mesures associées (régime peu salé et corticoïdes, prise d'un protecteur gastrique, protection solaire pour les fluoroquinolones ou les cyclines…) ;
  - les principaux effets indésirables et la conduite à tenir en cas de survenue ;
  - comment surveiller son traitement (efficacité, tolérance), par des mesures cliniques et/ou par des examens complémentaires qui seront prescrits périodiquement (néomercazole, methotrexate….) ;
  - la périodicité des visites de contrôle.
- Le médecin doit s'assurer de l'adhérence du patient au projet de soin, et en cas de **refus du patient, reprendre l'explication pour convaincre en essayant de comprendre d'où vient la réticence, tout en respectant sa liberté de choisir.**
- Le médecin doit également assurer le patient de sa disponibilité en cas de problèmes, d'évènements intercurrents.

A

3. Les éléments de surveillance sous traitement médicamenteux

- Le premier élément de surveillance est d'**évaluer l'observance du traitement**, c'est-à-dire la réalité de la prise. Cette observance peut être estimée à l'interrogatoire, ou grâce au dosage sanguin du médicament (ex : dosage de l'hydroxychloroquine dans le lupus). Des piluliers sécurisés ou connectés peuvent aussi être utilisés.
- La surveillance est également clinique et biologique et porte sur l'efficacité et la tolérance :

	Clinique	Biologique
Efficacité	Amélioration voire disparition des symptômes ; Normalisation de paramètres cliniques ; Utilisation d'échelles d'évaluation reconnues, de score d'évolutivité.	Amélioration d'un paramètre idéalement lorsque l'utilité de la surveillance de ce paramètre est validée (critère de substitution), ne serait-ce que pour vérifier l'observance. Fréquence adaptée à leur temps de modification ou aux possibilités de variation car un contrôle plus fréquent est couteux pour la collectivité et inutile.
Exemples	*Râles bronchiques, tachycardie, anxiété, douleur…* *Température, pression artérielle, fréquence cardiaque…* *BASDAI, HAD, EVA…*	*HbA1c, INR, BNP, LDL cholestérol, transaminases, TSH…* *1 mois au plus pour l'INR, 3 mois pour l'HbA1c, 6 semaines pour la TSH*
Tolérance	Apparition de symptômes qui n'étaient pas présents au moment de la prescription initiale **faisant suspecter un effet indésirable du traitement.**	**Prélèvements orientés en fonction des effets indésirables connus du produit**, souvent en début des traitements
Exemples	*Eruption, céphalées, nausées, diarrhée…*	*CPK, transaminases, NFS, glycémie…*

- En fonction de ces divers éléments le traitement sera :
  - maintenu à l'identique ;
  - modifié, avec toujours le même objectif thérapeutique, du fait d'une amélioration (corticoïde), d'une intolérance (INR trop haut), avec la réduction des posologies, ou l'arrêt d'un traitement associé. Le nouveau traitement devra alors être réévalué pour vérifier le bien-fondé de ce changement ;
  - remplacé par un médicament d'une classe différente du fait d'un effet indésirable notoire, d'une deuxième phase du protocole thérapeutique. Il faudra alors recommencer le même schéma de surveillance et la même check-list avec ce nouveau médicament ;
  - arrêté : patient guéri ou en rémission.

A

4. Modalités d'arrêt d'un traitement

- Avant d'arrêter un traitement il faut s'assurer qu'il peut l'être immédiatement du fait de **l'absence de dépendance** (voir chapitre 14):
  - pharmacologique (maladie de Parkinson, corticothérapie prolongée, psychotropes, opiacés, antimigraineux, bêtabloquants…) se traduisant souvent par un rebond de la maladie sous-jacente (reprise des signes de la maladie souvent de façon exacerbée comme un syndrome coronarien, une poussée d'HTA) ;
  - et/ou psychologique (psychotropes, opiacés, corticoïdes) se traduisant par un syndrome de manque, un malaise, et parfois des conduites délictueuses pour se procurer le traitement manquant et faire disparaitre les symptômes du manque.

- En dehors de ces conditions un traitement pourra être arrêté sans décroissance (antibiotiques, hypocholestérolémiant, médicaments de l'ostéoporose, anticoagulants...).
- En cas d'hospitalisation pour un motif aigu : douleur, fièvre, dyspnée... il faudra savoir **arrêter des traitements pris au long cours dont la prise pourrait être délétère** dans ces circonstances (ex : diurétiques et fièvre ou diarrhée, anti-hypertenseurs et sepsis sévère...).

A

5. Aide informatique à la prescription

- La plupart des prescriptions se font aujourd'hui dans un contexte informatique (système hospitalier, système de gestion de dossiers médicaux en libéral) permettant des recherches automatisées d'interactions entre le terrain (âge, grossesse, insuffisance rénale, etc.) et le médicament, ou entre médicaments au sein d'une même ordonnance.
- Les médecins doivent aussi se familiariser avec ce type d'outil et apprendre à trier et gérer la quantité d'informations plus ou moins pertinentes en fonction du contexte.

Bibliographie

- Bouvenot G., Caulin C., Montagne O. : L'essentiel en Thérapeutique générale Module 11, 1re partie Med-line 2003.
- Hugues F.C., Le Jeunne C., La Batide Alanore S. : Thérapeutique générale du développement à la prescription des médicaments, Frison Roche, Paris, 1994.
- Katzung : Pharmacologie Fondamentale et Clinique, Piccin Éd. 2006.
- Theriaque : www.theriaque.org

FICHE DE SYNTHÈSE

1. De nombreuses prescriptions sont banalisées par l'habitude. Aucune prescription n'est anodine. Une remise en question permanente du prescripteur l'aidera à prévenir l'erreur de prescription par oubli de la recherche des interactions avec le terrain du patient ou avec les co-prescriptions.

2. La prescription suit un objectif qui ne peut être défini que dans des termes pertinents pour le patient.

3. La discussion ouverte avec le patient, permettant l'appropriation ou le rejet des propositions médicales, est indispensable au nécessaire ajustement de leur position respective, et à l'alliance thérapeutique.

4. La prescription ne se limite pas à l'instant de l'acte, mais constitue un début de chemin commun entre le patient et le prescripteur, et le pharmacien où chacun a son rôle à jouer.

5. L'abstention peut être une solution bien meilleure qu'une prescription.

+++ LE COUP DE POUCE DE L'ENSEIGNANT

- **Ne pas oublier :**
  - Il est fondamental d'individualiser la prescription des traitements selon le risque de survenue d'un évènement clinique à prévoir (ex CHA2DS2-VASC) et la toxicité (ex HAS-BLED).
  - La recherche systématique des interactions avec le terrain ou les co-prescriptions.
- **Très important :**
  - La justesse de la temporalité (il peut être urgent d'attendre) est un élément fondamental d'une bonne prescription.
  - Médicament d'un jour n'est pas médicament de toujours (il est important de savoir déprescrire en fonction des priorités).
  - Toute femme en âge de procréer est susceptible d'être enceinte (anticipation dans le choix d'un traitement au long cours ex : épilepsie...).

Pièges à éviter :

- Le défaut de communication (attente du patient, perception du médicament).
- Le défaut de dépistage et de suivi des situations à risque.
- Considérer qu'un traitement local n'est pas un médicament ou bien un « petit médicament » (ex : les collyres bêtabloquants dont la diffusion systémique est tout à fait connue).
- Confondre les objectifs véritables du traitement (réduction d'un risque d'évènement) avec les moyens pour atteindre l'objectif (contrôle du facteur de risque).

Principales situations de départ en lien avec l'item 322-4 : « Argumenter une prescription médicamenteuse, les modalités de surveillance et d'arrêt du médicament »

Situation de départ	Descriptif
Éléments à prendre en compte avant la prescription	
264. Adaptation des traitements sur un terrain particulier (insuffisant rénal, insuffisant hépatique, grossesse, personne âgée...)	La prescription médicamenteuse doit prendre en compte les caractéristiques du patient : adaptation de la posologie selon la fonction rénale, le poids du patient, d'une grossesse éventuelle.
338. Prescription médicale chez un patient en situation de précarité	Le niveau socio-économique du patient va conditionner l'observance, et donc l'atteinte des objectifs du traitement : prix du médicament, remboursement, mutuelle complémentaire.
Éléments à prendre en compte au moment de la prescription	
343. Refus de traitement et de prise en charge recommandés	L'adhésion du patient à son traitement est conditionnée par sa compréhension de sa pathologie, de l'objectif du traitement, de sa durée et de ses modalités (nombre de prise, surveillance), des mesures associées, des principaux effets indésirables.
352. Expliquer un traitement au patient (adulte/enfant/adolescent)	Si le patient n'adhère pas au projet de soin, il faut reprendre les objectifs et les enjeux, en essayant de comprendre les réticences du patient, qui reste libre d'accepter ou refuser la prise en charge proposée.
Éléments de surveillance sous traitement médicamenteux	
348. Suspicion d'un effet indésirable des médicaments ou d'un soin	L'observance, c'est-à-dire la réalité de la prise du traitement, peut être estimée à l'interrogatoire, par le dosage sanguin du médicament, ou par des piluliers sécurisés ou connectés.
354. Évaluation de l'observance thérapeutique	La recherche d'un effet indésirable est un élément important lors de la surveillance d'un traitement. Devant toute situation clinique, il faut se poser la question de l'imputabilité possible du traitement pris par le patient.

Chapitre 13

Préciser la conduite à tenir pour le traitement médicamenteux en cas d'intervention chirurgicale ou de geste invasif programmé

Dr Benoît Champigneulle, Pr Alain Cariou
Médecine Intensive et Rénimation, Hôpital Cochin
et Université de Paris

OBJECTIFS : N° 322-5

→ Préciser la conduite à tenir pour le traitement médicamenteux en cas d'intervention chirurgicale ou de geste invasif programmé.

PLAN

1. Introduction
2. Principes généraux
3. Consultation d'anesthésie
4. Principales classes médicamenteuses concernées en cas de chirurgie
5. Jeûne pré-opératoire
6. Examens complémentaires pré-opératoires

Rang	Rubrique	Intitulé	Descriptif
A	Prise en charge	Principes de la consultation pré-anesthésique	Rappel de l'item 136 (133-A03)
A	Prise en charge	Principes du jeûne pré anesthésie	Conséquences sur l'administration médicamenteuse
A	Prise en charge	Principes de gestion pluridisciplinaire des traitements avant une intervention ou une anesthésie	Connaître les principaux médicaments concernés (ex : antiagrégants plaquettaires en se limitant à l'aspirine en monothérapie)

Les situations de départ sont indiquées en violet et en gras et listées à la fin du chapitre.

A 1. Introduction

- Les progrès réalisés ces dernières années sur le plan technique (chirurgie, radiologie et endoscopie interventionnelle) ainsi que dans la prise en charge péri-opératoire des patients permettent la réalisation de gestes thérapeutiques et/ou diagnostiques invasifs, chez des patients présentant de nombreuses comorbidités, notamment cardio-vasculaires.
- Ces patients bénéficient le plus souvent de traitements médicamenteux chroniques, parfois nombreux et complexes, et dont la marge thérapeutique est fréquemment étroite.
- La mauvaise gestion de ces thérapeutiques peut être à l'origine d'effets secondaires graves.

- La période péri-opératoire est une période à risque de déstabiliser ou d'aggraver une pathologie chronique préalablement stable.
- La réalisation d'un acte chirurgical ou d'un geste invasif peut nécessiter l'arrêt transitoire ou l'adaptation des posologies de certains traitements chroniques essentiels au patient du fait des interactions médicamenteuses avec les médicaments de l'anesthésie.
- Les principes généraux de la gestion des traitements chroniques, ainsi que les différentes classes médicamenteuses devant faire l'objet d'une attention particulière lors d'une intervention programmée, seront abordés dans ce chapitre.
- La gestion du jeûne pré-opératoire et la réalisation des examens complémentaires pré-opératoires seront brièvement développées.

A 2. Principes généraux

La gestion d'un traitement médicamenteux chronique péri-opératoire peut faire mettre en balance deux éléments essentiels :

– d'une part, la nécessité de poursuivre un traitement vital pour le patient, dont l'arrêt est susceptible d'entraîner des complications mettant en jeu le pronostic vital et/ou fonctionnel ;
– et d'autre part, la nécessité de suspendre ou de relayer certains traitements, dont la poursuite est susceptible d'interférer avec l'acte opératoire ou la technique d'anesthésie employée.

- Ainsi, la poursuite d'un traitement anticoagulant ou antiagrégant plaquettaire expose à une majoration du risque hémorragique, mais son arrêt expose le patient à une majoration du risque embolique et/ou thrombotique.
- De la même manière, de nombreux traitements du système cardio-vasculaire sont susceptibles de majorer les effets hypotenseurs des agents utilisés pour l'induction et l'entretien d'une anesthésie générale.
- Dans le cadre d'une chirurgie programmée et non vitale, il est ainsi parfois nécessaire de différer dans le temps la réalisation de l'intervention, si celle-ci nécessite l'interruption d'un traitement dont l'arrêt est susceptible d'exposer le patient à une complication grave.

  Par exemple, une chirurgie orthopédique fonctionnelle nécessitant l'arrêt d'une bi-antiagrégation plaquettaire sera reportée au-delà de la durée recommandée de la bi-antiagrégation plaquettaire, chez un patient coronarien ayant bénéficié de la pose d'un stent, en raison du risque élevé de thrombose en cas d'arrêt de la bi-antiagrégation plaquettaire pendant cette période.
- La gestion péri-opératoire des traitements chroniques du patient et l'évaluation du rapport bénéfice/risque concernant la poursuite ou la suspension de certains traitements sont du ressort des médecins intervenant dans la prise en charge péri-opératoire du patient : anesthésiste-réanimateur, chirurgien ou médecin pratiquant des gestes interventionnels (gastro-entérologue, pneumologue, radiologue interventionnel...). Afin d'éviter des prescriptions redondantes, des erreurs de prescription, ou une mauvaise compréhension des modifications thérapeutiques par le patient, une collaboration étroite est nécessaire entre ces différents intervenants et correspond à une obligation légale *(article 64 du code de Déontologie Médicale)*.
- En pratique, lorsque l'acte invasif envisagé nécessite la réalisation d'un acte anesthésique, la gestion péri-opératoire des traitements chroniques du patient est souvent coordonnée par le médecin anesthésiste-réanimateur.
- La mise en œuvre des modifications thérapeutiques péri-opératoires peut également faire intervenir le médecin traitant (*exemple :* surveillance d'un relais anticoagulants oraux par héparine de bas poids moléculaire avant l'intervention).

- La reprise du traitement antérieur du patient après la réalisation du geste chirurgical peut être gênée par les conséquences liées à l'acte chirurgical (*exemple :* voie d'administration per os impossible en cas d'iléus paralytique post-opératoire).
- De la même manière, il peut être nécessaire de modifier transitoirement le traitement habituel du patient, en raison des particularités liées à la galénique des traitements (*exemple :* impossibilité d'administrer certaines formes à libération retardée ou prolongée par l'intermédiaire d'une sonde gastrique).
- L'arrêt d'un traitement chronique pour la réalisation d'un acte invasif ou chirurgical fait courir le risque d'un oubli de la reprise du traitement après l'intervention, exposant alors potentiellement le patient à des complications graves (*exemple :* non reprise d'une anticoagulation efficace chez un patient porteur d'une valve cardiaque mécanique).
- Il faut garder à l'esprit, à l'inverse, que la réalisation d'un acte invasif ou chirurgical peut être l'occasion de réévaluer l'indication d'un traitement et le bien-fondé de la poursuite de celui-ci après la réalisation de l'acte en lui-même.

A

3. Consultation d'anesthésie

- La réalisation d'une **consultation pré-anesthésique** est obligatoire *(décret du 5 décembre 1994)* avant la réalisation d'un acte nécessitant une anesthésie (que celle-ci soit locorégionale ou générale).
- Dans le cadre d'une intervention programmée, la **consultation d'anesthésie** doit avoir lieu plusieurs jours avant l'intervention (c'est-à-dire au moins 48 heures avant).
- En pratique, celle-ci doit être réalisée suffisamment en amont de l'intervention afin de permettre éventuellement la réalisation d'examens complémentaires ou l'obtention d'avis spécialisés complémentaires. Dans la pratique, la consultation pré-anesthésique, réalisée par un médecin anesthésiste-réanimateur, est en général réalisée dans le mois précédant l'intervention chirurgicale.
- La consultation comprend un interrogatoire et l'examen physique du patient et la réalisation éventuelle d'examens complémentaires.

Elle permet :

– une évaluation du risque (comorbidités, risques liés à l'anesthésie et à la chirurgie envisagée) ;
– de prévoir la stratégie à adopter en pré-opératoire (prescription d'examens complémentaires, demande d'avis spécialisés, modification des thérapeutiques usuels du patient), en per-opératoire (type d'anesthésie, stratégie transfusionnelle, antibioprophylaxie, monitorage, gestion des allergies...) et en post-opératoire (analgésie, **prise en charge ambulatoire éventuelle**, lieu d'hospitalisation...) ;
– la délivrance d'une information claire, adaptée et intelligible, s'appuyant éventuellement sur des documents écrits, concernant la stratégie anesthésique envisagée et les risques éventuels.

- Les éléments en lien avec la consultation d'anesthésie sont consignés dans le dossier d'anesthésie qui s'intègre au dossier médical du patient. La consultation anesthésique ne dispense pas et ne se substitue pas à la réalisation d'une visite pré-anesthésique dans les heures précédant l'intervention.
- La consultation d'anesthésie est donc le moment privilégié pour anticiper les modifications thérapeutiques nécessaire en vue de l'acte chirurgical et anesthésique et pour informer le patient des modalités de ces modifications thérapeutiques. La visite pré-anesthésique permet notamment de contrôler que les modifications thérapeutiques nécessaires ont bien été effectuées.

A

4. Principales classes médicamenteuses concernées en cas de chirurgie

- Les traitements chroniques nécessitant une adaptation avant la réalisation d'un acte invasif ou chirurgical sont principalement les médicaments interférant avec l'hémostase (antiagrégants plaquettaires et anticoagulants) et les médicaments ayant un retentissement potentiel sur le système cardio-vasculaire (notamment en cas d'anesthésie générale).
- La décision de modifier ou d'arrêter certains traitements avant une intervention est parfois complexe et fonction de différents facteurs (pathologie en lien avec le traitement, antécédents et état antérieur du patient, type d'acte et type d'anesthésie envisagée). Elle est du ressort du spécialiste (chirurgien, anesthésiste-réanimateur, médecin interventionniste).
- **Cependant, certains principes et généralités concernant la gestion péri-opératoire des traitements chroniques sont à connaître, car pouvant être nécessaire à tout médecin, quelle que soit sa spécialité d'exercice.**
- Les principaux traitements chroniques nécessitant un arrêt ou une réflexion concernant leur poursuite lors de la réalisation d'un geste invasif ou chirurgical sont résumés dans le **tableau 1.**

Tableau 1. PRINCIPAUX TRAITEMENTS MÉDICAMENTEUX DONT UNE ADAPTATION EST POTENTIELLEMENT NÉCESSAIRE AVANT LA RÉALISATION D'UN GESTE INVASIF ET/OU UN ACTE CHIRURGICAL

TRAITEMENTS	
• **Antiagrégants plaquettaires :** risque hémorragique. • **Anticoagulants :** risque hémorragique. • **Antagonistes du système rénine-angiotensine-aldostérone :** majoration du risque d'hypotension artérielle si anesthésie générale.	• **Antidiabétiques oraux :** – **Biguanides :** risque d'acidose lactique. – **Sulfamides, glinides :** risque d'hypoglycémie si jeun pré-interventionnel. • **Corticothérapie au long cours :** risque théorique d'insuffisance surrénalienne aiguë.

4.1. Traitements antithrombotiques

- La décision de poursuivre ou d'arrêter un traitement antiagrégant plaquettaire ou anticoagulant lors de la réalisation d'un acte chirurgical ou invasif programmé doit tenir compte du risque thrombotique (prévention primaire ou secondaire, type de stent et délai par rapport à l'implantation du stent) ou embolique (fibrillation auriculaire, valve mécanique, maladie thromboembolique…) et du **risque hémorragique** (lié à la difficulté du geste, au risque d'effraction vasculaire, à la possibilité de réaliser ou non un geste d'hémostase local).

4.1.1. *Antiagrégants plaquettaires*

- Des recommandations de bonnes pratiques ont été élaborées par la Haute Autorité de Santé (HAS) concernant la gestion des traitements antiagrégants plaquettaires lors de la réalisation d'un geste invasif (gestes percutanés et endoscopiques) ou chirurgicaux programmés, chez le patient coronarien.
- Ces recommandations indiquent que la plupart de ces gestes sont réalisables sous traitement antiagrégant isolé par acide acétylsalicylique (AAS).
- Chez le patient coronarien traité en monothérapie par clopidogrel, un relais par AAS doit donc être effectué si l'acte est réalisable sous ce traitement.
- La plupart des gestes invasifs ou chirurgicaux ne sont pas réalisables sous bi-antiagrégation plaquettaire (AAS + clopidogrel ou ticagrelor ou prasugrel).

- Chez les patients coronariens sous bithérapie antiagrégante et présentant un risque thrombotique majeur (par exemple, patient porteur d'un stent nu depuis moins de 4 semaines ou porteur d'un stent actif depuis moins de 6 mois), la réalisation d'un geste invasif ou chirurgical nécessitant un arrêt de la bi-antiagrégation plaquettaire doit être si possible reportée après cette période qui est à risque majeur de thrombose de stent. En cas d'impossibilité de reporter l'acte invasif, la période d'arrêt du second antiagrégant plaquettaire (clopidogrel, ticagrelor ou prasugrel) doit être la plus courte possible (reprise si possible le lendemain de l'acte avec éventuellement une dose de charge pour le clopidogrel). Un délai d'arrêt de 5 jours avant l'acte invasif est nécessaire pour le clopidogrel et le ticagrelor ; ce délai est porté à 7 jours pour le prasugrel. Lorsqu'un arrêt de l'AAS est nécessaire, un délai de 3 jours est le plus souvent suffisant (5 jours en cas de neurochirurgie intra-crânienne).
- Selon les recommandations de la HAS, la réalisation d'endoscopies digestives à visée diagnostique (accompagnée d'éventuelles biopsies superficielles) est possible sous bi-antiagrégation plaquettaire.
- La réalisation d'une endoscopie bronchique avec biopsies est possible sous AAS.
- **Le tableau 2** résume, de manière générale, la réflexion concernant la gestion des antiagrégants plaquettaires lors de la réalisation d'un geste invasif chez un patient coronarien.

Tableau 2. PRINCIPES GÉNÉRAUX DE GESTION DES ANTIAGRÉGANTS PLAQUETTAIRES LORS DE LA RÉALISATION D'UN ACTE INVASIF CHEZ UN PATIENT CORONARIEN

	RISQUE THROMBOTIQUE MAJEUR BI-ANTIAGRÉGATION PLAQUETTAIRE (stent nu < 4 semaines, stent actif < 6 mois, syndrome coronarien aigu < 6 mois)	RISQUE THROMBOTIQUE MOINDRE MONOTHÉRAPIE ANTIAGRÉGANTE (stent nu > 4 semaines, stent actif > 6 mois, syndrome coronarien aigu > 6 mois)
Geste invasif à risque hémorragique faible à modéré	**Maintien des antiagrégants plaquettaires en cours OU différer le geste invasif OU discussion pluridisciplinaire de l'arrêt du second antiagrégant plaquettaire** (clopidogrel, prasugrel, ticagrelor) **AAS toujours maintenu**	**Maintien de l'antiagrégant plaquettaire en cours**
Geste invasif à risque hémorragique élevé	**Différer le geste invasif OU discussion pluridisciplinaire de l'arrêt du second antiagrégant plaquettaire** (clopidogrel, prasugrel, ticagrelor) **AAS toujours maintenu**	**Monothérapie par AAS : poursuite** **Monothérapie par clopidogrel : substitution par AAS**

4.1.2. Anticoagulants oraux

- Les gestes invasifs présentant un risque hémorragique faible et facilement contrôlable (accessible à un geste hémostatique local) sont réalisables sous traitement par antivitamines K (AVK), à condition que l'INR soit contrôlé avant le geste et compris entre 2 et 3, et que le patient ne présente pas de risque associé de trouble de l'hémostase.
- **Ces gestes invasifs sont les suivants :** chirurgie cutanée, chirurgie de la cataracte, certains actes de chirurgies bucco-dentaires (dont les soins conservateurs, détartrage et les avulsions dentaires simples) et certains actes d'endoscopie digestive (endoscopies à visée diagnostique).
- La réalisation d'actes invasifs profonds ou chirurgicaux programmés nécessite un arrêt des AVK. L'objectif est alors d'obtenir un INR < 1,5 au moment de l'intervention.
- **Deux situations se présentent alors :**
  - ***Le risque thrombotique ou embolique est faible*** (fibrillation auriculaire sans antécédent embolique, maladie thromboembolique à risque modérée) : les AVK sont arrêtées en pré-opératoire sans relais par héparine. Les AVK sont repris dans les 24 à 48 heures après l'intervention. Si la reprise des AVK n'est pas possible, une anticoagulation par héparine à dose curative est reprise.

– *Le risque thrombotique ou embolique est élevé* (patient porteur d'une valve mécanique, fibrillation auriculaire avec antécédent embolique, maladie thromboembolique à haut risque) : les AVK sont arrêtés 4 à 5 jours avant l'intervention et relayés par une héparine à dose curative (héparine non fractionnée par voie intraveineuse à la seringue électrique, héparine non fractionnée par voie sous-cutanée, héparines de bas poids moléculaire par voie sous-cutanée). En post-opératoire, une anticoagulation par héparine à dose curative est reprise après la 6e heure si le risque hémorragique est contrôlé. Si le risque hémorragique ne permet pas la reprise précoce d'une anticoagulation efficace à la 6e heure, une anticoagulation préventive est débutée et une anticoagulation efficace est reprise dès que possible. Une reprise des AVK est effectuée le plus rapidement possible **(Figure 1).**

- La reprise précoce d'un traitement par AVK lors de la période post-opératoire peut être rendue difficile en cas d'iléus post-opératoire. Un soin particulier sera apporté aux éventuelles interactions médicamenteuses avec des traitements introduits en post-opératoire. L'utilisation d'anti-inflammatoires non stéroïdiens à visée analgésique en post-opératoire est contre-indiquée chez les patients traités par AVK.
- ***Les anticoagulants oraux directs (anti-IIa et anti-Xa) :*** la gestion péri-opératoire de ces nouvelles molécules est calquée sur celle des AVK, à la réserve près qu'un relais par héparine à dose curative n'est pas recommandé chez les patients à risque thrombo-embolique élevé, en raison d'un sur-risque hémorragique potentiel (sauf cas exceptionnels). En pratique :

– Pour les chirurgies ou gestes invasifs à faible risque hémorragique (pour lesquels les AVK n'étaient pas arrêtés), quel que soit l'AOD et son schéma d'administration : pas de prise la veille au soir et le matin de l'intervention. Celui-ci est repris après l'intervention, au moins 6 heures après, selon le schéma habituel (et donc aux horaires habituels), en l'absence de complication hémorragique ou de contre-indication chirurgicale.

– Pour les chirurgies ou gestes invasifs à risque élevé, l'AOD est arrêté avec une dernière prise à J-3 (xabans) ou J-4 (dabigatran). En cas de procédure à très haut risque hémorragique, ou d'insuffisance rénale modérée pour le dabigatran, l'ADO est arrêté avec une dernière prise à J-5. En post-opératoire, une anticoagulation prophylactique par héparine (HBPM ou HNF) sera reprise au moins 6 heures après le geste. Une anticoagulation curative (éventuellement l'AOD si la voie per os est possible) sera reprise dès que l'hémostase le permet (24 à 72 heures après le geste en général).

Figure 1. Schéma de relais AVK-héparine, lors de la réalisation d'un geste chirurgical programmé, chez un patient à risque thrombotique ou embolique élevé

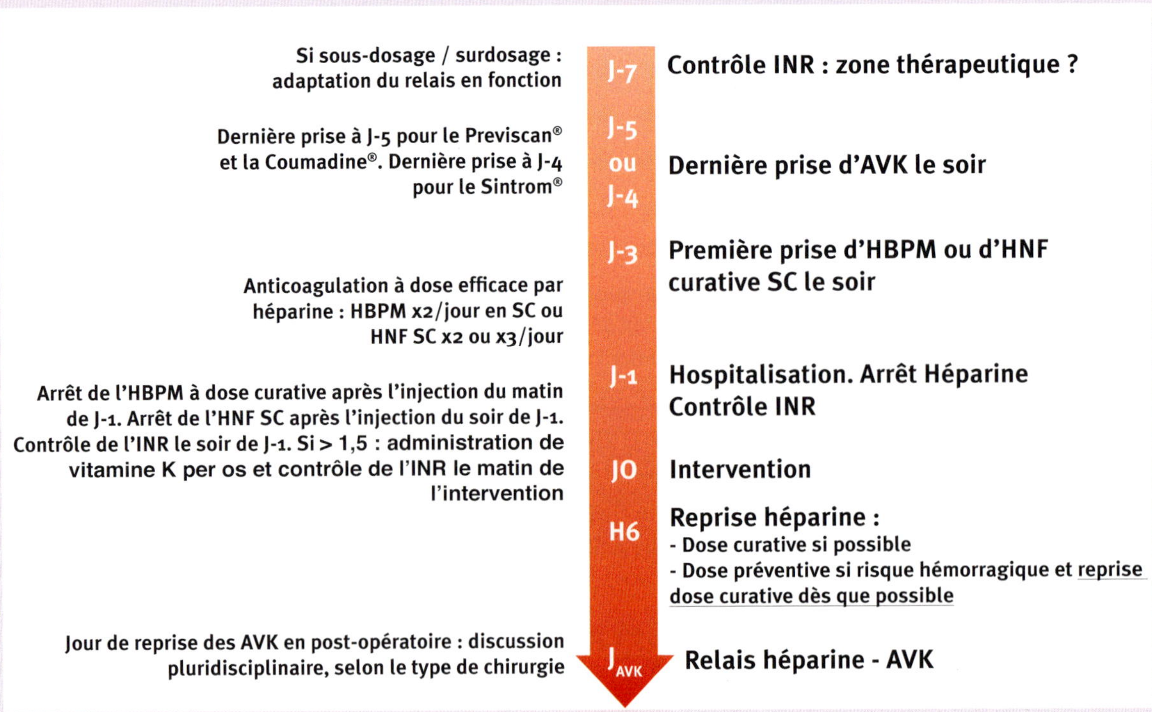

4.2. Autres médicaments à visée cardio-vasculaire

- L'arrêt des médicaments à visée cardio-vasculaire expose au risque de décompensation d'une insuffisance cardiaque ou à un risque d'ischémie myocardique chez des patients préalablement contrôlés sur le plan cardio-vasculaire. Ainsi, les traitements par bétabloquants, inhibiteurs calciques, et statines doivent être poursuivis aux posologies et horaires habituels.
- Concernant les gestes chirurgicaux réalisés sous anesthésie, les traitements diurétiques ne sont généralement pas administrés le matin de l'intervention. Les antagonistes du système rénine-angiotensine-aldostérone (inhibiteurs de l'enzyme de conversion, antagonistes des récepteurs de l'angiotensine II) sont souvent arrêtés 12 à 24 heures avant une intervention chirurgicale, lorsqu'ils sont prescrits à visée anti-hypertensive. En effet, leur poursuite expose à une majoration du risque hypotensif induit par les agents anesthésiques (qui exercent tous à différents degrés une activité inhibitrice sur le système nerveux sympathique). Lorsque les antagonistes du système rénine-angiotensine-aldostérone sont prescrits dans le cadre du traitement de fond d'une insuffisance cardiaque, ceux-ci doivent être poursuivis en raison du risque de décompensation de la cardiopathie sous-jacente.

4.3. Médicaments à visée endocrinienne

- ***Corticothérapie au long cours :*** l'arrêt brutal d'une corticothérapie au long cours expose au risque de survenue d'une insuffisance surrénalienne aiguë. Le traitement habituel du patient doit être poursuivi et repris le plus rapidement possible après la réalisation d'un geste invasif. En cas de procédure chirurgicale mineure ou modérée, une opothérapie substitutive par hydrocortisone (entre 25 et 75 mg) doit être administrée. En cas de procédure chirurgicale majeure, une opothérapie substitutive par hydrocortisone à la dose de 50 mg par 6 heures doit être administrée jusqu'à la 48-72e heure post-opératoire.
- ***Antidiabétiques oraux :*** la poursuite d'un traitement par biguanides expose au risque de survenue d'une acidose lactique pendant la période péri-opératoire.
  - L'arrêt d'un traitement par metformine n'est pas nécessaire en cas de chirurgie mineure ou de réalisation d'acte invasif ne nécessitant pas l'injection de produits de contraste iodés.
  - En dehors de la chirurgie mineure ou lors de la réalisation d'un acte nécessitant l'administration de produits de contraste iodés (risque d'insuffisance rénale et donc de surdosage en metformine), la metformine est en règle générale arrêtée 12 à 24 heures avant l'acte, et reprise en post-opératoire, 48 heures après le geste, en l'absence d'insuffisance rénale et après la reprise de l'alimentation.
  - Les autres classes d'antidiabétiques oraux sont poursuivies en cas de chirurgie mineure ou d'acte invasif, ou arrêtées la veille ou le matin de l'intervention en cas de chirurgie majeure.
  - Les sulfamides hypoglycémiants et les glinides exposent au risque d'hypoglycémie si ceux-ci sont poursuivis pendant la période de jeûne pré-opératoire.
  - Chez les patients diabétiques, une surveillance glycémique et un apport de sérum glucosé parentéral en débit contrôlé sont recommandés pendant la période péri-opératoire avec le recours à un protocole d'insulinothérapie sous-cutanée en cas d'hyperglycémie.

4.4. Médicaments à visée neurologique

- Les traitements antiparkinsoniens doivent être poursuivis aux posologies et horaires habituels ; leur arrêt expose en effet au risque de syndrome de sevrage avec une exacerbation des signes extrapyramidaux.
- En post-opératoire, un traitement substitutif doit être anticipé en cas d'impossibilité d'utiliser la voie per os ou digestive.
- Les traitements antiépileptiques ne doivent pas être interrompus avant la réalisation d'un geste chirurgical, et doivent être repris le plus rapidement possible après le geste.

4.5. Médicaments à visée psychiatrique

- Les traitements à visée psychiatrique sont en général poursuivis avant la réalisation d'un geste chirurgical. En effet, leur arrêt brutal expose à un risque de décompensation de la pathologie psychiatrique sous-jacente.
- Les traitements psychotropes (antidépresseurs, principalement) peuvent théoriquement interagir avec les traitements analgésiques et anesthésiques utilisés pendant la période péri-opératoire, exposant le patient au risque de syndrome anticholinergique (association d'un traitement par antidépresseur imipraminique et de médicaments à action anticholinergique) et au risque de syndrome sérotoninergique (association d'un traitement par antidépresseur inhibiteur de la dégradation des monoamines ou inhibiteur de la recapture de la sérotonine et de traitements ayant une action sérotoninergique comme le tramadol).
- Les antidépresseurs de la classe des inhibiteurs de la monoamine oxydase (IMAO) d'ancienne génération sont susceptibles d'interagir avec les médicaments vasoconstricteurs utilisés en anesthésie, et leur arrêt (ou relais) en amont de l'acte chirurgical peut être discuté avec le médecin psychiatre référent du patient.

A 5. Jeûne pré-opératoire

- Un jeûne pré-opératoire est classiquement requis avant la réalisation d'un acte chirurgical ou invasif programmé sous anesthésie.
- **L'objectif du jeûne pré-opératoire** est d'éviter l'inhalation bronchique du contenu gastrique, lors du contrôle des voies aériennes supérieures et lors de la ventilation artificielle.
- **Le respect d'un jeûne pré-opératoire** est également requis avant la réalisation d'un acte sous anesthésie locorégionale afin de permettre la réalisation d'une anesthésie générale en toute sécurité, en cas d'échec de l'anesthésie locorégionale.
- **La durée nécessaire** pour obtenir une vacuité gastrique dépend du type d'aliment absorbé (densité du repas, richesse en lipides, boisson ou repas solide…), du patient (retard à la vidange gastrique chez les patients présentant une atteinte gastrique neurologique, une sclérodermie, une atteinte gastrique amyloïde, un diabète...) et du contexte (administration de morphiniques, douleur aiguë...).
- Par ailleurs, **la présence d'un reflux gastro-œsophagien sévère et/ou une pathologie gastro-œsophagienne** peuvent entraîner la survenue d'une inhalation bronchique lors de l'induction d'une anesthésie générale, même après un jeûne pré-opératoire parfaitement respecté.
- **En règle générale,** chez l'adulte, la durée du jeûne pré-opératoire est de 6 heures pour les solides (repas léger) et de 2 heures pour les liquides dits « clairs » (i.e. liquides sans particules : eau, thé ou café, jus de fruits sans pulpe…).
- Le respect du jeûne pré-opératoire ne doit pas empêcher la prise per os (avec un verre d'eau), des traitements habituels du patient le matin de l'intervention (2 heures avant).
- Par ailleurs, **la consommation de tabac** interfère avec la vidange gastrique, entraîne une augmentation des sécrétions d'acides gastriques et doit être proscrite au moins 2 heures avant la réalisation d'une anesthésie. La consommation de tabac et/ou de cannabis avant la réalisation d'une anesthésie générale majore probablement le risque de survenue d'un bronchospasme en raison de l'hyperréactivité des voies aériennes. Par ailleurs, un tabagisme actif entraîne une augmentation de la morbidité post-opératoire en raison de la plus grande fréquence des complications respiratoires post-opératoires chez les patients fumeurs (notamment après une chirurgie thoracique ou abdominale) et en raison du risque de complications chirurgicales induites par l'altération des processus de cicatrisation chez les patients fumeurs.

A 6. Examens complémentaires pré-opératoires

- La prescription des examens pré-interventionnels systématiques a fait l'objet de recommandations formalisées d'experts en 2012.
- Aucun examen complémentaire n'est systématique avant la réalisation d'un geste invasif ou chirurgical sans ou avec anesthésie générale.
- La **prescription d'un bilan pré-interventionnel** doit être raisonnée, rationnelle et adaptée à chaque situation individuelle (type de geste envisagé, risque hémorragique, antécédents et traitements du patient). Par exemple, la réalisation d'un geste chirurgical à faible risque hémorragique chez un patient jeune, sans traitement interférant avec l'hémostase et sans antécédents notables (et notamment sans diathèse hémorragique personnelle ou familiale) ne nécessite **aucun examen complémentaire systématique avant l'intervention.**

Conclusion

- La réalisation d'un acte invasif ou d'un acte chirurgical doit faire engager une réflexion sur la poursuite ou l'arrêt transitoire des traitements chroniques.
- L'interruption des traitements doit faire l'objet d'une réflexion pluridisciplinaire et personnalisée en fonction de la balance bénéfice/risque, en s'appuyant sur les recommandations existantes.
- Ceci est particulièrement vrai en ce qui concerne la gestion des traitements antiagrégants plaquettaires et anticoagulants (*cf.* bibliographie).
- Une mauvaise gestion péri-interventionnelle du traitement chronique médicamenteux d'un patient est susceptible d'entraîner des évènements indésirables graves pour celui-ci (thrombose artérielle ou veineuse, hémorragie mettant en jeu le pronostic vital, décompensation d'une pathologie chronique préalablement équilibrée).

Bibliographie

- Antiagrégants plaquettaires : prise en compte des risques thrombotique et hémorragique en cas de geste endoscopique chez le coronarien. Recommandations de bonnes pratiques. Haute Autorité de Santé. Juin 2012. [en ligne] http://www.has-sante.fr/portail/upload/docs/application/pdf/2012-10/recommandations_antiagregant_plaquettaire.pdf (page consultée le 11 mai 2020).
- Antiagrégants plaquettaires : prise en compte des risques thrombotique et hémorragique pour les gestes percutanés chez le coronarien. Recommandations de bonnes pratiques. Haute Autorité de Santé. Novembre 2013. [en ligne] http://www.has-sante.fr/portail/upload/docs/application/pdf/2013-12/argumentaire_antiagregants_plaquettaires_-_gestes_percutanes.pdf (page consultée le 11 mai 2020).
- Prise en charge des surdosages en antivitamines K, des situations à risque hémorragique et des accidents hémorragiques chez les patients traités par antivitamines K en ville et en milieu hospitalier. Synthèse des recommandations professionnelles. Haute Autorité de Santé. Avril 2008. [en ligne] http://www.has-sante.fr/portail/upload/docs/application/pdf/2008-09/surdosage_en_avk_situations_a_risque_et_accidents_hemorragiques_synthese_des_recommandations_v2.pdf (page consultée le 11 mai 2020).
- Gestion péri-opératoire des traitements chroniques et dispositifs médicaux. Recommandations formalisées d'experts. Société Française d'Anesthésie et de Réanimation. Juin 2009. [en ligne] http://www.sfar.org/_docs/articles/150-rfe_ttsdm09.pdf (page consultée le 11 mai 2020).
- Examens pré-interventionnels systématiques. Recommandations formalisées d'experts. Société Française d'Anesthésie et de Réanimation. Janvier 2012. [en ligne] http://www.sfar.org/_docs/articles/v24-05-2012RFEExamenprinterventionnelstextecourt.pdf (page consultée le 11 mai 2020).
- Gestion des anticoagulants oraux directs pour la chirurgie et les actes invasifs programmés : propositions réactualisées du Groupe d'Intérêt en Hémostase Périopératoire (GIHP) - Septembre 2015. [en ligne] https://sfar.org/wp-content/uploads/2015/09/Reactualisation-GIHP_AOD_actes-programmes_Septembre-20151.pdf (page consultée le 11 mai 2019).
- Godier A, et al. Gestion des agents antiplaquettaires pour une procédure invasive programmée. Propositions du Groupe d'intérêt en hémostase périopératoire (GIHP) et du Groupe français d'études sur l'hémostase et la thrombose (GFHT). Anesth Reanim 2018 [en ligne] https://sfar.org/wp-content/uploads/2018/03/2_Gestion-des-agents-antiplaquettaires-pour-une-procedure-invasive-programmee.pdf (page consultée le 11 mai 2019).

FICHE DE SYNTHÈSE

1. La gestion des traitements chroniques médicamenteux d'un patient doit faire l'objet d'une collaboration pluridisciplinaire entre les différents intervenants médicaux (médecin responsable du patient, médecin ou chirurgien intervenant, anesthésiste-réanimateur).

2. La réalisation d'un relais AVK-héparine en amont d'une chirurgie ou d'un geste invasif nécessite une information et une bonne compréhension du patient afin d'éviter les sous-dosages et les surdosages en médicaments anticoagulants. La participation du médecin traitant peut être nécessaire.

3. La plupart des gestes invasifs ou chirurgicaux sont réalisables sous traitement antiagrégant simple par acide acétylsalicylique.

4. Chez les patients coronariens sous bithérapie antiagrégante et présentant un risque thrombotique majeur, la réalisation d'un geste invasif ou chirurgical nécessitant la suspension du 2e antiagrégant plaquettaire doit être, si possible, reportée après cette période qui est à risque majeur de thrombose de stent.

5. La réalisation d'un geste invasif ou chirurgical chez un patient traité par une corticothérapie au long court expose au risque potentiel d'insuffisance surrénalienne aiguë. En cas d'acte chirurgical, une opothérapie substitutive par hydrocortisone (dont la posologie est adaptée à la lourdeur de la procédure) est indiquée.

6. En raison du risque d'acidose lactique, un traitement par biguanides doit être arrêté 12 à 24 heures avant une chirurgie ou un geste invasif nécessitant un recourt aux produits de contraste iodés.

7. Aucun examen complémentaire ne doit être systématique avant la réalisation d'un geste invasif ou avant une chirurgie.

8. La durée « standard » du jeûne pré-opératoire est de 6 heures.

9. Le respect du jeûne pré-opératoire ne doit pas contre-indiquer la poursuite des traitements chroniques essentiels, qui demeurent administrables per os le matin de l'intervention.

PRINCIPALES SITUATIONS DE DÉPART EN LIEN AVEC L'ITEM 322-5 : « PRÉCISER LA CONDUITE À TENIR POUR LE TRAITEMENT MÉDICAMENTEUX EN CAS D'INTERVENTION CHIRURGICALE OU DE GESTE INVASIF PROGRAMMÉ »

Situation de départ	Descriptif
En lien avec les traitements antithrombotiques	
59. Tendance au saignement 60. Hémorragie aiguë	La décision de poursuivre ou d'arrêter un traitement antiagrégant plaquettaire ou anticoagulant lors de la réalisation d'un acte chirurgical ou invasif programmé doit tenir compte du risque thrombotique (prévention primaire ou secondaire, type de stent et délai par rapport à l'implantation du stent) ou embolique (fibrillation auriculaire, valve mécanique, maladie thromboembolique...) et du **risque hémorragique** (lié à la difficulté du geste, au risque d'effraction vasculaire, à la possibilité de réaliser ou non un geste d'hémostase local).
En lien avec les examens complémentaires pré-opératoires	
178. Demande/prescription raisonnée et choix d'un examen diagnostique 185. Réalisation et interprétation d'un électrocardiogramme (ECG) 231. Demande d'un examen d'imagerie	**La prescription d'un bilan pré-interventionnel** doit être raisonnée, rationnelle et adaptée à chaque situation individuelle (type de geste envisagé, risque hémorragique, antécédents et traitements du patient). Par exemple, la réalisation d'un geste chirurgical à faible risque hémorragique chez un patient jeune, sans traitement interférant avec l'hémostase et sans antécédents notables (et notamment sans diathèse hémorragique personnelle ou familiale) ne nécessite aucun examen complémentaire systématique avant l'intervention.
En lien avec la consultation d'anesthésie	
300. Consultation pré-anesthésique 356. Information et suivi d'un patient en chirurgie ambulatoire	La réalisation d'une **consultation pré-anesthésique** est obligatoire (décret du 5 décembre 1994) avant la réalisation d'un acte nécessitant une anesthésie (que celle-ci soit locorégionale ou générale). Dans le cadre d'une intervention programmée, la **consultation d'anesthésie** doit avoir lieu plusieurs jours avant l'intervention (c'est-à-dire au moins 48 heures avant). Elle permet : - une évaluation du risque (comorbidités, risques liés à l'anesthésie et à la chirurgie envisagée) ; - de prévoir la stratégie à adopter en pré-opératoire (prescription d'examens complémentaires, demande d'avis spécialisés, modification des thérapeutiques usuels du patient), en per-opératoire (type d'anesthésie, stratégie transfusionnelle, antibioprophylaxie, monitorage, gestion des allergies...) et en post-opératoire (analgésie, **prise en charge ambulatoire éventuelle,** lieu d'hospitalisation...) ; - la délivrance d'une information claire, adaptée et intelligible, s'appuyant éventuellement sur des documents écrits, concernant la stratégie anesthésique envisagée et les risques éventuels.

Chapitre 14

Repérer, diagnostiquer et évaluer le retentissement d'une dépendance médicamenteuse

Pr Jean-Christophe Lega, Dr Sabine Mainbourg
Equipe Évaluation et Modélisation des Effets Thérapeutiques, UMR CNRS 5558, Université Lyon 1
Service de Médecine Interne et Vasculaire, Hôpital Lyon Sud, Hospices Civils de Lyon

OBJECTIFS : N° 322-6

➔ Repérer, diagnostiquer et évaluer le retentissement d'une dépendance médicamenteuse (voir items 77, 78).

➔ Dispositifs de déclaration.

PLAN

1. Définition
2. Diagnostic de la dépendance
3. Évaluer le retentissement de la dépendance médicamenteuse
4. Principaux médicaments concernés
5. Dispositifs de déclaration

Rang	Rubrique	Intitulé	Descriptif
B	Prise en charge	Dépendance médicamenteuse	Connaître les indications et principes du sevrage médicamenteux

Les situations de départ sont listées à la fin du chapitre.

B

1. Définitions

1.1. Substance psychoactive

- **Substance psychoactive** : substance qui, lorsqu'elle est ingérée ou administrée, altère les processus mentaux, comme les fonctions cognitives ou l'affect (OMS).
- **Médicament pscychoactif** : Prescrit et utilisé avec discernement, un médicament psychoactif permet d'atténuer ou de faire disparaître une souffrance psychique.

1.2. Modalités de consommation

- **Usage simple** : consommation sans dommage induit ni dépendance. Ces dommages sont potentiels, c'est pourquoi cet usage doit être considéré comme une pratique à risque ;
- **Mésusage** : toute conduite de consommation d'une ou plusieurs substances psychoactives caractérisée par l'existence de risques et/ou de dommages et/ou de dépendance.
  - **Usage à risque :** niveaux de consommation qui exposent à des risques de complications, soit secondaires à la consommation aiguë, soit secondaires à la consommation chronique, mais ces complications ne sont pas encore présentes (et ne le seront peut-être jamais).

- **Usage nocif (CIM-10) ou abus de substances (DSM-IV)** : comportement de consommation avec dommages physiques, psychiques, ou sociaux (incapacité à remplir les obligations majeures, comportements dangereux, problèmes judiciaires répétés, problème interpersonnel ou sociaux) sans dépendance (par exemple abus de laxatifs) ;
- **Syndrome de dépendance** : ensemble de phénomènes comportementaux, cognitifs et physiologiques dans lesquels l'utilisation d'une substance psycho-active spécifique ou d'une catégorie de substances entraîne un désinvestissement progressif vis-à-vis des autres activités. La caractéristique essentielle du syndrome de dépendance consiste en un désir (souvent puissant, parfois compulsif) de prendre une substance psychoactive (y compris un médicament prescrit).
- ***NB* :** Dans le DSM-V (édité en 2013), le terme de dépendance (« addiction » en version anglaise) a été remplacé par « troubles de l'usage d'une substance », combinant abus de substance et dépendance à une substance, l'un et l'autre étant différents stades de gravité du même trouble.

B

2. Diagnostic de la dépendance

2.1. Selon la CIM-10

- Pour un diagnostic de certitude de la dépendance, selon la CIM-10, **au moins 3 des manifestations suivantes** doivent habituellement avoir été présentes en même temps au cours de la dernière année :
  - **Désir** puissant ou compulsif d'utiliser une substance psycho-active.
  - **Difficultés à contrôler** l'utilisation de la substance (début ou interruption de la consommation ou niveaux d'utilisation).
  - Syndrome de **sevrage** physiologique quand le sujet diminue ou arrête la consommation, comme en témoignent la survenue d'un syndrome de sevrage caractéristique de la substance ou l'utilisation de la même substance (ou d'une substance apparentée) pour soulager ou éviter les symptômes de sevrage.
  - Mise en évidence d'une **tolérance** aux effets de la substance psycho-active : le sujet a besoin d'une quantité plus importante de la substance pour obtenir l'effet désiré.
  - **Abandon progressif** d'autres sources de plaisir et d'intérêts au profit de l'utilisation de la substance psycho-active, et augmentation du temps passé à se procurer la substance, la consommer ou récupérer de ses effets.
  - **Poursuite de la consommation** de la substance malgré la survenue de conséquences manifestement nocives (ex : atteinte hépatique due aux excès alcooliques).

2.2. Selon le DSM V

- **Évaluation sur 11 critères :**
  1. Incapacité de remplir des obligations importantes ;
  2. Usage lorsque physiquement dangereux ;
  3. Problèmes interpersonnels ou sociaux ;
  4. Tolérance (appelée également tachyphylaxie : processus d'adaptation d'un organisme à une substance qui entraîne la nécessité d'augmenter les doses pour obtenir les mêmes effets) ;
  5. Sevrage :

- **Le syndrome de sevrage est spécifique à chaque produit.** Il peut se réduire à des symptômes psychiques isolés.
- **Il est défini par la CIM-10 sur les critères suivants :**
  - Ensemble de symptômes qui se regroupent de diverses manières et dont la gravité est variable.
  - Ils surviennent lors d'un sevrage complet ou partiel d'une substance psycho-active consommée de façon répétée et habituellement prolongée ou massive.
  - L'installation et l'évolution du syndrome de sevrage sont limitées dans le temps et dépendent de la nature et de la dose de substance consommée immédiatement avant l'arrêt ou la réduction de la consommation.
  - Le syndrome de sevrage peut se compliquer de convulsions.

6. Perte de contrôle sur quantité et temps dédié ;
7. Désir ou efforts persistants pour diminuer ;
8. Beaucoup de temps consacré ;
9. Activités réduites au profit de la consommation ;
10. Continuer malgré dommage physique ou psychique ;
11. « *Craving* » (« appétit insatiable » en anglais) : impulsion incontrôlable conduisant à la recherche compulsive du produit, désir impérieux.

- **La sévérité des troubles liés à la consommation d'une substance est fonction du nombre de critères symptomatiques présents (sur les 11) :**
  - **trouble léger** : défini par la présence de 2 ou 3 symptômes ;
  - **trouble moyen** : défini par la présence de 4 ou 5 symptômes ;
  - **trouble grave** : défini par la présence de 6 symptômes ou plus.

B

3. Évaluer le retentissement de la dépendance médicamenteuse

- **Rechercher :**
  - **une comorbidité** (état dépressif, trouble de la personnalité type borderline, narcissique ou comportement antisocial, schizophrénie) ou une complication psychiatrique ;
  - **une complication somatique** (état nutritionnel, complications spécifiques), notamment en cas d'injection intraveineuse (diminution ou disparition du réseau veineux superficiel, insuffisance lymphatique, infection cutanée, endocardite infectieuse du cœur droit, VIH, VHC, VHB) ;
  - **d'autres conduites addictives non médicamenteuses** (produits légaux ou illégaux) ou comportementales (jeu de hasard et d'argent, sexe, internet, achats, exercice physique).
- **Évaluer la nocivité sociale :**
  - qualité des relations de couple ;
  - qualité des relations familiales ;
  - qualité des relations sociales ;
  - situations professionnelles ou financières ;
  - répercussion judiciaire.

B

4. Principaux médicaments concernés

4.1. Classement des médicaments selon leurs effets

Psycholeptiques (Hallucinogènes)	Psychoanaleptiques (Psychostimulants)	Psychodysleptiques (Sédatifs)
• morphiniques • antihistaminiques (fortes doses) • anticholinergiques (forte dose, en association avec alcool)	• antidépresseurs anorexigènes • anaboligènes • anticholinergiques (faible dose, suivi d'une sédation)	• benzodiazépines • barbituriques • antihistaminiques (faible dose)

4.2. Caractéristiques de la dépendance selon le médicament

RÉCAPITULATIFS DES CARACTÉRISTIQUES DE LA DÉPENDANCE INDUITE PAR LES DIFFÉRENTES CLASSES

	DÉPENDANCE		TOLÉRANCE	SEVRAGE	RISQUE	
	PHYSIQUE	PSYCHIQUE			PHYSIQUE	NEUROPSYCHIQUE
Benzodiazépines	+++	+ /+++	+	oui	o	+
Opiacés	+++	+++	+++	oui	+	+
Anabolisants	++	+++	+++	oui	+	+
Anorexigènes	o	+++	++	oui	+	o
Corticoïdes	+	+	o	oui	+	+
Anticholinergique	o	+	o	rare	+	+
Antihistaminiques	o	+/+++	o	non	+	o
Barbituriques	+++	+++	+++	oui	+	+

B

5. Dispositifs de déclaration

- **La déclaration des cas d'abus graves et de pharmacodépendance graves liés à la prise de substances ou plantes ayant un effet psychoactif ainsi que tout autre médicament ou produit est obligatoire pour les médecins, chirurgiens-dentistes, sages-femmes, pharmaciens** dans le cadre du système Nots (notification spontanée) (articles R. 5132-113 et 114). Tout autre professionnel de santé ou toute personne dans le cadre de son exercice professionnel ayant eu connaissance d'un tel cas peut également en informer le système français d'évaluation de la pharmacodépendance qui repose sur le réseau des Centres d'Évaluation et d'Information sur la Pharmacodépendance (CEIP) aux nombres de 13. La déclaration d'un cas d'abus et de pharmacodépendance avec médicament se fait sur le site de l'ANSM par une fiche de notification transmis au CIEP.

Bibliographie

- American Psychiatric Association. Mini DSM-IV-TR. Critères diagnostiques (Washington DC, 2000). Traduction française par J.-D. Guelfi et al., Masson, Paris, 2004, 384 pages.
- CIM-10/ICD-10 DESCRIPTIONS CLINIQUES ET DIRECTIVES POUR LE DIAGNOSTIC. Classification internationale des maladies. 10e révision. Chapitre V (F) : Troubles mentaux et troubles du comportement, par l'Organisation Mondiale de la Santé. 1993, 336 pages. Trad. française : C.-B. PULL coord.
- Les Pratiques addictives : usage, usage nocif et dépendance aux substances psycho-actives : rapport remis au secrétaire d'État à la santé. Auteur(s) : Reynaud M., Parquet P.J., Lagrue G., Secrétariat d'État à la Santé. http://www.ladocumentationfrancaise.fr/rapports-publics/994000987/ index.shtml
- Site de l'Association Française des Centres d'Évaluation et d'Information sur la Pharmacodépendance. http://www.centres-pharmacodependance.net/
- Site de l'ANSM, http://ansm.sante.fr/Declarer-un-effet-indesirable/Pharmacodependance-Addicto- vigilance/Pharma-codependance-Addictovigilance/%28offset%29/0

FICHE DE SYNTHÈSE

1. On distingue l'usage simple (consommation sans dommages), l'usage nocif (dommages sans dépendance) et la pharmacodépendance.
2. Elle concerne plusieurs classes pharmacologiques, mais les plus fréquentes sont les benzodiazépines et les opiacés.
3. Elle se caractérise à des degrés divers par une dépendance psychique ou physique, une tolérance, et un syndrome de sevrage.
4. Le diagnostic repose sur la compulsion, la perte de contrôle, le syndrome de sevrage, la dépendance psychique ou physique, le temps consacré à l'obtention ou l'utilisation du médicament, les répercussions sociales, la connaissance du risque lié à l'usage, et la tolérance.
5. Les complications sont physiques, somatiques ou sociales.
6. Les cas de pharmacodépendance doivent obligatoirement être notifiés à l'ANSM.

+++ LE COUP DE POUCE DE L'ENSEIGNANT

- Ordonner les complications selon les grandes orientations (psychiques, sociales...).
- Regrouper les complications somatiques selon les effets pharmacologiques (anticholinergiques, adrénergiques).
- **À ne pas oublier :**
  - Dans les cas cliniques : notification de cas de dépendances.
- **Très important :**
  - La dépendance aux opiacées et aux benzodiazépines en termes de santé publique.

Pièges à éviter :

- Oublier les complications sociales, éducation des patients sur le risque de dépendance lors de prescription de benzodiazépines.

Principales situations de départ en lien avec l'item 322-6 : « Repérer, diagnostiquer et évaluer le retentissement d'une dépendance médicamenteuse »

Situation de départ
En lien avec la prise en charge aiguë et chronique
250. Prescrire des antalgiques 256. Prescrire un hypnotique/anxiolytique 264. Adaptation des traitements sur un terrain particulier (insuffisant rénal, insuffisant hépatique, grossesse, personne âgée…) 266. Consultation de suivi d'un patient polymédiqué 269. Consultation de suivi et traitement de fond d'un patient souffrant d'un trouble psychiatrique chronique (hors dépression) 292. Première consultation d'addictologie 293. Consultation de suivi addictologie
En lien avec la prévention
324. Modification thérapeutique du mode de vie (sommeil, activité physique, alimentation…)
En lien avec les situations diverses
354. Évaluation de l'observance thérapeutique

CHAPITRE 15

Indications et principes du sevrage médicamenteux

Pr Serge Perrot

Centre de la Douleur et d'Éducation Thérapeutique, Hôpital Cochin, Université de Paris, INSERM U987

OBJECTIFS : N° 322-7

→ Définir les indications et principes du sevrage médicamenteux.

PLAN

1. Généralités
2. Indications du sevrage médicamenteux
3. Règle de mise en place du sevrage médicamenteux

Rang	Rubrique	Intitulé	Descriptif
B	Prise en charge	Dépendance médicamenteuse	Connaître les indications et principes du sevrage médicamenteux

Les situations de départ sont listées à la fin du chapitre.

B

1. Généralités

DÉFINITIONS / GÉNÉRALITÉS

- Le sevrage médicamenteux est défini comme l'arrêt de la substance incriminée.
- Selon les cas, on réalisera le sevrage en milieu hospitalier ou non, total ou progressif.

- Le sevrage médicamenteux est indiqué chez un individu qui développe une dépendance physique et/ou mentale, après une utilisation prolongée.
- L'indication de sevrage est indissociable de la notion de mésusage et d'addiction.
- Il faut distinguer le sevrage médicamenteux thérapeutique, du syndrome de sevrage ou de manque, qui comprend des symptômes variés survenant à l'arrêt souvent non décidé de la prise médicamenteuse.
- Habituellement les symptômes de sevrage sont à l'opposé des symptômes observés lors du surdosage médicamenteux.

Le vrai traitement est préventif, passe par l'éducation des patients, pour repérer les signes d'abus médicamenteux.

B 2. Indications du sevrage médicamenteux

- Le sevrage médicamenteux est indiqué dans les cas de dépendance à un traitement, en cas de mésusage, ou encore en cas de complications induites par un traitement prolongé.
- **Les indications les plus fréquentes du sevrage médicamenteux :**
  - céphalées par abus médicamenteux : on la définit par la présence d'une céphalée pendant plus de 15 jours par mois à la suite de la consommation régulière d'un médicament depuis plus de 3 mois ;
  - mésusage aux antalgiques opioïdes ;
  - toxicomanie aux benzodiazépines ;
  - plus rarement avec des produits à usages locaux : vasoconstricteurs nasaux, vasodilatateurs bronchiques ;
  - dans le cadre de pathologies psychiatriques, avec comportement anorexique : prise de laxatifs, diurétiques...

B 3. Règles de mise en place du sevrage médicamenteux

TROIS MODALITÉS DE SEVRAGE :

1. **Le sevrage lent :** on réduit très progressivement les doses de traitement. C'est notamment le cas dans les toxicomanies aux benzodiazépines. On peut aussi introduire une benzodiazépine à demi-vie longue.
2. **Le sevrage rapide en ambulatoire.**
3. **Le sevrage rapide en hospitalisation :** il permet une surveillance plus rapprochée des signes de sevrage, de rebond, permet aussi de vérifier le sevrage, et d'administrer des traitements si besoin (antidépresseurs ou bêta-bloqueurs dans le cas du sevrage en antalgiques dans la migraine).

3.1. Substitution par une autre substance

- Dans un certain nombre de situations, le sevrage immédiat n'est pas possible et la première étape du sevrage passe par une substitution vers une substance proche moins toxique et plus maniable. L'objectif est de diminuer la consommation et de prévenir les symptômes de sevrage :
- Tabac :
  - substitution par patches nicotiniques ou chewing-gum à la nicotine ;
  - substitution par e-cigarettes.
- Benzodiazépine d'action courte : substitution par une benzodiazépine d'action lente.
- Morphiniques : substitution vers la Méthadone ou buprénorphine
  - Cinétique plus lente des produits, jamais utilisés sous forme injectable, pour éviter effet de manque ou effet de « défonce ».

3.2. Éléments associés très utiles : les approches cognitivo-comportementales

- Dans la plupart des cas, le sevrage doit s'accompagner d'une modification des comportements des patients, dans un contexte de motivation au changement. Les techniques cognitivo-comportementales sont ici particulièrement adaptées pour éviter les rechutes, assurer un sevrage durable.

3.3. Évaluation/surveillance

- Différencier les syndromes de sevrage et le rebond de la maladie sous-jacente.

3.4. Cas particulier : indications de l'hospitalisation

- L'hospitalisation est préférable en cas :
  - d'abus multiples et sévères ;
  - d'abus associé de psychotrope ;
  - de co-morbidité psychiatrique sévère ;
  - d'environnement familial défavorable.
- La durée de l'hospitalisation est en général de 5 à 10 jours.

Conclusion

- Le sevrage médicamenteux doit être une technique intégrée à la thérapeutique. Il est particulièrement adapté dans les céphalées, traitements psychotropes et antalgiques.
- Sa réussite passe par une véritable collaboration entre le patient et les soignants, dans une décision partagée sur les objectifs et les moyens d'y parvenir.

Principales situations de départ en lien avec l'item 322-7 : « Indications et principes du sevrage médicamenteux »

Situation de départ
En lien avec les symptômes et signes cliniques
2. Diarrhée 12. Nausées 13. Vomissements 24. Bouffées de chaleur 25. Hypersudation 77. Myalgies 119. Confusion mentale/désorientation 120. Convulsions 135. Troubles du sommeil, insomnie ou hypersomnie 166. Tachycardie
En lien avec la prise en charge aiguë et chronique
292. Première consultation d'addictologie 293. Consultation de suivi addictologie

Chapitre 16

Interactions médicamenteuses

Pr Jean-Paul Viard*, Dr Marine Auffret**

* Unité de Thérapeutique en Immuno-infectiologie, Hôtel-Dieu, Université de Paris

** Service hospitalo-Universitaire de PharmacoToxicologie, Hospices Civils de Lyon, Université de Lyon 1

PLAN

1. Principaux mécanismes d'interactions médicamenteuses
2. Connaître les niveaux de contrainte

OBJECTIFS : N° 322-8

➔ Interactions médicamenteuses : discuter les aspects positifs et négatifs des associations et interactions médicamenteuses.

➔ Argumenter les risques liés aux prises médicamenteuses multiples.

➔ Identifier les principaux mécanismes d'interactions et connaître les principales associations médicamenteuses responsables d'accidents et leurs modalités de prévention.

Rang	Rubrique	Intitulé	Descriptif
A	Prise en charge	Interactions médicamenteuses	Identifier les principaux mécanismes d'interactions médicamenteuses
A	Prise en charge	Interactions médicamenteuses	Connaître les principales classes médicamenteuses concernées

Les situations de départ sont indiquées en violet et en gras et listées à la fin du chapitre.

A 1. Principaux mécanismes d'interactions médicamenteuses

1.1. Interactions pharmacodynamiques

- Elles sont définies comme une modification de la réponse pharmacologique ou des effets indésirables de médicaments agissant sur la même cible ou la même fonction physiologique avec un risque d'effets indésirables additifs, une augmentation (synergie additive ou potentialisation) ou une diminution (antagonisme) de l'efficacité thérapeutique.
  Les concentrations plasmatiques des médicaments restent inchangées.
  Ces interactions sont généralement prévisibles par une bonne connaissance des effets pharmacologiques ou des effets indésirables des médicaments.
- Ces interactions sont parfois recherchées : **effet synergique**
  – Par exemple, les antibiotiques ou l'association **de plusieurs médicaments** dans le traitement de **l'hypertension artérielle**
- **Elles sont le plus fréquemment délétères :**
  – **Antagonisme :**
    ➢ association d'un agoniste dopaminergique antiparkinsonien et d'un neuroleptique, dont certains antiémétiques (métoclopramide, métopimazine) ;

- possible réduction par les Anti-Inflammatoires Non Stéroïdiens (AINS) de l'effet de certains antihypertenseurs (bêtabloquants, diurétiques, Inhibiteurs de l'Enzyme de conversion (IEC), sartans).

– **Majoration du risque d'effets indésirables :**
  - Anti-agrégants (et AINS) et anticoagulants : risque de saignement ;
  - AINS et autres médicaments néphrotoxiques : augmentation du potentiel néphrotoxique ;
  - Association de médicaments pouvant entraîner des torsades de pointe (antiarythmiques de classe Ia et III, certains neuroleptiques, méthadone, dompéridone…) ;
  - Association de médicaments hyperkaliémiants (héparines, cotrimoxazole, IEC, sartans, AINS, ciclosporine, tacrolimus) ;
  - Association de médicaments à effet vasoconstricteur (sympathomimétique alpha et dérivés de l'ergot de seigle) ;
  - Association de médicaments agissant sur la transmission sérotoninergique (antidépresseurs inhibiteurs de la Mono-Amine Oxydase (IMAO), inhibiteur de la recapture de la sérotonine, tramadol, linézolide) et risque de syndrome sérotoninergique.

1.2. Interactions pharmacocinétiques

- Elles résultent de l'action d'un médicament « B » sur une ou plusieurs étapes de la pharmacocinétique d'un médicament « A », qui voit sa concentration plasmatique augmentée, avec un risque de toxicité, ou diminuée, avec un risque d' inefficacité.
- C' est souvent un risque « caché » car il n' a pas toujours de rapport avec la toxicité propre du médicament « B », ni avec la raison pour laquelle il est prescrit.

- Le risque iatrogénique résulte surtout des interactions pharmacocinétiques, tout particulièrement sur les voies métaboliques, comme celle du cytochrome P450, qui sont empruntées par de nombreux médicaments.
- C'est un sujet important lors d'une **consultation d'un patient polymorbide, polymédiqué.**
- Il faut être vigilant lors d'une **consultation de suivi d'une pathologie chronique** aux traitements prescrits pour des affections intercurrentes et ne pas oublier que des produits en vente libre (médicaments, « produits naturels » : tisanes, plantes comme le millepertuis, argile… ou aliments : jus de pamplemousse) présentent un potentiel d'interactions pharmacocinétiques.

1.2.1. Absorption

- Modification du pH par les anti-acides et les anti-sécrétoires (anti-Histaminique de type 2 et Inhibiteurs de la Pompe à Protons (IPP)).
- L' absorption de certains médicaments (acides faibles) requiert l'acidité gastrique. D'autres sont plus rapidement absorbés à pH plus élevés.

Anti-acides +	itraconazole, kétoconazole, posaconazole (antifongiques) rilpivirine (antirétroviral) inhibiteurs des tyrosine kinases mycophénolate (immunosuppresseur)	**= diminution de l'absorption**
	raltégravir (antirétroviral)	**= absorption plus rapide**

- **Résines chélatrices, pansements gastriques, sels de fer ou de calcium, charbons et argile :**
  - Possibilité de chélation avec formation de complexes insolubles ne pouvant être absorbés (les sels de calcium diminuent l'absorption des biphosphonates, des fluoroquinolones et des cyclines), d' un effet de séquestration ou d'un effet adsorbant. Ce risque existe avec les pansements gastriques comportant des sels d'aluminium ou de magnésium, le sucralfate, les résines chélatrices (cholestyramine, sévélamer), les charbons et l'argile (utilisée par exemple en médecine traditionnelle africaine, excellent chélateur du fer !).
  - ***Par exemple*** l'absorption digestive des hormones thyroïdiennes peut être diminuée par les sels de fer et de calcium, les résines chélatrices, le sucralfate. Celle des fluoroquinolones est diminuée par les cations divalents.

    Cet effet peut être recherché avec le charbon activé qui peut limiter l'absorption digestive de certains médicaments en cas d'intoxication aiguë.
  - La conséquence la plus fréquente de ces mécanismes est une diminution de la résorption des médicaments associés. La règle générale est de respecter un délai d'au moins deux heures entre la prise de ces substances avec celle des médicaments potentiellement affectés.
- **Modification de la clairance pré-systèmique : effet de premier passage intestinal :**
  - Les entérocytes expriment les cytochromes P450 3A4 et 3A5 (*cf.* infra) et les glycoprotéines P (PgP : protéines d'efflux à leur pôle apical limitant l'absorption digestive de certains médicaments). Les substrats des cytochromes sont le plus souvent également des substrats des PgP. De même de nombreux inhibiteurs ou inducteurs de la PgP sont également inhibiteurs ou inducteurs des cytochromes P450 3A4 et 3A5.

    Exemple : le jus de pamplemousse inhibe le CYP3A4 intestinal avec augmentation des concentrations des inhibiteurs de protéase du VIH, des statines métabolisées par le CYP3A4, de certains immunosuppresseurs, de la carbamazépine.
  - De puissants inhibiteurs de la PgP (amiodarone, clarithromycine, ciclosporine, dronédarone, itraconazole, quinidine, ritonavir, vérapamil) peuvent augmenter les taux de certains médicaments, tels que colchicine, ciclosporine, dabigatran, digoxine, tacrolimus, vinca-alcaloïdes.

    Exemple : risque d'hémorragie pour le dabigatran, substrat de la PgP, contre-indiqué avec la ciclosporine, la dronédarone, l'itraconazole et le tacrolimus).

1.2.2. Liaison protéique

- **En théorie,** le déplacement de la liaison protéique du médicament « A » par le médicament « B » pourrait augmenter la concentration plasmatique de la fraction libre active du médicament « A », avec un risque de toxicité.
- **En pratique,** ce mécanisme n'est à l'origine que d'une augmentation transitoire de la concentration du médicament déplacé et n'a pas de conséquence clinique dans la majorité des cas, sauf pour la lidocaïne administrée par voie intraveineuse.

1.2.3. Métabolisme : le CYP450

1.2.3.1. Description

- Le cytochrome P450 (CYP450) est un système enzymatique exprimé dans les entérocytes et le foie. Ses enzymes sont classées en familles (désignées par un chiffre), sous-familles (désignées par une lettre) et isoenzymes (désignées par un nouveau chiffre), par exemple : CYP3A4.
- Environ 95 % des oxydations de médicaments sont catalysées par les isoenzymes CYP1A2, CYP2C8/9, CYP2C19, CYP2D6, CYP2E1, CYP3A4 et CYP3A5.

DE NOMBREUX MÉDICAMENTS PEUVENT INDUIRE OU INHIBER CE SYSTÈME ENZYMATIQUE (UNE OU PLUSIEURS ISOENZYMES), D'OÙ UN RISQUE MAJEUR D'INTERACTIONS PHARMACOCINÉTIQUES SIGNIFICATIVES (FIGURE) :

- Si « A », substrat d'un CYP donné, est co-prescrit avec « B », inhibiteur de ce CYP, l'exposition à « A » augmente (risque de toxicité) ;
  - l'inhibition est un phénomène rapide.
- Si « A », substrat d'un CYP, est co-prescrit avec « B », inducteur de ce CYP, l'exposition à « A » diminue (risque de perte d'efficacité) :
  - l'induction est un phénomène retardé (10-15 jours) ;
  - elle disparaît progressivement à l'arrêt du médicament inducteur (ex : rifampicine) ;
  - les principaux inducteurs ne sont généralement pas spécifiques d'un CYP donné.
- Attention aux interactions réciproques (« A » sur « B » et « B » sur « A »), via une ou plusieurs enzymes !
- Ces interactions sont surtout à prendre en compte pour les médicaments à index thérapeutique étroit.

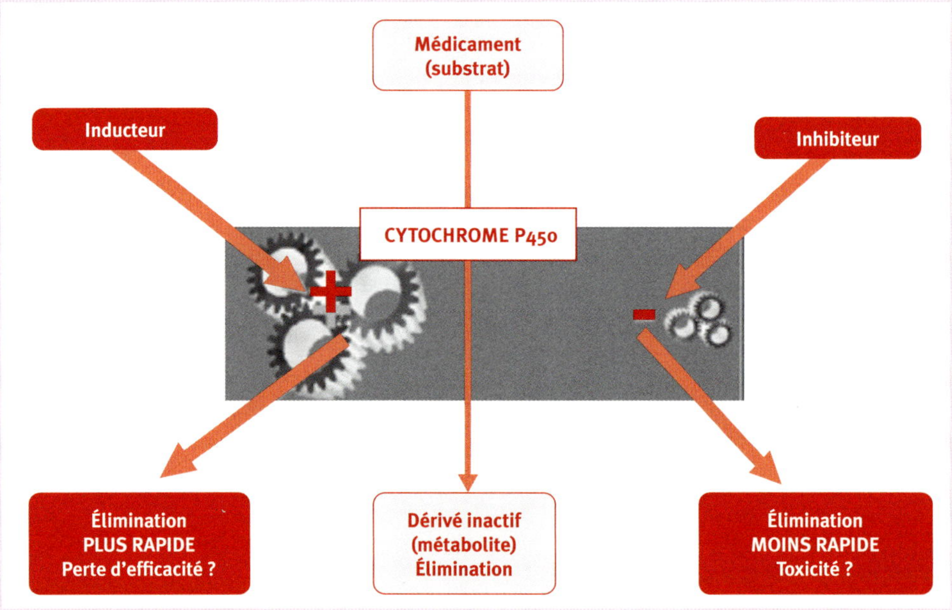

1.2.3.2. Principales classes médicamenteuses concernées

CYP CONCERNÉS	PRINCIPAUX SUBSTRATS	PRINCIPAUX INHIBITEURS	PRINCIPAUX INDUCTEURS
1A2	clozapine, théohylline	ciprofloxacine, enoxacine, eluvoxamine	Fumée de tabac
2C8	répaglinide	gemfibrozil	Antiépileptiques : carbamazepine, oxcarbazépine, phénobarbital, phénytoïne Anti-infectieux : rifampicine +++, rifabutine, griséofulvine Antirétroviraux : éfavirenz, névirapine modafinil Millepertuis +++
2C9	phénytoïne, acénocoumarol, warfarine	amiodarone, fluconazole	
2D6	codéine, flécaïnide, métoprolol, propafénone	fluoxétine, paroxetine, quinidine	
3A4	Anticancéreux : Inhibiteurs de la tyrosine kinase et certains cytotoxiques (bortézomib, docétaxel, vinca-alcaloïdes) Antiparasitaires : halofantrine, luméfantrine Benzodiazépines : midazolam, triazolam, zolpidem Dérivés de l'ergot de seigle : ergotamine, dihydroergotamine Immunosuppresseurs : cyclosporine, sirolimus, tacrolimus Morphiniques : alfentanyl, fentanyl, méthadone, oxycodone Œstroprogestatifs et progestatifs Statines : atorvastatine, simvastatine Anticoagulants : apixaban, rivaroxaban Divers : avanafil, vardénafil, pimozide, quinidine, rivaroxaban, carbamazépine ; colchicine	Antifongiques azolés, surtout kétoconazole, itraconazole, miconazole posaconazole, voriconazole Antirétroviraux ritonavir +++ Macrolides : surtout clarithromycine, érythomycine, josamycine, télithromycine (sauf spiramycine) Divers : amiodarone, dilatiazem, vérapamil, jus de pamplemousse	

1.2.3.3. Quelques applications

- **Effets parfois positifs :**
  - ***Le « boost » pharmacologique des inhibiteurs de protéase (IP) du VIH :***
  - Ces médicaments, substrats du CP3A4, sont toujours prescrits avec une faible dose de ritonavir, très puissant inhibiteur du CYP3A4, ce qui augmente considérablement l'exposition aux IP et simplifie l'administration. Une trithérapie en un seul comprimé (Stribild® ou Genvoya®) comporte un inhibiteur d'intégrase (l'elvitégravir) « boosté » par le cobicistat, sur le même principe.

    Cette situation expose à des interactions médicamenteuses multiples !
- **Effets le plus souvent délétères :**
  - ***Risque de sous-dosage : perte d'efficacité de certains médicaments :***

    En cas de prescription d'un inducteur du CYP3A4, les substrats peuvent se trouver sous-dosés et perdre leur efficacité.

En association avec la rifampicine, inducteur très puissant :

- un traitement corticostéroïde doit être augmenté de 30 à 50 % ;
- la contraception hormonale risque d'être inefficace ;
- les IP du VIH seront sous-dosés (c'est une contre-indication) ;
- les imidazolés antifongiques peuvent être inefficaces (association déconseillée).

– ***Risque de surdosage : toxicité accrue de certains médicaments :***

Les substrats du CYP3A4 exposant le plus à ce risque en cas de co-prescription d'un inhibiteur sont les médicaments à marge thérapeutique étroite :

- ergotisme pour les dérivés de l'ergot de seigle ;
- torsades de pointe pour pimozide, halofantrine, luméfantrine, mizolastine, ébastine ;
- néphrotoxicité pour la ciclosporine et le tacrolimus ;
- dépression respiratoire pour midazolam, oxycodone ;
- toxicité musculaire pour la simvastatine et l'atorvastatine ;
- cytotoxicité pour les alcaloïdes de la pervenche.

À noter que certains médicaments sont métabolisés en un ou plusieurs métabolite(s) actif(s). C'est le cas par exemple de la codéine qui est métabolisé par le CYP2D6 en morphine. L'ajout d'un inhibiteur enzymatique dans ce cas précis, va se traduire par une perte d'efficacité antalgique.

1.2.4. Élimination rénale

- Cette situation concerne surtout les médicaments fortement éliminés par le rein comme la digoxine, le lithium ou le méthotrexate. L'interaction peut résulter d'une modification du pH urinaire ou d'une compétition au niveau de la sécrétion tubulaire.
- La réabsorption rénale du lithium est augmentée par les AINS, les IEC et les sartans. L'élimination du méthotrexate est ralentie par les AINS, les inhibiteurs de la pompe à protons, la ciprofloxacine, les pénicillines.

A 2. Connaître les niveaux de contrainte

- **Le thésaurus de l'ANSM** répertorie les principales interactions à connaître et pouvant avoir des conséquences cliniques.
- Pour chaque interaction, la nature du risque est mentionnée et un niveau de contrainte, proposé pour l'association :
  - **contre-indiquée :** l'association ne doit pas être prescrite ;
  - **déconseillée :** l'association doit généralement être évitée sauf en l'absence d'alternative, et nécessite une surveillance étroite du patient ;
  - **précaution d'emploi :** l'association est possible mais il faut renforcer la surveillance (clinique, biologique, ECG, mesure des concentrations plasmatiques) afin d'adapter les posologies ;
  - **à prendre en compte :** il s'agit le plus souvent d'une simple majoration d'un risque additif d'effets indésirables (par exemple addition d'effets sédatifs ou atropiniques).

Bibliographie

- LA RÉFÉRENCE À RETENIR
  - Le thésaurus des interactions médicamenteuses de l'ANSM : https://www.ansm.sante.fr/Dossiers/Interactions-medicamenteuses/Interactions-medicamenteuses/(offset)/0
- POUR ALLER PLUS LOIN
  - Baxter K., Preston C.L., Stockley's Drug Interactions. 10th Ed. Pharmaceutical Press, London, 2013.

FICHE DE SYNTHÈSE

1. Les interactions les plus à risques sont celles résultant d'une inhibition ou d'une induction enzymatique.
2. Bien repérer les pathologies à risques (épilepsie, dépression, diabète, infection, pathologie cardiovasculaire).
3. Une surveillance clinique et paraclinique (ECG, mesure des concentrations plasmatiques, INR, bilan électrolytique, glycémie) au début d'une association permet d'anticiper les risques avec les médicaments à marge thérapeutique étroite.
4. Ne pas hésiter à vérifier la compatibilité de l'association sur un logiciel de prescription ou à consulter le thésaurus de l'ANSM.

Principales situations de départ en lien avec l'item 322-8 : « Interactions médicamenteuses »

Situation de départ	Descriptif
266. Consultation d'un patient polymédiqué	• Faire le bilan des traitements pris par le patient, sur prescription médicale mais également en automédication (y compris les plantes). • Évaluer le risque d'interactions médicamenteuses avec l'aide du RCP (Résumé des Caractéristiques du Produit), du thesaurus des interactions médicamenteuses de l'ANSM ou de base de données de logiciels de prescription. • Le cas échéant, évaluer cliniquement ou biologiquement s'il existe une ou des conséquence(s) pour le patient : perte d'efficacité, survenue d'effets indésirables. • Le cas échéant, adapter la prescription.

ITEM 323

Analyser et utiliser les résultats des études cliniques dans la perspective du bon usage

Analyse critique, recherche clinique et niveaux de preuve

Chapitre 17

Analyser et utiliser les résultats des études cliniques dans la perspective du bon usage

Analyse critique, recherche clinique et niveaux de preuve (voir item 3)

Pr Marc Lambert*, Pr Raphaël Favory, Pr Antoine Pariente***, Dr Mohammad Ryad Pokeerbux*, Dr Cécile Yelnik***

* Service de Médecine Polyvalente de post Urgence, CHU de Lille, Université de Lille

** Service de Médecine Intensive et de Réanimation, CHU de Lille, Université de Lille

*** Service de Pharmacologie Médicale, Pharmaco-Épidémiologie, CHU de Bordeaux, Université de Bordeaux

PLAN

1. Evidence Based Medicine (EBM)
2. Critiquer l'information sur les médicaments : Argumenter une publication d'essai clinique, de méta-analyse et d'étude clinique ou pharmaco-épidémiologique
3. Effet placebo et médicaments/traitements placebos
4. Niveaux de preuve des études
5. Déterminer la taille d'effet et la pertinence clinique de l'effet démontré
6. Les liens d'intérêt et impact potentiel sur l'information et l'évaluation

OBJECTIFS : N° 323

- Argumenter l'évaluation d'un médicament ou d'une thérapeutique non médicamenteuse et les niveaux de preuve des principales sources d'information.
- Effet placebo et médicaments placebo, expliquer l'importance de l'effet placebo en pratique médicale et argumenter l'utilisation des médicaments placebo en recherche clinique et en pratique médicale.
- Argumenter une publication d'essai clinique ou une méta-analyse et critiquer les informations sur le médicament.
- Définir la taille d'effet et la pertinence clinique.
- Expliquer la transposabilité clinique et l'évaluation des médicaments au-delà des échantillons de population constituant les groupes d'étude.
- Interpréter une étude en pharmaco-épidémiologie.
- Sensibiliser aux liens d'intérêt et à leur impact potentiel sur l'information médicale.

Rang	Rubrique	Intitulé	Descriptif
A	Définition	Connaître les notions d'EBM (définition, finalité) et d'évaluation thérapeutique (principes et champs d'application)	
A	Prévalence, épidémiologie	Argumenter l'évaluation d'un médicament ou d'une thérapeutique non médicamenteuse	Argumenter une publication d'essai clinique, de méta-analyse et critiquer les informations sur le médicament
B	Prévalence, épidémiologie	Démarche et principe des méta-analyses d'essais	Savoir que cela repose sur une revue systématique de la littérature puis sur une méta-analyse, principe d'une revue systématique de la littérature, connaître l'intérêt d'une méta-analyse par rapport à un essai clinique isolé. Savoir lire et interpréter les résultats d'une méta-analyse (Effet combiné, Forest plot, hétérogénéité, cœfficient I^2)
B	Définition	Définition, justifications indications et interprétation des études de pharmaco-épidémiologie	Connaître les études de phase 4 (pharmaco-vigilance/pharmaco-épidémiologie)
A	Définition	Connaître les notions d'effets placebo et nocebo dans les essais cliniques	Savoir définir les effets placebo et nocebo. Connaître les conséquences de l'effet placebo en évaluation thérapeutique
A	Définition	Définition et rôle d'un médicament placebo	Savoir définir et argumenter l'utilisation des médicaments placebo en recherche et en pratique clinique
B	Définition	Principaux mécanismes et facteurs influençant l'effet placebo	
A	Définition	Connaître les différentes sources d'informations thérapeutiques et savoir en apprécier la pertinence (littérature primaire, secondaire, tertiaire et quaternaire), recommandations de bonne pratique HAS, ANSM, INCA etc., fiche bonne usage du médicament	
A	Prévalence, épidémiologie	Évoquer les liens d'intérêts et l'impact potentiel sur l'information médicale	
A	Définition	Connaître les limites potentielles de l'information provenant de l'industrie pharmaceutique	
A	Prévalence, épidémiologie	Argumenter les niveaux de preuve des principales sources d'information	
A	Définition	Taille de l'effet	Connaître la distinction entre la significativité de l'effet et sa taille, savoir choisir la bonne mesure selon le type de critère de jugement. Savoir interpréter la taille de l'effet d'un critère quantitatif ou qualitatif
A	Définition	Cadre de l'évaluation thérapeutique	Connaître les différentes phases de l'évaluation thérapeutique et leurs objectifs. Connaître les différents types d'essai pré-cliniques
A	Définition	Randomisation	

A	Définition	Aveugle du patient et de la personne prenant en charge le patient et de l'évaluateur	Définition, connaître le simple ou double aveugle, essai ouvert, double placebo, Biais permettant d'être évités par l'aveugle
B	Définition	Connaître les situations acceptables de simple insu	
A	Définition	Assignation secrète dans les essais randomisés	Connaître son rôle, la clause d'ignorance, les méthodes permettant d'assurer l'assignation secrète, risque de biais si assignation non respectée
A	Définition	Pertinence clinique	Pertinence clinique, savoir sur quoi elle repose (pertinence de la question posée, adéquation du type d'étude à la question posée, choix du comparateur, choix du critère de jugement principal), durée de suivi. Savoir la discuter
A	Prévalence, épidémiologie	Transposabilité des résultats (validité externe ou extrapolation)	Connaître les différents éléments méthodologiques qui influence la validité externe des RCT. Savoir expliquer la transposabilité clinique et l'évaluation des médicaments au-delà des groupes d'études
A	Définition	Validité interne, externe, cohérence externe	Savoir définir et apprécier la validité interne, la validité externe. Savoir distinguer la validité externe de la cohérence externe
A	Définition	Connaître les principes de lecture critique d'un protocole d'essai clinique	
A	Définition	Vérification de la comparabilité initiale des groupes dans un ECT	Savoir qu'elle est essentielle et comment faire cette vérification
A	Définition	Connaître la notion de rapport bénéfice / risque	
A	Définition	Typologie des essais randomisés	Essais de supériorité vs non infériorité, en bras parallèle vs cross-over
A	Prévalence, épidémiologie	Analyse en intention de traiter et per protocole	Connaître la définition d'une analyse en intention de traiter, en intention de traiter modifiée ou en per protocole et leurs rôles respectifs.

Les situations de départ sont listées à la fin du chapitre.

A 1. Evidence Based Medicine (EBM)

- L'*Evidence Based Medicine* (EBM) est la Médecine fondée sur les preuves qui est née au Canada dans les années 90 et qui édicte comme principe de base d'utiliser les résultats les plus valides de la littérature scientifique et médicale pour pouvoir proposer au patient le meilleur traitement d'après les connaissances scientifiques actuelles. Pour mettre en œuvre cette EBM, une analyse critique des études publiées est donc nécessaire.

A

2. Critiquer l'information sur les médicaments :

Argumenter une publication d'essai clinique, de méta-analyse, et d'étude clinique ou pharmaco-épidémiologique

L'analyse de la littérature dans une perspective de bon usage consiste à évaluer le niveau de preuve des études existantes (validité interne), l'applicabilité de leurs résultats à la pratique (validité externe), et la pertinence clinique des effets mis en évidence.

- Les sources d'information thérapeutique sont variées : la littérature primaire qui correspond aux essais cliniques, la littérature secondaire qui compile les essais cliniques, la littérature tertiaire qui expose une synthèse des connaissances, et une littérature quaternaire qui propose des recommandations de bon usage du médicament. La Haute Autorité de Santé (HAS) et l'Agence Nationale du Médicament (ANSM) éditent régulièrement ce genre de littérature quaternaire accessible gratuitement, par ailleurs les Sociétés Savantes des différentes spécialités médicales éditent aussi régulièrement des recommandations (ou guidelines). Les sites de type Pubmed, Embase permettent de trouver les autres types de littérature.
- La critique de l'information sur le médicament fournie par ces publications nécessite d'examiner la validité interne des études, leur validité externe (reproductibilité des interventions en pratique courante, applicabilité des résultats), et la pertinence clinique des résultats avancés.

2.1. Essai clinique

- L'essai clinique consiste à évaluer le bénéfice-risque d'un médicament en effectuant une étude prospective, randomisée. Il est précédé par des essais pré-cliniques chez l'animal (toxicité), suivi d'essais de **phase I** chez le volontaire sain (toxicité, détermination de dose), des essais de **phase II** chez le patient (étude pilote sur un faible nombre de patients : efficacité, dose optimale, toxicité).
- La **phase III** correspond à l'essai clinique de grande ampleur sur des patients tel qu'il est traité ci-dessous. Elle est une étape nécessaire quand les études de phase III sont réalisables (hors maladies orphelines par exemple) pour la demande d'autorisation de mise sur le marché du médicament.
- La **phase IV** les études cliniques réalisées après commercialisation.
- **Les principes suivants doivent être appliqués pour assurer la bonne qualité d'un essai clinique.**
- **La randomisation** consiste à tirer au sort en général de façon automatisée (à l'aide d'un logiciel ou d'un site internet) le traitement qui sera alloué à chaque patient (traitement à l'étude ou traitement contrôle). Le but de la randomisation est d'obtenir des populations comparables pour tout au départ dans les différents bras de l'étude. Cette comparabilité limite un biais (erreur systématique) de confusion (*cf.* paragraphe sur les biais) et est la plupart du temps vérifiée par des tests statistiques retrouvés dans le premier tableau des résultats.
- Pendant toute l'étude il est préférable d'éviter de connaître le traitement alloué, que ce soit pour le patient (simple aveugle ou simple insu) que ce soit pour le patient et l'équipe de soins (double aveugle) que ce soit pour l'évaluateur du critère de jugement (évaluation en aveugle). Si le patient, l'équipe de soins et l'évaluation sont en aveugle on parle de triple aveugle. Parfois l'aveugle n'est pas envisageable (comparaison de traitements médicaux et chirurgicaux), on parle alors d'étude en ouvert car, pour exemple, on ne va pas proposer une chirurgie à « blanc » pour respecter l'insu.
- Classiquement le schéma d'étude est un essai en groupes parallèles où les patients ne reçoivent qu'un traitement pendant toute la durée de l'étude. Dans les études en cross-over, les patients reçoivent alternativement les traitements à l'étude avec une période intermédiaire de *wash-out*.

- **Une étude de supériorité** vise à montrer la supériorité (situation unilatérale) ou l'infériorité (situation bilatérale) d'un traitement à l'étude.
- **Une étude de non infériorité** permet de montrer la non infériorité d'un traitement en acceptant une perte d'efficacité clinique faible limitée par la borne dite de non infériorité.
- **Les données peuvent être analysées de deux façons principales : l'analyse en intention de traiter, l'analyse en per-protocole.**
- **Dans l'analyse en intention de traiter** (*Intention to Treat* (ITT) en anglais), la règle est que tous les patients randomisés doivent être analysés quoiqu'il arrive dans leur groupe de randomisation. Les patients sont analysés même s'ils ont reçu l'autre traitement, le traitement à une posologie incorrecte ou pour une durée inadaptée ou pas de traitement ou si ils ont été perdus de vue. Cette analyse reflète les erreurs de la « vraie vie » : erreurs de prescription, d'administration, observance… C'est la technique de choix pour l'analyse des essais randomisés de supériorité pour laquelle le risque alpha (risque de conclure à tort que le traitement est efficace) est le plus contrôlé. En intention de traiter modifiée, on ajoute une restriction ; par exemple on n'analysera que les patients qui ont reçu au moins une dose du médicament.
- **Dans l'analyse en per protocole** (*per protocol* en anglais), ne sont analysés que les patients qui ont reçu le bon médicament dans le bon groupe de randomisation, à la bonne posologie pour la bonne durée. Cette analyse exclut souvent des patients ce qui peut induire un biais d'attrition (voir après). Cette analyse reflète l'efficacité intrinsèque pharmacologique du médicament. C'est la technique de choix pour l'analyse des essais randomisés de non infériorité.

2.1.1. Examen de la validité interne

> L'examen de la validité interne doit permettre de répondre aux questions suivantes : l'effet du traitement a-t-il été correctement évalué ? Cette estimation est-elle indemne de biais ?

- **La qualité d'un essai clinique** tient à sa capacité à éliminer, dans son estimation d'un effet, les différences autres que celles liées au traitement. Pour cela il faut s'assurer que :
  - les groupes comparés sont similaires à l'inclusion : il n'y a pas de biais de confusion ;
  - les mesures effectuées au cours du suivi sont identiques entre les groupes : il n'y a pas de biais de mesure ;
  - la proportion de perdus de vue est identique entre les groupes, les groupes comparés sont similaires en fin de suivi : il n'y a pas de biais de confusion.
- **Pour vérifier cette absence de biais, il convient d'examiner que :**
  - Concernant le biais de sélection :
    - il y a eu randomisation, la procédure est détaillée ;
    - tous les patients sont inclus consécutivement (y compris la nuit le week-end…).
  - Concernant le biais de mesure :
    - le suivi était standardisé et ses modalités, identiques entre les groupes ;
    - l'essai a utilisé une procédure d'aveugle, au mieux de triple aveugle.
  - Concernant le biais de confusion :
    - les caractéristiques à l'inclusion des groupes comparés sont présentées et apparaissent similaires après randomisation ;
    - les effectifs perdus de vue en cours d'essai ont été décrits pour les différents temps de l'essai ;
    - une analyse en intention de traiter était prévue pour pallier ces phénomènes de perdus de vue, et les modalités de cette analyse étaient définies en *a priori.*

- **Enfin les critères généraux de qualité des essais sont les suivants et doivent être examinés :**
  - le groupe de comparaison doit être adapté (véritable alternative thérapeutique) ;
  - la durée de suivi doit être adaptée à l'évolution de la maladie et au mécanisme d'action du traitement étudié ;
  - la taille d'échantillon a été définie a priori au regard de la taille d'effet attendue ;
  - les méthodes statistiques utilisées sont adaptées :
    - comparaison de proportions si le critère de jugement est une variable qualitative (guéri/non guéri, malade/non malade) ;
    - comparaison de moyenne si le critère de jugement est une variable quantitative (mesure d'hémoglobine glycquée, score de dépression, etc.) ;
    - comparaison de survie pour un essai évaluant les proportions de guérison (oui/non) en prenant en compte le délai jusqu'à chaque guérison.

2.1.2. *Examen de la validité externe*

L'examen de la validité externe (extrapolabilité et cohérence externe) doit permettre de répondre à la question suivante : l'effet mis en évidence dans l'essai peut-il raisonnablement être reproduit dans la pratique ?

- La validité externe est la combinaison de l'extrapolabilité et de la cohérence externe.
- L'extrapolabilité est la capacité à estimer que les traitements testés auront le même effet dans une population de vie réelle.
- Il faut pour cette évaluation examiner :
  - les caractéristiques de la population de l'essai :
    - quel est le stade de la maladie des patients inclus ?
    - quelles sont les comorbidités des patients inclus ? Sont-elles représentatives de celles des patients traités en pratique courante ?
  - les co-traitements des patients inclus :
    - sont-ils représentatifs de ceux utilisés par les patients présentant l'indication ?
    - les interactions potentielles entre traitements ont-elles été évaluées ?
  - les caractéristiques du traitement nécessaires à l'obtention de l'effet :
    - les conditions de prise sont-elles reproductibles en vraie vie ?
    - l'observance nécessaire pourra-t-elle être obtenue en vraie vie ?
    - les conditions de surveillance pourront-elles être reproduites en vraie vie ?
- La cohérence externe est bonne si la comparaison des résultats avec les données à disposition (biologiques, physiopathologiques et les données de la littérature) est satisfaisante.

B

2.2. Méta-analyses

Une méta-analyse d'essai clinique a pour objectif de faire l'estimation globale de l'effet d'un traitement en regroupant les données issues de l'ensemble des essais cliniques au sein d'une même analyse.

- L'objectif d'une méta-analyse est de réaliser une synthèse qualitative et quantitative exhaustive des résultats d'une question de recherche précédemment rapportés dans la littérature. Elle implique une revue systématique de la littérature en interrogeant plusieurs bases de données (MEDLINE, EMBASE, COCHRANE...), la sélection des études de bonne qualité et non-biaisées puis une intégration statistique de ces résultats. Le processus de sélection des études est représenté par un diagramme de flux. Une méta-analyse permet par exemple d'évaluer l'effet d'un traitement (souvent exprimé par un odds ratio combiné) à partir de l'effet de ce traitement sur les patients de chaque étude, en pondérant par l'inverse de la variance individuelle. Le choix du modèle statistique (modèle à effet aléatoire ou à effet fixe) est déterminé selon l'hétérogénéité des études calculé par l'indice I^2.
- Les résultats de la méta-analyse sont représentés sur un *forest plot* selon les conventions suivantes :
  - L'effet traitement de chaque étude est représenté par le centre d'un carré ;
  - La taille de chaque carré correspond au poids de l'étude dans la méta-analyse et le segment le traversant horizontalement représente l'intervalle de confiance ;
  - L'effet traitement commun est représenté par un losange, dont le centre est l'estimation et les extrémités l'intervalle de confiance.
- La validité d'une méta-analyse dépend :
  - de la validité des essais qu'elle considère ;
  - de sa capacité à considérer l'ensemble des essais éligibles. Les essais non concluants sont moins souvent publiés que les essais concluants (biais de publication) ;
  - l'examen de la validité externe des méta-analyses répond aux mêmes interrogations que celui effectué pour les essais cliniques.

A 2.3. Études de pharmaco-épidémiologie

La pharmaco-épidémiologie applique aux médicaments les méthodes d'évaluation que l'épidémiologie a développé pour étudier les maladies dans les grandes populations : fréquence, distribution, facteurs influençant leur survenue et évolution.

- Afin d'établir une association entre l'utilisation d'un médicament et la survenue d'effets indésirables dans une population **il existe deux principaux types d'études pharmaco-épidémiologiques : les études de cohorte et les études cas-témoins**. Ces études permettent de quantifier l'association entre médicaments et effets indésirables : il s'agit du « risque relatif » ; un risque relatif de 2 correspond à une multiplication par 2 de la probabilité de survenue d'un effet lors de la prise du médicament par rapport au risque en l'absence d'exposition au médicament.
- **Une *étude de cohorte* consiste à suivre deux populations en parallèle dans le temps : une population exposée au médicament étudié et une population non exposée à ce médicament**. Ces deux populations devront par ailleurs être comparables sur toutes les autres caractéristiques connues pour déclencher l'effet étudié (ex. âge, sexe, maladies concomitantes). La comparaison du nombre d'effets survenus dans chacun des groupes permettra d'évaluer le risque relatif (et sa significativité statistique). Une fréquence augmentée chez les sujets exposés apportera des arguments pour considérer que l'effet étudié peut, chez certains patients, être un effet indésirable du médicament. **Les études de cohortes sont des études prospectives**.
- **Dans le cas d'effets indésirables rares, les études de cohortes sont difficiles, voire impossibles, à réaliser car le nombre de patients à suivre serait bien trop important ; *les études cas-témoins* sont préférées. Deux groupes de patients sont comparés : ceux présentant l'effet étudié (cas) et d'autres ne présentant pas cet effet (témoins)**. En comparant la proportion des patients ayant été exposés au médicament étudié dans le passé (jours ou plusieurs années avant, selon l'effet évalué) entre le groupe présentant l'effet et le groupe sans effet, il est possible d'évaluer l'association entre la prise du médicament et la survenue de l'effet. Dans ces études, une fréquence plus importante d'utilisation du médicament chez les patients ayant développé l'effet sera un argument pour considérer que l'effet étudié peut, chez certains patients, être un effet indésirable du médicament. **Les études cas-témoins sont des études rétrospectives**.

Figure 1. Les études de pharmaco-épidémiologie

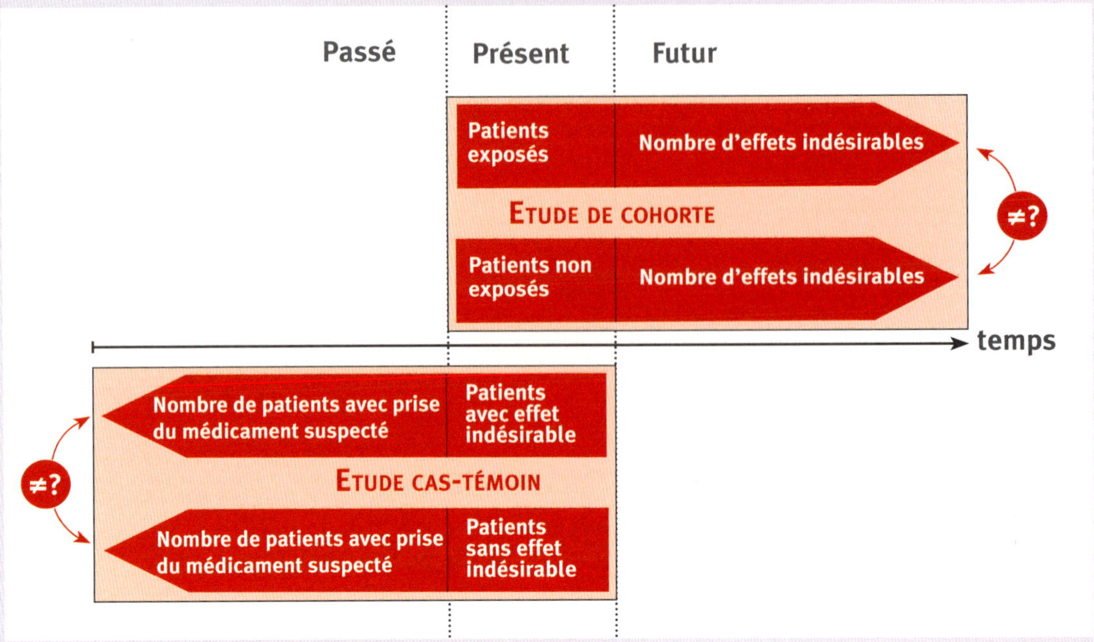

- **L'association établie lors de ces études pharmaco-épidémiologiques entre l'exposition à des médicaments et la survenue d'effets indésirables est une association statistique**. Elle n'est pas synonyme d'une relation de causalité directe entre ces deux évènements, même si tous les biais connus sont pris en compte dans l'analyse. S'agissant d'études dites observationnelles et non randomisés, on ne peut conclure définitivement à un lien de causalité. On peut cependant conclure à la très forte plausibilité de cette causalité lorsque toute autre explication a pu être écartée.
- Pour ce faire, on peut s'aider des critères de Bradford-Hill. Ces critères permettent de renforcer une hypothèse et comprennent en particulier : un risque relatif élevé (> 3) et statistiquement significatif, une relation proportionnée entre l'intensité de l'exposition (posologie, durée) et la fréquence de l'effet, la concordance des résultats avec d'autres études, ou encore la cohérence des observations avec des données biologiques ou cliniques (ex. mécanisme physiopathologique). Ces critères simples ne doivent cependant pas être considérés comme une « check-list » et il n'est pas nécessaire de tous remplir pour considérer qu'une association comme une relation très probablement causale. C'est tout l'enjeu des formations à la lecture critique d'article et apprendre à juger de cette plausibilité dans les situations ne remplissant pas tous ces critères.

A 3. Effet placebo et médicaments/traitements placebos

3.1. Définitions et généralités

- **Le placebo est un traitement, quelle que soit sa forme, présenté comme efficace alors qu'il est dénué d'effet propre.** On distingue parmi les placebos les traitements dits « placebos purs » (aucun effet pharmacologique) et les « placebos impurs » (traitements dénués d'effet pharmacologique utile dans le traitement de l'indication dans laquelle ils sont utilisés, mais dotés d'autres effets pharmacologiques).

- **L'effet placebo représente l'effet attribuable à l'administration de ce traitement.** Il est défini comme l'écart positif constaté entre le résultat thérapeutique observé et l'effet thérapeutique prévisible au regard des propriétés du traitement. Cet effet est généralement de courte durée et s'épuise dans le temps.
- **L'effet du placebo ne dépend évidemment pas de la composition du médicament placebo.** D'ailleurs tous les médicaments dits placebo (contenant une substance inerte) n'ont pas forcément un effet placebo. L'effet placebo dépend essentiellement, en nature comme en puissance, de l'effet du traitement actif qu'il remplace. Il apparaît ainsi, au moins initialement, proportionnel à l'efficacité attendue du traitement actif. Dans la prise en charge de la douleur, l'effet initial de placebos présentés comme des antalgiques de palier I est ainsi apparu inférieur à l'effet de placebos présentés comme des antalgiques de paliers supérieurs. L'effet placebo s'entend comme évalué sur une population alors que la réponse placebo est individuelle.
- **L'effet nocebo correspond à la composante négative de l'effet placebo.** Il constitue l'écart négatif entre le résultat thérapeutique observé et l'effet thérapeutique prévisible. La somnolence, les céphalées, et les troubles digestifs comptent parmi les plus fréquents des effets nocebos ; des cas de dépendance physique avec syndrome de sevrage ont été décrits. Même si la nature des effets nocebos n'est pas liée aux propriétés du traitement administré, ces effets sont bien induits par la prise du traitement.

B

- **Les facteurs conditionnant l'effet placebo sont détaillés dans le tableau 1.** Il est important de souligner que le conditionnement du patient lié à ses attentes thérapeutiques et à la façon dont le soignant lui présente le placebo peut intervenir positivement dans sa réponse thérapeutique au placebo. À l'inverse un médecin sceptique dont la conviction est moindre risque d'influencer négativement le patient ; on parle alors de conditionnement négatif avec pour conséquence une réponse au placebo moins importante.

Tableau 1. FACTEURS CONDITIONNANT L'EFFET PLACEBO	
1. Facteurs liés au Patient – facteurs psychologiques ; – croyances ; – attentes, conditionnement. **2. Facteurs liés au Médecin/à l'équipe soignante** – notoriété ; – empathie ; – conviction, croyances, attentes.	**3. Facteurs liés à la Relation soignants-patients** – confiance. **4. Facteurs liés au Traitement** – voie d'administration ; – couleur ; – goût ; – coût ; – fréquence des prises ; – présentation.

3.2. Utilisation des médicaments placebos en recherche clinique

- **L'utilisation du médicament placebo en recherche clinique concerne essentiellement les essais de phase III.** Dans ces essais comparatifs servant à évaluer l'effet propre d'un traitement actif, la présence d'un groupe contrôle permet de disposer d'une référence pour l'évolution naturelle de la maladie. Si ce groupe contrôle reçoit un placebo du traitement actif, on disposera d'un groupe de référence 1) pour l'évolution de la maladie et 2) pour un effet placebo/ nocebo similaire à celui du traitement actif. Dans un essai de phase III bien conduit, la différence d'évolution de l'état de santé entre les groupes traités sera donc attribuable au seul effet propre du traitement actif.
- **L'utilisation du médicament placebo dans ces essais est donc essentielle pour évaluer l'effet propre d'un traitement actif.** Elle n'est cependant éthiquement envisageable qu'en l'absence de traitement de référence dans l'indication. Il est en effet inenvisageable de traiter des patients avec un placebo quand un traitement doté d'un effet propre avéré est recommandé dans l'indication, sauf dans le cas d'affections peu graves, d'évolutions bénignes, pour lesquelles la guérison spontanée est la règle. Même dans ces situations cependant, l'utilisation d'un traitement de référence doit toujours être préférée.

- Dans tous les cas, lorsque l'utilisation d'un médicament placebo est prévue pour la réalisation d'une étude de recherche clinique, **les patients doivent être informés de la possibilité d'être inclus dans un groupe placebo** dans la note d'information qui doit leur être remise et expliquée avant la signature du consentement éclairé.
- **Il est parfois nécessaire d'utiliser un double placebo** (un comprimé placebo dans un groupe avec injection de traitement actif, une injection placebo dans un groupe avec administration de comprimé actif par exemple). C'est en particulier le cas pour évaluer l'intérêt d'une nouvelle voie d'administration, d'une nouvelle forme galénique, d'un nouvel horaire de prise.

A

4. Niveaux de preuve des études

- La multiplicité des formats d'étude justifie de les classer en fonction de leur capacité à évaluer le médicament. Il s'agit du NIVEAU DE PREUVE qui peut être plus ou moins important en fonction de la qualité de l'étude.
- C'est l'évaluation de la validité interne de l'étude qui va permettre de déterminer son niveau de preuve. Le niveau de validité interne est défini par les qualités intrinsèques de l'étude (*cf.* chapitre).
- Le Niveau de preuve fourni par une étude caractérise la capacité d'une étude à répondre à la question posée. Il tient compte de 3 éléments : l'adéquation du protocole à la question posée, l'existence de biais, la puissance de l'étude.
- Le niveau de preuve de l'étude ne dépend pas du type d'étude entre étude de supériorité ou de non infériorité (une étude de non infériorité rigoureuse a le même niveau de preuve qu'une étude de supériorité), ni de la positivité de l'étude (une étude négative a autant de niveau de preuve qu'une positive). De la même façon, même si le critère de jugement n'est pas pertinent cliniquement (baisse de la pression artérielle, par exemple, plutôt que diminution des accidents vasculaires cérébraux) le niveau de preuve de l'étude n'en est pas affecté ; c'est la pertinence clinique de l'étude qui va l'être.
- **Le niveau de preuve des différentes études peut être défini selon la classification suivante proposée par la HAS** qui tient compte du caractère comparatif de l'étude, de l'existence d'une randomisation, de la puissance (cette fois-ci surtout le nombre de patients) et de l'existence de biais.

NIVEAU DE PREUVE DES ÉTUDES THÉRAPEUTIQUES (D'APRÈS LA HAS)

NIVEAU DE PREUVE	TYPE D'ÉTUDES
1	• Essais comparatifs randomisés de forte puissance • Méta-analyse d'essais comparatifs randomisés • Analyse de décision fondée sur des études bien menées*
2	• Essais comparatifs randomisés de faible puissance • Études comparatives non randomisées bien menées • Études de cohorte
3	• Études Cas-Témoin
4	• Études comparatives comportant des biais importants • Études rétrospectives, séries de cas • Études épidémiologiques descriptives

* Les analyses de décision ne sont pas considérées dans ce chapitre

Figure 2. Aide à la détermination du niveau de preuve selon la grille HAS

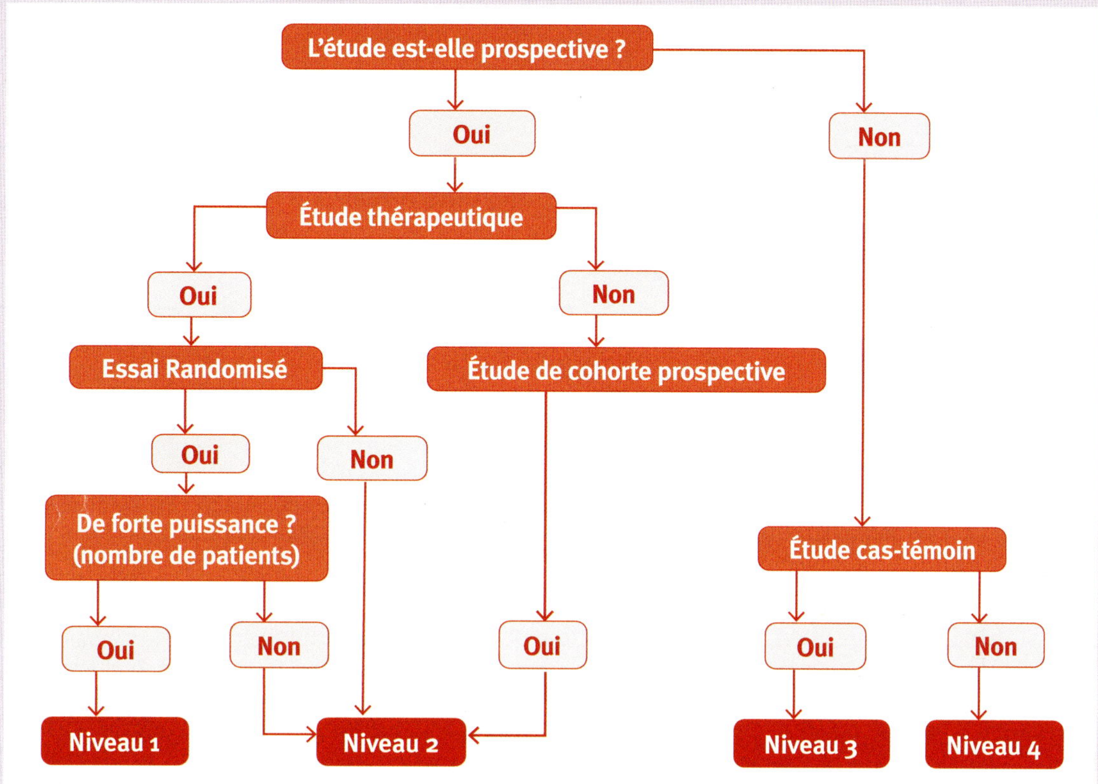

A

5. Déterminer la taille d'effet et la pertinence clinique de l'effet démontré

- **La détermination de la taille de l'effet d'une nouvelle thérapeutique va parfois être importante, notamment en regard d'effets secondaires potentiels, pour pouvoir décider de prescrire cette thérapeutique chez le patient.**
- Il faut considérer d'une part le nombre de sujets nécessaires pour obtenir la différence d'effet entre le nouveau traitement et le traitement de référence soit l'écart attendu – c'est-à-dire la taille minimale de l'effet que l'on souhaite montrer dans la population de l'étude. D'autre part, une fois que l'étude est terminée, les résultats observés vont pouvoir nous informer sur la taille de l'effet. En effet, l'intervalle de confiance à 95 % (IC 95 % – celui qui a 95 % de chance de contenir la « vraie » valeur du critère de jugement principal) va informer notamment sur la taille minimale attendue de l'effet.
- ***Par exemple***, si le nouveau médicament augmente les chances de survie d'un risque relatif = 3 (IC 95 % [2 ; 5,2]), cela signifie qu'on a 95 % de chance d'augmenter **d'au moins** 2 fois (borne la plus péjorative de l'intervalle de confiance à 95 %) les chances de guérison avec le nouveau médicament. Bien sûr, plus la borne péjorative se rapproche de la valeur neutre selon les cas (1 pour un rapport et donc pour un risque relatif ou un odds ratio ; 0 pour une différence), moins l'effet sera a priori important.

La taille d'effet est importante pour juger de l'intérêt d'un traitement : elle est un élément fondamental de l'appréciation de la pertinence clinique.

- **Pour que la pertinence clinique soit bonne il est indispensable que le type d'étude utilisé soit adapté à la question posée.**
- La pertinence clinique d'une étude permet d'estimer que la taille de l'effet observé dans l'étude se traduira en pratique courante par un bénéfice pour le patient. Elle est totalement différente de la pertinence statistique qui permet seulement de considérer que les analyses ont été conduites correctement pour mettre en évidence un effet, quelle que soit la pertinence clinique de celui-ci.

La question à se poser est : « après avoir pris connaissance de cette étude, est-il utile de prescrire ce nouveau médicament ? »

Pour cela, il faut considérer que pour un article donné, il faut déjà que l'étude soit :

1. **positive** (sinon le traitement ne semble pas avoir d'intérêt) ;
2. **de bonne qualité** (c'est-à-dire avec une bonne validité interne et un bon niveau de preuve).

Mais au-delà de ces deux critères, il faut que les résultats soient applicables dans la population concernée pour la pathologie objet de la proposition du nouveau traitement (extrapolabilité). Pour que les résultats soient applicables, il faut que la population de l'étude soit représentative (voir diagramme de flux, critères d'inclusion et d'exclusion), que l'ensemble des soins autres que la thérapeutique testée (traitements concomitants) soit actuel et adapté.

- **La balance bénéfice-risque intervient dans l'évaluation de la pertinence clinique de l'étude.** Une thérapeutique prouvée efficace mais avec des effets secondaires fréquents ou graves peut présenter un rapport bénéfice-risque défavorable selon la gravité de l'indication. A plus forte raison si la taille d'effet retrouvée en termes de bénéfice était modérée. A l'inverse, évidemment, une thérapeutique avec une taille d'effet très importante ayant rarement des effets secondaires va évidemment avoir une bien balance bénéfice-risque.
- **Le choix du critère de jugement principal est primordial également, puisque s'il n'est pas pertinent cliniquement, la pertinence clinique de l'étude va diminuer d'autant.** Par exemple prouver qu'un médicament baisse le cholestérol est beaucoup moins pertinent cliniquement que si on montre avec ce médicament une baisse du nombre d'infarctus du myocarde.
- **Le choix du traitement comparateur (posologie, durée de traitement…) est primordial car il faut que ce dernier soit le traitement de référence dans la pathologie étudiée.**
- Par ailleurs, il faut noter que suivant la pathologie considérée, l'impression d'effet ressenti par le patient peut varier. Il faut introduire ici la notion de PGIC (*patient global impression of change*), qui correspond au ressenti global par le patient de l'amélioration clinique et de PRO (*patient reported outcome*) qui correspond au degré d'amélioration rapportée par le patient : un patient ayant une douleur chronique pourra « se satisfaire » (PRO) d'une diminution de 10 mm (PGIC) sur une échelle visuelle analogique, alors qu'un patient ayant une douleur quasi maximale aiguë ne s'en satisfera pas du tout (son PGIC sera faible) et ce qu'il rapportera (PRO) sera une absence d'amélioration. Dans les deux cas la valeur absolue (10 mm) du changement est identique, alors que les PGIC et les PRO diffèrent.

6. Les liens d'intérêts et impact potentiel sur l'information et l'évaluation

A

- **Le conflit d'intérêts** correspond à une situation dans laquelle les ou l'un des auteurs pourrait avoir un intérêt personnel, le plus souvent financier ou commercial ou scientifique, à voir aboutir un résultat ou des recommandations pouvant favoriser une entreprise ou une personne avec laquelle l'auteur a des liens. Les conflits d'intérêts peuvent concerner aussi l'entourage proche des auteurs et être d'une autre nature que financière ou commerciale. Les conflits d'intérêts traduisent le fait que l'expert (l'auteur) peut être juge et partie. Ils doivent être connus et déclarés par les auteurs spécialement quand les résultats de l'étude servent à faire des propositions ou des recommandations par une instance publique (HAS, ANSM…).
- **La situation la plus classique où se pose la question du conflit d'intérêts est l'étude ou essai thérapeutique.** Mais bien sûr, ceci peut aussi concerner un nouveau test diagnostique ou un facteur de risque. Par exemple, un laboratoire qui fabrique un kit de dosage va avoir intérêt à ce que les auteurs montrent que ce test est proche en termes de qualités diagnostiques et de performances d'un test gold standard. De même, si l'industrie du tabac sponsorise une étude d'épidémiologie, elle aura intérêt à ce que soit montrée, par les investigateurs, une relative innocuité de ses produits.
- **Dans le cadre des essais thérapeutiques,** quand une nouvelle molécule est en développement pour être utilisée chez l'homme, les laboratoires sont le plus souvent les promoteurs des études de phase III du médicament et financent l'étude et les investigateurs. Dans cette situation, le laboratoire a un intérêt financier évident à montrer que le nouveau traitement est efficace.
- **Les conflits d'intérêts avec un ou plusieurs laboratoires doivent obligatoirement être déclarés lors de la publication scientifique par les auteurs de l'article**. En France, après « l'affaire » du Mediator® (anorexigène caché présenté comme un antidiabétique et prescrit à visée amaigrissante qui a provoqué des valvulopathies cardiaques), une loi créant l'obligation de publication des liens entre les entreprises de produits de santé et les professionnels de santé pour augmenter la transparence des conflits d'intérêts a été publiée au journal officiel en 2013. Cette loi a été nommée « ***sunshine act*** » à la française par analogie avec une loi américaine de la même teneur de 2010 et qui faisait partie de la réforme du système de santé aux USA.
- La plupart du temps les conflits d'intérêts sont mentionnés à la fin de l'article. Des informations concernant des conflits d'intérêts peuvent aussi se situer au niveau du chapitre Matériel et Méthodes.
- D'une manière générale, si des précautions ont été prises concernant l'indépendance des investigateurs cliniciens (auteurs) pour l'étude et la méthodologie employée, la présence de conflits d'intérêts n'est pas en soi un facteur qui va diminuer la validité interne (qualité intrinsèque) de l'étude, donc pas non plus son niveau de preuve.
- Concernant l'indépendance des auteurs, il faut que la liberté de la méthodologie d'une part, la responsabilité de la publication d'autre part, soient données aux investigateurs de l'étude.
- Le fait que la molécule testée (souvent très coûteuse) et que le placebo utilisé (souvent très coûteux aussi) soient fournis gratuitement n'est pas un risque en soit si la méthodologie est correcte. Notamment, il faut que le traitement comparateur soit évidemment le traitement de référence s'il en existe un.
- Concernant les conflits d'intérêts eux-mêmes, il faut détecter d'une part les conflits d'intérêts liés à l'étude (financement des médicaments et du placebo, traitement statistique, etc. pour l'étude), d'autre part les conflits d'intérêts individuels des investigateurs en dehors de l'étude en cours à considérer. Par exemple, un des auteurs est consultant pour le laboratoire X et reçoit des honoraires de ce laboratoire.
- Des arguments d'indépendance doivent être systématiquement recherchés dans le chapitre Matériel et Méthodes et dans le paragraphe des conflits d'intérêts. Un comité indépendant du laboratoire, une analyse statistique indépendante du laboratoire (même si financée par lui), la propriété de la base de données par les investigateurs (et non par le laboratoire) et la soumission finale de l'article à un journal scientifique indépendant de l'industrie pharmaceutique sont des critères importants à rechercher.

FICHE DE SYNTHÈSE

1. La validité interne des études est le point central de cet item puisque c'est en fonction de cette validité qu'est établie la classification du niveau de preuve, et que son examen est primordial dans l'évaluation des publications. Elle n'est cependant pas suffisante pour garantir l'intérêt de l'effet démontré dans une étude. Cet intérêt ne peut être confirmé qu'après l'évaluation de la pertinence clinique de l'effet et l'évaluation de l'applicabilité des résultats démontrés.
2. L'effet placebo participe à tout acte thérapeutique. Le médicament ou l'intervention placebo sont essentiels à la démonstration de l'effet des traitements dans les effets cliniques, en l'absence de traitement de référence. L'utilisation du placebo en pratique médicale est controversée.
3. Les liens d'intérêts des auteurs doivent connus et déclarés.

+++ LE COUP DE POUCE DE L'ENSEIGNANT

- **Les notions suivantes devront être connues par les étudiants :**
  - Le niveau de preuve, la validité interne et les biais dans les études, la validité externe et l'applicabilité des résultats, l'intérêt et la place du placebo, l'impact des liens d'intérêts.

Principales situations de départ en lien avec l'item 323 : « Analyser et utiliser les résultats des études cliniques dans la perspective du bon usage. Analyse critique, recherche clinique et niveaux de preuve »

Situation de départ
247. Prescription d'une rééducation
248. Prescription et suivi d'un traitement par anticoagulant et/ou anti-agrégant
249. Prescrire des anti-inflammatoires non-stéroïdiens (AINS)
250. Prescrire des antalgiques
251. Prescrire des corticoïdes par voie générale ou locale
252. Prescription d'un hypolipémiant
253. Prescrire des diurétiques
254. Prescrire des soins associés à l'initiation d'une chimiothérapie
255. Prescrire un anti-infectieux
256. Prescrire un hypnotique/anxiolytique
257. Prescrire une contraception et contraception d'urgence
264. Adaptation des traitements sur un terrain particulier (insuffisant rénal, insuffisant hépatique, grossesse, personne âgée...)
272. Prescrire et réaliser une transfusion sanguine
280. Prescription d'une insulinothérapie, consultation de suivi, éducation d'un patient diabétique de type 1
281. Prescription médicamenteuse, consultation de suivi et éducation d'un patient diabétique de type 2 ou ayant un diabète secondaire
352. Expliquer un traitement au patient (adulte/enfant/adolescent)

ITEM 324

Éducation thérapeutique, observance et automédication

Chapitre 18

Éducation thérapeutique du patient

Pr Serge Perrot*, Pr Pierre-Olivier Girodet**

* Centre de la Douleur et d'Éducation Thérapeutique, Hôpital Cochin, Université de Paris

** Service de Pharmacologie Médicale, CIC1401, CHU de Bordeaux, Université de Bordeaux

OBJECTIFS : N° 324-1. ÉDUCATION THÉRAPEUTIQUE, OBSERVANCE ET AUTOMÉDICATION

- ➔ Évaluer l'impact de l'éducation thérapeutique sur le succès du traitement.
- ➔ Expliquer les facteurs améliorant l'observance médicamenteuse et non médicamenteuse lors de la prescription initiale et de la surveilance.
- ➔ Planifier un projet pédagogique individualisé pour un porteur d'une maladie chronique avec ou sans comorbidités en tenant compte de ses facteurs de risque.
- ➔ Argumenter une prescription médicamenteuse et l'éducation associée en fonction des caractéristiques du patient, de ses comorbidités, de la polymédication éventuelle, et des nécessités d'observance.
- ➔ Expliquer à un malade les risques inhérents à une automédication.
- ➔ Planifier avec un malade les modalités d'une automédication contrôlée.

PLAN

Rang	Rubrique	Intitulé	Descriptif
A	Définition	Définition de l'éducation thérapeutique du patient et de ses principales étapes	
B	Définition	Connaître les principaux objectifs pédagogiques des programmes d'éducation thérapeutique du patient	Reco HAS
B	Prise en charge	Savoir évaluer l'impact de l'éducation thérapeutique sur le succès du traitement	
B	Prise en charge	Savoir planifier un projet pédagogique individualisé pour un porteur de maladie chronique	
B	Prise en charge	Argumenter une prescription et l'éducation associée, expliquer les facteurs d'observance	

Les situations de départ sont listées à la fin du chapitre.

A 1. Le projet pédagogique individualisé

- **Les maladies chroniques touchent près de 16 millions de personnes en France.** Elles représentent un coût majeur de santé, en termes de fréquence, de médicaments, d'examens complémentaires et de consultations médicales.
- **Définir un projet pédagogique pour un patient est essentiel, pour l'aider à gérer au mieux sa maladie chronique, savoir utiliser les médicaments et les ressources du système de santé.**
- **Le projet pédagogique est au cœur de la démarche d'éducation thérapeutique du patient (ETP),** mise en place par la loi HPST (Hôpital Patient Santé Territoire), en 2009, et défini par l'OMS en 1998.

- **L'ensemble des professionnels de santé selon la liste du Code de la santé publique sont concernés :** en particulier médecins, infirmiers, diététiciens, masseurs-kinésithérapeutes, pharmaciens, etc. L'ETP est dispensée par une équipe pluriprofessionnelle.
- **On distingue 3 niveaux d'actions pédagogiques de plus en plus complexes :**
  - **l'éducation à la santé :** règles générales de prévention de comportements inadaptés de la population générale. Exemples : « manger-bouger » « boire ou conduire, il faut choisir » ;
  - **l'éducation à la santé du patient :** vise à optimiser des règles d'utilisation du système de santé par des malades, des patients. Exemple : « les antibiotiques, ce n'est pas automatique » ;
  - **l'éducation thérapeutique du patient :** processus complexe et interactif d'amélioration de l'autonomie et de la qualité de vie des patients.

LE PROJET PÉDAGOGIQUE INDIVIDUALISÉ

- **Le projet pédagogique individualisé** est défini comme l'ensemble des étapes permettant de mettre en place une approche thérapeutique adaptée à un patient, en favorisant son autonomie, ses capacités de décision, ses compétences d'auto-soins.

A

2. L'éducation thérapeutique du patient

ÉDUCATION THÉRAPEUTIQUE : DÉFINITIONS

- « **L'éducation thérapeutique** est un ensemble de pratiques visant à permettre au patient l'acquisition de compétences, afin de pouvoir prendre en charge de manière active sa maladie, ses soins et sa surveillance, en partenariat avec ses soignants ». OMS 1998
- **L'objectif pour les professionnels de santé :** « Être capable d'aider les patients atteints d'affections chroniques à acquérir la capacité de gérer leur traitement afin de prévenir les complications résultant de leur propre maladie, tout en conservant ou améliorant leur qualité de vie ». OMS 1998

- **L'éducation thérapeutique du patient** peut être proposée dès l'annonce du diagnostic de la maladie chronique ou à tout autre moment de la maladie.

B

3. Le projet pédagogique individualisé : déroulement des programmes

TROIS TYPES DE PROGRAMMES PÉDAGOGIQUES DISTINGUÉS PAR LA LOI HPST

1. Les programmes d'éducation thérapeutique du patient (peuvent être proposés dans toutes les maladies chroniques).
2. Les actions d'accompagnement : assistance et soutien aux malades ou à leur entourage (ex : maladie d'Alzheimer).
3. Les programmes d'apprentissage : gestes techniques pour l'utilisation d'un médicament ou d'une technique (ex : pompe à insuline, dispositifs inhalés dans l'asthme).

- **Indications du projet pédagogique individualisé :**

  Un projet pédagogique individualisé se mettra en place chez un patient atteint de maladie chronique, pour l'aider à améliorer son autonomie et sa qualité de vie, en développant des compétences spécifiques.

LES PRINCIPES DU PROJET PÉDAGOGIQUE INDIVIDUALISÉ

Étapes de développement d'un programme éducatif :

1. **Élaborer un diagnostic éducatif**
   - Le diagnostic est indispensable à la connaissance du patient, à l'identification de ses besoins et attentes et à la formulation avec lui des compétences à acquérir ou à mobiliser.
2. **Définir un programme personnalisé d'éducation thérapeutique du patient**
   - Il s'agit de formuler avec le patient les compétences à acquérir ou à mobiliser au regard de son projet.
3. **Planifier et mettre en œuvre les séances d'éducation thérapeutique du patient collectives et/ou individuelles**
   - L'objectif est de proposer, selon les besoins et préférences du patient, une planification des séances d'éducation thérapeutique du patient.
   - Cette phase passe par une sélection des contenus des séances, des méthodes et des techniques d'apprentissage.
   - Elle se concrétise par des séances individuelles, d'une durée de 30 à 45 minutes, ou, le plus souvent, collectives ou en alternance.
   - Les séances collectives d'une durée de 45 minutes chez l'adulte, plus courtes ou avec des pauses chez l'enfant, rassemblent au minimum 3 personnes (au maximum 6 à 8 enfants, 8 à 10 adultes).
   - Elles sont propices au partage d'expériences.
4. **Réaliser une évaluation individuelle**
   - Elle permet de faire le point avec le patient sur ce qu'il a compris, ce qu'il sait faire, comment il vit au quotidien avec sa maladie, ce qu'il lui reste éventuellement à acquérir afin de lui proposer une nouvelle offre d'éducation thérapeutique qui tienne compte des résultats de cette évaluation et de l'évolution de la maladie.

LES QUESTIONS À ABORDER AVEC UN PATIENT DANS LE DIAGNOSTIC ÉDUCATIF : 5 GRANDES QUESTIONS

1. Qu'est-ce qu'il a ? Point sur la maladie, la sévérité, les comorbidités.
2. Qu'est-ce qu'il fait ? Dimensions sociales et professionnelles.
3. Qu'est-il ? Dimension psycho-affective, acceptation de la maladie.
4. Qu'est-ce qu'il sait ? Croyances et représentations.
5. Quels sont ses projets ? Attentes et besoins.

LES COMPÉTENCES À DÉVELOPPER CHEZ LES PATIENTS ATTEINTS DE MALADIE CHRONIQUE

1. Les compétences d'auto-soins sont des décisions que le patient prend avec l'intention de modifier l'effet de la maladie sur sa santé (OMS 2004).
2. Les compétences d'adaptation sont des compétences personnelles et interpersonnelles, cognitives et physiques, qui permettent aux personnes de maîtriser et de diriger leur existence, et d'acquérir la capacité à vivre dans leur environnement et à modifier celui-ci. Elles font partie d'un ensemble plus large de compétences psychosociales (OMS 2003).
3. Les compétences de sécurité visent à permettre au patient et à son entourage de savoir dépister et prendre en charge des situations à risque (hypoglycémie chez le diabétique, fièvre chez l'immunodéprimé).

B

4. Évaluer l'impact de l'éducation thérapeutique sur le succès du traitement

- **L'éducation thérapeutique vise à développer les connaissances et les compétences des patients pour une autonomie et une meilleure qualité de vie.**
- **On évaluera l'impact de l'éducation thérapeutique à plusieurs niveaux :**
  - un niveau comportemental : acquisition de compétences d'auto-soins, de sécurité ;
  - un niveau cognitif : amélioration des croyances erronées, des préjugés, des connaissances ;
  - un niveau médical : amélioration de paramètres liés à la maladie (HbA1c dans le diabète par exemple, exacerbations de bronchopneumopathie chronique obstructive) ;
  - un niveau d'autonomie et de sécurité : réduction des effets indésirables des traitements, des rechutes et complications de la maladie, des recours aux urgences ou hospitalisations ;
  - un niveau global : amélioration de la qualité de vie, réalisation des projets de vie.

+++ LE COUP DE POUCE DE L'ENSEIGNANT

- Il est indispensable de bien connaître les principes de l'éducation thérapeutique.
- L'ETP est une approche qui fait partie intégrante du soin, à n'importe quelle étape de la maladie.
- En France, l'ETP est indiquée dans une loi (HPST), avec des décrets d'application qui précisent les intervenants, le déroulement et la formation.
- L'information est un phénomène descendant, incitatif ; l'éducation est un phénomène participatif, transversal.

Principales situations de départ en lien avec l'item 324-1 : « Éducation thérapeutique du patient »

Situation de départ
En lien avec les données paracliniques
178. Demande/prescription raisonnée et choix d'un examen diagnostique **232.** Demande d'explication d'un patient sur le déroulement, les risques et les bénéfices attendus d'un examen d'imagerie
En lien avec la prise en charge aiguë et chronique
239. Explication préopératoire et recueil de consentement d'un geste invasif diagnostique ou thérapeutique **266.** Consultation de suivi d'un patient polymédiqué **267.** Consultation de suivi d'un patient polymorbide **279.** Consultation de suivi d'une pathologie chronique
En lien avec les situations diverses
328. Annonce d'une maladie chronique **352.** Expliquer un traitement au patient (adulte/enfant/adolescent) **354.** Évaluation de l'observance thérapeutique

Chapitre 19

Observance. Argumenter une prescription médicamenteuse

Pr Serge Perrot*, Pr Pierre-Olivier Girodet**

* Centre de la Douleur et d'Éducation Thérapeutique, Hôpital Cochin, Université de Paris

** Service de Pharmacologie Médicale, CIC1401, CHU de Bordeaux, Université de Bordeaux

OBJECTIFS : N° 324-2. Éducation thérapeutique, observance et automédication.

➔ Expliquer les facteurs améliorant l'observance médicamenteuse et non médicamenteuse lors de la prescription initiale et de la surveillance.

➔ Argumenter une prescription médicamenteuse et l'éducation associée en fonction des caractéristiques du patient, de ses comorbidités, de la polymédication éventuelle, et des nécessités d'observance.

PLAN

1. Observance et non-observance
2. La prescription médicale et la décision partagée
3. Les déterminants de la prescription médicamenteuse

Rang	Rubrique	Intitulé	Descriptif
B	Prise en charge	Argumenter une prescription et l'éducation associée, expliquer les facteurs d'observance	
A	Définition	Définition des notions d'observance, de concordance et d'alliance en thérapeutique	
A	Prévalence / épidémiologie	Connaître les principaux éléments épidémiologiques de la non observance et ses conséquences potentielles en termes de santé publique.	
B	Définition	Savoir reconnaître les déterminants et les conséquences de la "mal-observance"	
B	Étiologie	Connaître les facteurs liés à la non-observance thérapeutique à prendre en compte dès l'initiation d'une prescription	
A	Prise en charge	Connaître les facteurs améliorant l'observance médicamenteuse et non médicamenteuse	
A	Diagnostic positif	Savoir qu'un même patient peut présenter différents comportements de non observance	
B	Diagnostic positif	Connaître les techniques de communication pour évaluer au mieux l'observance médicamenteuse d'un patient	

Les situations de départ sont listées à la fin du chapitre.

A

1. Observance et non-observance

1.1. L'observance

DÉFINITION

L'observance est le degré de concordance entre le comportement du patient et les recommandations des soignants, aussi bien au niveau de la prescription que du suivi thérapeutique. Elle comprend deux éléments : l'adhésion et la maintenance au traitement.

- **L'observance concerne :**
  - la prise médicamenteuse elle-même, posologie, horaires et nombre de prises, absence de prise ou prise injustifiée, voire automédication ;
  - le bon suivi des règles hygiéno-diététiques ;
  - le suivi médical, la venue aux visites de contrôle.

1.2. Les facteurs d'observance

- **L'observance sera meilleure en cas de :**
  - traitement d'administration simple ;
  - traitement de courte durée ;
  - traitement bien toléré ;
  - traitement efficace ;
  - patient ayant bien compris les bénéfices attendus, les modalités de prise, les risques d'effets indésirables, les modalités de surveillance ;
  - bon contrôle de la maladie sous-jacente ;
  - absence de problématique psycho-sociale.

B

1.3. Les facteurs de non-observance

- La non-observance est fréquente dans toutes les pathologies chroniques. Elle pourrait concerner entre 20 et 70 % des patients.
- La non-observance a deux conséquences possibles : l'échec et le risque thérapeutiques.
- La non-observance explique une bonne part de la différence constatée entre les conclusions des essais cliniques et les résultats observés de la pratique médicale courante.

A

LES FACTEURS DE NON-OBSERVANCE D'UN TRAITEMENT

La non-observance est liée à de nombreux facteurs :

- la nature de l'affection traitée, d'autant plus que la maladie est non symptomatique : plus de 60 % de non-observance pour le traitement d'une seule anomalie biologique comme l'hypercholestérolémie ;
- la complexité de la stratégie thérapeutique ;
- la mauvaise tolérance du traitement ;
- les problèmes physiologiques présentés par le patient ;
- le degré de motivation ;
- la non-compréhension des objectifs par les patients ;

- l'implication des soignants ;
- l'absence de prise en charge des soins/traitements par les assurances publiques ou privées ;
- le stress, la dépression, l'anxiété des patients.

A 2. La prescription médicale et la décision partagée

- Le médecin a la liberté de ses prescriptions, mais le contrat tacite qui le lie au patient engage sa responsabilité quant à toutes les conséquences possibles.
- Le médecin doit donc sans cesse évaluer le rapport bénéfices/risques de sa prescription, voire de sa non prescription. Ceci passe par une prise en compte des attentes, des besoins et des croyances des patients, à côté de l'évaluation de la maladie, des comorbidités et des thérapeutiques envisageables.
- Cette appréciation constitue la base de la personnalisation de toute décision thérapeutique, c'est-à-dire l'adaptation de la thérapeutique prescrite à chaque patient, en ce que celui-ci a de particulier et d'individuel. Pour établir une médecine personnalisée, la relation de communication et de confiance est fondamentale.

La décision thérapeutique peut se faire classiquement selon 3 modèles :

- **le modèle paternaliste :** le médecin apporte les informations, descendantes, et décide ;
- **le modèle de patient autonome :** le patient s'informe par ses propres moyens et va décider, avec ses proches ;
- **le modèle de décision partagée :** chacun apporte ses informations, ses connaissances, ses besoins et attentes, et une décision commune au soignant et au patient va émerger.

- Dans le modèle de décision partagée, les soignants apportent l'information médicale et scientifique, les patients apportent l'information qu'ils ont, mais aussi leurs attentes et besoins. Le modèle de décision partagée est le modèle actuellement privilégié car la prise en compte des attentes et besoins des patients permettra une amélioration de l'observance et de leur satisfaction.
- Pour aboutir à une décision partagée, l'information mais surtout l'éducation du patient sont nécessaires.

QUATRE ÉLÉMENTS INDISPENSABLES À INTÉGRER POUR LA DÉCISION DE TRAITER

1. Connaissance des éléments liés au patient, à sa maladie : maladie, état physiologique et psychologique.
2. Connaissance du mode de vie du patient, de son entourage, de ses attentes et besoins.
3. Connaissance des traitements possibles : bénéfices/risques.
4. Respect de l'éthique médicale, de l'autonomie et de la qualité de vie du patient, dans une dimension empathique.

Ainsi, pour une même pathologie, les objectifs pourront être différents selon les patients.

A

3. Les déterminants de la prescription médicamenteuse

LES DÉTERMINANTS DE LA PRESCRIPTION MÉDICAMENTEUSE

- **L'interrogatoire et l'examen minutieux du patient sont indispensables, à l'initiation mais aussi lors du suivi du traitement en cours. Il faut donc :**
  - lister les antécédents médicaux, personnels et parentaux, maladies hépatique, rénale, neurologique ou psychique ; allergie, effets indésirables ou toxicité médicamenteuse ;
  - recenser les médicaments en cours, avec les ordonnances des autres médecins, détecter une automédication, pour prévenir le risque d'interaction médicamenteuse ;
  - évaluer le terrain, nécessitant une adaptation de posologie ou une éviction de certains médicaments : génétique, âge physiologique, du nourrisson jusqu'au grand vieillard (mettre en balance l'espérance de vie réelle et le risque thérapeutique), femme enceinte (risque tératogène ou toxique), mère qui allaite, sujet immunodéprimé ;
  - peser et mesurer le patient pour adapter la posologie ; attention aux médicaments à marge thérapeutique étroite (digitaliques, neuroleptiques) ;
  - connaître la fonction rénale et hépatique, exigeant une modulation de posologie ; rechercher une déshydratation et une dénutrition, fréquentes chez le sujet âgé, ordonnant la non utilisation ou la réduction de posologie de certains médicaments : anticoagulants oraux, sulfamides hypoglycémiants, IEC, AINS, diurétiques, ces trois derniers étant susceptibles d'entraîner une insuffisance rénale fonctionnelle, surtout en cas d'association ;
  - apprécier la capacité du patient, de ses proches (de ceux qui vivent avec lui) à comprendre les objectifs et les modalités du traitement, à lire l'ordonnance, à identifier les effets indésirables les plus fréquents, les plus graves ; une altération cognitive, mnésique et/ou sensorielle (notamment visuelle, cataracte, dégénérescence maculaire liée à l'âge) trop prononcée mettra en danger le patient, cette détérioration pouvant être provoquée ou aggravée par certains médicaments (hypnotiques, neuroleptiques...) ;
  - définir le contexte socio-économique, l'autonomie financière et physique du patient, qui pourraient le conduire au mésusage, voire à la non-observance du traitement prescrit ;
  - savoir objectiver la motivation du patient à vouloir suivre le traitement prescrit, selon les effets indésirables connus (impuissance sous bêta-bloquants), les contraintes d'horaires des prises (antirétroviraux), et les conceptions idéologiques, culturelles ou religieuses (cf. les transfusions sanguines) ;
  - informer minutieusement le patient et ses proches des objectifs et des modalités du traitement (posologie, horaires des prises), commenter l'ordonnance elle-même, expliciter les effets indésirables les plus fréquents, les plus graves... et s'assurer que les explications ont bien été comprises (ceci reste difficile en pratique, notamment à cause de possibles troubles mnésiques).

FICHE DE SYNTHÈSE

1. La non-observance, très fréquente dans les maladies chroniques, concerne à la fois le traitement et le suivi ; elle entraîne l'échec et le risque thérapeutiques.
2. La galénique mal adaptée, les horaires et la durée, la mauvaise tolérance du traitement, le grand âge, les troubles sensoriels et mnésiques, les difficultés motrices/de coordination sont des facteurs de non-observance.
3. L'optimisation de la stratégie thérapeutique, la hiérarchisation et la personnalisation des prescriptions, la qualité de l'information du patient, le temps passé par le médecin, la relation médecin-malade, basée sur la confiance, le respect et l'empathie, favorisent l'observance.
4. Devant un échec ou un échappement thérapeutique, il faut toujours, et en premier lieu, penser à une non-observance, avant d'ajouter un nouveau principe actif.

PRINCIPALES SITUATIONS DE DÉPART EN LIEN AVEC L'ITEM 324-2 : « OBSERVANCE. ARGUMENTER UNE PRESCRIPTION MÉDICAMENTEUSE »

Situation de départ
En lien avec le données paracliniques
232. Demande d'explication d'un patient sur le déroulement, les risques et les bénéfices attendus d'un examen d'imagerie
En lien avec les situations diverses
327. Annonce d'un diagnostic de maladie grave au patient et/ou à sa famille **328.** Annonce d'une maladie chronique **352.** Expliquer un traitement au patient (adulte/enfant/adolescent) **354.** Évaluation de l'observance thérapeutique

Chapitre 20

Automédication

Pr Serge Perrot*, Pr Pierre-Olivier Girodet**
* Centre de la Douleur et d'Éducation Thérapeutique, Hôpital Cochin, Université de Paris
** Service de Pharmacologie Médicale, CIC1401, CHU de Bordeaux, Université de Bordeaux

OBJECTIFS : N° 324-3. ÉDUCATION THÉRAPEUTIQUE, OBSERVANCE ET AUTOMÉDICATION

➔ Expliquer à un malade les risques inhérents à une automédication.

➔ Planifier avec un malade les modalités d'une automédication contrôlée.

PLAN

1. Définitions de l'automédication
2. Les médicaments d'automédication
3. Quelques chiffres sur l'automédication
4. Bon usage et mésusage de l'automédication
5. Risques de l'automédication
6. Le médecin et le pharmacien face à l'automédication
7. Règles d'éducation des patients pour l'automédication

Rang	Rubrique	Intitulé	Descriptif
A	Définition	Définition des différents types d'automédication	
B	Prévalence / épidémiologie	Savoir que l'automédication concerne la majorité des patients et doit être enseignée par le médecin	
A	Définition	Connaître les principaux médicaments concernés par l'automédication	
B	Définition	Connaître les spécificités des médicaments de « médication officinale »	
A	Étiologie	Connaître les acteurs de l'automédication et les facteurs influençant leurs choix	
A	Prise en charge	Connaître les risques inhérents à une automédication	
B	Définition	Définition de la "médecine personnalisée" (ou médecine de précision) et de la "médecine centrée sur la personne"	
B	Prise en charge	Connaître les grands principes pour "personnaliser" la prise en charge médicale	Notions de bénéfice attendu, de rapport bénéfice/risque, de définition et de hierarchisation des priorités, en se préoccupant des préférences d'un patient informé, associé aux décisions le concernant

Les situations de départ sont listées à la fin du chapitre.

A

1. Définitions de l'automédication

L'automédication a été définie par le Conseil de l'Ordre des médecins et l'OMS selon les termes suivants :

- utilisation, hors prescription médicale, par des personnes pour elles-mêmes ou pour leurs proches et de leur propre initiative, de médicaments considérés comme tels et ayant reçu une autorisation de mise sur le marché (AMM), avec la possibilité d'assistance et de conseils de la part des pharmaciens (Conseil national de l'Ordre des médecins, 2001) ;
- traitement de certaines maladies par les patients grâce à des médicaments autorisés, accessibles sans ordonnance, sûrs et efficaces, dans les conditions d'utilisation indiquées (OMS, 2000).

A

2. Les médicaments d'automédication

Selon l'Agence Nationale de Sécurité du Médicament et des produits de santé (ANSM), il s'agit de médicaments disponibles sans ordonnance, également nommés « médicaments de médication officinale ». Ils peuvent cependant être prescrits par un médecin. Ils ont fait l'objet d'une AMM et ont donc, à ce titre, un rapport bénéfice/risque considéré comme favorable. Ils sont régis par les mêmes règles de sécurité et de suivi que les médicaments de prescription.

On distingue :

- **Médicaments disponibles sans ordonnance via une demande au pharmacien :**
  - ils représentent la plupart des médicaments d'automédication ;
  - remboursables, ou non, par la sécurité sociale.
- **Médicaments en accès direct : environ 600 médicaments :**
  - synonymes : en libre accès, « *over the counter* » (OTC) ;
  - placés devant le comptoir de la pharmacie afin de permettre au patient de se servir lui-même ;
  - non remboursables par la sécurité sociale ;
  - l'ANSM définit la liste des médicaments qui peuvent être présentés en accès direct dans les pharmacies selon les critères choisis pour garantir la sécurité sanitaire et la sécurité des patients ;
  - ces médicaments, du fait de leurs indications thérapeutiques, peuvent être utilisés sans intervention d'un médecin pour le diagnostic, l'initiation ou la surveillance d'un traitement ;
  - de plus, ils présentent une posologie, une durée prévue de traitement et une notice adaptées ;
  - trois catégories existent :
    - ➢ médicaments allopathiques : 522 spécialités en 2017 ;
    - ➢ médicaments homéopathiques : 38 spécialités en 2017 ;
    - ➢ médicaments à base de plantes : 47 spécialités en 2017.

Cette définition des médicaments d'automédication émane des autorités administratives et ne comporte pas les médicaments issus des armoires à pharmacie familiales et réutilisés par les patients mais il s'agit *de facto* d'un comportement d'automédication.

B

3. Quelques chiffres sur l'automédication

- Même si l'automédication est moins développée en France par rapport aux pays voisins européens, elle représente néanmoins un phénomène répandu et probablement sous-estimé :
  - 10,8 % du marché pharmaceutique global en France en 2017 ;
  - en 2017, en France, le marché de l'automédication pèse 2,2 milliards € alors que le marché des médicaments remboursables vendus dans les officines représente 36 milliards € ;

- les Français dépensent chaque année 34,50 € par personne en automédication ;
- en 2018, **8 Français sur 10 avaient recours à l'automédication** (sondage Harris Interactive pour l'Afipa, la fédération des fabricants de produits d'automédication) (https://www.afipa.org/wp-content/uploads/2019/07/CP_Harris.pdf) ;
- on recense environ **4 000 médicaments en vente sans ordonnance**, dont environ 600 en accès direct en pharmacie. Près d'un quart des Français y ont recours régulièrement.

- À noter le travail de lobbying de l'industrie pharmaceutique pour promouvoir l'automédication *via* l'Afipa (Association française de l'industrie pharmaceutique pour une automédication responsable).

A

4. Bon usage et mésusage de l'automédication

4.1. Conditions de l'automédication « responsable »

- Traitement de symptômes courants et bénins :
  - ex. : douleurs légères ou modérées, fièvre, rhume, herpès labial.
- Traitement de courte durée.
- Privilégier les spécialités simples (un seul principe actif).
- Respect des exigences de sécurité.
- Consultation médicale en cas de persistance des symptômes.
- Informer son médecin de toute automédication.
- Conseils du pharmacien d'officine.
- Information du patient, via les notices des médicaments :
- Éducation du patient.

4.2. L'automédication « non responsable »

- Utilisation de médicaments antérieurement prescrits sur ordonnance :
  - recours systématique et abusif au contenu de l'armoire à pharmacie familiale ;
  - ex. : antibiotiques.
- Traitement de longue durée.
- Automédication non déclarée au médecin ou au pharmacien.
- Consommation médicamenteuse inadaptée, sans respect des modalités d'administration.
- Utilisation de médicaments inconnus :
  - conseillés ou transmis par l'entourage ;
  - achetés sur Internet.
- Automédication avec plusieurs médicaments.
- Automédication lors de la grossesse et chez l'enfant en bas âge.

A 5. Risques de l'automédication

5.1. Automédication : risque de mésusage et ses conséquences, les accidents médicamenteux

L'automédication expose au risque de mésusage et à ses conséquences, les accidents médicamenteux :

- Mésusage du médicament :
  - erreurs de posologie ;
  - administration à de jeunes enfants de formes pharmaceutiques destinées à des adultes ;
  - durée de traitement trop courte, arrêt brutal d'un médicament ;
  - non-respect des contre-indications et des précautions d'emploi ;
  - utilisation de médicaments périmés.
- Effets indésirables :
  - ex. : hémorragie digestive sous acide acétylsalicylique aspirine ;
  - ex. : somnolence sous antihistaminique H1.
- Interactions médicamenteuses :
  - ex. : augmentation du risque hémorragique par l'association anti-inflammatoire non stéroïdien (AINS) et anticoagulant ;
  - ex. : diminution de l'absorption digestive des médicaments administrés simultanément avec un antiacide.
- Risques iatrogéniques pendant la grossesse :
  - ex. : aspirine au-delà de 24 semaines d'aménorrhée (5 mois révolus) : exposition du fœtus à une toxicité cardio-pulmonaire (fermeture prématurée du canal artériel, hypertension artérielle pulmonaire) et à une insuffisance rénale associée à un oligohydramnios.
- Évolution vers une pharmacodépendance :
  - ex. : antitussif à base de codéine, utilisé par des sujets dépendants aux opiacés. Depuis août 2017, les médicaments à base de codéine sont uniquement délivrés sur ordonnance.
- Surdosage médicamenteux :
  - ex. : prise concomitante de deux médicaments contenant du paracétamol.

5.2. Automédication : autres risques

L'automédication expose également à d'autres risques :

- Retard de diagnostic d'une urgence vitale :
  - cardio-thoracique (infarctus du myocarde, embolie pulmonaire, pneumothorax), neurologique (accident vasculaire cérébral), digestive, etc. ;
  - ex. : douleur thoracique aiguë traitée par antalgique classe 1 ou AINS.
- Retard de diagnostic et traitement inadapté d'une pathologie chronique :
  - ex. : traitement antihistaminique H1 pour des symptômes d'asthme avant tout bilan fonctionnel respiratoire et allergologique.
- Complication d'une affection bénigne :
  - ex. : déshydration secondaire à une diarrhée aiguë traitée uniquement par ralentisseur du transit intestinal, sans règle hygiéno-diététique associée (boissons abondantes).

- Accident de la voie publique :
  - ex. : somnolence liée à l'automédication chronique par benzodiazépine ou la prise de codéine.
- Accident du travail / conducteurs de véhicules et utilisateurs de machines.
- Développement de comportements addictifs.
- Réactions positives aux tests antidopage chez les sportifs.

A 6. Le médecin et le pharmacien face à l'automédication

6.1. Rôle du médecin

- Identifier l'automédication :
  - interrogatoire systématique du patient sur les traitements habituels.
- Connaître et dépister les interactions potentielles entre médicaments prescrits et automédication.
- Rechercher les étiologies iatrogènes, notamment l'automédication méconnue, lors de la survenue de tout nouveau symptôme.
- Conseil au patient par une information et une éducation concernant :
  - les effets indésirables médicamenteux ;
  - les situations à risques (enfant, sujet âgé, grossesse, comorbidités multiples, nombreux traitements concomitants).
- Déclaration de tout effet indésirable grave ou inattendu au Centre Régional de Pharmacovigilance.

6.2. Rôle du pharmacien

- Le rôle de conseil du pharmacien est fondamental : il impose de sa part une information claire et adaptée, lors d'un entretien d'une durée suffisante et dans des conditions respectant la confidentialité du patient :
  - expliquer les posologies, les modalités d'administration ;
  - donner des consignes de vigilance chez les enfants et les sujets âgés ;
  - rechercher systématiquement à l'interrogatoire une grossesse chez une femme en âge de procréer ;
  - expliquer, le cas échéant, les risques majeurs de l'automédication chez la femme enceinte ou allaitante ;
  - rechercher les contre-indications, précautions d'emploi ;
  - avertir le patient du risque d'interaction médicamenteuse.
- **Modification récente pour améliorer l'automédication des antalgiques, et favoriser le conseil pharmaceutique :** À compter du 15 janvier 2020, les médicaments contenant du paracétamol et certains anti-inflammatoires non stéroïdiens (ibuprofène et aspirine) devront tous être placés derrière le comptoir du pharmacien. Cette mesure vise à favoriser le bon usage de ces médicaments d'utilisation courante. Ces médicaments seront toujours disponibles sans ordonnance.

A 7. Règles d'éducation des patients pour l'automédication

7.1. Avant l'achat d'un médicament

- Demander conseil au pharmacien d'officine.
- Lire les informations inscrites sur la boîte de médicament :

- substance active, excipients ;
- indication, modalités d'administration, précautions d'emploi ;
- pictogramme sur les risques liés à la conduite automobile.

- Vigilance accrue dans les situations suivantes :
  - femme enceinte ou allaitante ;
  - allergie médicamenteuse connue ;
  - sujet âgé (> 75 ans) ;
  - enfant (< 12 ans) ;
  - affections de longue durée, notamment hépatique, cardiaque, rénale ou diabète.

7.2. Avant la prise d'un médicament

- Lire la notice.
- Conserver le médicament et sa notice dans la boîte d'origine.
- Noter la date de péremption.
- Ne pas laissez le médicament à la portée ou à la vue des enfants.

7.3. Au cours du traitement

- Prévention des interactions médicamenteuses :
  - éviter de prendre plusieurs médicaments en automédication ;
  - signaler au pharmacien la prise concomitante de médicaments (anticoagulant) ;
  - éviter le jeûne, l'alcool (bière, vin), le tabac et certaines boissons (à base de plantes, jus de pamplemousse).
- Consultation médicale en cas de persistance/aggravation des symptômes.
- Respectez les modalités d'administration :
  - posologie, nombre de prises quotidiennes, intervalle entre les prises, dose maximale recommandée ;
  - durée du traitement.
- Signaler tout événement indésirable à un médecin ou à un pharmacien.

Bibliographie

- LA RÉFÉRENCE À RETENIR
  - http//www.sante.gouv.fr/automedication.

FICHE DE SYNTHÈSE

1. L'automédication responsable impose une information et une éducation des patients.
2. Le rôle du pharmacien d'officine est fondamental pour prévenir les risques liés à l'automédication.
3. Cette prise en charge particulière doit être réservée au traitement de symptômes bénins, pendant une courte durée et en monothérapie.
4. Les risques iatrogènes liés à l'automédication sont potentiellement graves.
5. Une consultation médicale s'impose en cas de persistance/aggravation des symptômes.

+++ LE COUP DE POUCE DE L'ENSEIGNANT

- **Ne pas oublier :** le médecin joue un rôle important dans l'identification d'une automédication et la prise en charge de ses complications.
- **Très important :** connaître la pharmacologie (contre-indications, précautions d'emplois, effets indésirables, interactions médicamenteuses) des médicaments les plus utilisés par automédication : acide acétylsalicylique, AINS et antalgiques.

Pièges à éviter :

– face à un patient ou dans le cadre d'un cas clinique d'un ECN, penser à l'automédication et à ses risques d'effets indésirables ou d'interactions médicamenteuses dans les situations suivantes :

– nouveau symptôme sans rapport avec une affection connue ;

– bilan biologique standard comportant des valeurs anormales ;

– nombreux médicaments concomitants ;

– terrains physiologiques à risque : enfant en bas âge, sujet âgé, grossesse, allaitement ;

– pathologies à risque : insuffisance rénale, insuffisance hépatique, insuffisance cardiaque.

Principales situations de départ en lien avec l'item 324-3 : « Automédication »

Situation de départ
En lien avec la prise en charge aiguë et chronique
249. Prescrire des anti-inflammatoires non-stéroïdiens (AINS) 250. Prescrire des antalgiques 251. Prescrire des corticoïdes par voie générale ou locale 266. Consultation de suivi d'un patient polymédiqué 292. Première consultation d'addictologie
En lien avec la prévention
352. Expliquer un traitement au patient (adulte/enfant/adolescent) 354. Évaluation de l'observance thérapeutique

ITEM 325

Identification et gestion des risques liés aux médicaments et aux biomatériaux, risque iatrogène, erreur médicamenteuse

Chapitre 21

Identification et gestion des risques liés aux médicaments et aux biomatériaux, risque iatrogène, erreur médicamenteuse

(voir item 4 et item 5)

Dr Haleh Bagheri*, Pr Jean Doucet, Dr Maryse Lapeyre-Mestre*, Dr François Montastruc*, Pr Jean-Louis Montastruc*, *****

*Service de Pharmacologie Médicale et Clinique, et Centre de Pharmacovigilance de Toulouse, Centre d'Addictovigilance de Toulouse, Faculté de Médecine et CHU de Toulouse

**Service de Médecine Interne polyvalente, CHU de Rouen, Université de Rouen

***Membre de l'Académie Nationale de Médecine

PLAN

1. Les Effets Indésirables Médicamenteux (EIM), la iatrogénèse médicamenteuse
2. Objectifs et principes du fonctionnement de la PharmacoVigilance, de l'AddictoVigilance et de la MatérioVigilance ; imputabilité médicamenteuse
3. Risques liés à la contrefaçon des médicaments
4. Identification et prévention des erreurs médicamenteuses et des dysfonctionnements dans le circuit du médicament
5. Démarche permettant une culture positive de l'erreur
6. Aléa thérapeutique et rôle de l'Office national d'indemnisation des accidents médicaux (ONIAM)

OBJECTIFS : N° 325. Identification et gestion des risques liés aux médicaments et aux biomatériaux, risque iatrogène, erreur médicamenteuse (voir Items 4. et 5.)

➔ Définir et expliquer le mécanisme des principales pathologies induites par les médicaments.

➔ Iatrogénie médicamenteuse : épidémiologie, imputabilité et conséquences en santé publique.

➔ Expliquer les objectifs et les principes du fonctionnement de la pharmacovigilance, de l'addictovigilance et de la matériovigilance).

➔ Préciser les temps d'une démarche permettant une culture positive de l'erreur : analyse des EIG, Revue de Morbi-mortalité, information et plan d'action.

➔ Apprécier les risques liés à la contrefaçon de médicaments.

➔ Identifier et prévenir les erreurs médicamenteuses et celles du circuit du médicament.

➔ Définir la notion de responsabilité sans faute (aléa thérapeutique) et le rôle de l'Office national d'indemnisation des accidents médicaux (ONIAM).

Rang	Rubrique	Intitulé	Descriptif
A	Définition	Définition d'un effet indésirable médicamenteux (EIM)	
A	Définition	Comprendre les enjeux concernant les risques liés aux médicaments et aux biomatériaux	
A	Définition	Définition d'une prescription médicamenteuse inappropriée (PMI)	
B	Définition	Prévention des dysfonctionnements du circuit du médicament	Connaître la règle des 5B
B	Physio-pathologie	Définir et expliquer les mécanismes généraux des principales pathologies induites par les médicaments	
B	Épidémiologie	Épidémiologie des risques iatrogènes	Connaître les principaux résultats de l'Étude nationale des événements indésirables liés aux soins

A	Définition	Connaître les caractéristiques des EIM chez les personnes âgées	
A	Définition	Connaître les objectifs et principes de la pharmacovigilance	
B	Définition	Connaître le principe d'imputabilité	Identifier les limites dans la quantification de la iatrogénie médicamenteuse
A	Définition	Déclaration d'un effet indésirable suspecté d'être dû à un médicament	Connaître le mécanisme de déclaration d'un effet indésirable suspecté d'être dû à un médicament (Quoi déclarer, à qui, par qui, comment ?)
A	Définition	Expliquer les objectifs et principes de l'addictovigilance	
A	Définition	Connaître le mécanisme de déclaration d'un abus, une dépendance et des usages détournés liés à la consommation de toutes les substances ou plantes ayant un effet psychoactif, ainsi que de tous les médicaments ou autres produits en contenant	Être capable de déclarer un abus, une dépendance et des usages détournés liés à la consommation de toutes les substances ou plantes ayant un effet psychoactif, ainsi que de tous les médicaments ou autres produits en contenant (Quoi déclarer, à qui, par qui, comment ?)
B	Définition	Connaître les objectifs et principes de la matériovigilance	
A	Définition	Déclaration d'un effet indésirable suspecté d'être dû à des biomatériaux	Connaître le mécanisme de déclaration, d'un un effet indésirable suspectés d'être dû à des biomatériaux (Quoi déclarer, à qui, par qui, comment ?)
A	Prise en charge	Identifier une erreur médicamenteuse, ses mécanismes et connaître les conséquences	
A	Définition	Erreur médicamenteuse - Signalement	Être capable de signaler une erreur médicamenteuse
A	Prise en charge	Identifier et prévenir une erreur sur le circuit du médicament	
B	Définition	Définition de la contrefaçon d'un médicament	Connaître la définition de la contrefaçon des médicaments
B	Définition	Apprécier les risques liés à la contrefaçon des médicaments	
B	Définition	Définir la notion de responsabilité sans faute et le rôle de l'ONIAM	
B	Définition	Modalités de saisine de l'Office national d'indemnisation des accidents médicaux (ONIAM)	Connaître les modalités de saisine de l'ONIAM

Les situations de départ sont listées à la fin du chapitre.

- Les médicaments ou les biomatériaux sont des substances étrangères à l'organisme humain (xénobiotiques). Leur usage induit un risque d'effet indésirable (EI).
- **La mise en place d'une gestion des risques permet** une veille d'analyse des risques puis des actions préventives (suppression ou diminution de certains facteurs de risque) et correctives (réduction des conséquences d'un EI avéré).
- **Le risque iatrogène est le risque de conséquences néfastes d'affections liées à la prescription médicale.** L'accent doit être mis sur la prévention des EI « **graves** » (EIG) « **évitables** ».
- Par définition évitable, **l'erreur médicamenteuse** est la réalisation d'un acte non intentionnel ou l'omission d'un acte approprié impliquant un médicament durant le processus de soins. Elle est à l'origine d'un risque et parfois d'un EI. Le patient doit être informé par son médecin et son pharmacien de l'éventualité d'EI.

- Tout symptôme ou syndrome peut être un EI Médicamenteux (EIM).
- La notification d'un EIM à la pharmacovigilance est obligatoire pour les prescripteurs (médecins, chirurgiens-dentistes, sages-femmes) et les pharmaciens. Elle est possible pour les autres professionnels de santé ou les patients.

A

1. Les Effets Indésirables Médicamenteux (EIM), la iatrogénèse médicamenteuse

1.1. Introduction

- Toute prescription et/ou administration de médicament expose à la survenue d'EIM de gravité variable sans lien obligatoire avec l'efficacité du médicament. Les affections iatrogènes sont à l'origine de morbidités, d'hospitalisations, de mortalité (1ère cause d'hospitalisation, 4e cause de mortalité). Elles génèrent un retentissement économique important, lié aux hospitalisations, prolongations d'hospitalisations et examens complémentaires inutiles et coûteux. L'absence de diagnostic d'une affection iatrogène peut conduire à une prescription médicamenteuse supplémentaire masquant la symptomatologie et elle-même source d'EIM supplémentaires.

1.2. Définition

- Un **EIM** est une réaction nocive et non voulue à un médicament en cas d'utilisation conforme aux termes de son autorisation de mise sur le marché ou lors de toute autre utilisation (surdosage, mésusage, abus de médicaments, erreur médicamenteuse).
- Étymologiquement la « iatrogénèse » (« iatrogénie ») est l'ensemble des affections déterminées par le médecin (« iatros »). Elle inclut les EIM, ceux des agents physiques, des produits non médicamenteux ou des techniques invasives (notamment dispositifs médicaux implantables). On exclut de cette définition les intoxications aiguës ou les toxicomanies. Un EIM n'est absolument pas synonyme « d'erreur médicale » ou de mauvais médicament !
- La survenue de tout EIM, quelle qu'en soit la gravité, doit conduire à une déclaration immédiate au **Centre Régional de PharmacoVigilance (CRPV),** une analyse de la situation et une communication avec le patient. Il s'agit d'une **obligation légale.**
- Certains EIM sont « attendus » *(« expected »)* compte tenu des renseignements fournis par les études avant ou après la mise sur le marché (tout antihypertenseur expose au risque d'hypotension artérielle). L'EIM est alors généralement mentionné dans le résumé des caractéristiques du produit (RCP) et dit « *labelled* ». D'autres EIM sont « inattendus » (« *unexpected* » et donc « *unlabelled* ») parce que l'EIM n'a encore jamais été rapporté.
- Certains EIM sont le plus souvent « évitables » si l'on prend toutes les précautions nécessaires lors de la prescription (respect des contre-indications, des posologies et des précautions d'emploi), l'administration et la surveillance du patient (surdosage de médicament d'élimination rénale chez un sujet âgé). D'autres EIM sont « inévitables » (hémorragie digestive sous anticoagulant chez un patient sans antécédent digestif connu). Un EIM sur 2 est évitable.
- Certains risques d'EIM sont acceptables parce qu'ils sont « non graves » (nausées) ou encore parce que le risque de survenue est faible alors que la maladie traitée est grave et qu'il n'existe pas d'alternative thérapeutique (neutropénie sous antimitotique). D'autres EIM sont inacceptables, généralement parce qu'« évitables » (hémorragie sous antiagrégant plaquettaire dans une indication non validée). C'est la notion de balance bénéfices-risques.

1.3. Prévalence

- Globalement les effets indésirables médicamenteux sont responsables d'environ 5 % des consultations en médecine ambulatoire et de 5 à 10 % des hospitalisations.
- La mortalité liée à un effet indésirable médicamenteux est estimée à environ 5 % des hospitalisations.

- Il faut noter que les EIM ne résument pas la iatrogénie, en général. Il faut aussi tenir compte des autres EI liés aux soins et autres pratiques thérapeutiques. L'enquête sur les évènements indésirables graves associés aux soins (ENEIS) montre que la fréquence des EIG survenus pendant l'hospitalisation est de 6 pour 1000 jours d'hospitalisation (9 en chirurgie et 5 en médecine), soit environ un EIG tous les 5 jours dans un service de 30 lits. Par ailleurs, 4,5 % des séjours étaient causés par un EIG, dont 2,5 % par un EIG évitable. Les EIG survenant pendant l'hospitalisation sont le plus souvent associés aux actes invasifs et les EIG à l'origine d'admissions, aux produits de santé. L'enquête ENEIS montre également que les patients âgés et fragiles sont plus exposés aux EIG évitables.

B

1.4. Mécanismes des EIM

- **On distingue deux types d'EIM :**
  1. ***Les EIM pharmacologiquement prévisibles (type A, « Augmented »)*** sont la conséquence de l'effet pharmacodynamique principal du médicament (hypoglycémie sous insuline, hypokaliémie sous thiazidique) ou d'un effet latéral autre que l'effet pharmacologique principal (sècheresse buccale liée aux effets atropiniques des antiH1). Ils sont généralement dose-dépendants, fréquents, connus dès les essais cliniques et donc avant l'autorisation de mise sur le marché (AMM). Ces EIM peuvent survenir dans un contexte de bon usage du médicament ou lors d'une erreur médicamenteuse : par exemple, erreur d'indication, non-respect des contre-indications ou des précautions d'emploi (bêtabloquants en cas de trouble de la conduction auriculo-ventriculaire), posologie inadaptée au terrain (sujet âgé, enfant), erreur de mode d'administration ou encore défaut de surveillance (surdosage en AVK).
  2. ***Les EIM pharmacologiquement non prévisibles (type B, « Bizarre »),*** dont la survenue ne peut être expliquée par les propriétés pharmacologiques du médicament : essentiellement les EIM immuno-allergiques (réactions cutanées, chocs anaphylactiques). Ils sont en général inévitables (sauf si le malade a un antécédent de réaction immuno-allergique avec le médicament administré ou un médicament proche) et souvent non détectés au cours des essais cliniques.

1.5. Facteurs favorisant les EIM

- Ils concernent schématiquement le malade, les médicaments et le prescripteur/dispensateur. Généralement, un EIM résulte de plusieurs circonstances favorisantes associées. Les facteurs favorisants ci-dessous comportent 3 parties arbitrairement séparées et sans hiérarchie particulière.

1.5.1. Circonstances en rapport direct avec le(s) médicament(s)

- **Caractéristiques pharmacologiques particulières de certains médicaments :**
  - Les médicaments à marge thérapeutique étroite (dose toxique proche de la dose efficace : lithium, aminosides…) exposent à la survenue d'EIM en l'absence de surveillance adaptée des taux plasmatiques.
  - Les médicaments à longue demi-vie d'élimination (par exemple certaines benzodiazépines comme le clorazépate Tranxène®) exposent à une accumulation, notamment en cas d'atteinte rénale et/ou hépatique ralentissant leur élimination.
- **Nombre de médicaments prescrits et administrés :**

  Il existe une augmentation exponentielle du risque d'EIM en fonction du nombre de médicaments prescrits.

- **Mise récemment sur le marché d'un médicament :**

  Bien qu'un médicament ne soit mis sur le marché qu'après vérification de son efficacité avec des risques limités, celui-ci n'a été évalué que sur des groupes limités de patients qui, pour des raisons de méthodologie, ne sont pas représentatifs des patients traités en pratique courante. Un EIM rare n'est donc généralement pas dépisté au cours des essais cliniques. D'où l'intérêt de la Pharmacovigilance (PV) après l'AMM.

1.5.2. Circonstances liées au prescripteur (médecin, chirurgien-dentiste, sage-femme) ou au dispensateur (pharmacien pour les médicaments délivrés sans ordonnance)

- **Difficulté pour le prescripteur d'extrapoler en pratique médicale courante** des principes d'utilisation établis à partir d'essais cliniques bien menés : exemple de l'épidémie d'hyperkaliémies sous spironolactone après l'essai RALES.
- **Objectifs et moyens thérapeutiques inadaptés au patient** quant à la gravité de sa maladie, sa qualité de vie, son souhait.
- **Appréciation insuffisante des comorbidités,** notamment de l'état rénal, cardio-vasculaire, cognitif, nutritionnel...
- **Surveillance insuffisante.**
- **Harmonisation insuffisante des prescriptions** émanant de plusieurs prescripteurs, absence de communication médecin-pharmacien ou médecin-soignant.
- **Absence de réévaluation de l'ordonnance,** conduisant à maintenir un médicament qui n'a plus d'utilité ou à la balance bénéfices-risques devenue défavorable, d'où l'intérêt de la dé-prescription.

A

1.5.3. Circonstances en lien avec la situation du patient et sa (ses) maladie(s)

- **Les erreurs d'observance** exposent à des accidents de sevrage (arrêt brutal d'un corticoïde, d'une benzodiazépine) ou de surdosage.
- **Groupes de patients à risque accru d'EIM :** essentiellement personnes âgées, enfants, femmes enceintes, sujets atopiques. La fréquence des EIM double après 65 ans. 10 % à 20 % des hospitalisations de personnes de plus de 65 ans sont liées (au moins partiellement) à un EIM. De même, leur gravité (directe par exemple par trouble du rythme cardiaque ou indirecte par complication d'une chute à la suite d'une hypotension orthostatique) est plus importante chez la personne âgée.
- **La polymorbidité concernant les maladies chroniques ou aiguës (infections, déshydratation) :**
  - conduit à une augmentation du nombre de médicaments prescrits (souvent par plusieurs prescripteurs) ;
  - altère la pharmacocinétique (en particulier rénale et hépatique) et/ou la pharmacodynamie des médicaments ;
  - et modifie les réactions d'homéostasie de l'organisme (une déshydratation majore le risque d'hypotension orthostatique par antihypertenseur).
- **Certaines situations augmentent le risque d'EIM** par le biais de modifications pharmacocinétiques, pharmacodynamiques ou d'altérations de l'homéostasie. Elles expliquent les contre-indications, les précautions d'emploi ou de surveillance particulières. Ces situations peuvent être :
  - physiologiques (grossesse, sujet âgé, anomalies enzymatiques : déficit en G6PD…) ;
  - pathologiques : insuffisance rénale chronique (aminosides), insuffisance hépatique (anticoagulants), insuffisance respiratoire chronique (benzodiazépines), insuffisance cardiaque, asthme, artérite (bêtabloquants), antécédents de dysthyroïdie (amiodarone), anxiété, troubles de la personnalité (insomnie sous antidépresseurs)…

    Un terrain allergique augmente aussi le risque d'EIM.
- **Les principales modifications pharmacocinétiques** pouvant favoriser les accidents médicamenteux, sont :
  - la diminution du volume de distribution (déshydratation) ;
  - l'hypoalbuminémie (dénutrition) qui diminue la fixation des médicaments fortement liés à l'albumine (sulfamides hypoglycémiants, AVK, AINS, fibrates...) et augmente leur fraction libre ;

- l'altération du débit de filtration glomérulaire entraînant une accumulation des médicaments à élimination rénale (aminosides, lithium…) ;
- l'altération des fonctions hépatiques (insuffisance hépatique) responsable d'une accumulation des médicaments à élimination hépatique (bêtabloquants, anxiolytiques…) ou d'une majoration de l'action des anticoagulants.

• **L'automédication** (non encadrée par le pharmacien) et *a fortiori* non déclarée (par le malade) peut conduire à des EIM (AINS…).

1.6. Manifestations des EIM

1.6.1. Généralités

• Le diagnostic d'EIM doit être évoqué face à toute symptomatologie (et surtout lorsque celle-ci ne s'explique pas aisément par l'évolution de la maladie) ou encore recherché systématiquement au cours de la surveillance d'un traitement. C'est le « réflexe iatrogène » à avoir devant chaque patient : « Et si c'était le médicament ? »

• Les manifestations peuvent porter sur l'organe cible (EIM cardiaques sous anti-arythmique) et/ou sur d'autres fonctions (atteintes rénales sous AINS). Elles peuvent être mono-symptomatiques (bloc auriculo-ventriculaire) ou revêtir, en particulier chez le sujet âgé, une symptomatologie frustre ou atypique.

• Les EIM peuvent survenir sur des organes sains (néphropathie tubulo-interstitielle sous aminoside) ou préalablement lésés (insuffisance rénale sous IEC en cas de sténose serrée de l'artère rénale).

• Certains EIM sont communs à tous les médicaments d'une même classe pharmacologique (somnolence sous benzodiazépines), d'autres ne concernent que certains médicaments, voire un seul à l'intérieur d'une classe médicamenteuse (troubles de conduction sous inhibiteurs calciques non dihydropyridines) : verapamil, diltiazem.

1.6.2. Les EIM les plus fréquents sont :

- allergiques (cutanés) ;
- digestifs (nausées, vomissements, troubles du transit, hépatites) ;
- cardiovasculaires (hypotension artérielle) ;
- neuropsychiques (somnolence, confusion, troubles de l'équilibre...) ;
- céphalées...

1.6.3. Les EIM « graves » sont :

- le choc anaphylactique ;
- les hémorragies ;
- l'insuffisance rénale aiguë ;
- les hépatites ;
- les hypotensions artérielles ;
- les troubles du rythme ou de la conduction cardiaques ;
- le syndrome de Lyell ;
- les atteintes hématologiques (neutropénies, thrombopénies) ;
- les hypoglycémies et les troubles hydro-électrolytiques quant à eux peuvent revêtir des symptomatologies diverses.

- **Les médicaments les plus fréquemment en cause sont ceux les plus prescrits :**
  - cardio-vasculaires (diurétiques, antihypertenseurs, antiarythmiques) ;
  - anticoagulants (AVK ou AOD) ;
  - psychotropes (benzodiazépines, antidépresseurs, neuroleptiques) ;
  - antibiotiques ;
  - AINS (y compris l'acide acétyl salicylique) ;
  - hypoglycémiants ;
  - et aussi les médicaments des affections malignes.
- **Tous les médicaments, même ceux paraissant anodins, comme la phytothérapie, exposent à des EIM.**

L'annexe présente les principaux médicaments responsables des grandes pathologies médicamenteuses (liste non exhaustive).

1.7. Prévention

- **Une des mesures de prévention des EIM est de n'avoir recours au médicament qu'en cas de nécessité démontrée.** Certaines maladies requièrent en première intention, voire exclusivement, un traitement non médicamenteux qui peut s'avérer aussi efficace qu'un médicament sans avoir d'EI. « Le médicament ne résume pas la thérapeutique ». Des mesures préventives, fonctions des diverses situations, sont regroupées en règles « Recommandations Professionnelles » de bon usage des médicaments.
- Ainsi la PV permet d'éviter la « prescription inappropriée » définie comme l'emploi de médicaments engendrant plus de risques que de bénéfices pour le patient, l'usage de médicaments connus pour être responsables d'interactions significatives sur le plan clinique, mais aussi la sous-prescription de médicaments dont le patient pourrait tirer des bénéfices. Des listes de médicaments potentiellement associés à ces prescriptions inappropriées ont été publiées et validées, notamment chez les personnes âgées.

B
- **D'une façon plus générale, la règle des 5B a été édictée pour prévenir les dysfonctionnements du circuit du médicament.** Il faut administrer au :
  - bon patient : toujours vérifier l'identité d'un patient que l'on ne connaît pas, vérifier que c'est le bon dossier médical, vérifier l'état clinique et biologique ;
  - bon médicament : demander confirmation au prescripteur en cas de médicament non lisible, ne JAMAIS administrer un médicament dont on ne connaît pas la classe pharmacologique (se renseigner en cas de doute) ;
  - bonne dose : vérifier attentivement la posologie, elle doit être appropriée au poids, à l'âge et au mode d'administration ;
  - bonne voie : vérifier que le médicament est compatible avec la voie prescrite et avec l'état clinique du patient ;
  - bon moment : vérifier le plan de soins du patient, tracer l'administration (ou la non-administration).

1.8. En conclusion

Le risque iatrogène est indissociable de l'acte de prescription : il peut être fortement diminué par une prescription prudente raisonnée et judicieuse, une dispensation et une administration rigoureuses et une surveillance appropriée.

A

2. Objectifs et principes de fonctionnement de la PharmacoVigilance, l'AddictoVigilance et la MatérioVigilance ; imputabilité médicamenteuse

2.1. La PharmacoVigilance (PV)

- **La PV est la surveillance des médicaments, la prévention et la gestion du risque d'EIM résultant de leur utilisation**. La PV assure ainsi la **détection** (signal), **l'évaluation** (quantification), la **compréhension** (mécanisme, facteurs favorisants), la **surveillance**, la **prévention** et la **gestion du risque d'EIM,** contribuant au « Bon Usage du Médicament ».

2.1.1. La pharmacoVigilance (PV) et les CRPV développent :

1 - **Une activité clinique pour les patients et leurs médecins :**

- **la gestion des patients souffrant d'EIM :** les *CRPV* sont les structures de référence *d'aide au diagnostic et à la prise en charge des patients souffrant d'EIM.* Ils conseillent le praticien pour optimiser la prise en charge médicamenteuse et/ou gérer les patients souffrant d'EIM : diagnostic avec la méthode d'imputabilité, conduite à tenir vis-à-vis de l'EIM. Certains CRPV ont mis en place une consultation hospitalière de PV.
- **l'information et la formation** par les CRPV des professionnels de santé et des patients sur le risque d'EIM, la balance bénéfices-risques des médicaments (nouveaux et anciens) et finalement le « Bon Usage du Médicament » pour « prescrire juste au lieu de juste prescrire ».

2 - **Une activité d'expertise pharmacologique :**

- **Le recueil des EIM** à partir de la notification spontanée au sein des CRPV ;
- **L'enregistrement, la validation** et l'évaluation de ces EIM (alerte, signal) par les CRPV ;
- **En collaboration avec l'ANSM et les ARS,** la participation à la politique de santé publique de lutte contre la iatrogénie médicamenteuse par :
  - la mise en place d'études pour analyser les risques, la participation à la mise en place et au suivi des *plans de gestion des risques (PGR) ;*
  - l'appréciation du profil de sécurité d'emploi du médicament en fonction des données recueillies ;
  - *la prise de mesures correctives* (précautions ou restrictions d'emploi, contre-indications voire retrait du produit) et la communication vers les professionnels de santé et le public ;
  - la communication et la diffusion de toute *information* relative à la sécurité d'emploi du médicament.

3 - **Une activité de recherche clinique :**

- Sur le risque médicamenteux et la balance bénéfices/risques ;
- Recueil et analyse de cas, alerte ;
- Quantification du risque (pharmacoépidémiologie).

2.1.2. Le système de pharmacovigilance comprend :

- **Les professionnels de santé.** Ils sont les pivots de la PV. La déclaration des EIM aux CRPV est une obligation et l'interrogation des CRPV face à chaque difficulté ou interrogation de prescription une nécessité :
  - d'abord interroger et déclarer, c'est, à l'échelle individuelle mieux gérer l'EIM et les futures prescriptions pour le patient ;
  - ensuite, déclarer, c'est, dans une démarche collaborative, permettre une meilleure connaissance du médicament pour une utilisation future optimale.

- **Les patients et/ou leurs associations** peuvent également désormais déclarer les EIM à leur CRPV, sans passer par un professionnel de santé.
- **Un échelon régional, les CRPV** avec leurs missions de surveillance, évaluation, prévention, gestion des EIM, formation et informations sur les risques médicamenteux et le « Bon Usage du Médicament » en collaboration avec les ARS. Les CRPV assurent le recueil des EIM, leur validation médicale et pharmacologique et leur transmission à l'ANSM. Ils sont aussi chargés d'expertise et d'enquêtes évaluant également la balance bénéfices-risques des médicaments au moment de l'AMM ou plus tard après la commercialisation.
- **Un échelon national, l'ANSM :** elle veille à la sécurité de l'emploi des médicaments et contribue à leur bon usage. Elle coordonne le système national de pharmacovigilance. L'ANSM informe les professionnels de santé.
- **Un échelon européen à l'EMA** *(European Medicines Evaluation Agency)*. L'EMA centralise les décisions, garantit l'application des mesures à l'ensemble des états membres de l'UE et contribue à l'établissement des bonnes pratiques européennes de pharmacovigilance. Le PRAC *(Pharmacovigilance Risk Assessement Committee)* est l'organisme européen décisionnel en matière de Pharmacovigilance. Il évalue les risques liés à l'utilisation des médicaments ainsi que les mesures de suivi et de gestion des risques. Ses recommandations sont examinées par le Comité des médicaments à usage humain (CHMP) de l'EMA pour les médicaments à AMM centralisée ou dans le cadre des procédures d'arbitrage européen.
- **Les firmes pharmaceutiques** doivent obligatoirement posséder une structure de pharmacovigilance concernant leurs produits. Les EIM relevés par les firmes sont transmis à l'ANSM.

Quels EIM déclarer ? À qui ? Comment ?

- **Quels EIM déclarer ?** La réglementation européenne rend **obligatoire** la déclaration de **tous** les EIM à son CRPV, qu'ils soient « graves » ou non, « attendus » ou « inattendus » par les médecins, chirurgiens-dentistes, sages-femmes et pharmaciens. Dans tous les cas, il ne faut **jamais** oublier de déclarer les EIM suivants :
  - *« Graves » (serious)*, c'est-à-dire entraînant le décès ou susceptibles de mettre la vie en danger ou entraînant une invalidité ou une incapacité ou provoquant ou prolongeant une hospitalisation ;
  - *« Inattendus » ;*
  - *Ceux des médicaments commercialisés depuis moins de 5 ans ;*
  - Même s'ils sont « attendus » !
  - NB : Ne pas confondre « gravité » et « sévérité » ; le terme « sévérité » se rapporte à l'intensité de l'EI.
- **À qui déclarer les EIM ?** Aux CRPV (et non pas aux firmes).
- **Comment déclarer les EIM aux CRPV ?** Par le moyen de votre choix : lettre ou copie des rapports de sortie, Fax, courrier électronique, fiches Cerfa de déclaration de PV. On peut déclarer aussi en ligne ou grâce aux applications Smartphones des CRPV (http://ansm.sante.fr/Declarer-un-effet-indesirable/Pharmacovigilance/Centres-regionaux-de-pharmacovigilance/(offset)/4) ou sur le portail de signalement des événements sanitaires indésirables : https://signalement-sante.gouv.fr.

2.2. L'AddictoVigilance (AV)

- **L'addictovigilance** (AV) **a pour objet la surveillance, l'évaluation, la prévention et la gestion du risque des cas d'abus, de dépendance et d'usage détourné liés à la consommation de tout produit, médicament, substance ou plante ayant un effet psychoactif,** *à l'exclusion de l'alcool éthylique et du tabac.* Cette surveillance repose sur un réseau de Centres d'Évaluation et d'Information sur la Pharmacodépendance et d'Addictovigilance **(CEIP-A)**, piloté par l'ANSM.
- **La surveillance repose sur le principe de la notification** (déclaration obligatoire pour les médecins des cas d'addictovigilance «graves»). Cette déclaration **obligatoire** au **CEIP-A le plus proche** concerne les cas d'abus, de dépendance ou d'usage détourné d'une ou plusieurs substances psychoactives. L'évaluation du risque est complétées par des enquêtes spécifiques auxquelles sont invités à participer des professionnels de santé volontaires.

- **Les informations issues de l'AV** permettent aux autorités de santé de prendre des mesures adaptées de **minimisation des risques** (notamment en adaptant les conditions de prescription et de délivrance) ou la diffusion **d'information aux professionnels de santé et/ou au grand public**.

Qu'est-ce qu'un cas d'addictovigilance ? À qui le déclarer ? Par qui ? Comment ?

- **Que déclarer ?** Il peut s'agir d'**abus** (utilisation conduisant à une complication somatique ou psychiatrique), de **dépendance** (perte de contrôle de la consommation) ou d'un **usage détourné de médicament (mésusage**, à visée récréative ou non thérapeutique, ou pour alimenter un trafic). Il est obligatoire de déclarer les cas « graves » (cf. 2.1.1.), par exemple :
  - Les complication somatiques : accident coronarien ou AVC sous cocaïne ou cannabis ; complications infectieuses liées à l'injection de médicaments détournés ; atteintes d'organe (foie, poumons...) liées à un abus ou un usage détourné ;
  - Les complications psychiatriques, y compris passage à l'acte suicidaire ;
  - Les complications liées aux nouveaux produits de synthèse (NPS) notamment par voie inhalée (vapotage) ;
  - Les complications liées à des changements de pratique (par exemple apparition de complications neurologiques dues à l'abus de protoxyde d'azote).
- **À qui ?** Aux CEIP-A (liste et coordonnées sur http://www.addictovigilance.fr/).
- **Par qui ?** Tout médecin ayant connaissance d'un cas d'addictovigilance, quel que soit sa spécialité ou son mode d'exercice.
- **Comment ?** Tous les moyens peuvent être utilisés : courrier postal, électronique, appel téléphonique, Fax, (cf. site web addictovigilance), ou sur le portail de signalement des événements sanitaires indésirables : (https://signalement.social-sate.gouv.fr/).

B

2.3. La MatérioVigilance (MV)

- **La MV a pour objet le signalement et l'évaluation des incidents pouvant survenir lors de l'utilisation d'un dispositif médical (DM) mis sur le marché avec un marquage CE selon les directives européennes et leur évaluation.** Des procédures spécifiques doivent permettre de garantir la qualité de leur approvisionnement, stockage, mise en service ou dispensation, le maintien de leurs performances et de leur niveau de sécurité, de leur prescription et enfin la formation des utilisateurs.
- **La MV est également un moyen de prévenir les défauts sur différents DM :** lors d'un défaut constaté, une fiche de MV est adressée à la personne qualifiée dans l'hôpital (correspondant local de MV) mais également au CRPV (si le DM inclut l'administration concomitante d'un médicament : exemple des stents coronaires actifs libérant un médicament agissant sur l'endothélium) ou enfin directement à l'ANSM si le prescripteur est en milieu libéral.

A

Que déclarer ? Que signaler ? À qui déclarer ?

- **Que déclarer ?** Tout incident ou risque d'incident « grave » ayant entraîné ou susceptible d'entraîner la mort ou la dégradation grave de l'état de santé d'un patient, d'un utilisateur ou d'un tiers mettant en cause un dispositif médical doit être signalé sans délai à l'Agence.
- **Que signaler ?** Exemples d'incidents « graves » : Incapacité permanente ou importante, hospitalisation ou prolongation d'hospitalisation, nécessité d'intervention médicale ou chirurgicale, malformation congénitale, menace du pronostic vital, décès.
- **À qui déclarer ?** À l'ANSM (et non pas aux firmes) ou sur le portail de signalement des événements sanitaires indésirables : https://signalement-sante.gouv.fr.

2.4. L'imputabilité d'un médicament dans la survenue d'un EIM

- **L'imputabilité désigne l'analyse individuelle pour une notification donnée du lien potentiel entre l'utilisation du médicament et la survenue d'un EIM** (méthode probabiliste). L'imputabilité ne peut prétendre étudier le potentiel de dangerosité du médicament dans l'absolu ou l'importance d'un risque induit par ce médicament dans une population. L'analyse d'imputabilité permet de graduer le lien existant au cas par cas. La méthode officielle d'imputabilité distingue une imputabilité extrinsèque et une imputabilité intrinsèque.
  - ***L'imputabilité intrinsèque*** (« I ») prend en compte les informations « intrinsèques », c'est-à-dire tirées du cas observé. Le score d'imputabilité intrinsèque résulte de l'analyse successive de 2 critères :
    - ***Chronologiques*** (C) avec : 1) le caractère évocateur du délai d'apparition de l'événement indésirable (*challenge*), 2) l'évolution de l'événement en cas d'interruption du médicament (*dechallenge*) et 3) l'éventuelle réapparition de la symptomatologie en cas de reprise du médicament (*rechallenge*) ;
    - ***Sémiologiques*** (S) avec : 1) le caractère évocateur de la symptomatologie observée, 2) l'existence d'un facteur favorisant la survenue d'EIM, 3) l'absence, après bilan approprié, d'une autre étiologie pouvant expliquer l'effort observé, et 4) le résultat d'éventuels examens complémentaires pertinents et fiables pour juger de la responsabilité du médicament dans la survenue de cet EIM ;
    - ***Le croisement des scores chronologiques*** (C) et sémiologiques (S) permet de définir le score I d'imputabilité intrinsèque classé de 0 à 4 : I0 : « paraissant exclue », I1 : « possible », I2 : « plausible », I3 : « vraisemblable » et I4 : « très vraisemblable ».
  - ***L'imputabilité extrinsèque :*** qualifiée d'extrinsèque car elle ne repose pas sur l'analyse du cas mais sur celle de données extérieures, telles que la publication de cas similaires dans la littérature ou des notifications antérieures de PV. Le score d'imputabilité extrinsèque est dit bibliographique (B) à 4 degrés, allant de 0 (aucune mention antérieure de cet EIM) à 3 (effet notoire, largement décrit).

B

3. Risques liés à la contrefaçon des médicaments

- **Les médicaments falsifiés** (appelés contrefaisants) sont des produits « travestis » prenant le masque de vrais médicaments, même nom de marque ou à consonance proche, même conditionnement, même présentation, destinés à duper le consommateur, souvent un malade d'un pays pauvre (OMS).
- **Pourquoi ?** Les motivations des acquéreurs sont à la fois économiques (obtenir un prix nettement inférieur à celui officinal) et personnelles [acquérir des médicaments illégaux (dopants, hormones, anorexigènes...) ou des médicaments en vente sur prescription qu'ils préfèrent acheter en toute discrétion (médicaments des troubles de l'érection…)].
- **Risques :** Ces « médicaments » falsifiés constituent un fléau pandémique, entraînant un préjudice grave pour les malades qui ne peuvent pas bénéficier d'un traitement efficace. En effet, dans la majorité des cas, aucun principe actif n'est retrouvé. Ces produits peuvent aussi être sous-dosés et donc à l'origine d'échecs thérapeutiques dramatiques et/ou d'une survenue de résistances aux médicaments, comme les antibiotiques, anti-paludiques, anti-rétroviraux. Ces « médicaments » sont également parfois dangereux en raison de la présence de composés autres que ceux mentionnés sur le conditionnement ou peuvent engendrer une toxicité directe en lien avec un principe actif ou un excipient nocif (éthylène glycol dans des sirops pour la toux…).
- **Une incidence croissante :** difficile à évaluer mais en augmentation avec des taux de 20 à 30 % du marché pour l'Afrique sub-saharienne et l'Asie du sud-est et des chiffres plus importants encore dans les zones de conflits. Les pays développés, longtemps à l'abri, ne sont plus épargnés au point que les États-Unis d'Amérique ont mis en place un système d'alerte permettant à la fois la notification des cas relevés et la diffusion d'une information sur les incidents engendrés. La fraude porte alors souvent sur des médicaments onéreux : anticancéreux, facteurs de croissance, immunosuppresseurs... Au sein de l'Union européenne, le trafic est favorisé par la libre circulation des médicaments et est à l'origine d'un commerce parallèle lié aux différences de prix entre les États membres, des intermédiaires exportant ces produits des pays à prix moins élevés vers les pays les plus chers.

- **Détection :** Les moyens modernes de production de ces produits (et de leurs emballages) rendent ces falsifications difficiles à détecter. On doit suspecter de tels produits lors d'absence d'efficacité ou lors de survenue d'effets indésirables « inattendus » ou parfois même mortels.
- **Le danger de la vente sur Internet :** Le commerce sur Internet échappe aux circuits commerciaux classiques et aux AMM. Le médicament dans ce contexte devient une « marchandise » comme les autres. Les sites de vente ont proliféré ces dernières années. La difficulté est la coexistence de certains, légaux, aux côtés d'autres, sauvages. En Europe, près de la moitié des médicaments vendus sur Internet en dehors des sites légaux seraient des faux.
- **En pratique,** le médecin doit informer son patient et veiller à ce que celui-ci s'approvisionne toujours à sa pharmacie. Le circuit des médicaments doit être aussi sécurisé à l'échelon national et international. En cas de suspicion de contrefaçon, les déclarations doivent se faire au CRPV.

A 4. Identification et prévention des erreurs médicamenteuses et des dysfonctionnements dans le circuit du médicament

Face à une erreur médicamenteuse, il faut :

- La diagnostiquer ;
- Traiter les conséquences ;
- Prévenir la récidive !
- La déclarer à son CRPV.

- **L'erreur médicamenteuse est un événement évitable, résultant d'un dysfonctionnement non intentionnel durant le processus de soins.** Elle peut survenir à toutes les étapes du circuit du médicament (prescription, dispensation, administration du ou des médicaments, suivi et réévaluation).
- **L'erreur médicamenteuse est à l'origine d'un risque, voire d'un effet indésirable pour le patient.** Elle est :
  - **avérée,** en cas d'administration au patient d'un médicament à la place d'un autre, d'une dose ou d'une voie incorrectes ou selon un mauvais schéma thérapeutique…
  - **potentielle,** si l'erreur est interceptée avant l'administration du produit.
- **L'analyse *a posteriori* de l'erreur** doit être effectuée, au sein d'un groupe de gestion du risque, afin de la caractériser, d'en déculpabiliser l'approche et d'en prévenir la récidive. Il est fréquent de retrouver ainsi plusieurs dysfonctionnements associés concernant plusieurs niveaux dans la prise en charge thérapeutique du patient (circuit du médicament, facteurs humains, facteurs environnementaux, pratiques professionnelles, etc.).
- Les erreurs médicamenteuses (avec ou sans EIM) doivent faire l'objet d'une **déclaration auprès de son CRPV**.

A 5. Démarche permettant une culture positive de l'erreur

- **La sécurité des soins est une préoccupation majeure :** les incidents et accidents ont un impact humain et économique important aussi bien pour l'individu que pour la collectivité. Repérer toute situation de soins où l'on aurait pu mieux faire, transmettre le message, modifier ses comportements, relève de la démarche de **culture positive de l'erreur.** Élaborer et respecter des règles de fonctionnement constituent les conditions de la confiance dans la gestion des risques associés aux soins. Ces règles sont cohérentes avec la politique d'amélioration de la qualité et de la sécurité des soins.

5.1. Analyse des EIG

- Il faut absolument analyser de façon approfondie les EIG afin de comprendre les facteurs contributifs à leur survenue et de mettre en place des actions ciblées afin d'éviter leur répétition. En effet, ils sont évitables si le processus de soins est conforme à la prise en charge considérée comme satisfaisante selon les référentiels. Ces EIG évitables sont souvent multifactoriels et rarement liés à une cause unique.

5.2. Revue de Mortalité et de Morbidité (RMM)

- Une **RMM** est une méthode d'apprentissage collectif, une analyse collective, rétrospective, et systémique de situations complexes au cours desquelles sont survenus un décès, une complication ou seulement un événement qui aurait pu causer un dommage au patient. **Son objectif est de mettre en œuvre et de suivre des actions améliorant la prise en charge des patients et la sécurité des soins.** Les RMM font partie des procédures de gestion de la qualité et des risques au sein de chaque unité, service ou secteur de soins.
- Lors de la RMM, une analyse globale de la situation porte sur tous les éléments (organisationnels, techniques et humains) ayant contribué à la prise en charge du patient concerné. À l'issue de cette analyse déterminant, notamment, ce qui était évitable, doivent être menées des actions d'amélioration de qualité et de sécurité des soins. La RMM repose sur une procédure écrite, diffusée à tous les professionnels concernés. Cette analyse vise à faire la part entre ce qui relève de la situation clinique du patient et ce qui relève de dysfonctionnements évitables liés à des facteurs humains, à l'organisation, aux modalités de communication, aux procédures de soins, aux équipements, à l'environnement. Elle est obligatoire dans certains secteurs (anesthésie-réanimation, chirurgie, cancérologie) pour la certification des établissements hospitaliers. Outre son rôle dans la prévention, la RMM permet d'améliorer la communication, le travail d'équipe et la culture de sécurité des soignants et évite la culpabilisation excessive des personnes ayant participé à la prise en charge du patient.
- La périodicité et la durée des réunions restent à l'initiative de chaque unité ou service. Toutes les personnes participant à la RMM sont tenues au secret professionnel. Une RMM peut être valorisée dans le développement professionnel continu (formation continue, évaluation des pratiques professionnelles, accréditation des médecins), la certification des établissements de santé et le système de gestion des risques d'un établissement.

5.3. Information et plan d'actions de réduction des risques

- La maîtrise des risques suppose de réduire, en premier, ceux qui sont inacceptables. Le plan d'action est déterminé en fonction des risques et de la gravité de leurs conséquences prévisibles. Le comité de gestion des risques suscite, collecte et évalue les demandes d'actions de limitation des risques, définit, hiérarchise les actions et leur faisabilité, les moyens disponibles à leur réalisation et met en place un plan de suivi de ces actions avec un échéancier pluriannuel et de contrôle d'impact (indicateurs). Ce suivi permet de moduler les actions au cours du temps, si nécessaire, et d'obtenir un retour d'information sur l'analyse de risque, en fonction de ce qui a été réellement effectué.
- ***Un exemple*** de tels plans est la politique d'optimisation de la sécurité anesthésique en France (décret du 5 décembre 1994) qui a été suivie par une diminution significative des événements indésirables en anesthésie.

B

6. Aléa thérapeutique et rôle de l'Office national d'indemnisation des accidents médicaux (ONIAM)

- **L'aléa médical** est un évènement indésirable, imprévisible, au cours d'un acte médical ou paramédical : il est susceptible de causer un dommage indépendant de tout état pathologique individuel. La fréquence de survenue de l'aléa est mesurable sur le plan statistique.
- C'est une complication thérapeutique, non fautive, qui n'était pas indemnisable dans le passé, en dehors des conséquences des vaccinations obligatoires. Pour permettre l'indemnisation de ces évènements aux conséquences financières lourdes, les juges ont introduit la notion de « responsabilité sans faute ». La loi de 2002 sur les droits

des patients (loi Kouchner) a donné la possibilité d'une possible indemnisation de l'aléa médical. Cette loi s'applique notamment à certaines affections iatrogènes, c'est-à-dire liées à des soins. Selon cette loi, tout accident médical reconnu comme tel peut donner lieu à une indemnisation. Le patient, victime d'un aléa médical, fait une demande (procédure gratuite) à une Commission Régionale de Conciliation et d'Indemnisation des accidents médicaux (CRCI) qui statue sur sa recevabilité. Si les dommages invoqués tombent en deçà d'un seuil de gravité fixé par la loi (taux d'atteinte permanente à l'intégrité physique ou psychique inférieur ou égal à 24 %), la CRCI propose une indemnisation rapide, à l'amiable ou au niveau judiciaire. Si les dommages invoqués dépassent le taux de 24 % et lance une expertise et statue sur cet aléa médical : il sera indemnisé par l'Office National d'Indemnisation des Accidents Médicaux (ONIAM). Cette procédure permet, dans près d'un cas sur deux, de régler le différend à l'amiable.

- Si l'évènement indésirable est attribué à une faute, après expertise, la CRCI propose une conciliation avec l'assureur du responsable (médecin et/ou institution de soins) – qui proposera une indemnisation.
- Outre l'indemnisation d'aléas thérapeutiques, l'ONIAM a plusieurs autres missions : organiser l'indemnisation des victimes d'accidents médicaux, indemniser les transfusés et hémophiles contaminés par le VIH ou le virus de l'hépatite C, faciliter et, s'il y a lieu, procéder au règlement amiable des litiges relatifs aux dommages causés par les médicaments (benfluorex Médiator®...).

Annexe : Et si c'était le médicament ?

Quelques pathologies induites par les médicaments : ayez le réflexe iatrogène !

NB : Liste non exhaustive dont le but est d'informer, d'une part sur les principales classes médicamenteuses responsables des syndromes ou symptômes cités et, d'autre part sur des exemples de médicaments moins fréquemment en cause mais à connaître. Ce tableau ne prend en compte ni les doses ni les associations médicamenteuses.

1. EIM neuro-psychiatriques

- ***Syndromes Extrapyramidaux :*** tous les neuroleptiques (antipsychotiques) :
  - « Vrais » : de première génération : butyrophénones, phénothiazines… et de seconde génération : rispéridone, olanzapine…), sulpiride et dérivés *(pride)*,
  - Penser aussi aux neuroleptiques « cachés » : antagonistes dopaminergiques utilisés comme antiémétiques (métoclopramide, alizapride, métopimazine, dompéridone, notamment chez le sujet âgé et l'enfant), antivertigineux (flunarizine), « vasoactifs » (trimétazidine).
- ***Syndromes Confusionnels et/ou Hallucinatoires :*** psychotropes [benzodiazépines (quelle que soit la dose y compris si sevrage) antidépresseurs, lithium], glucocorticoïdes, morphiniques, atropiniques, antiparkinsoniens dopaminergiques. Penser aussi à certains anti-infectieux (izoniazide, fluoroquinolones, ribavirine + interféron, méfloquine), insulinosécréteurs et insuline (hypoglycémie), digoxine en (surdosage).
- ***Syndrome Atropinique :*** (synonyme de syndrome muscarinique) atropine et tout médicament à propriété atropinique : scopolamine, antiparkinsoniens (chef de file : trihéxyphénidyle), antispasmodiques (tiémonium…), utilisés dans l'incontinence urinaire (oxybutinine,…), bronchodilatateurs (ipatropium, tiotropium, « *pium* »), antidépresseurs imipraminiques (clomipramine, amitriptyline…), néfopam, neuroleptiques (phénothiazines). Penser aussi aux collyres mydriatiques (chef de file : tropicamide), anti-H1 de 1re génération.
- ***Syndrome Malin des Neuroleptiques : tous les neuroleptiques.***
- ***Syndrome Sérotoninergique :*** Association de deux médicaments aux effets sérotoninergiques comme les :
  - antidépresseurs [sérotoninergiques IRS (fluoxétine et autres) mais aussi IRSNA ou imipraminiques],
  - opiacés (dont en premier lieu le tramadol par sa propriété IRS),

- IMAO sélectifs (A utilisés comme antidépresseurs ou B, prescrits comme antiparkinsoniens d'appoint), ou non sélectifs (très peu prescrits comme antidépresseurs désormais),
- agonistes sérotoninergiques (antimigraineux triptans ou ergotés),
- lithium.

2. EIM cardiaques

- ***Bradycardie ou Troubles de la Conduction :*** bêtabloquants (y compris en collyre), anti-arythmiques (tous y compris l'amiodarone), digoxine. Penser aussi aux anticholinestérasiques, anticalciques non dihydropyridines (diltiazem, vérapamil).
- ***Allongement du QT et Torsades de Pointe :***
  - Certains cardiotropes : digitaliques, anti-arythmiques (tous),
  - Certains psychotropes : neuroleptiques, antidépresseurs imipraminiques et deux IRS (citalopram, escitalopram),
  - Certains anti-infectieux : fluoroquinolones et surtout la moxifloxacine, antipaludéens (quinine…), macrolides (notamment par voie IV),
  - Penser aussi aux antihistaminiques H1 de seconde génération, méthadone…
- ***Insuffisance Cardiaque :***
  - mécanisme direct (*inotropisme négatif*) : bêtabloquants (y compris en collyre), anticalciques non dihydropyridines (vérapamil, diltiazem), antiarythmiques (tous), anesthésiques locaux (à fortes doses),
  - mécanisme indirect (*rétention sodée*) : glucocorticoïdes, solutés IV salés. Penser aussi aux estroprogestatifs, androgènes, AINS, anti-TNF alpha,
  - altération de la *fonction myocardique* : anthracyclines ciclophosphamide, interféron, anticorps monoclonaux (rituximab…) inhibiteurs de tyrosines kinases (tinib).

3. EIM tensionnels

- ***Hypertension Artérielle :*** AINS, corticoïdes (gluco et minéralo), estroprogestatifs, sympathomimétiques alpha adrénergiques (incluant les vasoconstricteurs nasaux par voie générale ou nasale et les médicaments donnés en cas d'hypotension orthostatique : midodrine, étiéfrine…) :
  - penser aussi aux AINS, hormones thyroïdiennes (si hyperthyroïdie), triptans (prises répétées), antidépresseurs sérotoninergiques et noradrénergiques IRSNA (duloxétine, venlafaxine…),
  - et aussi : antiangiogéniques (AC monoclonaux anti VEGF comme le bévacizumab), inhibiteurs de tyrosines kinases (« tinib » comme l'imatinib), immunosuppresseurs (ciclosporine, tacrolimus), érythropoïétine (époétines…), cocaïne, vasopressine et analogues (desmopressine), nicotine.
- ***Hypotension Artérielle (et/ou Hypotension Orthostatique) :*** antihypertenseurs (à fortes doses, notamment diurétiques), dopaminergiques (lévodopa, agonistes dopaminergiques, ICOMT, IMAO B), psychotropes [neuroleptiques (par leur effet alpha-bloquant), antidépresseurs imipraminiques (par leur effet alpha-bloquant ; mais pas les sérotoninergiques IRS)], vasodilatateurs (tous y compris les dérivés nitrés à fortes doses), sympatholytiques (alpha-bloquants utilisés à visée urologique). Penser aussi aux inhibiteurs de la phosphodiestérase de type 5 (sildenafil et dérivés « afil »), prostaglandines (iloprost...), baclofène.

4. EIM musculaires ou osseux

- ***Ostéoporose, Fractures :*** corticoïdes. Penser aussi aux héparines, inhibiteurs de l'aromatase (anastrozole…), agonistes ou antagonistes de la gonadoréline (buséréline…).
- ***Myopathies, Myalgies :*** corticoïdes, fibrates, statines, immunosuppresseurs, vaccins, interférons, antirétroviraux.
- ***Tendinopathies :*** fluoroquinolones. Penser aussi aux statines.
- ***Rhabdomyolyse :*** fibrates, statines.

5. EIM hématologiques

- ***Neutropenies, Agranulocytoses :*** en plus des cytotoxiques anticancéreux, antithyroïdiens de synthèse (tous), antigoutteux (colchicine et allopurinol), médicaments de la polyarthrite rhumatoïde (sels d'or, D-pénicillamine, anti-TNF alpha), anti-infectieux (bêta-lactamines, sulfamides et au premier rang le cotrimoxazole, interféron, antiviraux analogues nucléosidiques, antipaludiques), 1 neuroleptique atypique (clozapine), antiépileptiques (surtout lamotrigine).
- ***Thrombopénies :*** héparine, cytotoxiques (anticancéreux, colchicine à fortes doses).
- ***Hémorragies :*** (par action sur les facteurs de la coagulation ou sur les plaquettes) anticoagulants (AVK, AOD), héparine et dérivés, antiagrégants plaquettaires, aspirine. Penser aussi à certains antibiotiques (pénicilline à forte dose, céphalosporines) et aussi cytotoxiques anticancéreux, antidépresseurs sérotoninergiques IRS (fluoxétine et dérivés) et IRSNA (venlafaxine et apparentés).
- ***Thromboses, Embolies :*** estroprogestatifs oraux (plus les 3e que 2e génération), hormonothérapie substitutive de la ménopause, anti-estrogènes, inhibiteurs de aromatase, cytotoxiques, neuroleptiques, AINS (mais pas aspirine), certains immunosuppresseurs (évérolimus, sirolimus), antifibrinolytique (acide tranexamique).

6. EIM gastro-intestinaux

- ***Nausées, vomissements :*** tous les médicaments, notamment les cytostatiques, lévodopa et agonistes dopaminergiques, morphiniques, digoxine, agonistes du GLP-1, antibiotiques (tétracyclines).
- ***Diarrhées :*** tous les médicaments, notamment antibiotiques, biguanides, colchicine.
- ***Ulcères Gastriques ou Duodénaux :*** AINS, biphosphonates, anticholinestérasiques. Penser aussi aux glucocorticoïdes (lors d'association car risque faible en monothérapie).

7. Hépatites (cholestatiques ou cytolytiques)

Potentiellement tous les médicaments et notamment :

- ***Anticancéreux :*** inhibiteurs des tyrosine-kinases, anti-androgènes, antiestrogènes.
- ***Antalgiques :*** paracétamol (surdosage). Penser aussi aux AINS.
- ***Anticoagulants oraux :*** surtout la fluindione.
- ***Anti-infectieux :***
  - *Antibiotiques* : cyclines, amoxicilline + acide clavulanique, macrolides, moxifloxacine, aminosides, cotrimoxazole, isoniazide, rifampicine, nitrofurantoïne…
  - *Antifongiques* : terfinabine, kétoconazole,
  - *Antirétroviraux* : potentiellement tous.
- ***Anti acnéique :*** isotrétinoïne.
- ***Immunodépresseurs :*** tous.
- ***Antiépileptiques :*** tous.
- ***Antidépresseurs :*** surtout les imipraminiques, mais aussi agomélatine, duloxétine…
- ***Antigoutteux :*** allopurinol.
- ***Androgènes :*** tous.
- ***Plantes :*** germandrée petit chêne, kava, chélidoine…

8. EIM urologiques ou rénaux

- ***Rétention Aiguë d'urines :*** atropiniques (tous et par toutes les voies), opioïdes, sympathomimétiques alpha.
- ***Insuffisance Rénale.***
  - Fonctionnelle : diurétiques, AINS, médicaments du SRAA (IEC, sartans).
  - Organique : antibiotiques (aminosides), antifongiques (amphotéricine B, voriconazole) antimitotiques cytotoxiques [méthotrexate, « platines » (carbo-, cis-, oxali-), ifosfamide], immunodépresseurs [ciclosporine, « olimus » (tacr-, sir-, évér)], immunoglobulines intraveineuses, produits de contraste iodés, lithium.

9. EIM endocriniens

- ***Dysthyroïdies :*** antithyroïdiens (hypothyroïdie), lévothyroxine (hyperthyroïdie), amiodarone. Penser aussi à lithium, interféron, antiseptiques iodés (mais pas les produits de contraste iodés), certains inhibiteurs des tyrosine kinases (« tinib »).
- ***Hirsutisme :*** androgènes.
- ***Insuffisance corticosurrénalienne :*** glucocorticoïdes (si sevrage), anticortisoliques. Penser aussi à l'héparine.

10. EIM métaboliques

- ***Hypoglycémie :*** insulines, sulfonylurées, glinides, agonistes GLP1.
- ***Acidose Lactique :*** metformine. Penser aussi à certains antirétroviraux (inhibiteurs nucléosidiques ou nucléotidiques).
- ***Hyperuricémie :*** diurétiques (anse, thiazidiques). Penser aussi à aspirine (faible dose), cytotoxiques (par lyse cellulaire).
- ***Hyperglycémie :*** glucocorticoïdes. Penser aussi aux diurétiques thiazidiques, diazoxide, contraceptifs oraux, hormones thyroïdiennes (hyperthyroïdie), bêta-stimulants (par voie IV), antiprotéases, neuroleptiques de seconde génération (surtout l'olanzapine).
- ***Hyperkaliémie :*** médicaments du SRAA [anti-aldostérones, inhibiteurs de l'enzyme de conversion, antagonistes de l'angiotensine II (sartans), aliskirène], sels de potassium. Penser aussi à héparine, AINS, immunodépresseurs (ciclosporine), époétines, 1 progestatif (drospirénone), 1 antibiotique (triméthoprime).
- ***Hypokaliémie :*** diurétiques (anse ou thiazidiques), laxatifs (surdosage), corticoïdes (gluco et minéralo). Penser aussi à aussi certains immunodépresseurs, agonistes beta2 (voie IV), 1 antifongique (amphotéricine B par voie IV), cytotoxiques (par leur effet émétisant), aminosides.
- ***Déshydratation et/ou hyponatrémie de déplétion :*** diurétiques.
- ***Hyponatrémie (± SIADH : Syndrome de Sécrétion Inappropriée d'Hormone AntiDiurétique) :*** diurétiques, antidépresseurs (IRS, IRSNA), antiépileptiques (carbamazépine, oxcarbazépine, lamotrigine), anticancéreux (cyclophosphamide, vincristine, vinblastine), desmopressine. Penser aussi aux lavements ou au mannitol qui peuvent entraîner une hyponatrémie par fuite sodée mais sans SIADH.
- ***Hyperlipidémie :*** médicaments hormonaux (androgènes, estroprogestatifs). Penser aussi aux rétinoïdes, certains anticancéreux, interféron, certains immunodépresseurs (ciclosporine, « imus »), certains antirétroviraux (inhibiteurs nucléosidiques ou nucléotidiques, antiprotéases), diurétiques thiazidiques.

11. EIM dermatologiques

- ***Prurit et/ou réactions urticariennes ou eczémateuses :*** tous les médicaments.
- ***Bulloses disséminées (dont les Syndromes de Lyell ou de Stevens Johnson) :*** sulfamides, antiépileptiques de première génération (mais aussi lamotrigine), AINS (surtout les oxicams), allopurinol.

12. Autres EIM

- ***Fièvres d'origine médicamenteuse :*** Bêta-lactamines, sulfamides antibactériens, neuroleptiques (syndrome malin), antimitotiques (par nécrose cellulaire), vaccins, immunoglobulines IV, médicaments responsables de syndrome sérotoninergique.
- ***Chutes :*** voir EIM neuropsychiatriques, cardiaques, métaboliques.

Bibliographie

- LES RÉFÉRENCES À RETENIR
  - Les défis de la Pharmacovigilance. Numéro spécial de la revue « Thérapie » 2016, 71, numéro 2.
  - Addictovigilance. Numéro spécial de la revue « Thérapie » 2015, 70, 2, 111-242.
  - Petit Manuel de Pharmacovigilance et Pharmacologie Clinique. Rev Prescrire Hors-Série : 2017 à télécharger sur http://www.prescrire.org/Fr/101/324/PositionsList.aspx.
  - Académie Nationale de Médecine. Les Médicaments falsifiés. Plus qu'un Scandale, un Crime. Rapport Décembre 2015. A télécharger sur http://www.academie-medecine.fr/manifeste-du-8-decembre-2015-a-propos-du-rapport-sur-les-medicaments-falsifies/.
  - Petit Manuel des Troubles d'Origine Médicamenteuse. Rev Prescrire Hors-Série 2018, p. 238.

+++ LE COUP DE POUCE DE L'ENSEIGNANT

- Devant tout symptôme ou syndrome, penser systématiquement à une cause médicamenteuse. C'est le réflexe iatrogène ! Au décours de l'arrêt d'un médicament, penser à un symptôme de sevrage de ce médicament !
- Rechercher les antécédents familiaux et personnels du malade, notamment avant et après un accident immuno-allergique. Rechercher l'éventualité de pratique de tests immuno-allergologiques.
- Tout médicament à marge thérapeutique étroite (anticoagulants…), nécessitant un suivi pharmacologique régulier, est à risque important d'effet indésirable médicamenteux (EIM) !
- Devant toute femme en âge de procréer, penser au risque tératogène et fœtotoxique à court et long terme.
- Penser aux interactions pharmacodynamiques (synergie, addition ou antagonisme) induites par deux ou plusieurs médicaments : proposez, si possible, une réduction du nombre de médicaments !
- Penser aux interactions pharmacocinétiques devant tout médicament connu pour être un inhibiteur ou inducteur enzymatique du métabolisme d'autres médicaments ou impliqué dans le système de transport des xénobiotiques (glycoprotéine pgP).
- Devant tout effet indésirable, rechercher les modalités de prévention de la récidive et n'oubliez pas de déclarer aux structures correspondantes de vigilance.
- Toute erreur doit induire une démarche incluse dans une culture positive de l'erreur.
- La déclaration des EIM et des erreurs médicamenteuses aux CRPV s'intègre dans une démarche individuelle (mieux gérer la prescription pour son patient) et collaborative (mieux connaître les médicaments pour les patients pour mieux prescrire). Elle est obligatoire pour tous les EIM.
- Les abus et dépendances doivent être obligatoirement déclarés aux Centres d'Addictovigilance (CEIP-A).
- Les déclarations peuvent se faire directement à son CRPV/ CEIP-A régional ou par l'intermédiaire du portail de signalement des évènements indésirables sanitaires.

Principales situations de départ en lien avec l'item 325 : « Identification et gestion des risques liés aux médicaments et aux biomatériaux, risque iatrogène, erreur médicamenteuse »

Situation de départ
En lien avec les données paracliniques
178. Demande/prescription raisonnée et choix d'un examen diagnostique 237. Prescription et interprétation de tests allergologiques (patch tests, prick tests, IDR)
En lien avec la prise en charge aiguë et chronique
266. Consultation de suivi d'un patient polymédiqué 299. Consultation post événement allergique
En lien avec les situations diverses
329. Conduite à tenir devant une demande d'accès à l'information/au dossier médical 331. Découverte d'un aléa thérapeutique ou d'une erreur médicale 348. Suspicion d'un effet indésirable des médicaments ou d'un soin 354. Évaluation de l'observance thérapeutique

ITEM 326

CADRE RÉGLEMENTAIRE DE LA PRESCRIPTION THÉRAPEUTIQUE ET RECOMMANDATIONS POUR LE BON USAGE

CHAPITRE 22

Régulation par l'Agence nationale de sécurité du médicament et des produits de santé (ANSM), par la Haute Autorité de santé et par le ministère chargé de la santé

Dr Marine Auffret, Pr Michel Cucherat
Service hospitalo-universitaire de PharmacoToxicologie de Lyon, Université Claude Bernard, Lyon, Hospices Civils de Lyon

OBJECTIFS : N° 326-1

➔ Connaître la régulation par l'Agence nationale de sécurité du médicament et des produits de santé (ANSM), par la Haute Autorité de santé, et par le ministère chargé de la santé.

PLAN

Rang	Rubrique	Intitulé	Descriptif
B	Définition	Signification des indices de bénéfice clinique et d'intérêt thérapeutique : SMR, ASMR	Expliquer les principes d'évaluation et de remboursement du médicament et des innovations thérapeutiques (ANSM, HAS, CEPS)

Situations de départ : aucune dans ce chapitre.

B 1. Définitions

1.1. Définition juridique de l'AMM en Europe et en France

- En Europe, l'AMM est définie par la directive 2001/83 CE et le règlement 726/2004 du Parlement Européen et de la Communauté Européenne. Ce dernier texte ne définit pas les qualités requises des médicaments, mais précise que « L'autorisation de mise sur le marché est refusée si, après vérification des renseignements et documents soumis [...], il apparaît que le demandeur n'a pas démontré de façon adéquate ou suffisante la qualité, la sécurité ou l'efficacité du médicament à usage humain ». Cette définition en négatif facilite l'adaptation de l'évaluation à chaque cas particulier.
- En France, l'article L. 5121-8 du code de la santé publique reprend pour les médicaments n'ayant pas une AMM européenne les termes du règlement européen. L'AMM est octroyée par l'Agence Nationale de Sécurité du Médicament et des Produits de Santé (ANSM).

1.2. Common Technical Document (CTD) : la base de l'évaluation pour l'AMM

Le CTD est un format commun de dossier servant à la soumission des demandes d'AMM de médicament en Europe, en Amérique du Nord et au Japon. Il fournit, selon un format imposé, toutes les données de qualité pharmaceutique précliniques et cliniques concernant le produit.

1.3. Agences européenne et française

1.3.1. European Medicines Agency (EMA) : l'agence européenne

- Créée en 1995, l'EMA est une agence décentralisée de l'Union Européenne (UE) située à Amsterdam. Elle est responsable de l'évaluation des demandes d'AMM faites selon la procédure centralisée (voir 2.2.1) et organise les évaluations selon les procédures de reconnaissance mutuelle et décentralisée (voir 2.2.2 et 2.2.3). L'EMA procède à des arbitrages en cas de désaccord entre des états membres sur des demandes d'AMM ou lorsqu'un état membre déclenche une alerte sanitaire sur un produit commercialisé dans au moins un autre pays de l'UE. L'EMA regroupe environ 4 500 experts issus de tous les pays de l'UE et les structures d'évaluation des différents pays.
- L'EMA possède 7 comités, dont le CHMP (Committee for Medicinal Products for Human use) et le PRAC (Pharmacovigilance Risk Assessment Committee). Le CHMP prend les décisions finales sur les médicaments.

1.3.2. L'Agence Nationale de Sécurité du Médicament et des Produits de Santé (ANSM) : l'agence française

- L'ANSM est un établissement public placé sous la tutelle du ministère chargé de la santé, ayant pour missions centrales d'offrir un accès équitable à l'innovation pour tous les patients et garantir la sécurité des produits de santé tout au long de leur cycle de vie, depuis les essais initiaux jusqu'à la surveillance après autorisation de mise sur le marché. Sa compétence s'étend aux médicaments, aux produits biologiques (ex : produits dérivés du sang, produits de thérapie cellulaire et génique), aux dispositifs médicaux thérapeutiques, de diagnostic et autres, aux produits cosmétiques, tatouage et aux biocides.
- L'ANSM exerce ses activités en France et pour le compte de l'UE en ce qui concerne l'évaluation scientifique et technique de la qualité, de l'efficacité et la sécurité d'emploi des médicaments et produits biologiques ; la pharmacovigilance ; l'inspection des établissements et des essais cliniques ; le contrôle en laboratoires et le contrôle de produits présents sur le marché. Elle prend des décisions sanitaires pour le compte de l'État, notamment octroi, retrait ou suspension d'AMM, autorisation d'essais cliniques, contrôle de la publicité sur les produits de santé. Ces missions sont exercées par un millier de salariés de l'Agence aidés de plusieurs centaines d'experts externes travaillant dans des groupes de travail spécialisés et des commissions consultatives.

B

2. Procédure d'AMM

2.1. Procédure française

- L'ANSM évalue les demandes d'AMM selon des critères scientifiques de qualité, sécurité et efficacité : le nouveau produit doit présenter un rapport bénéfice/risque au moins équivalent à celui des produits déjà commercialisés. Après l'évaluation scientifique, le dossier passe devant les commissions de l'Agence. Trois issues sont possibles : avis favorable, une demande de complément d'information, un avis non favorable. Le directeur général de l'ANSM prend la décision d'autoriser la mise sur le marché.
- À l'issue de cette procédure, les conditions de l'AMM sont matérialisées par le Résumé des Caractéristiques du Produit (RCP), document comportant, selon un schéma européen, tous les renseignements utiles au prescripteur (voir 3).

2.2. Procédures européennes

2.2.1. *Procédure centralisée*

- Elle est obligatoire pour les médicaments issus de biotechnologie, les médicaments indiqués dans le traitement de certaines pathologies comme le diabète, le cancer, le VIH, les maladies orphelines… Le CHMP désigne deux états membres comme rapporteur et co-rapporteur (reporting membre states = RMS), les autres pays de l'UE étant considérés comme pays concernés (concerned member states = CMS). Les experts des deux RMS rédigent un rapport d'évaluation qui circule ensuite auprès des CMS et chacun peut approuver les rapports ou émettre des objections majeures ou d'autres remarques. Deux documents importants sont produits à l'issue de la procédure : le RCP et l'EPAR (European Public Assessment Report), ce dernier décrivant les données sur lesquelles l'AMM est fondée et résumant le rapport d'évaluation. Une fois entérinée par la commission européenne, l'AMM s'impose à tous les pays de l'UE.

2.2.2. *Procédure de reconnaissance mutuelle*

- Cette procédure concerne des demandes ne devant pas être examinées par la procédure centralisée, pour des médicaments déjà autorisés dans au moins un pays de l'UE et pour lesquels le titulaire de l'AMM ou un état membre désire étendre l'AMM à d'autres états membres. La demande est examinée selon une procédure proche de la procédure centralisée, mais portée par un seul RMS. Tous les autres pays de l'UE ne sont pas forcément concernés et il est possible de retirer un pays en cours de procédure. En cas de désaccord entre CMS, une procédure d'arbitrage est prévue. Une fois décidée, l'AMM ne s'impose qu'aux CMS.

2.2.3. *Procédure décentralisée*

- Déclenchée par un industriel, cette procédure s'adresse à des demandes ne devant pas passer par la procédure centralisée, pour des médicaments non encore commercialisés dans l'UE. Elle commence donc par une procédure nationale. En cas de succès, l'AMM ne s'impose qu'aux CMS.

B

3. Le Résumé des Caractéristiques du Produit (RCP)

- **Le RCP est la carte d'identité du médicament. Il obéit à un plan européen et comporte 10 rubriques comportant pour certaines des subdivisions.**

1. Dénomination du médicament (nom commercial)
2. Composition qualitative et quantitative
3. Forme pharmaceutique
4. Données cliniques
   - 4.1. Indications thérapeutiques
   - 4.2. Posologie et mode d'administration
   - 4.3. Contre-indications (valeur médico-légale)
   - 4.4. Mises en garde spéciales et précautions d'emploi
   - 4.5. Interactions avec d'autres médicaments et autres formes d'interactions
   - 4.6. Grossesse et allaitement
   - 4.7. Effets sur l'aptitude à conduire des véhicules et à utiliser des machines
   - 4.8. Effets indésirables (présentés par fréquence pour ceux issus des essais cliniques)
   - 4.9. Surdosage

5. Propriétés pharmacologiques
    5.1. Propriétés pharmacodynamiques (mécanisme d'action, effets pharmacologiques, résultats des essais thérapeutiques principaux)
    5.2. Propriétés pharmacocinétiques
    5.3. Données de sécurité précliniques
6. Données pharmaceutiques
    6.1. Liste des excipients (signale les éventuels excipients à effet notoire)
    6.2. Incompatibilités
    6.3. Durée de conservation
    6.4. Précautions particulières de conservation (ex : au réfrigérateur)
    6.5. Précautions particulières d'élimination (important pour les produits cytotoxiques, radioactifs)
7. Titulaire de l'autorisation de mise sur le marché
8. Numéros d'autorisation de mise sur le marché
9. Date de première autorisation / de renouvellement de l'autorisation
10. Date de mise à jour du texte

- D'une manière générale, le non-respect des préconisations de l'ensemble des « données cliniques » (partie 4) peut engager la responsabilité juridique du prescripteur. De même, la responsabilité du prescripteur peut être engagée s'il n'a pas tenu compte de l'information dispensée en 6.1 (ex : réaction allergique d'un patient à un excipient à effet notoire) ou 6.2. La responsabilité de la pharmacie dispensant le médicament peut être également engagée (ex : présence d'une interaction médicamenteuse dans l'ordonnance).

B 4. Réévaluation de l'AMM

4.1. Réévaluation systématique

L'AMM initiale est valable 5 ans et doit donc être renouvelée dans les 5 ans selon le règlement européen 724/2004, applicable pour les AMM françaises. Le renouvellement est fondé sur une réévaluation du rapport bénéfice/risque.

4.2. Réévaluation à la demande

En cas de signal de sécurité sur le médicament, l'autorité compétente d'un état membre peut entreprendre une réévaluation du rapport bénéfice/risque après le renouvellement de l'AMM. Si le produit n'est commercialisé qu'en France au sein de l'UE, l'ANSM peut, à l'issue de la réévaluation, modifier, suspendre ou retirer l'AMM. Si le produit est commercialisé dans au moins un autre pays de l'UE, la réévaluation est effectuée au sein de l'EMA par le PRAC et le CHMP, dont les décisions s'imposent aux états membres.

B 5. Mesures d'accompagnement

5.1. Plan de gestion des risques

Considérant que les risques liés à l'usage des nouveaux médicaments ne sont pas encore connus complètement, l'Europe a rendu obligatoire pour toute demande d'AMM d'envisager un Plan de Gestion des Risques (PGR). Le PGR a pour objet de détecter de nouveaux risques ; de caractériser les risques connus au moment de l'AMM ou les nouveaux risques ; de mettre en œuvre les mesures de minimisation des risques caractérisés. Le PGR peut ne comprendre que des activités de pharmacovigilance classique (suivi des déclarations spontanées), mais également des études spécifiques à réaliser par le laboratoire après commercialisation (voir 5.2).

5.2. Études après commercialisation

- L'EMA (ou l'ANSM pour une procédure purement nationale) peut exiger du laboratoire qu'il mène des études après commercialisation pour préciser la connaissance du produit. Ces études comprennent :
  - Les études d'utilisation (Utilisation Studies), destinées à savoir quels patients reçoivent réellement le médicament après un certain temps de commercialisation. Elles permettent ainsi de détecter et quantifier un éventuel mésusage. Le plus souvent il s'agit d'études transversales.
  - Les études de sécurité post-AMM (Post-Authorisation Safety Studies), destinées à caractériser les risques connus du médicament et à éventuellement détecter de nouveaux signaux de sécurité. Il s'agit en général d'études de cohorte, mais il peut s'agir d'essais randomisés (ex : études requises pour l'évaluation du risque cardiovasculaire d'antidiabétiques oraux).
  - Rarement des études d'efficacité peuvent être requises, par exemple pour évaluer sur des critères cliniques d'efficacité des médicaments approuvés sur la base d'un effet sur un critère intermédiaire.

A 6. Cas particuliers

6.1. Génériques

- On définit comme spécialité générique d'une spécialité de référence, celle qui a la même composition qualitative et quantitative en principes actifs, la même forme pharmaceutique et dont la bioéquivalence avec la spécialité de référence est démontrée par des études de biodisponibilité appropriées (Art. L.5121-1 csp). Pour les formes injectables, les médicaments à action locale (pommades), les études de bioéquivalence ne sont pas requises. Les différentes formes pharmaceutiques orales à libération immédiate sont considérées comme une même forme pharmaceutique. De même, les différents sels, esters, éthers, isomères, mélanges d'isomères, complexes ou dérivés d'un principe actif sont regardés comme ayant la même composition qualitative en principe actif, sauf s'ils présentent des propriétés sensiblement différentes au regard de la sécurité ou de l'efficacité. Dans ce cas, des informations supplémentaires fournissant la preuve de la sécurité et de l'efficacité des différents sels, esters ou dérivés d'une substance active autorisée doivent être données par le demandeur de l'autorisation de mise sur le marché.
- Les génériques font l'objet d'une AMM simplifiée dans la mesure où ils sont dispensés de la démonstration de l'efficacité et de la sécurité, démontrées par le princeps. Un dossier de qualité complet est en revanche exigé, ainsi qu'une démonstration de bioéquivalence.

6.2. Biosimilaires

- Les médicaments biologiques, produits à partir d'une cellule ou d'un organisme vivant ou dérivés de ceux-ci comme des anticorps, la toxine botulinique pour ne citer qu'eux, n'ont pas de génériques. En effet, on ne peut jamais être certain que deux produits de même composition (même séquence d'acides aminés, mêmes propriétés physiques et chimiques) ont les mêmes effets biologiques. On définit donc un biosimilaire comme un médicament semblable à un médicament biologique de référence qui a déjà été autorisé et dont le brevet est tombé dans le domaine public. L'AMM est accordée sur la base de données portant sur la qualité, la sécurité et l'efficacité clinique, comparativement au médicament biologique de référence.

B

RÔLES DES ACTEURS INSTITUTIONNELS DANS LA RÉGULATION DES PRODUITS DE SANTÉ EN FRANCE

- **ANSM (Agence nationale de sécurité des médicaments et produits de santé).**
  - Mise à disposition des produits de santé.
    - Autorisation de mise sur le marché (AMM), autorisations temporaires d'utilisation (ATU), recommandations temporaires d'utilisation (RTU).
    - Libération des lots et des vaccins.
    - Mise sur le marché des dispositifs médicaux, des dispositifs médicaux de diagnostic.
  - Réévaluation de l'AMM dans les 5 ans suivant l'AMM initiale.
  - Évaluation des demandes de variation (modifications d'AMM).
  - Fixation des conditions de prescription et délivrance des produits de santé.
  - Surveillance des produits de santé, des analyses de biologie médicale, des produits de cosmétologie et de tatouage.
  - Gestion et inspection des établissements pharmaceutiques et des essais cliniques.
  - Contrôle de la publicité sur les produits de santé.
- **Haute autorité de santé (HAS).**
  - Évaluation médicale et économique des produits, actes, prestations et technologies de santé en vue de leur admission au remboursement.
    - La Commission de la transparence évalue les médicaments et détermine le service médical rendu (SMR) et l'amélioration du service médical rendu (ASMR).
  - Élaboration de recommandations sur les stratégies de prise en charge des maladies.
- **Comité économique des produits de santé (CEPS).**
  - Fixe les prix des médicaments et les tarifs des dispositifs médicaux à usage individuel pris en charge par l'assurance maladie obligatoire.
- **Union nationale des caisses de l'assurance maladie (UNCAM).**
  - Définit le champ des prestations admises au remboursement.
  - Fixe le taux de remboursement.
- **Ministère chargé de la santé et de la sécurité sociale.**
  - Décision finale d'AMM française.
  - Décision finale d'inscription d'un produit de santé au remboursement.

B

7. Les principes d'évaluation par la commission de la transparence (HAS)

- La commission de transparence réalise une évaluation scientifique des médicaments ayant une AMM afin de donner un avis sur leur prise en charge par la sécurité sociale et/ou leur utilisation à l'hôpital. Cet avis est destiné aux ministres chargés de la santé et de la sécurité sociale. Cette commission siège au sein de la Haute Autorité de Santé (HAS).
- Pour cela, les dossiers déposés par l'industriel sont évalués par une commission scientifique composée de médecins, pharmaciens, spécialistes en méthodologie et épidémiologie qui détermine le service médical rendu (SMR) des médicaments ainsi que l'amélioration du service médical rendu (ASMR) qu'ils apportent par rapport aux traitements déjà disponibles.
- Cette évaluation est effectuée à partir des faits prouvés produits par les essais randomisés. Elle tient compte, entre autres, de la solidité de la démonstration (qualité méthodologique des études, pertinence des critères de jugement, etc..) ; de la quantité d'effet en termes d'efficacité clinique, de qualité de vie et de tolérance ; de la pertinence clinique de ces effets par rapport aux autres traitements cliniquement pertinents ; et du besoin médical.

- La commission de la transparence contribue aussi au bon usage du médicament en publiant une information scientifique indépendante sous la forme d'une « fiche bon usage du médicament » qui précise la « valeur thérapeutique » du médicament.
- Le SMR est un indicateur produit par l'évaluation de la commission de la transparence qui comporte 3 niveaux :
  - SMR majeur ou important ;
  - SMR modéré ou faible mais justifiant cependant le remboursement ;
  - SMR insuffisant pour justifier une prise en charge.
- Cet indicateur est établi en prenant en compte l'efficacité démontrée du médicament et ses effets indésirables, la gravité de la pathologie, le caractère préventif, curatif ou symptomatique du traitement, sa place dans la stratégie thérapeutique par rapport aux autres médicaments disponibles et son intérêt pour la santé publique.
- Il est déterminé à un temps donné et peut évoluer lorsque de nouvelles données sur le médicament deviennent disponibles ou lorsque la stratégie thérapeutique change. Le SMR est apprécié lorsque le laboratoire fait une demande de remboursement. En son absence, le SMR n'est pas évalué.
- L'amélioration du service médical rendu (ASMR) évalue le progrès thérapeutique que représente un nouveau médicament. Le niveau d'AMSR va, en décroissant, de I (majeure) à IV (mineure). Le niveau V correspond à l'absence de progrès thérapeutique. L'ASMR est ensuite utilisé par le comité économique des produits de santé (CESP) pour la fixation du prix et par l'Union nationale des caisses d'assurance maladie (UNCAM) pour la fixation du taux de remboursement.
- Les avis de la commission de la transparence sont diffusés sur Internet (www.has-sante.fr). En pratique, les avis de la transparence sont un bon moyen pour se faire une idée sur l'apport réel d'un nouveau médicament basé sur les faits prouvés.

Bibliographie

- LA RÉFÉRENCE À RETENIR
  - ANSM. https://ansm.sante.fr/ (consulté le 17 mars 2021)
  - EMA. https://www.ema.europa.eu/en

FICHE DE SYNTHÈSE

1. L'AMM est définie la plupart du temps au niveau européen.
2. L'AMM repose sur l'évaluation de la qualité du produit, du dossier préclinique et de l'expérience clinique réunis dans le CTD, qui obéit à une norme internationale.
3. Le RCP est la carte d'identité du produit.
4. L'AMM est réévaluée dans les 5 ans suivant la décision initiale et peut être réévaluée ultérieurement en cas de nouveau signal de sécurité.
5. Un plan de gestion des risques pouvant comprendre des études post-commercialisation accompagne l'AMM.
6. Les AMM des génériques reposent sur des exigences réduites par rapport aux AMM de produits princeps.

Chapitre 23

Signification des indices de bénéfice clinique et d'intérêt thérapeutique : SMR, ASMR

(Service médical rendu – SMR, Amélioration du service médical rendu – ASMR)

Pr Alain Cariou*, Pr Claire Le Jeunne, Dr Anne-Priscille Trouvin*****

* Médecine Intensive et Réanimation, Hôpital Cochin, Université de Paris, Paris

** Service de Médecine Interne, Hôpital Cochin, Université de Paris, Paris

***Centre d'Evaluation et Traitement de la Douleur, Hôpital Cochin, Université de Paris, Paris

OBJECTIFS : N° 326-2

→ Connaître l'évaluation en vue du remboursement d'un médicament et signification des indices de bénéfice clinique et d'intérêt thérapeutique relatif (service médical rendu – SMR, amélioration du service médical rendu – ASMR).

PLAN

Rang	Rubrique	Intitulé	Descriptif
B	Définition	Signification des indices de bénéfice clinique et d'intérêt thérapeutique: SMR, ASMR	Expliquer les principes d'évaluation et de remboursement du médicament et des innovations thérapeutiques (ANSM, HAS, CEPS)

Situations de départ : aucune dans ce chapitre.

B

1. Principes du remboursement

1.1. Prise en charge du coût des médicaments par la collectivité nationale

- L'autorisation de mise sur le marché (AMM) d'un médicament permet à l'entreprise pharmaceutique qui le commercialise de l'introduire dans la panoplie thérapeutique.
- Mais cette AMM n'est pas automatiquement synonyme de prise en charge par la collectivité nationale, c'est-à-dire par la Sécurité Sociale. Pour qu'un médicament soit « remboursable » par la Sécurité Sociale, l'entreprise pharmaceutique qui le commercialise doit déposer une demande à la Haute autorité de santé (HAS) qui confie son évaluation à la Commission de la Transparence (CT).
- L'avis rendu par la CT est ensuite transmis au Comité économique des produits de santé (CEPS) et à l'Union nationale des caisses d'assurance maladie (UNCAM).

- La décision finale d'inscription au remboursement relève *in fine* de la compétence des ministres chargés de la Santé et de la Sécurité sociale.
- Ainsi, à la différence de l'AMM (majoritairement centralisée au niveau européen), le processus pour obtenir le remboursement du médicament n'est pas un processus européen mais spécifiquement français.

1.2. Fixation du prix des médicaments

- La fixation du prix intervient après l'évaluation de la prise en charge par la collectivité effectuée par la HAS. Deux situations sont alors possibles, selon que le médicament a été jugé ou non « remboursable » :
  - Le prix de vente au public d'un médicament « remboursable » par les régimes obligatoires d'assurance maladie n'est pas libre. Il est au contraire fixé par convention entre l'entreprise pharmaceutique qui commercialise le médicament et le CEPS, organisme interministériel placé sous l'autorité conjointe des ministres chargés de la santé, de la sécurité sociale et de l'économie, est principalement chargé par la loi de fixer les prix des médicaments et les tarifs des dispositifs médicaux à usage individuel pris en charge par l'assurance maladie obligatoire.
  - En revanche, les prix des médicaments « non remboursables » sont déterminés librement par les pharmaciens d'officine.

1.3. Pourquoi obtenir un remboursement ?

- Si l'entreprise pharmaceutique qui commercialise un médicament et détient l'AMM n'effectue pas de demande, celui-ci ne pourra pas être remboursé. Le prix du médicament est alors fixé librement, et il sera totalement à la charge financière de ses utilisateurs. Cependant, cette modalité est exceptionnellement choisie par les entreprises pharmaceutiques, car en France, les médicaments les plus prescrits sont ceux qui sont pris en charge par la collectivité, c'est-à-dire remboursés par l'Assurance Maladie.

B 2. Les acteurs de l'évaluation

- Les professionnels impliqués dans le processus d'évaluation et de décision concernant la demande de prise en charge par la collectivité et la fixation du prix comportent des évaluateurs appartenant aux différentes instances et administrations concernées, qui sont aidés dans leur mission par des experts intervenant soit régulièrement, soit ponctuellement.

2.1. La Commission de Transparence de la Haute autorité de santé (HAS)

- La Commission de la Transparence (CT) est une instance scientifique. Elle est composée de médecins, pharmaciens et méthodologistes, tous experts de l'évaluation médicale et de santé publique, ainsi que de membres choisis parmi les adhérents d'associations de malades et d'usagers du système de santé. Avec le soutien des évaluateurs internes de la HAS (et le recours, si le besoin se fait sentir, à des évaluateurs externes), elle peut émettre un avis sur :
  - l'inscription d'un nouveau médicament sur la liste des spécialités remboursables ;
  - la modification des conditions d'inscription d'un médicament déjà inscrit sur la liste des spécialités remboursables (actualisation des données scientifiques, modifications d'AMM) ;
  - la réévaluation d'un médicament ou d'une classe de médicaments inscrit sur la liste des spécialités remboursables ;
  - les avis et décisions concernant les prises en charge dérogatoires.

2.2. L'Union nationale des caisses de l'assurance maladie (UNCAM)

- Créée par la loi de réforme de l'Assurance Maladie d'août 2004, l'Union nationale des caisses d'assurance maladie (UNCAM) regroupe les deux principaux régimes d'assurance maladie : le régime général (dont font partie les indépendants depuis 2020) et le régime agricole (MSA). L'UNCAM définit le champ des prestations admises au remboursement et fixe le taux de prise en charge des soins. Cette instance a le pouvoir de décider du montant des taux de remboursement des médicaments en s'appuyant sur le niveau de SMR attribué par la Commission de la Transparence de la HAS.

2.3. Le Comité économique des produits de santé (CEPS)

- Le CEPS contribue à l'élaboration de la politique économique du médicament. Cet organisme interministériel créé en 2005 et placé sous l'égide du ministère de l'Économie et des finances, du ministère des Affaires sociales et de la santé, fixe les prix des médicaments et les tarifs des dispositifs médicaux à usage individuel pris en charge par l'Assurance Maladie obligatoire.

2.4. Les ministères chargés de la Santé et de la Sécurité sociale

- La décision finale d'inscription d'un médicament au remboursement relève *in fine* de la compétence des ministres chargés de la Santé et de la Sécurité sociale et est publiée au Journal Officiel.

B

3. Déroulement du processus

3.1. Évaluation scientifique par la HAS

- S'appuyant sur le dossier déposé par l'entreprise pharmaceutique et les données scientifiques par ailleurs disponibles, la Commission de transparence de la HAS rédige un avis scientifique dans lequel elle évalue le Service médical rendu (SMR) et l'Amélioration du service médical rendu (ASMR) par le médicament.

3.1.1. Le Service Médical Rendu (SMR)

- **Le Service médical rendu (SMR) répond à la question : le médicament a-t-il suffisamment d'intérêt pour être pris en charge par la solidarité nationale ?** Le niveau de SMR attribué prend en compte la gravité de l'affection, l'efficacité, les effets indésirables, la place dans la stratégie thérapeutique, le caractère préventif, curatif ou symptomatique du traitement médicamenteux et son intérêt de santé publique. Quatre niveaux de SMR sont possibles (important, modéré, faible ou insuffisant) qui correspondent chacun à un niveau de remboursement différent.

LE NIVEAU DE SMR ATTRIBUÉ À UN MÉDICAMENT DÉPEND DONC DES 5 CRITÈRES SUIVANTS :

1. Le rapport bénéfice/risque, tel qu'il a été estimé dans les essais thérapeutiques : il est exprimé au mieux en quantité d'effet. Il tient compte non seulement de la quantité et la pertinence des effets thérapeutiques, mais également de la quantité d'effets indésirables.
2. La gravité de la maladie : morbidité, mortalité, handicap voire altération marquée de la qualité de vie.
3. La nature du traitement : curatif, préventif, substitutif, symptomatique, diagnostique.
4. La place dans la stratégie thérapeutique et l'existence d'alternatives thérapeutiques : traitement de première intention ou de recours, utilisable seul ou en association.
5. L'impact possible sur la santé publique : amélioration de la santé de la population, réduction du nombre et de la durée d'hospitalisations, moindre surveillance.

3.1.2. L'Amélioration du Service Médical Rendu (ASMR)

- L'Amélioration du service médical rendu (ASMR) répond à la question : le médicament apporte-t-il un progrès par rapport au(x) traitement(s) déjà disponible(s) ? Ce critère, qui correspond à la valeur ajoutée du médicament (en termes d'efficacité et de tolérance) par rapport aux produits présents sur le marché, sert à fixer le prix. Cinq niveaux d'ASMR existent : majeur, important, modéré, faible ou insuffisant.

3.2. Fixation du prix et du taux de remboursement

- L'avis définitif de la Commission de la Transparence (CT), comportant le SMR et l'ASMR attribués, est ensuite transmis au **Comité économique des produits de santé (CEPS)** et à l'Union nationale des caisses d'assurance maladie (UNCAM).

3.2.1. Fixation du taux de remboursement par l'UNCAM

- L'UNCAM définit le taux de remboursement sur la base du SMR et de la gravité de l'affection concernée. Ainsi par exemple, un SMR important dans une pathologie grave assure un remboursement de 65 %. Un SMR insuffisant implique, sauf exception, une décision de non prise en charge du médicament par la collectivité.

TAUX DE REMBOURSEMENT HABITUELLEMENT ATTRIBUÉ EN FONCTION DU SMR OBTENU :

- SMR majeur ou important : taux de remboursement 65 % voire 100 % (cancer, VIH).
- SMR modéré : taux de remboursement 30 %.
- SMR faible : taux de remboursement 15 %.
- SMR insuffisant : avis défavorable au remboursement.

3.2.2. Fixation du prix par le CEPS

- Le prix est fixé par le CEPS, de préférence avec les entreprises commercialisant le médicament, sur la base notamment de l'ASMR attribué par la HAS, du prix des médicaments à même visée thérapeutique, des volumes de vente envisagés, de la population cible et des prix pratiqués à l'étranger.

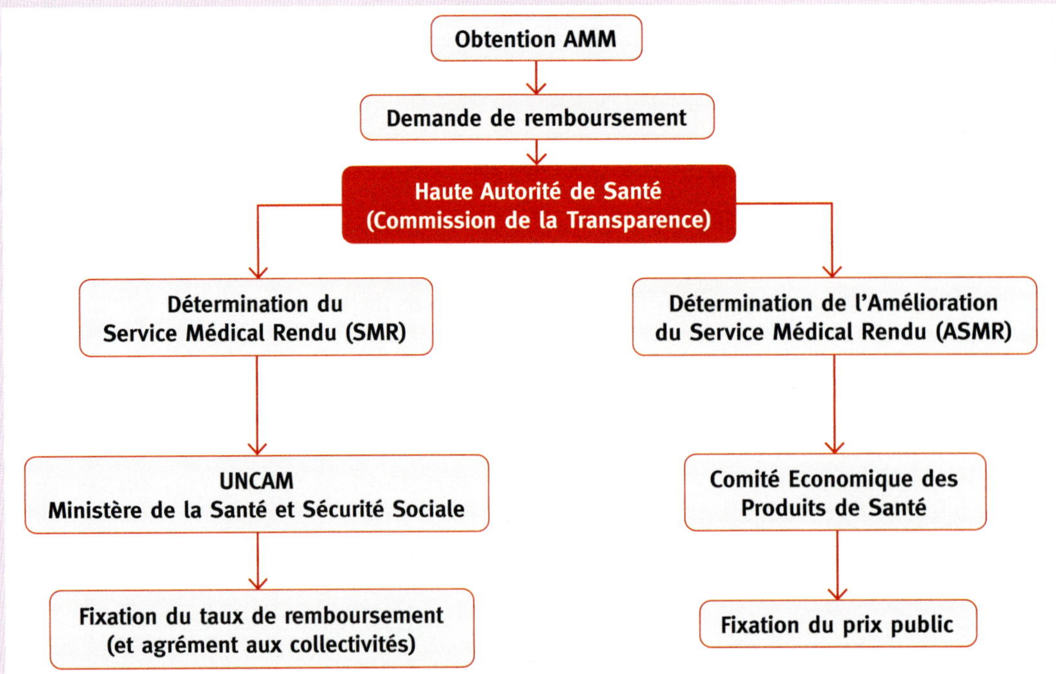

3.3. Réévaluation

- Quelle que soit la décision initialement prise lors de la première mise sur le marché, le SMR et le prix sont réévalués régulièrement (en général tous les 5 ans), en vue d'une réinscription du produit sur la liste des médicaments « remboursables ».
- Lors de cette réinscription, l'entreprise pharmaceutique est tenue de fournir de nouveaux éléments sous forme d'études observationnelles qui correspondent au suivi du médicament « dans la vraie vie ». Ces études sont souvent diligentées par les différentes autorités de santé au moment de la première inscription. Elles permettent entre autres de juger de l'apport médico-économique de ce nouveau produit, notamment dans les pathologies orphelines (analyses de type coût-utilité, ainsi que de la place prise dans la stratégie thérapeutique).

Conclusion

- Le système de fixation du prix et d'évaluation du remboursement des médicaments est une spécificité française, et il diffère de celui utilisé dans d'autres pays européens. C'est un système scientifiquement satisfaisant, mais qui présente malgré tout des imperfections dont celles de ne pas être toujours reproductible d'un dossier à l'autre, et de ne pouvoir déterminer par une formule mathématique reproductible le niveau des SMR et ASMR.

▸ Bibliographie

- LES RÉFÉRENCES À RETENIR
  - Haute Autorité de Santé : www.has-sante.fr
  - Ministère de la Santé : www.sante.gouv.fr/prix-et-taux-de-remboursement.html

FICHE DE SYNTHÈSE

1. Le processus de fixation du taux de remboursement et du prix est un processus national, qui succède à l'obtention de l'AMM.
2. Ce processus, qui démarre à la demande de la firme, comporte une première phase d'évaluation scientifique, gérée par la HAS (avis produit par la Commission de la Transparence), puis une phase technique, gérée par l'UNCAM (taux de remboursement) et le CEPS (prix).
3. La décision finale d'inscription d'un médicament au remboursement relève de la compétence des ministres chargés de la Santé et de la Sécurité sociale.

+++ LE COUP DE POUCE DE L'ENSEIGNANT

- L'avis produit par la HAS est de nature scientifique : il ne tient compte que des données factuelles disponibles concernant le médicament évalué, et sa place dans la stratégie thérapeutique.
- Lorsqu'un médicament est remboursable, son prix n'est pas librement fixé par la firme qui le commercialise mais fait l'objet d'une négociation avec la CEPS sur la base de l'ASMR attribué par la Commission de la Transparence.

Piège à éviter :

- Ne pas confondre SMR (qui sert à fixer le taux de remboursement) et ASMR (qui contribue à la fixation du prix).

Chapitre 24

Rapport bénéfice/risque et bénéfice net

Dr Sabine Mainbourg*, **,
Dr Mikaïl Nourredine, ***,**
Pr Michel Cucherat, ****,**
Pr Jean-Christophe Lega*, **

* Service de Médecine Interne et Vasculaire, CHU Lyon Sud
** Équipe Évaluation et Modélisation des Effets Thérapeutiques UMR CNRS 5558, Lyon
*** Service de recherche et épidémiologie clinique, CHU Lyon
**** Service hospitalo-universitaire de pharmatoxicologie, CHU Lyon

OBJECTIFS : N° 326-3

→ Élaboration du rapport bénéfice/risque des médicaments et la source des informations médicales et socio-économiques concernant la maladie et son traitement.

PLAN

Rang	Rubrique	Intitulé	Descriptif
A	Prise en charge	Rapport bénéfice / risque et bénéfice net à partir des informations disponibles	Identifier les sources de variation du rapport bénéfice/risque
B	Prise en charge	Tenir compte de la situation individuelle du patient pour ajuster le rapport bénéfice/risque en vue de la prescription	Tenir compte de la situation individuelle du patient pour ajuster le rapport bénéfice/risque en vue de la prescription

Les situations de départ sont listées à la fin du chapitre.

A

1. Définitions

1.1. Bénéfice

1.1.1. *Notion d'objectif thérapeutique*

- **Le bénéfice apporté par un médicament est défini en fonction de l'objectif thérapeutique poursuivi.**
- Cet objectif thérapeutique doit être :
  - une amélioration de l'état de santé du patient, directement perçue par ce dernier : diminution du risque de décès, de symptômes ou amélioration des capacités fonctionnelles ;
  - ou mesurable en matière de santé publique : diminution de risque d'évènements évolutifs en situation de prévention..
- L'amélioration d'un signe biologique ou clinique (ex : diminution de CRP dans la polyarthrite rhumatoïde) ne constitue pas un objectif thérapeutique mais seulement une aide au suivi du traitement. Certains critères biologiques sont cependant validés comme pouvant se substituer à des critères cliniques pertinents (par exemple : la créatininémie dans les néphropathies chroniques ou le coefficient de Tiffeneau dans la BPCO). On parle alors de critère de substitution *(surrogacy outcome).*

1.1.2. *Bénéfice : une quantité issue d'une comparaison*

- **Le bénéfice ne se définit que par rapport à une référence.** C'est la mesure de l'amélioration de l'état de santé du patient sous traitement par rapport au risque de base sans traitement.
- **Le bénéfice est une variable quantitative pouvant être continue** (ex : amélioration d'une échelle visuelle analogique de douleur, d'un score de dépression) **ou discrète** (ex : diminution des décès, des complications).
- L'expression du bénéfice se fait en utilisant les indices d'efficacité habituels (voir chapitre 3) exprimant la différence entre le groupe traité et le groupe contrôle
  - en termes relatifs (risque relatif = RR ou risque résiduel sous traitement, réduction relative de risque = RRR ou proportion des accidents prévenus par le traitement, hazard ratio = HR ou odds ratio = OR),
  - ou en termes absolus (différence de risque = DR, nombre de sujets à traiter pour éviter un événement ou *number needed to treat* = NNT).

1.2. Risque

1.2.1. *Le risque : un terme ambigu*

- **Le risque, tel qu'il est représenté dans l'expression « rapport bénéfice/risque » ne doit pas être confondu avec la notion de risque utilisée en épidémiologie.** Il doit être compris comme l'ensemble des évènements défavorables en fonction des options thérapeutiques : effets indésirables des traitements, risque sans traitement.

1.2.2. *Expression du risque*

- Le risque est exprimé par les mêmes indices que le bénéfice, par une différence relative (OR, HR, RR) ou absolue (DR, NNT).

1.3. Rapport bénéfice/risque

- **Le rapport bénéfice/risque est une grandeur exprimant la comparaison entre le bénéfice et le risque liés à l'usage d'un médicament.**

A

2. Élaboration du rapport bénéfice/risque

2.1. Évaluation du risque individuel

- Le risque individuel (risque absolu sans traitement) est idéalement estimé selon des scores de risque validés. En effet, l'appréciation clinique est souvent difficile, notamment en l'absence d'expérience clinique.
- On peut prendre l'exemple de la fibrillation atriale (risque d'AVC ischémique) et du traitement anticoagulant (risque majoré de saignement). Ainsi, une patiente de 80 ans, avec hypertension non contrôlée, insuffisance rénale et diabète, a un risque théorique annuel d'AVC selon le score CHA2DS2-VASc (5 points) de 3,2 %.
- Le risque annuel d'hémorragie majeure sans traitement est estimé à 2,0%, sur une expertise clinique, en l'absence de score validé.

2.2. Calcul du risque sous traitement

- La réduction du risque d'AVC par un traitement par anti-vitamine K (AVK) est de 34 % (RR = 0,64). Le risque (R) d'AVC sous AVK devient donc $R_{\text{traitement}} = R_{\text{sans traitement}} \times RR_{\text{AVK}}$ soit 1,28 % pour cette patiente de 80 ans.
- Le risque annuel d'hémorragie majeure sous AVK selon le score HAS-BLED (3) est estimé à 5,8 %.

2.3. Le rapport bénéfice/risque et le bénéfice net

- En comparant les sommes des deux risques sans (3,2 % + 2,0 %) et sous traitement (2,6 % + 5,8 %), on décide de ne pas introduire d'AVK.
- Cette estimation synthétique et quantitative des bénéfices et des risques sur une échelle absolue définie le bénéfice net.
- Des éléments qualitatifs importants dans l'évaluation clinique peuvent modifier ce bénéfice net. On peut citer les objectifs thérapeutiques du patient (par exemple : éviter impérieusement les effets indésirables) ou des données ne rentrant pas dans les scores (par exemple : observance, barrière de langue, fragilité sociale).

2.4. Difficulté de la pondération des bénéfices et des risques

- **Une des difficultés de l'évaluation du rapport bénéfice/risque ou du bénéfice net est la pondération.** En effet, il est difficile de comparer des évènements qui peuvent avoir une implication clinique différente. Par exemple, il est difficile de comparer une hémorragie majeure gastrique sans choc (probablement sans conséquence à long terme) et un AVC ischémique avec hémiplégie complète (responsable d'un handicap définitif majeur).

A 3. Modification du rapport bénéfice/risque ou du bénéfice net

Le rapport bénéfice/risque, comme le bénéfice net n'est pas une propriété du médicament établie une fois pour toutes au moment de l'AMM. Il varie en fonction de nombreux paramètres comme la durée du traitement, l'indication, les conditions d'utilisation, la population traitée.

3.1. En fonction du temps

- Le rapport bénéfice/risque établi au cours des essais n'est valable que pour la durée de traitement testée. Toute extension de cette durée peut conduire à une dégradation du rapport bénéfice/risque, qui doit donc être réévalué. Ainsi, le premier des « nouveaux anticoagulants oraux », le ximelagatran, n'a pas présenté de toxicité hépatique dans les études de phase III. Cependant, dans les études de phase IV, on a vu apparaître des hépatites pouvant conduire au décès.
- De plus, les caractéristiques des patients (comorbidités, co-prescriptions médicamenteuses, définition des maladies) peuvent changer avec le temps et modifier l'efficacité et la sécurité apparente des traitements.

3.2. En fonction de l'indication

- Tout changement d'indication doit conduire à une réévaluation du rapport bénéfice/risque. Ainsi, le rapport bénéfice/risque du natalizumab est considéré comme favorable dans le traitement de la sclérose en plaques alors qu'il ne l'est pas dans celui de la maladie de Crohn, le bénéfice moindre dans la seconde situation ne compensant pas le risque augmenté de leuco-encéphalopathie multifocale progressive.
- La nature et la gravité de la maladie traitée jouent évidemment dans la tolérance que l'on peut avoir vis-à-vis du risque.

3.3. En fonction des conditions d'utilisation

- Le rapport bénéfice/risque établi au moment de l'AMM d'après les résultats des essais thérapeutiques est représentatif des conditions très protégées des essais avec une surveillance renforcée de l'observance, des signes biologiques, des événements indésirables. En conditions pratiques d'utilisation, l'observance est moins bonne, les contrôles biologiques souvent non faits, la surveillance des effets indésirables est laissée à l'initiative des patients. Il en résulte une augmentation du risque pouvant affecter négativement le rapport bénéfice/risque.

3.4. En fonction de la population rejointe

- Les essais réalisés avant commercialisation l'ont été sur des populations sélectionnées, qui excluent en pratique les patients les plus à risque : sans domicile fixe ou en situation précaire, personnes souffrant de pathologies multiples, de trouble d'usage de substance, d'un âge très élevé, présentant toute caractéristique pouvant constituer une contre-indication (insuffisance rénale, hépatique par exemple) ou recevant des médicaments susceptibles de conduire à une interaction médicamenteuse.
- Une fois le médicament sur le marché, il va être administré à une population – la population rejointe – qui comprend beaucoup de patients exclus des essais et une proportion variable de patients qui n'ont pas la pathologie sur laquelle les essais ont été réalisés.
- On peut donc se trouver dans une situation dans laquelle le risque est plus élevé et le bénéfice moins important que lors des essais.

A 4. Sources de l'information

- Les résultats des essais thérapeutiques de phase III sont les principales sources d'information sur le bénéfice et donc la balance bénéfice risque. Il peut s'y adjoindre des résultats d'études de phase II suffisamment puissantes.
- L'évaluation de la sécurité des médicaments est évaluée en complément par les études de phase IV (étude en vie réelle, étude de pharmacoépidémiologie).

▸ Bibliographie

- LES REFERENCES POUR APROFONDIR
  - European Medicines Agency. Benefit-risk methodology. http://www.ema.europa.eu/ema/index.jsp?curl=pages/special_topics/document_listing/document_listing_000314.jsp&mid=WC0b01ac 0580223ed6.
  - Gueyffier F, Piedbois P, Bergmann JF; les participants à la table ronde n° 2 de Giens XXXII. Comment mesure-t-on le bénéfice net d'un traitement ? Therapie. 2017 Jan 3. pii: S0040-5957(16)31273-2. doi: 10.1016/j.therap.2016.11.057

FICHE DE SYNTHÈSE

1. Bénéfice et risque d'un médicament sont définis par rapport à une référence (absence de traite ment ou traitement de référence).
2. Cette balance bénéfice risque est évaluée pour un individu donné.
3. Rapport bénéfice/risque : différence entre les événements évités et les événements de gravité semblable provoqués par le médicament par comparaison à l'absence de traitement ou à un traitement contrôle.
4. Le rapport bénéfice/risque varie selon la durée du traitement, l'indication, les conditions d'utilisation du médicament et la population rejointe.

+++ LE COUP DE POUCE DE L'ENSEIGNANT

- **Ne pas oublier :**
  - Le bénéfice n'existe que par rapport à l'objectif thérapeutique.
- **Très important :**
  - Cette évaluation est toujours basée sur une estimation individuel basée sur un examen clinique et l'utilisation des données de la littérature (score, effet des médicaments), en prenant en compte les objectifs des patients.

Pièges à éviter :

- Confondre la notion de risque épidémiologique (incidence) avec le risque lié à un médicament (risque attribuable en épidémiologie), défini par rapport à une référence (absence de traitement ou traitement de référence).

PRINCIPALES SITUATIONS DE DÉPART EN LIEN AVEC L'ITEM 326-3 : « RAPPORT BÉNÉFICE/RISQUE ET BÉNÉFICE NET »

Situation de départ	Descriptif
Éléments à prendre en compte avant la prescription	
264. Adaptation des traitements sur un terrain particulier (insuffisant rénal, insuffisant hépatique, grossesse, personne âgée…)	La prescription médicamenteuse doit prendre en compte les caractéristiques du patient : adaptation de la posologie selon la fonction rénale, le poids du patient, d'une grossesse éventuelle.
334. Demande de traitement et investigation inappropriés	Comprendre les représentations mentales autour du concept de médicament et d'examens complémentaires est un élément clé pour élaborer une décision médicale partagée.
338. Prescription médicale chez un patient en situation de précarité	Le niveau socio-économique du patient va conditionner l'observance, et donc l'atteinte des objectifs du traitement : prix du médicament, remboursement, mutuelle complémentaire.
Éléments à prendre en compte au moment de la prescription	
343. Refus de traitement et de prise en charge recommandés	L'adhésion du patient à son traitement est conditionnée par sa compréhension de sa pathologie, de l'objectif du traitement, de sa durée et de ses modalités (nombre de prise, surveillance), des mesures associées, des principaux effets indésirables.
352. Expliquer un traitement au patient (adulte/enfant/adolescent)	Si le patient n'adhère pas au projet de soin, il faut reprendre les objectifs et les enjeux, en essayant de comprendre les réticences du patient, qui reste libre d'accepter ou refuser la prise en charge proposée.
Éléments de surveillance sous traitement médicamenteux	
331. Découverte d'un aléa thérapeutique ou d'une erreur médicale	Une information loyale et complète doit être délivrée au patient sur la relation causale entre le préjudice et la procédure médicale. Le bénéfice escompté lors de la prescription peut être rappelé, pour contextualiser la prescription.
348. Suspicion d'un effet indésirable des médicaments ou d'un soin	L'observance, c'est-à-dire la réalité de la prise du traitement, peut être estimée à l'interrogatoire, par le dosage sanguin du médicament, ou par des piluliers sécurisés ou connectés.
354. Évaluation de l'observance thérapeutique	La recherche d'un effet indésirable est un élément important lors de la surveillance d'un traitement. Devant toute situation clinique, il faut se poser la question de l'imputabilité possible du traitement pris par le patient.

Chapitre 25

Expliquer les modalités d'élaboration des recommandations professionnelles, ainsi que leur niveau de preuve

Pr Alain Cariou*, Dr Anne-Priscille Trouvin**
*Médecine Intensive et Réanimation, Hôpital Cochin, Université de Paris, Paris
** Centre d'Évaluation et Traitement de la Douleur, Hôpital Cochin, Université de Paris, Paris

OBJECTIFS : N° 326-4

➔ Expliquer les modalités d'élaboration des recommandations professionnelles, ainsi que leur niveau de preuve (voir item 3).

PLAN

Rang	Rubrique	Intitulé	Descriptif
A	Définition	Recommandations	Grade des recommandations, modes de production, révisions, bon usage

Situations de départ : aucune dans ce chapitre.

A 1. Principales modalités d'élaboration des recommandations de bonne pratique

- Dans le domaine de la santé, les « recommandations de bonne pratique » (RBP) correspondent à des propositions, développées selon une méthodologie rigoureuse, destinées à aider le médecin et le patient à définir les soins les plus appropriés dans des circonstances cliniques données. L'objectif est d'informer les professionnels de santé et les patients et usagers du système de santé sur l'état de l'art et les données acquises de la science afin d'améliorer la prise en charge, la qualité et la sécurité des soins.
- Élaborés selon une méthodologie rigoureuse, les RBP constituent des synthèses de l'état de l'art et des données disponibles au moment de leur élaboration. Elles ne dispensent pas le professionnel de santé de faire preuve de discernement dans sa prise en charge du patient qui doit être celle qu'il estime la plus appropriée, en fonction de l'ensemble de ses connaissances et de ses propres constatations.
- **En France, c'est la Haute Autorité de Santé (HAS) qui s'est vue confier la mission de produire ces recommandations,** ainsi que les outils favorisant leur utilisation par les professionnels de santé. Elle peut prendre l'initiative de l'élaboration de la RBP (auto-saisine), répondre à la demande ou accompagner la démarche d'un autre organisme, tel que :

– un conseil professionnel de spécialistes, un collège de bonne pratique, une collégiale de praticiens, une société savante ou toute autre organisation de professionnels de santé ;
– une institution, une agence sanitaire ou un organisme de santé publique ;
– une caisse d'assurance maladie ;
– une association représentant des usagers du système de santé.

Il existe de nombreuses méthodes disponibles pour élaborer des recommandations en santé. Parmi ces méthodes, trois méthodes (promues par la HAS) sont couramment utilisées en France et seront décrites dans ce chapitre :

- la méthode « Recommandations pour la pratique clinique (RPC) » ;
- la méthode « Recommandations par consensus formalisé (RCF) » ;
- la méthode « Conférence de consensus » (CdC).

PHASE DE CADRAGE

**La phase de cadrage est préalable à l'élaboration d'une RBP.
Elle aboutit à l'élaboration d'une note de cadrage,
véritable « feuille de route » pour l'ensemble du processus.
Les principales étapes du cadrage sont les suivantes :**

- Recueil d'informations pour préciser la problématique posée, l'objectif des recommandations et les améliorations attendues de la qualité et de la sécurité des soins, et pour analyser les données disponibles.
- Élaboration des questions et modalités de réalisation, notamment le choix de la méthode d'élaboration de la RBP (recommandations pour la pratique clinique ou recommandations par consensus formalisé).
- Réunion de cadrage avec les différents corps professionnels et représentants de patients et d'usagers.
- Rédaction de la note de cadrage selon un format standardisé (contexte, champ de la RBP, modalités de réalisation, mise en œuvre de la RBP, diffusion).
- Validation de la note de cadrage par les instances de validation de la HAS et mise en ligne.

1.1. Recommandations pour la pratique clinique (RPC)

LA MÉTHODE RPC EST UNE MÉTHODE D'ÉLABORATION DE RBP, QUI REPOSE SUR 3 PRINCIPES ESSENTIELS :

- La participation des professionnels et représentants des patients et usagers concernés par le thème de la RBP.
- La transparence, avec mise à disposition de l'analyse critique de la littérature, des avis du groupe de travail, et des cotations et commentaires du groupe de lecture.
- L'indépendance d'élaboration et la gestion des intérêts déclarés par les experts du groupe de travail.

1.1.1. *Principe général des RPC*

- La méthode RPC consiste à faire rédiger des recommandations par un groupe de travail après une analyse critique des données scientifiques disponibles. Le thème choisi étant généralement vaste, la controverse ne nécessite pas de débat public et les données sont généralement multiples et dispersées. Avant finalisation, les recommandations sont soumises à un groupe de lecture qui analyse et propose des commentaires. Les groupes de travail et de lecture sont composés d'experts et de non-experts du thème traité. Les recommandations sont systématiquement gradées.

L'OBJECTIF DE LA MÉTHODE RPC EST DE RÉDIGER UN PETIT NOMBRE DE RECOMMANDATIONS :

- Concises.
- Gradées, en accord avec les niveaux de preuve identifiés, ou, en l'absence de preuves scientifiques, résultant d'un accord d'experts.
- Non ambiguës.
- Répondant aux questions posées.

1.1.2. Méthodologie des RPC

- À l'issue de la phase préalable de cadrage, la RPC se déroule en 4 étapes et fait intervenir 2 groupes de professionnels concernés par le thème de la recommandation et des représentants de patients ou d'usagers :

1. **Phase de revue des données disponibles :** le chargé de projet du **groupe de travail** rédige un argumentaire scientifique et des propositions de recommandations, après une revue systématique de la littérature ;
2. **Phase de rédaction initiale :** le **groupe de travail** rédige la version initiale des recommandations à soumettre au **groupe de lecture**, après discussion lors de réunions en fonction des données et des pratiques existantes ;
3. **Phase de lecture :** le **groupe de lecture** donne un avis formalisé sur le fond et la forme de la version initiale des recommandations par cotations et commentaires ;
4. **Phase de finalisation :** le **groupe de travail** finalise les recommandations après analyse et discussion des réponses du groupe de lecture.

1.1.3. Constitution des groupes de travail et de lecture

- Les membres des groupes de travail et de lecture, sous réserve de leur accord, sont désignés par l'organisme promoteur des recommandations :
  - sur proposition des parties concernées par le thème : conseils nationaux professionnels de spécialités, organisations professionnelles, associations de patients ou d'usagers, institutionnels ;
  - sur les réponses obtenues à l'appel à candidatures réalisé en parallèle sur son site Internet.
- Le groupe de travail est multidisciplinaire et multi-professionnel. Il comprend de façon optimale 15 à 20 membres : des professionnels de santé, ayant un mode d'exercice public ou privé, d'origine géographique ou d'écoles de pensée diverses ; des représentants d'associations de patients et d'usagers et, si besoin, d'autres professionnels concernés et des représentants d'agences publiques.
- Par ailleurs, l'organisme promoteur des recommandations peut solliciter directement des personnalités indépendantes reconnues pour leur expertise.
- Le groupe de travail doit représenter les différentes disciplines ou professionnel concernés, les différents modes d'exercice (hospitalier, ambulatoire, salarié, libéral, isolé en groupe) et lorsque le sujet l'exige les diverses « écoles de pensée ». Les associations de patients ou d'usagers du système de santé concernées par le thème doivent y être associées.
- Le groupe de lecture doit être représentatif des mêmes équilibres.

1.1.4. *Finalisation et diffusion*

- La RPC est soumise au Collège de la HAS pour adoption. À la demande du Collège de la HAS, les documents peuvent être amendés. Les participants en sont alors informés.
- Le processus aboutit *in fine* à la production des versions finales de l'argumentaire scientifique, des recommandations et de sa synthèse, puis à la diffusion des versions validées de ces 3 documents. Ainsi, l'organisme promoteur de la RBP s'engage à mettre en ligne sur son site internet la ou les fiches de synthèse, les recommandations et l'intégralité de l'argumentaire, et à les remettre au demandeur. La diffusion peut être complétée par des publications scientifiques et des présentations en congrès.

1.2. Recommandations par consensus formalisé (RCF)

- **La méthode « Recommandations pour la pratique clinique (RPC) » est la méthode préférentielle pour élaborer des RBP.** Cependant, la méthode de « Recommandations par consensus formalisé » doit être discutée si au moins 2 des conditions suivantes sont réunies :
  - absence ou insuffisance de littérature de fort niveau preuve répondant spécifiquement aux questions posées ;
  - possibilité de décliner le thème en situations cliniques facilement identifiables (listes d'indications, de critères, etc.) ;
  - controverse avec nécessité d'identifier par un groupe indépendant et de sélectionner parmi plusieurs alternatives les situations dans lesquelles une pratique est jugée appropriée.
- La méthode RCF consiste à rédiger des recommandations à partir de l'avis et l'expérience pratique d'un groupe de professionnels sur la conduite à tenir dans un ensemble de situations cliniques élémentaires et concrètes. Elle repose sur :
  - la participation des professionnels et représentants des patients et usagers concernés par le thème de la RBP ;
  - la transparence, avec mise à disposition de l'analyse critique de la littérature, des avis des groupes de travail, et des cotations et commentaires du groupe de lecture ;
  - l'indépendance d'élaboration et la gestion des intérêts déclarés par les experts du groupe de travail.
- C'est à la fois une méthode de recommandations de bonne pratique et une méthode de consensus. En tant que méthode de consensus, son objectif est de formaliser le degré d'accord entre experts en identifiant et sélectionnant, par un vote en 2 tours avec retour d'information, les points de convergence, sur lesquels sont fondées secondairement les recommandations, et les points de divergence ou d'indécision entre experts.

1.2.1. *Méthodologie des RCF*

- À l'issue de la phase préalable de cadrage, la RCF se déroule en 5 étapes et fait intervenir 3 groupes indépendants de professionnels concernés par le thème de la recommandation et de représentants de patients ou d'usagers :

1. **Phase de rédaction de l'argumentaire et des propositions : le groupe de pilotage** rédige l'argumentaire scientifique à partir d'une analyse critique de la littérature et formule les propositions à soumettre en cotation.
2. **Phase de cotation : le groupe de cotation** sélectionne, par un vote en deux tours avec réunion intermédiaire, les propositions à retenir pour rédiger la version initiale des recommandations, en tenant compte du niveau de preuve disponible et de l'expérience pratique de ses membres.
3. **Phase de rédaction des recommandations** : la version initiale des recommandations est rédigée à partir des résultats de la cotation.
4. **Phase de relecture : le groupe de lecture** donne un avis formalisé sur le fond et la forme de la version initiale des recommandations.
5. **Phase de finalisation : le groupe de pilotage et le groupe de cotation** finalisent les recommandations au cours d'une réunion plénière.

1.2.2. *Constitution des groupes de professionnels pour la RCF*

- **Trois groupes différents sont nécessaires pour l'élaboration d'une RCF au cours de ces 5 phases :**

1. **Groupe de pilotage :** il comprend de façon optimale 6 à 8 professionnels et représentants d'usagers du système de soins, dont un président du groupe de pilotage, un chef de projet, et éventuellement un chargé de projet. Ses membres doivent avoir une bonne connaissance de la pratique professionnelle dans le domaine correspondant au thème de l'étude et être capables de juger de la pertinence des études publiées et des différentes situations cliniques évaluées. Ses rôles sont les suivants :
   - élaborer l'argumentaire scientifique après analyse critique et synthèse des données bibliographiques disponibles et discussion relative aux pratiques existantes ;
   - rédiger les propositions à soumettre au groupe de cotation ;
   - rédiger, à partir des résultats de la cotation, la version initiale des recommandations ;
   - finaliser le texte des recommandations au cours de la réunion plénière avec le groupe de cotation.
2. **Groupe de cotation :** il comprend de façon optimale 9 à 15 professionnels intervenant directement dans leur pratique quotidienne auprès des personnes concernées par la recommandation.
   - Il sélectionne, par un vote en deux tours, les propositions à retenir pour rédiger la version initiale des recommandations, en tenant compte du niveau de preuve disponible et de l'expérience pratique de ses membres.
   - À l'issue de la phase de lecture, il finalise le texte des recommandations au cours de la réunion plénière avec le groupe de pilotage.
3. **Groupe de lecture :** il comprend 30 à 50 personnes concernées par le thème, expertes ou non du sujet. Il permet d'élargir l'éventail des participants au travail en y associant des représentants des spécialités médicales, des professions non médicales ou de la société civile non présents dans les groupes de pilotage et de cotation.
   - Il donne un avis formalisé sur le fond et la forme de la version initiale des recommandations, en particulier sur leur applicabilité, leur acceptabilité et leur lisibilité.
   - Les membres rendent un avis consultatif, à titre individuel, et ne sont pas réunis.
   - Lorsque des enjeux sociétaux participent aux divergences de pratiques ou d'opinions sur celles-ci, il est possible de mettre en place une consultation publique pour recueillir l'avis de tiers qui n'avaient pas été identifiés au préalable.

1.2.3. *Phase de finalisation des RCF*

- Elle aboutit à la production des versions finales de l'argumentaire scientifique, des recommandations et de la fiche de synthèse puis à la diffusion des versions validées de ces 3 documents. Elle fait intervenir le groupe de pilotage, le groupe de cotation et les instances de validation de la HAS.

1.3. Conférence de consensus (CdC)

- **La méthode CdC est la plus anciennement décrite et utilisée**. La conférence de consensus est une démarche d'origine américaine développée dans le domaine médical et utilisée en France selon une méthodologie élaborée par la Haute Autorité de Santé (HAS).
- Les recommandations sont rédigées par un jury de non-experts du thème traité (« candides ») dans le cadre d'un huis clos de 48 heures au terme d'une séance publique. Au cours de cette conférence publique, 4 à 6 questions préalablement définies et suscitant une controverse sont débattues par des experts du thème. Leurs interventions sont systématiquement discutées par le jury et le public présent. Le jury reçoit au préalable le texte écrit des interventions des experts et une analyse critique des données disponibles, réalisée par un groupe bibliographique indépendant des experts. Le jury dispose des informations concernant le niveau de preuve des données disponibles et doit donc grader, autant que possible, les recommandations.

TABLEAU COMPARATIF				
	THÉMATIQUE ABORDÉE	DONNÉES CLINIQUES DISPONIBLES	NIVEAU DE CONTROVERSE	DURÉE DU PROCESSUS
Recommandations pour la pratique clinique (RPC)	Large Nombreuses questions et sous-questions	Disponibles et multiples Dispersées, peu accessibles	Controverse pour laquelle un débat public est a priori non justifié	12 à 18 mois en fonction du thème
Recommandations par consensus formalise (RCF)	Ampleur indifférente Facilement déclinable en situations élémentaires	Rares ou absentes, insuffisantes ou discordantes Peu adaptées aux situations rencontrées en pratique	Controverse avec nécessité de formaliser l'obtention des accords professionnels Débat public a priori non justifié	6 à 12 mois en fonction du thème
Conférence de consensus (CdC)	Ampleur limitée Déclinable en 4 à 6 questions précises Recommandations rédigeables par des non-experts dans un délai limité (48 heures)	Rares ou absentes, insuffisantes ou discordantes Littérature peu abondante Étude complémentaire non envisageable	Controverse majeure avec nécessité d'un débat public Nécessité d'une prise de position par un jury de non-experts	9 à 18 mois en fonction du thème

A

2. Niveaux de preuve et gradation

- La rédaction des recommandations aboutit à un texte de synthèse des connaissances et des pratiques, élaboré à partir des données de la littérature scientifique et de l'avis d'experts. La démarche comporte l'identification des niveaux de preuve scientifique fournis par la littérature et à formaliser des recommandations prenant en compte les informations fournies.
- Il existe différents systèmes de niveau de preuve et de gradation des recommandations de bonne pratique (gradation HAS, SOR, GRADE, SIGN, etc.). Pour des raisons de simplicité, seule la méthode employée couramment par la HAS sera présentée dans ce chapitre.

2.1. Niveau de preuve

- Le niveau de preuve accordé à une étude caractérise la capacité de cette étude à répondre à la question posée. La capacité d'une étude à répondre à la question posée est elle-même jugée sur la correspondance de l'étude au cadre du travail (question, population, critères de jugement) et sur les caractéristiques suivantes :
  - **l'adéquation du protocole d'étude à la question posée ;**
  - **l'existence ou non de biais importants dans la réalisation ;**
  - **l'adaptation de l'analyse statistique aux objectifs de l'étude ;**
  - **la puissance de l'étude et en particulier la taille de l'échantillon analysé.**
- Selon le domaine exploré (diagnostic, pronostic, dépistage, traitement, etc.), un fort niveau de preuve peut être donné par des études dont le type de protocole sera différent.

NIVEAU DE PREUVE	DESCRIPTION
Fort	Protocole adapté à la question posée Pas de biais majeur Analyse statistique appropriée Puissance suffisante
Intermédiaire	Protocole adapté à la question posée Puissance insuffisante Anomalies mineures
Faible	Autres types d'études

2.2. Niveau de preuve scientifique

- Elle est appréciée lors de la synthèse des résultats de l'ensemble des études sélectionnées. Elle constitue la conclusion des tableaux de synthèse de la littérature.
- La gradation du niveau de preuve scientifique repose sur 3 éléments :
  - l'existence de données de la littérature pour répondre aux questions posées ;
  - le niveau de preuve des études disponibles ;
  - la cohérence de leurs résultats.
- Pour une question donnée, il est ainsi possible de classer les études en fonction de leur niveau de preuve. Pour chaque niveau, l'attention est portée aux résultats des études en ce qui concerne les critères de jugement définis préalablement pour répondre aux questions posées. Une analyse descriptive donne les résultats et les explications nécessaires pour comprendre les éventuelles divergences. Si les résultats sont tous cohérents entre eux, des conclusions peuvent facilement être formulées. En cas de divergence des résultats, il appartient aux « experts » de pondérer les études en fonction de leur niveau de preuve, de leur nombre, et pour des études de même niveau de preuve en fonction de leur puissance.

2.2.1. *Accord des experts*

- L'accord d'experts correspond, en l'absence de données scientifiques disponibles, à l'approbation d'au moins 80 % des membres du groupe de travail.

2.2.2. *Grade des recommandations*

- Les recommandations proposées sont classées en grade A, B ou C selon les modalités suivantes (tableau) :
  - **une recommandation de grade A** est fondée sur une preuve scientifique établie par des études de fort niveau de preuve (essais comparatifs randomisés de forte puissance et sans biais majeur, méta-analyse d'essais contrôlés randomisés, analyse de décision fondée sur des études bien menées) ;
  - **une recommandation de grade B** est fondée sur une présomption scientifique fournie par des études de niveau intermédiaire de preuve (essais comparatifs randomisés de faible puissance, études comparatives non randomisées bien menées, études de cohortes) ;
  - **une recommandation de grade C** est fondée sur des études de moindre niveau de preuve (études cas-témoin, séries de cas).
- En l'absence de précision, les recommandations proposées ne correspondent qu'à un accord d'experts. L'existence d'une évidence scientifique forte entraîne systématiquement une recommandation de grade A quel que soit le degré d'accord d'experts. En l'absence d'étude de fort niveau de preuve et d'accord d'experts, les alternatives seront exposées sans formulation de recommandations en faveur de l'une ou de l'autre.

GRADE DES RECOMMANDATIONS	NIVEAU DE PREUVE SCIENTIFIQUE FOURNI PAR LA LITTÉRATURE
A : preuve scientifique établie	**Niveau 1 :** – essais comparatifs randomisés de forte puissance – méta-analyses d'essais comparatifs randomisés – analyse de décision fondée sur des études bien menées
B : présomption scientifique	**Niveau 2 :** – essais comparatifs randomisés de faible puissance – études comparatives non randomisées bien menées – études de cohortes
C : faible niveau de preuve	**Niveau 3 :** – études cas-témoins
	Niveau 4 : – études comparatives comportant des biais importants – études rétrospectives – séries de cas – études épidémiologiques descriptives

- Cette gradation des recommandations fondée sur le niveau de preuve scientifique de la littérature venant à l'appui de ces recommandations ne présume pas obligatoirement du degré de force de ces recommandations. En effet, il peut exister des recommandations de grade C ou fondées sur un accord d'experts néanmoins fortes malgré l'absence d'un appui scientifique. Les raisons de cette absence de données scientifiques peuvent être multiples (historique, éthique, technique). Il est donc utile de préciser la relation à laquelle on doit s'attendre entre gradation et hiérarchisation des recommandations. L'appréciation de la force des recommandations repose donc sur :
  - le niveau d'évidence scientifique ;
  - l'interprétation des experts.

Conclusion

Les recommandations de bonne pratique sont des synthèses rigoureuses de l'état de l'art et des données de la science à un temps donné. Leur élaboration exige une démarche rigoureuse et explicite, garante de leur validité et de leur crédibilité. Les bénéfices potentiels dépendent étroitement de la qualité des recommandations elles-mêmes. Leur qualité peut être extrêmement variable, certaines s'éloignant des normes établies. Il existe cependant des outils d'évaluation (grille AGREE, par exemple) qui permettent d'apprécier la rigueur méthodologique et la transparence du processus d'élaboration des recommandations.

▸ Bibliographie

- LA RÉFÉRENCE À RETENIR
  - Site internet de la HAS : www.has-sante.fr : Recommandations pour la pratique clinique.

FICHE DE SYNTHÈSE

1. En France, trois méthodes sont couramment utilisées pour élaborer des RBP : la méthode « Recommandations pour la pratique clinique (RPC) », la méthode « Recommandations par consensus formalisé (RCF) », et la méthode « Conférence de consensus » (CdC).

2. La méthode RPC consiste à faire rédiger des recommandations par un groupe de travail au terme d'une analyse critique des données disponibles.

3. La méthode RCF consiste à rédiger des recommandations à partir de l'avis et l'expérience pratique d'un groupe de professionnels sur la conduite à tenir dans un ensemble de situations cliniques élémentaires et concrètes.

4. La méthode CdC consiste à faire rédiger des recommandations par un jury de non-experts du thème traité (« candides ») dans le cadre d'un huis clos de 48 heures au terme d'une séance publique.

5. La rédaction des recommandations aboutit à un texte de synthèse des connaissances et des pratiques, élaboré à partir des données de la littérature scientifique et de l'avis d'experts. La démarche doit comporter l'identification des niveaux de preuve scientifique fournis par la littérature et à formaliser des recommandations prenant en compte les informations fournies.

+++ LE COUP DE POUCE DE L'ENSEIGNANT

- Les recommandations constituent des synthèses de l'état de l'art et des données disponibles au moment de leur élaboration : elles doivent être périodiquement revues pour maintenir leur niveau de validité initiale.
- La vérification de l'indépendance des experts et professionnels impliqués constitue un pré-requis important dans la démarche.
- La diffusion des recommandations doit être large, et peut être accompagnée d'une proposition d'évaluation des pratiques professionnelles permettant d'en apprécier l'application concrète.

CHAPITRE 26

Connaître le rôle des professionnels impliqués dans l'exécution d'une prescription, et leurs responsabilités légales et économiques

Pr Alain Cariou*, Dr Anne-Priscille Trouvin**
*Médecine Intensive et Réanimation, Hôpital Cochin, Université de Paris, Paris
** Centre d'Évaluation et Traitement de la Douleur, Hôpital Cochin, Université de Paris, Paris

PLAN

OBJECTIFS : N° 326-5

→ Connaître le rôle des professionnels impliqués dans l'exécution d'une prescription, et leurs responsabilités légales et économiques.

Rang	Rubrique	Intitulé	Descriptif
B	Définition	Rôle des professionnels impliqués dans l'exécution d'une prescription et leurs responsabilités légales et économiques	Distinguer le processus de dispensation médicamenteuse propre au milieu hospitalier

Situations de départ : aucune dans ce chapitre.

- La prescription est un acte médical, réalisé par des professionnels habilités : médecins, odontologistes, sages-femmes, internes ayant reçu délégation... Cette prescription doit ensuite donner lieu à exécution par d'autres professionnels, que sont les pharmaciens (étape de dispensation) avec la participation, dans certains cas, des infirmiers (étape d'administration).

B 1. En milieu hospitalier

- En médecine ambulatoire, c'est le pharmacien qui exécute la prescription et remet les médicaments au patient, lui-même en charge de la phase d'administration (« prise médicamenteuse »). Mais en exercice hospitalier, c'est à l'infirmier ou à l'infirmière qu'échoit cette dernière étape. **Au sein d'un établissement de santé, le pharmacien et l'infirmier sont donc les deux acteurs principalement concernés par l'exécution de la prescription.**

1.1. Dispensation hospitalière : rôle du pharmacien

- À la différence de son collègue exerçant dans une officine de ville, le pharmacien hospitalier exerce au sein d'une pharmacie à usage intérieur (PUI), intégrée à l'hôpital.
- Le pharmacien hospitalier assume des activités très variées qui comprennent différentes fonctions (gestion des achats et approvisionnement, information, communication et formation des personnels), dont la principale consiste en la dispensation des médicaments aux patients hospitalisés ou ambulatoires (rétrocessions). L'orga-

nisation de cette étape est propre à chaque établissement et à chaque PUI. Dans ce cadre, plusieurs acteurs sont parfois amenés à le seconder dans cette tâche : internes en pharmacie, étudiants en cinquième année hospitalo-universitaire, et préparateurs en pharmacie.

- **Placée sous la responsabilité directe du pharmacien, la dispensation est définie dans le Code de la Santé Publique (article R. 4235-48) comme l'acte pharmaceutique associant à la délivrance des médicaments :**
  - l'analyse pharmaceutique de la prescription médicale ;
  - la préparation éventuelle des doses à administrer ;
  - la mise à disposition des informations et des conseils nécessaires au bon usage du médicament (conditions de conservation des médicaments...).
- **À cette dispensation s'ajoutent deux rôles importants :**
  - le suivi thérapeutique (conformité de la durée des traitements, des posologies, surveillance des interactions) et la participation aux vigilances (pharmacovigilance, matériovigilance) et aux essais cliniques ;
  - la participation à toute action susceptible de concourir à la qualité et à la sécurité des traitements et des soins dans les domaines relevant de la compétence pharmaceutique.
- Pour faciliter leur disponibilité, les médicaments peuvent être délivrés globalement à l'unité de soins en renouvellement d'une dotation adaptée, préalablement définie par le pharmacien et le médecin responsable de l'unité de soins. Chaque fois que possible, la mise en place d'une informatisation permet à la PUI l'accès aux informations nécessaires à l'analyse pharmaceutique des prescriptions.
- La gestion des achats, approvisionnements, gestion de stocks, suivi budgétaire et analyse de gestion, sont différents aspects qui impliquent la responsabilité du pharmacien hospitalier dans la qualité des produits dispensés et leur adéquation à la prescription. Il communique avec ses différents partenaires (médicaux, paramédicaux et administratifs) par le choix des médicaments au sein du « Comité du médicament ».
- **Les risques associés à cette étape sont importants :** environ 25 % des erreurs pouvant survenir sur les étapes du circuit du médicament sont liées à une erreur de dispensation. Les principales erreurs inhérentes à cette étape sont les erreurs de dose, erreurs d'omission, erreurs de médicament (similitude de nom, présentation...), et erreurs de forme galénique. Les causes sous-jacentes souvent associées aux erreurs de pratique sont notamment la lecture difficile ou trop rapide de la prescription médicamenteuse, les modalités de stockage, les distractions et les interruptions dans le travail. Comme son collègue exerçant en officine, le pharmacien hospitalier est assujetti aux mêmes responsabilités juridiques et disciplinaires (voir paragraphe suivant).

1.2. Administration hospitalière des traitements : rôles de l'infirmier

- **L'administration, dernière étape du circuit du médicament, succède aux étapes de prescription et dispensation.** Cette étape repose sur :
  - la prise de connaissance de la prescription médicale ;
  - la planification des actes d'administration des médicaments (plan d'administration) ;
  - la préparation de l'administration des médicaments ;
  - l'acte d'administration proprement dit ;
  - l'enregistrement de l'acte d'administration ;
  - l'information du patient ;
  - la surveillance thérapeutique du patient.
- **En milieu hospitalier, l'administration des médicaments relève du rôle infirmier, conformément à la réglementation en vigueur.** L'article R. 4311-7 du Code de la Santé Publique, relatif à la définition des compétences, stipule que : « L'infirmier est habilité à accomplir sur prescription médicale qui, sauf urgence doit être écrite, qualitative et quantitative, datée et signée soit en application d'un protocole écrit, qualitatif et quantitatif, préalablement établi, daté et signé par un médecin : les actes ou soins infirmiers suivants :... », le 6e alinéa désignant « l'administration des médicaments ». De même, l'article R. 4312-29, relatif aux devoirs professionnels expose que : « L'infirmier ou l'infirmière applique et respecte la prescription médicale, écrite, datée et signée par le médecin prescripteur ainsi que des

protocoles thérapeutiques de soins d'urgence que celui-ci a déterminés. » Les étudiants en soins infirmiers peuvent participer, en fonction de leurs acquis professionnels, à l'administration des médicaments.

- **Les textes réglementaires précisent également que l'infirmier vérifie et respecte la date de péremption et le mode d'emploi des produits ou matériels qu'il utilise.** Il doit demander au médecin prescripteur un complément d'information chaque fois qu'il le juge utile, notamment lorsqu'il estime être insuffisamment éclairé. L'infirmier ou l'infirmière communique au médecin prescripteur toutes informations en sa possession susceptibles de permettre une meilleure adaptation du traitement en fonction de l'état de santé du patient et de son évolution. Chaque fois qu'il l'estime indispensable, l'infirmier ou l'infirmière demande au médecin prescripteur d'établir un protocole thérapeutique de soins d'urgence, écrit daté et signé. En cas de mise en œuvre d'un protocole écrit de soins d'urgence ou conservatoire accompli jusqu'à l'intervention d'un médecin, l'infirmier ou l'infirmière remet à ce dernier un compte rendu écrit, daté et signé.

TROIS ÉTAPES SONT À INDIVIDUALISER :

1. **La première étape** consiste en **la préparation des médicaments**, réalisée en unité de soins. Au moment de la préparation des médicaments, il appartient à l'infirmier :
   - de prendre connaissance de la prescription sans la retranscrire et interroger le médecin en cas de doute ;
   - de vérifier la concordance entre prescription et médicament préparé ;
   - de vérifier la date de péremption des médicaments et leur aspect ;
   - d'effectuer les éventuelles reconstitutions dans des conditions d'hygiène correctes ;
   - de vérifier l'absence de contre-indications ;
   - il est recommandé de ne pas déconditionner les formes orales sèches avant présentation au patient.
2. **La seconde étape** correspond à **la distribution au patient** qui nécessite :
   - de vérifier l'identité du patient ;
   - de le questionner sur une éventuelle allergie au médicament ;
   - d'apprécier son niveau d'autonomie et sa capacité à s'auto-administrer le médicament, et l'assister si cela s'avère nécessaire.
3. **La dernière étape** est celle de **la vérification de la prise** pour laquelle la HAS recommande :
   - d'enregistrer en temps réel toute administration de médicaments en utilisant les logiciels informatiques ;
   - de mentionner dans cet enregistrement : la dénomination commune, la dose, les modalités de reconstitution et de dilution, les date et heure d'administration, les sites d'injection éventuels, et le numéro de lot pour certains médicaments ;
   - de signaler tout incident.

B

2. Conclusion

Le pharmacien et l'infirmier(e) apportent la garantie de qualité et de sécurité nécessaires à la l'exécution de la prescription du médicament. Leur responsabilité personnelle constitue une garantie pour le patient : elle associe une responsabilité légale très stricte et une responsabilité morale et sociale vis-à-vis des patients et du public.

Bibliographie

- Haute Autorité de Santé : www.has.com
- Ministère de la Santé : www.sante.gouv.fr/Guide « qualité-de-la-prise en charge médicamenteuse - outils pour les établissements de santé ».
- Académie Nationale de Pharmacie : www.acadpharm.org/publications : « Bonnes pratiques de dispensation du médicament », Rapport pour l'Académie Nationale de Pharmacie (novembre 2013).

FICHE DE SYNTHÈSE

1. Au sein d'un établissement de santé, le pharmacien et l'infirmier sont les deux acteurs complémentaires concernés par l'exécution de la prescription.

2. La dispensation est sous la responsabilité du pharmacien. Elle est définie comme l'acte pharmaceutique associant à la délivrance des médicaments l'analyse pharmaceutique de la prescription médicale, la préparation éventuelle des doses à administrer, la mise à disposition des informations et des conseils nécessaires au bon usage du médicament (conditions de conservation des médicaments).

3. L'administration, dernière étape du circuit du médicament, succède aux étapes de prescription et dispensation. En milieu hospitalier, elle est placée sous la responsabilité des infirmier(e)s.

Chapitre 27

Modalités de prescription et délivrance

Dr Marine Auffret, Dr Kim An Nguyen
Service hospitalo-universitaire de pharmacotoxicologie, Hospices Civils de Lyon, Université de Lyon

OBJECTIFS : N° 326-6

→ Distinguer les différents cadres juridiques de prescription.
→ Expliquer la prescription d'un médicament générique ou d'un biosimilaire.

PLAN

1. Prescription médicale facultative
2. Prescription médicale obligatoire
3. Autorisation temporaire d'utilisation (ATU)
4. Recommandation temporaire d'utilisation (RTU)
5. Prescription hors AMM
6. Génériques et biosimilaires

Rang	Rubrique	Intitulé	Descriptif
A	Prise en charge	Les différents cadres juridiques de prescription	Connaître les modalités de prescription et de délivrance des médicaments
A	Prise en charge	Savoir expliquer la prescription d'un médicament générique ou d'un biosimilaire	Savoir expliquer la prescription d'un médicament générique ou d'un biosimilaire

Situations de départ : aucune dans ce chapitre.

Liste des abréviations :
ALD : Affections de Longue Durée
AM : Assurance Maladie
AMM : Autorisation de Mise sur le Marché
ANSM : Agence Nationale de Sécurité du Médicament et des produits de santé
ATU : Autorisation Temporaire d'Utilisation
CSP : Code de la Santé Publique
DCI : Dénomination Commune Internationale
HAS : Haute Autorité de Santé
NR : Non Remboursable
RCP : Résumé des Caractéristiques du Produit
RTU : Recommandation Temporaire d'Utilisation

A 1. Prescription médicale facultative

- Les médicaments à prescription médicale facultative sont par définition non soumis à la prescription médicale obligatoire et peuvent être délivrés sans ordonnance. Ils peuvent être néanmoins prescrits par un professionnel de santé habilité à prescrire et pour certains remboursés par l'assurance maladie (AM). La quantité délivrée lors d'un seul achat est limitée.

A

2. Prescription médicale obligatoire

2.1. Règles générales

- Les médicaments à prescription médicale obligatoire doivent, pour pouvoir être délivrés, être prescrits sur une ordonnance rédigée par une personne autorisée à prescrire. La rédaction de l'ordonnance obéit à des règles précises (Voir Art. L. 5132-3 csp).

2.1.1. *Ordonnance : mentions obligatoires*

- Identification complète du prescripteur (nom, qualification, numéro d'identification, etc.).
- Nom et prénom, âge et sexe du patient, éventuellement poids (enfants) et valeur du débit de filtration glomérulaire.
- Date de rédaction de l'ordonnance.
- Dénomination Commune Internationale (DCI) du médicament à laquelle peut être ajouté le nom de marque.
- Dosage et forme pharmaceutique.
- Posologie et mode d'emploi ; s'il s'agit d'une préparation : formule détaillée.
- Durée du traitement ou nombre d'unités de conditionnement
- Nombre de renouvellements de la prescription si nécessaire.
- Mention « non remboursable » (NR) dans le cas d'une prescription d'un médicament hors-Autorisation de Mise sur le Marché (hors-AMM).
- Signature du prescripteur sans laisser d'espace après la dernière ligne de l'ordonnance (pour éviter les rajouts).

2.1.2. *Durée de validité de l'ordonnance*

- En règle générale, la prescription est renouvelable par période maximale d'un mois, ou de trois mois dans la limite de douze mois de traitement. La durée maximale de la prescription peut être limitée pour certains médicaments. L'ordonnance est caduque si non exécutée dans les 3 mois suivant sa rédaction.

2.1.3. *L'ordonnance, support de la prescription*

- Manuscrite ou informatisée, l'ordonnance s'établit en double exemplaire. L'original est destiné au patient et le duplicata à sa caisse d'AM.
- En plus des ordonnances simples, il existe :
  - des « **ordonnances bizone** » pour les patients atteints d'une affection de longue durée (ALD) ;
  - des « **ordonnance sécurisée** » pour la prescription de stupéfiants et produits apparentés ;
  - des « **ordonnances de médicaments ou de produits et prestations d'exception** ».

2.2. Règles particulières de prescription

- Selon la nature du médicament, le risque qu'il comporte, la volonté des pouvoirs publics d'en restreindre l'utilisation, des règles particulières de prescription s'ajoutent aux règles générales. Les conditions de prescription et de délivrance sont détaillées dans les bases de données des médicaments et sur le site MEDDISPAR de l'ordre des pharmaciens : http://www.meddispar.fr/ .

2.2.1. *Médicaments de la liste II*

- La prescription de médicaments inscrits à la liste II des substances vénéneuses est automatiquement renouvelable sauf indication contraire du prescripteur.

2.2.2. Médicaments de la liste I

- La prescription des médicaments inscrits à la liste I des substances vénéneuses n'est pas renouvelable sauf si le prescripteur mentionne spécifiquement « à renouveler pendant x mois » ou « à renouveler y fois ».

2.2.3. Stupéfiants

- Les médicaments inscrits à la liste des stupéfiants doivent être prescrits sur **une ordonnance sécurisée**, imprimée sur papier filigrané et comportant un cadre dans lequel le prescripteur doit mentionner le nombre de produits prescrits. Le prescripteur peut rédiger l'ordonnance manuellement ou informatiquement.
- **Le dosage du médicament, le nombre d'unités par prise, le nombre de prises et la date de rédaction doivent être rédigés en toutes lettres.** La durée de prescription est limitée à 28 jours (éventuellement 14 ou 7 selon le médicament) et l'ordonnance devient caduque dans le même délai.
- Le renouvellement est interdit. Le chevauchement de deux ordonnances est également interdit.
- Si la nouvelle ordonnance est rédigée avant la fin de la durée couverte par la précédente, il faut apposer la mention « en complément de l'ordonnance du tant » et tenir compte de la quantité de stupéfiants encore en possession du patient. Pour certains médicaments la dispensation peut être fractionnée par périodes de 7 jours. Il existe un délai de carence de 3 jours pour la dispensation : si le patient demande dispensation après 3 jours, la pharmacie déconditionne le produit et ne dispense que la quantité restant à courir jusqu'à la fin de la prescription.

2.3. Autres règles particulières

- À quelque liste qu'ils appartiennent, les médicaments de prescription médicale obligatoire peuvent voir leurs conditions de prescription et délivrance restreintes du fait de leur dangerosité, de leur coût ou du risque qu'ils présentent en matière de mésusage.

2.3.1. Prescription restreinte

- Certains médicaments sont « soumis à prescription restreinte » :
  - Médicaments classés en réserve hospitalière : ils ne peuvent être prescrits, délivrés et administrés que dans un établissement hospitalier.
  - Médicaments à prescription hospitalière : ils ne peuvent être prescrits que dans un établissement hospitalier, mais peuvent être délivrés en officine de ville.
  - Médicaments à prescription initiale hospitalière : leur première prescription doit être faite dans un établissement hospitalier, mais l'ordonnance peut être renouvelée en ville.
  - Médicaments à prescription réservée à des médecins spécialistes, que ce soit à l'hôpital ou en ville.

2.3.2. Médicaments nécessitant une surveillance particulière

- Sont classés dans cette catégorie les médicaments dont les restrictions apportées à la prescription sont justifiées par la gravité des effets indésirables que peut provoquer son emploi.
- La prescription de ces médicaments est subordonnée à la réalisation d'examens périodiques auxquels doit se soumettre le patient. Ces examens sont détaillés dans les RCP des spécialités concernées.

2.3.3. Médicaments d'exception

- Les médicaments d'exception, qui sont des médicaments particulièrement chers et d'indications précises, ne sont pris en charge que s'ils sont prescrits dans le respect de certaines indications thérapeutiques prévues par la fiche d'information thérapeutique (FIT), produite par la Haute Autorité de Santé (HAS).

2.3.4. *Préparations magistrales ou officinales*

- Ce type de médicaments est de plus en plus rarement prescrit et étroitement encadré. La prise en charge par l'AM des préparations magistrales ou officinales nécessite la mention manuscrite « prescription à but thérapeutique en l'absence de spécialités équivalentes disponibles ».

A 3. Autorisation temporaire d'utilisation (ATU)

- L'autorisation temporaire d'utilisation (ATU) est une procédure française permettant l'utilisation dans des circonstances précises d'un médicament ne disposant pas d'AMM. Les ATU sont destinées à traiter des maladies graves ou rares, en l'absence de traitement approprié, lorsque la mise en œuvre du traitement ne peut être différée. Les médicaments qui font l'objet d'une ATU ne sont disponibles que dans les établissements de santé.
- Il existe deux types d'ATU : les ATU de cohorte (qui concernent un groupe ou sous-groupe de patients) et les ATU nominatives (qui concernent un patient nommément désigné).

A 4. Recommandation temporaire d'utilisation (RTU)

- L'ANSM a la possibilité d'encadrer, pour une durée maximum de 3 ans, des prescriptions non conformes à l'AMM, sous réserve :
  - qu'il existe un besoin thérapeutique non couvert, c'est-à-dire qu'il n'existe pas d'alternative thérapeutique appropriée disposant d'une AMM ou d'une ATU de cohorte dans l'indication concernée ;
  - et que le rapport bénéfice/risque du médicament soit présumé favorable selon les données actuelles de la science.
- Le prescripteur doit collecter et transmettre les données de suivi de son patient au laboratoire concerné, selon les modalités prévues dans le protocole de suivi annexé à la RTU. Il doit aussi informer le patient de la non-conformité de la prescription par rapport à l'AMM, de l'absence d'alternative médicamenteuse appropriée, des risques encourus, des contraintes et des bénéfices susceptibles d'être apportés par le médicament et porte sur l'ordonnance la mention « Prescription hors AMM ». Les RTU peuvent donner lieu à remboursement par l'AM après avis de la HAS.

A 5. Prescription hors AMM

- Elle se définit par la prescription de médicament en dehors de l'AMM en termes d'indication, de posologie, de durée de traitement, de voie d'administration ou de population cible (exemple : enfants).
- En l'absence d'ATU ou de RTU délivrée par l'ANSM et seulement si l'intérêt du patient le commande, la prescription hors-AMM est prévue par le code de la santé publique (article L.5121-12-1 CSP). Elle doit demeurer exceptionnelle.
- **Le prescripteur doit informer son patient ou sa famille** :
  - de la non-conformité de la prescription par rapport à son AMM ;
  - de l'absence d'alternative thérapeutique à bénéfice équivalent ;
  - des risques encourus et des bénéfices potentiels basés sur la littérature scientifique disponible lors de la prescription ;
  - de l'absence de prise en charge du produit de santé prescrit par l'AM (article L.162-4 et L.162-1-7 CSS).
- Il porte sur l'ordonnance la mention : « Prescription hors AMM ».
- Il motive sa prescription dans le dossier médical du patient.
- La prescription hors AMM se fait sous la responsabilité du prescripteur, tant en ce qui concerne sa responsabilité disciplinaire, civile que pénale.

A 6. Génériques et biosimilaires

6.1. Prescription

- La prescription d'un générique ou d'un biosimilaire obéit aux mêmes règles que celle des produits de référence (encore appelés princeps). La prescription médicale d'un médicament biologique ou biosimilaire s'effectue en DCI ET en nom de marque ou de fantaisie.

6.2. Substitution

6.2.1. Médicaments génériqués

- Pour toute prescription d'un médicament inscrit dans le répertoire des génériques approuvé par l'ANSM, le pharmacien a le droit de délivrer un médicament générique du groupe de génériques concerné. Pour limiter le risque de confusion par le patient, le pharmacien doit indiquer sur l'ordonnance le nom du médicament qu'il a délivré (article L5125-23 du CSP).
- Les situations médicales dans lesquelles le prescripteur peut exclure la délivrance par substitution d'un générique sont les suivantes :

  1. prescription de médicaments à marge thérapeutique étroite pour assurer la stabilité de la dispensation,

  2. prescription chez l'enfant de moins de six ans, lorsqu'aucun médicament générique n'a une forme galénique adaptée et que le médicament de référence disponible permet cette administration,

  3. prescription pour un patient présentant une contre-indication formelle et démontrée à un excipient à effet notoire présent dans tous les médicaments génériques disponibles, lorsque le médicament de référence correspondant ne comporte pas cet excipient.

  Dans ces conditions, le prescripteur doit porter en regard la mention manuscrite et non abrégée « non substituable (MTE) » pour la première situation, « non substituable (EFG) » pour la deuxième situation ou « non substituable (CIF) » pour la troisième situation.
- Le patient peut refuser la substitution alors même que le prescripteur ne s'y est pas opposé. Le remboursement d'un assuré qui ne souhaiterait pas, sans justification médicale, la substitution proposée par le pharmacien se fait sur la base du prix du générique et non sur le celui de la spécialité princeps qui a été délivrée (LOI n° 2018-1203).

6.2.2. Biosimilaires

- Le pharmacien dispense le médicament biologique ou biosimilaire prescrit en DCI et nom de marque ou fantaisie. La loi de financement de la sécurité sociale pour 2020 a supprimé le droit de substitution du pharmacien d'officine d'un médicament biologique par son biosimilaire.

▸ Bibliographie

- LES RÉFÉRENCES À RETENIR
  - Ordre National des Pharmaciens. MEDDISPAR http://www.meddispar.fr/
  - L'Assurance Maladie. Règles générales de prescription des médicaments.

FICHE DE SYNTHÈSE

1. La rédaction d'une ordonnance est un acte médical qui obéit à des règles précises. Le support de l'ordonnance varie avec le médicament prescrit.
2. Il est obligatoire depuis 2015 de prescrire un médicament sous sa dénomination commune internationale (DCI) plutôt que sous un nom de fantaisie sauf pour les biosimilaires.
3. Les conditions de renouvellement varient selon la liste à laquelle appartient le médicament (liste II : renouvellement par défaut, liste I : renouvellement si mention du prescripteur, stupéfiants : renouvellement interdit).
4. Des modalités particulières encadrent la prescription et la délivrance de certains médicaments.
5. La prescription hors AMM est très encadrée et expose la responsabilité disciplinaire, civile et pénale du prescripteur.
6. La substitution d'un générique à un médicament inscrit sur le répertoire des génériques est prévue par la loi.
7. Le prescripteur ne doit s'opposer à la substitution que pour des raisons tenant au patient.

+++ LE COUP DE POUCE DE L'ENSEIGNANT

- Ne jamais hésiter à consulter le RCP du médicament avant de prescrire.
- Ne prescrire hors AMM que si c'est indispensable.

CHAPITRE 28

Développement professionnel continu sur le médicament

Apprécier la source et la fiabilité des informations

Pr Alain Cariou*, Dr Anne-Priscille Trouvin**

* Médecine Intensive et Réanimation, Hôpital Cochin, Université de Paris, Paris

** Centre d'Évaluation et Traitement de la Douleur, Hôpital Cochin, Université de Paris, Paris

OBJECTIFS : N° 326-7

➔ Développement personnel continu sur le médicament : apprécier la source et la fiabilité des informations.

PLAN

1. Développement professionnel continu (DPC)
2. Participation à un programme de DPC
3. Liens d'intérêt

Rang	Rubrique	Intitulé	Descriptif
B	Définition	Développement professionnel continu sur le médicament : apprécier la source et la fiabilité des informations	Rappeler les principes du DPC et ses modalités concernant le médicament

Situations de départ : aucune dans ce chapitre.

B

1. Développement professionnel continu (DPC)

1.1. Qu'est-ce que le DPC ?

- L'article 59 de la loi du 21 juillet 2009 portant réforme de l'hôpital et relative aux patients, à la santé et aux territoires (dite « loi HPST ») **a renforcé l'obligation de formation continue pour les professionnels de santé.**
- Suite à la parution du décret du 9 janvier 2019, l'organisation du DPC des médecins a évolué avec la mise en place de parcours pluriannuels de DPC par les Conseils Nationaux Professionnels (CNP).

CETTE OBLIGATION, DÉSIGNÉE SOUS L'APPELLATION « DÉVELOPPEMENT PROFESSIONNEL CONTINU » QUI ENGLOBE LA FORMATION CONTINUE, COMPORTE LES VOLETS SUIVANTS :

- L'évaluation des pratiques professionnelles.
- Le perfectionnement des connaissances.
- L'amélioration de la qualité et de la sécurité des soins.
- La prise en compte des priorités de santé publique.
- La maîtrise médicalisée des dépenses de santé.

- Cette obligation de maintien et remise à niveau permanente des pratiques correspond parfaitement à l'évolution rapide des connaissances concernant le médicament. Pour satisfaire à son obligation de DPC, le professionnel de santé doit (au choix) se conformer au parcours pluriannuel de DPC défini par le CNP de sa spécialité, et justifier au cours d'une période de trois ans de son engagement dans une démarche d'accréditation ou dans des actions d'évaluation et d'amélioration des pratiques, de gestion des risques ou de formation.
- **Quel que soit le programme de DPC choisi, celui-ci doit réunir les qualités suivantes :**
  - s'avérer conforme à une orientation nationale ou régionale du DPC ;
  - comporter une des méthodes et des modalités validées par la HAS après avis d'une commission scientifique indépendante ;
  - l'organisation du DPC s'appuie, d'une part, sur l'Agence nationale du développement professionnel continu (ANDPC) qui est une structure étatique et, d'autre part, sur les professions avec les CNP.
- Concernant les outils, la HAS publie et actualise une liste des méthodes permettant de réaliser les actions de DPC. Il s'agit de méthodes d'évaluation et d'amélioration des pratiques, de gestion des risques et de formation. Ces méthodes sont classées par dominantes, certaines méthodes pouvant appartenir à plusieurs catégories.

1.2. Orientations relatives au médicament

- En 2020, la liste des orientations nationales concernant le DPC comportait de nombreux points relatifs au médicament.
- Il s'agit notamment des orientations suivantes :
  - promotion de la vaccination ;
  - signalement et gestion des évènements sanitaires indésirables ;
  - bon usage des médicaments :
    - permettre aux professionnels de santé d'appréhender l'impact médical et économique du mauvais usage du médicament ;
    - faciliter, pour chaque profession, l'appropriation des outils existants qui permettent un bon usage du médicament, le repérage des situations à risque, l'alerte et la révision des pratiques ;
    - développer les prises en charge interdisciplinaires et inter professionnelles, en particulier dans le lien hôpital-ville et le lien entre les professionnels de 1er recours ;
  - juste prescription des antibiotiques…

B 2. Participation à un programme de DPC

- Le professionnel de santé satisfait à son obligation de DPC dès lors qu'il participe, au cours de chaque année civile, à un programme de DPC collectif annuel ou pluriannuel.
- Ce programme de DPC doit :
  - être conforme à une orientation nationale ou à une orientation régionale de DPC ;
  - comporter une des méthodes et des modalités validées par la HAS après avis de la commission scientifique indépendante ou de la commission scientifique du Haut Conseil des Professions Paramédicales ;
  - être mis en œuvre par un organisme de DPC enregistré et évalué positivement par la commission scientifique indépendante ou de la commission scientifique du Haut Conseil des Professions Paramédicales.
- Tout programme de DPC doit répondre à un certain nombre d'obligations visant notamment à assurer aux participants une transparence complète sur l'expertise des intervenants et l'indépendance de toute influence.

- S'agissant du médicament, les règles suivantes doivent être scrupuleusement respectées par les Organismes de DPC :
  - l'indépendance de toute influence, notamment à l'égard des entreprises fabriquant ou distribuant des produits de santé, est garantie (art. 4021-25 du décret 2011-2113 du 30 décembre 2011 relatif à l'organisme gestionnaire du DPC (OGDPC) ;
  - les supports utilisés pour décrire les pratiques recommandées (supports pédagogiques, référentiels d'analyse des pratiques…) utilisent des références scientifiques identifiées ;
  - les supports ne comportent aucune promotion ;
  - les auteurs des supports sont identifiés et leurs liens d'intérêts sont portés à la connaissance des participants ;
  - les autres sources de financements éventuels sont affichées ;
  - les supports issus de la presse scientifique professionnelle respectent des critères de qualité décrits dans une fiche spécifique ;
  - tous les intervenants sont tenus de faire connaître à l'ensemble des participants en début de présentation/programme/session les liens d'intérêts qu'ils entretiennent, notamment avec les entreprises et établissements produisant ou exploitant des produits de santé ;
  - l'expertise pédagogique, scientifique ou méthodologique des intervenants est portée à la connaissance des participants.

B

3. Liens d'intérêt

- Une connaissance claire des liens d'intérêts constitue un préalable indispensable à toute communication médicale, qu'il s'agisse d'une simple information, d'un travail d'expertise ou d'évaluation. Cette notion prend une importance singulière en ce qui concerne le domaine du médicament, pour lequel les enjeux financiers sont considérables.
- Pour limiter les risques concernant le manque d'indépendance, les professionnels de santé doivent vérifier que les acteurs de l'information médicale auxquels ils sont confrontés présentent toutes les garanties d'impartialité et de transparence.

3.1. Impartialité des acteurs

- Principe fondamental, l'impartialité s'impose à tous les professionnels en charge de l'information médicale.
- Elle suppose un comportement neutre et impartial, une prise de position fondée sur des éléments objectifs et une situation présentant des garanties objectives d'impartialité :
  - être indépendant de toute contrainte extérieure du fait de son statut ou de sa position professionnels ;
  - ne pas avoir d'intérêts directs ou indirects (avantage personnel, familial ou profit patrimonial) avec l'orientation de la délibération en cause ;
  - ne pas exercer ou avoir exercé des activités qui peuvent mettre en position d'être juge et partie en raison du cumul de fonctions dans l'affaire concernée.

3.2. Déclaration publique d'intérêt

- La déclaration publique d'intérêt (DPI) est une déclaration sur l'honneur des liens directs ou indirects avec les entreprises ou établissements produisant ou exploitant des produits de santé et des produits cosmétiques, les sociétés de conseil et les organismes professionnels intervenant dans ces secteurs. Il est désormais habituel d'étendre le champ de cette déclaration aux liens de toute nature, directs ou par personne interposée, avec l'introduction d'éléments de temporalité, à savoir les liens détenus actuellement et dans les cinq dernières années. Bien entendu, toute DPI doit être régulièrement actualisée.

- Tous les personnels et intervenants dans des organismes de DPC sont concernés par ces dispositions : dirigeants, personnels de direction et d'encadrement, membres des instances collégiales, des commissions, des groupes de travail et des conseils des autorités en charge de la sécurité sanitaire.
- Les DPI sont le plus souvent consultables sur le site internet des organismes concernés. D'une manière plus générale, les déclarations d'intérêts constituent des documents administratifs et sont transmissibles à quiconque en fait la demande. Lors d'une communication scientifique (conférence, congrès, enseignement, formation continue), un affichage clair des liens d'intérêts s'impose à l'orateur, dès le début de son intervention.

3.3. Engagement d'indépendance

- Lorsque des professionnels acceptent de participer à une action de formation s'intégrant dans un programme de DPC, un engagement d'indépendance s'impose.
- Les principales incompatibilités concernent l'existence de liens avec des firmes pharmaceutiques :
  - emploi ou intérêts financiers significatifs ;
  - participation aux organes décisionnels de ces entreprises ;
  - activité de conseil/travaux scientifique ou rédaction d'articles pour le compte de ces firmes ;
  - responsabilité d'investigateur principal d'essais cliniques industriels impliquant des médicaments.

Conclusion

- Indispensable à l'actualisation des connaissances concernant notamment le médicament, le DPC constitue un dispositif d'amélioration continue de la qualité et de la sécurité des soins associant la formation continue et l'évaluation des pratiques professionnelles.
- Pour limiter les risques concernant le manque d'indépendance et ses conséquences en terme de perte de neutralité, la déclaration préalable de leurs liens d'intérêts éventuels s'impose à tous les professionnels de santé appelés à communiquer leur expertise.
- Cette déclaration d'intérêts doit répondre à des règles strictes ; parmi ces règles, le caractère public de la déclaration et sa remise à jour régulière sont des éléments particulièrement importants.

Bibliographie

- LES RÉFÉRENCES À RETENIR
  - Haute Autorité de Santé : www.has.com
  - Ministère de la Santé : www.sante.gouv.fr

FICHE DE SYNTHÈSE

1. Pour satisfaire à leur obligation de DPC, les professionnels de santé doivent s'inscrire dans un programme annuel ou pluriannuel qui comporte d'une part l'analyse des pratiques, et d'autre part l'acquisition ou l'approfondissement de connaissances ou compétences. Cette obligation de maintien et remise à niveau permanente des pratiques doit être en phase avec l'évolution des connaissances concernant le médicament.

2. Correspondant à ce renouvellement rapide des connaissances, la liste des orientations nationales concernant le DPC comporte de nombreux points relatifs au médicament.

3. Tout programme de DPC doit répondre à un certain nombre d'obligations visant notamment à assurer aux participants une transparence complète sur l'expertise des intervenants et l'indépendance de toute influence.

4. Lorsque des documents issus de la presse scientifique professionnelle (articles), un certain nombre de critères, relatifs au journal et à la publication, doivent être respectés par ces organismes pour garantir l'indépendance et l'impartialité des informations

+++ LE COUP DE POUCE DE L'ENSEIGNANT

- La déclaration d'intérêts est une obligation légale depuis la loi du 1er juillet 1998 sur le renforcement de la sécurité sanitaire (Code santé publique art. L. 5323-4).
- Le fait d'omettre sciemment d'établir ou d'actualiser une DPI ou de fournir une information mensongère est sanctionné par une amende de 30 000 euros.

ITEMS 327 et 328

THÉRAPEUTIQUES NON MÉDICAMENTEUSES ET DISPOSITIFS MÉDICAUX

CHAPITRE 29

Utilité et risques des Interventions Non Médicamenteuses (INM) et des Thérapies Complémentaires (Thc)

Pr Julien Nizard*, Pr François Paille, Pr Jacques Kopferschmitt***, Pr Grégory Ninot******

* Service douleur, soins palliatifs et de support, éthique clinique, CHU Nantes
** Service d'addictologie, CHU Nancy
*** Service des urgences, CHU Strasbourg
**** Institut du cancer de Montpellier et Université de Montpellier – INSERM

OBJECTIFS : N° 327

→ Principes de la médecine intégrative, principes d'action, utilité et risques des Interventions Non Médicamenteuses et des Thérapies Complémentaires

PLAN

1. Définitions et concepts, principes généraux de l'évaluation des INM et des thérapies comportementales
2. Connaître les principes d'action l'utilité et les risques des principales thérapies complémentaires : acupuncture, médecine manuelle-ostéopathie, hypnose, méditation en pleine conscience

Rang	Rubrique	Intitulé	Descriptif
A	Définition	Savoir définir : médecine intégrative, thérapie complémentaire, médecine traditionnelle	Connaître la notion et le sens de la médecine intégrative, la signification et la place, au sein du système de santé, d'une thérapie complémentaire et d'une médecine traditionnelle, en cernant les dénominations inadéquates
B	Prise en charge	Connaître les principes d'action, l'utilité et les risques de 3 principales thérapies complémentaires ayant fait l'objet d'une évaluation scientifique	Utilité et risques de l'acupuncture, de la médecine manuelle-ostéopathie, et des approches psychocorporelles (hypnose thérapeutique, méditation en pleine conscience)

Les situations de départ sont listées à la fin du chapitre.

- Les interventions non médicamenteuses et les thérapies complémentaires sont très nombreuses, hétérogènes, aux dénominations multiples. Les patients en ont une utilisation fréquente, pas toujours communiquée au médecin, qui lui-même a souvent une méconnaissance de leurs mécanismes d'action supposés ou réels, de leur utilité et de leurs risques potentiels.
- Dans ce chapitre, l'enjeu est que le futur praticien bénéficie d'éléments de clarification et de compréhension sur ces approches non médicamenteuses, et d'un éclairage objectif sur leur utilité mais aussi leurs risques potentiels dans une indication donnée, afin d'être capable, quand c'est utile, d'orienter son patient vers un praticien bien formé et compétent, au sein du parcours de soins.

A

1. Définitions et concepts, principes généraux de l'évaluation des INM et des thérapies complémentaires

1.1. Définitions et concepts

- Près des deux tiers de la population française utilise les INM et ThC dans un but d'amélioration de la santé, le plus souvent en complément de la médecine conventionnelle [1]. La Haute Autorité de Santé recommande la prescription de certaines, y compris en première intention [2], notamment chez patients vulnérables, à plus haut risque d'effets indésirables des médicaments, surtout lorsqu'ils sont pris au long cours.
- De nombreux patients recourent aux thérapies complémentaires, souvent d'ailleurs sans en parler à leur médecin par crainte d'une réaction négative. Issues généralement de pratiques empiriques, ces pratiques sont très nombreuses (plusieurs milliers) et hétérogènes. Les termes pour les désigner sont divers (médecines ou thérapies complémentaires, douces, parallèles, alternatives…), et il est actuellement difficile, pour le patient comme pour le médecin, de s'y retrouver dans cette nébuleuse.
- Ce phénomène a amené différentes instances à se pencher sur cette question : OMS, Académie Nationale de Médecine, Assistance Publique-Hôpitaux de Paris, Conseil National de l'Ordre des Médecins, HAS, INSERM, Collège Universitaire de Médecines Intégratives et Complémentaires (CUMIC), Plateforme CEPS, sociétés savantes….
- Tous les rapports, toutes les synthèses, arrivent à la même conclusion, celle d'une utilisation très fréquente de ces méthodes pour la plupart non pharmacologiques malgré une évaluation qui reste souvent insuffisante : il peut s'agir des travaux réalisés sur ces pratiques, insuffisants en quantité et/ou en qualité, mais aussi des méthodes de recherche utilisées pour évaluer ces pratiques, qui sont la plupart du temps celles utilisées pour l'évaluation des médicaments, alors qu'elles ont intérêt à être adaptées aux spécificités des pratiques non médicamenteuses centrées sur le patient.
- Ainsi, le manque d'études disponibles et de financement de recherche dédié ne permettent pas souvent de conclure dans des conditions satisfaisantes ni sur leur réelle efficacité, ni sur leur rapport bénéfices/risques, ni sur leur rapport coûts-efficacité, limitant d'autant leur intégration dans les parcours de soins de certaines maladies. Depuis 2010, la production scientifique sur le sujet est devenue exponentielle et de meilleure qualité. Elle est aujourd'hui plus accessible dans des banques de données médicales et spécifiques.
- Par ailleurs, des pratiques n'ont pas encore de réglementation en France pour leur mise en œuvre, la reconnaissance des diplômes et le titre professionnel. Les formations proposées, souvent par des organismes privés, peuvent n'être soumises à aucun contrôle, générant ainsi d'importantes interrogations et difficultés. Des progrès sont en cours avec la création de formations dans un cadre académique permettant l'obtention de diplômes universitaires (DU) ou interuniversitaires (DIU), comme pour la médecine manuelle-ostéopathie médicale (DIU national en trois ans), l'hypnose (DU en un an), la méditation (DU en un an) ou la capacité de médecine en acupuncture en trois années par exemple.
- L'OMS, dans son rapport sur une « stratégie pour la médecine traditionnelle pour la période 2014-2023 », indique que les médecines traditionnelles et complémentaires « constituent un pan important et souvent sous-estimé des soins de santé et que beaucoup de pays reconnaissent la nécessité d'adopter une approche cohésive et intégrative des soins de santé qui permet aux pouvoirs publics, aux professionnels et surtout aux personnes qui recourent aux services de santé d'avoir accès à des méthodes qui soient sûres, respectueuses, efficientes par rapport au coût et efficaces » [3].
- **Cet enseignement a pour objectif de donner à tous les futurs médecins des éléments de clarification et de compréhension.**

1.1.1. *Définitions*

1.1.1.1. Santé

- Dans le préambule de sa constitution, l'OMS définit la santé comme « un état de complet bien-être physique, mental et social, qui ne consiste pas seulement en une absence de maladie ou d'infirmité ».
- Cette définition large implique la satisfaction de tous les besoins fondamentaux de la personne, qu'ils soient affectifs, sanitaires, nutritionnels, sociaux ou culturels.
- Par ailleurs, la santé résulte d'une interaction constante entre l'individu et son milieu et représente la capacité physique, psychique et sociale des personnes d'agir dans leur milieu et d'y tenir les rôles qu'elles entendent assumer d'une manière acceptable pour elles-mêmes et pour les groupes dont elles font partie.
- La « santé intégrative » invite la personne à s'autonomiser, à être acteur de sa santé et à contribuer à son propre parcours de santé. La prévention, la promotion de la santé et la santé environnementale ont ainsi une place dans les parcours individuels et les organisations. La santé intégrative implique les acteurs traditionnels du soin mais aussi plus largement tous les secteurs de la société.

1.1.1.2. Médecine et médecine intégrative

- La médecine est l'ensemble des connaissances scientifiques et des moyens de tous ordres mis en œuvre pour la prévention, la guérison et le soin des maladies, des blessures et des infirmités. Elle associe de manière pertinente et personnalisée différentes méthodes conventionnelles visant à optimiser l'efficacité thérapeutique.
- La notion de médecine intégrative, qui n'est pas encore acceptée par certains, peut être utile pour proposer à chaque patient un parcours de soin adapté à ses besoins et à ses souhaits, **associant** les pratiques issues de la médecine conventionnelle et les pratiques complémentaires les plus pertinentes. Elle tient compte de la personne dans sa globalité (corps, émotions, croyances, motivations) et propose une **approche personnalisée,** interdisciplinaire, préventive et thérapeutique, prenant compte de son mode de vie et des ressources locales.

1.1.1.3. Intervention non médicamenteuse (INM)

- Pour sortir de la nébuleuse et de la confusion, il faut qualifier correctement ces pratiques, également appelées traitements non médicamenteux ou traitements non pharmacologiques. Des termes relèvent de disciplines paramédicales (la « kinésithérapie » par exemple), de méthodes (le protocole « Eye Movement Desensitization and Reprocessing », ou EMDR par exemple), de techniques (un geste sur un point d'« acupression » par exemple), de matériels (un « podomètre » par exemple), de produits (phytothérapie), de modes de vie (« Feng Shui »), de médecines traditionnelles et de pratiques sectaires, qui peuvent exposer le praticien malhonnête à une peine de prison ferme.
- La Haute Autorité de Santé a rédigé un rapport sur les INM en 2011 [2]. Une INM se définit comme une « **intervention non pharmacologique, non invasive, ciblée et fondée sur des données probantes**, hors chirurgie et dispositif médical ». En pratique, il peut s'agir d'une intervention physique (ou corporelle), psychologique, nutritionnelle, numérique, ou ergonomique sur une personne, visant à prévenir, soigner ou guérir.
- **De nombreuses INM sont validées, avec un haut niveau de preuve,** et reconnues comme l'activité physique adaptée, certaines psychothérapies, des régimes, des méthodes de rééducation, des méthodes d'éducation pour la santé...
- Les acteurs des INM sont des professionnels de santé et des praticiens formés à ces méthodes. Pour être proposée et pratiquée, une INM doit :
  - Être personnalisée et intégrée[1] dans le parcours de vie du patient ;
  - Se matérialiser sous la forme d'un **protocole reproductible**, avec un **objectif de santé précis** ;

1. Le terme intégration a plusieurs sens : intégration de différentes méthodes (soin et/ou prévention), mais aussi intégration du patient dans ses soins, intégration dans le parcours de santé (traçabilité possible dans le dossier médical).

– Mobiliser des mécanismes biopsychosociaux connus ou hypothétiques ;
– Avoir fait l'objet **d'au moins une étude interventionnelle publiée menée selon une méthodologie reconnue** ayant évalué ses bénéfices et ses risques, sur une population bien ciblée, par un **professionnel formé**.

1.1.1.4. Thérapies complémentaires, ou « médecines non conventionnelles »

- Ce sont des méthodes à visée préventive ou thérapeutique qui agissent **en complémentarité** avec d'autres méthodes validées. Elles se décrivent comme centrées sur le patient, sa santé globale et sa qualité de vie, en soulignant l'importance de l'écoute et de l'alliance thérapeutique surtout pour les pathologies chroniques fonctionnelles. Toutefois, la médecine conventionnelle souligne également l'importance de ces aspects de la prise en charge du patient.
- Les notions d'INM et de thérapies complémentaires se recoupent largement. Elles ne sont cependant pas strictement synonymes au sens où certaines INM, bien validées et reconnues, sont des traitements de référence. À l'inverse, certaines thérapies complémentaires ne sont pas des INM (phytothérapie par exemple…).
- Nombre de thérapies complémentaires n'ont pas fourni un niveau de preuves scientifiques suffisant quant à leur rapport bénéfices/risques pour être intégrées dans l'arsenal thérapeutique validé.
- Certaines ont cependant fait l'objet de travaux de qualité et sont de plus en plus couramment utilisées dans le champ de la prévention, des maladies chroniques, des soins de support, de la douleur, du handicap, du bien vieillir…

1.1.1.5. Soins de support

- Très utilisés en cancérologie, ils sont « l'ensemble des soins et soutiens nécessaires aux personnes malades, en complémentarité des traitements spécifiques, lorsqu'il y en a, tout au long des **maladies graves** ». Ils constituent une approche globale de la personne malade pour lui assurer une **meilleure qualité de vie**, et font largement appel aux thérapies complémentaires. Ils modifient les modes de fonctionnement des professionnels et l'organisation des soins en nécessitant une organisation coordonnée de différentes compétences impliquées conjointement dans les soins spécifiques des malades.

1.1.1.6. Médecines traditionnelles

- Elles ne sont pas simplement des méthodes ou des techniques, mais des systèmes de pensée où la santé est envisagée dans un **environnement socio-culturel particulier**. Ce sont notamment les médecines traditionnelles chinoises, les médecines traditionnelles africaines, les médecines ayurvédiques…

1.1.1.7. Médecines alternatives

- Les méthodes, techniques et approches qui n'ont pas fait l'objet d'études publiées ou qui s'y refusent ne relèvent pas des INM. Elles prennent les termes de médecines « douces » (pas toujours si douces…), « naturelles », « parallèles », « alternatives » (attention aux pertes de chance). Elles peuvent être sources de dérives, abusives (retard de traitement, refus de soin, errance thérapeutique), charlatanesques ou sectaires.

1.1.2. *En pratique*

- **Une pratique médicale associant médecine conventionnelle et interventions non médicamenteuses, peut permettre :**

1. **D'aider les patients/usagers/personnes à :**
   – Comprendre les déterminants sociaux, environnementaux et comportementaux qui agissent sur la santé ;
   – Choisir les options thérapeutiques et préventives les plus pertinentes ;
   – S'autonomiser en tant qu'acteurs de leurs propres choix ;
   – Mieux utiliser les ressources disponibles ;
   – Améliorer leur qualité de vie et leur longévité (vivre mieux et plus longtemps) ;
   – Optimiser l'utilisation des traitements biomédicaux (médicaments, chirurgies, dispositifs médicaux) ;
   – Sécuriser leur recours aux INM ou thérapies complémentaires.

2. **D'aider les soignants à :**
   - Enrichir leurs représentations du patient, de sa maladie et de son accompagnement, en co-construisant des parcours de santé personnalisés avec les patients ;
   - Améliorer l'humanisation des soins dans l'organisation et le colloque singulier ;
   - Renforcer la culture et la pratique de la pertinence des soins ;
   - Élargir leur arsenal thérapeutique sans négliger leur vigilance quant aux risques de certaines pratiques ;
   - Améliorer la qualité des soins en développant des collaborations professionnelles, des compétences complémentaires et des regards interdisciplinaires/systémiques face à la complexité des situations.

1.2. Classification et évaluation des INM

1.2.1. *Certaines INM potentialisent des traitements biomédicaux. Certaines sont remboursées. Comment s'y retrouver ?*

- Il est normal que les patients veuillent mettre toutes les chances de leur côté pour aller mieux, pour se soigner, pour guérir, pour vieillir en meilleure santé. Mais, fragilisés par un problème de santé ou un mal-être, ils peuvent suivre les conseils peu scrupuleux de médias, de vidéos, de sites Internet et de réseaux sociaux, et/ou être tentés de se tourner vers toutes sortes de « praticiens ». Laissées sans surveillance et rarement tracées dans les dossiers médicaux, les Fakemed explosent comme le déplore le rapport 2019 de la DGCCRF [4]. La liberté du soin en Europe profite aux charlatans, aux fabricants de produits prétendument « miracles » et aux prestataires de service sans scrupule et sans formation.

1.2.2. *Le médecin ne peut ignorer l'utilité et les risques des INM et des thérapies complémentaires*

- Balayer d'un revers de la main ce domaine en recommandant simplement au patient de suivre les mesures hygiéno-diététiques générales ne suffit plus (manger équilibré, bouger plus, limiter sa consommation d'alcool, ne pas fumer…). Des solutions non médicamenteuses et non chirurgicales au-delà des dispositifs médicaux existent. Le médecin a le devoir de fournir une connaissance fiable et actualisée sur les bénéfices et les risques de ces pratiques désormais explicites et ciblées [5]. Il a aussi le devoir de partager la décision d'usage avec son patient de manière éclairée et pertinent et de suivre sa mise en œuvre auprès de professionnels qualifiés. Il a enfin l'obligation d'informer les autorités compétentes en cas d'effet indésirable, d'interaction à risques, d'abus et de charlatanisme.

1.2.3. *La science, seul moyen de « trier le grain de l'ivraie »*

- Les progrès dans l'usage des médicaments ont été obtenus par l'accumulation d'études cliniques rigoureuses à travers un processus de validation et de surveillance admis dans le monde entier.
- Depuis 2010, de nombreux auteurs et autorités encouragent **l'évaluation scientifique des pratiques non médicamenteuses tenant compte de leurs spécificités et de leurs contextes d'utilisation**. Si ces pratiques ne peuvent pas être évaluées exactement comme des médicaments, compte tenu de leur particularité (difficulté du double aveugle, conditions d'individualisation, critères d'efficacité par exemple), une démarche rigoureuse de validation et de surveillance reste possible. La recherche clinique non médicamenteuse connaît un essor considérable depuis une dizaine d'années pour répondre aux nouveaux enjeux démographiques (vieillissement), sanitaires (maladies chroniques) et sociétaux (sédentarité, pollution). Elle s'appuie sur les découvertes récentes des neurosciences, de l'épigénétique et de l'immunologie et sur les innovations technologiques (biométrie connectée, intelligence artificielle, téléconsultation).

1.2.4. *Classification des INM*

- La définition des INM, exposée en début de chapitre, met l'accent sur :
  - la description détaillée du protocole d'intervention : mécanisme d'action, contenu, matériel nécessaire, contexte de mise en œuvre, précautions, intervenant professionnel ;

– son vecteur prédominant : psychologique ou corporel par exemple ;
– son objectif principal : prévenir, soigner ou guérir ;
– son mode d'administration, personnalisée et intégrée à chaque parcours de vie ;
– et sur la nécessité de réaliser des études cliniques évaluant leurs bénéfices et leurs risques. Une INM constitue ainsi une méthode ciblée de santé fondée sur des données probantes. Elle se distingue clairement d'une médecine traditionnelle (approche globale associant un diagnostic, une démarche philosophique et des stratégies thérapeutiques spécifiques), d'une médecine alternative, d'une action populationnelle de santé publique (e.g., campagne de promotion dans les médias d'un mode de vie actif ou d'une vie sans tabac) et d'une activité socioculturelle (artistique, pratique religieuse…).

• Une **classification des INM** a été établie par la Plateforme universitaire collaborative CEPS, avec 5 catégories [6].

Figure 1. Classification des INM (Plateforme CEPS, Universités Montpellier, 2020)

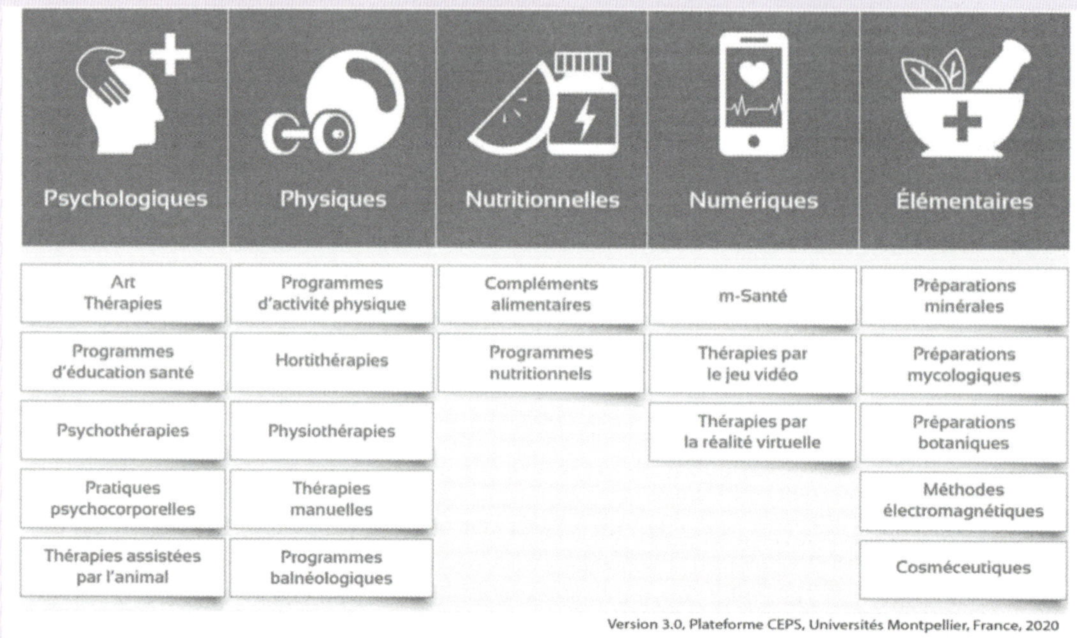

• Une fois l'INM identifiée et située dans la classification, encore faut-il qu'elle réponde à des critères descriptifs indispensables et recommandés.

Tableau 1. INM : CRITÈRES INDISPENSABLES ET RECOMMANDÉS

	Indispensable	Recommandé
Désignation	Nom	Acronyme, synonyme, auteur, institution, label
Objectif	Problème principal de santé à prévenir, soigner ou guérir	Bénéfices secondaires attendus
Population cible	Âge minimal – maximal	Sexe, niveau socio-éducatif, lieu de vie, maladie le cas échéant
Contenu	Composants (ingrédients, techniques ou gestes), procédures (séances, dose, durée), matériels	Précautions, manuel professionnel, manuel usager
Contexte	Lieu de pratique, moment du parcours de santé	Prescription médicale (ou non), remboursement

Mécanismes d'action	Processus/mécanismes explicatifs vérifiés	Processus/mécanismes explicatifs probables
Intervenant professionnel	Métier de l'opérateur	Diplôme de formation initiale, diplôme de formation continue, qualification, certification
Publications scientifiques	≥ 1 publication d'une étude interventionnelle positive	Autres publications (autre méthode, revue systématique, expertise collective...)

1.2.5. *Évaluation scientifique des INM*

- S'il existe un guide pour le compte-rendu des essais non médicamenteux, un guide des éléments incontournables pour concevoir un protocole pertinent d'évaluation faisait défaut jusqu'à présent, qui plus est chez les chercheurs francophones dont le nombre d'études interventionnelles non pharmacologiques reste faible. Une checklist de 29 items a été établie [6] pour faciliter la conception d'une étude clinique selon les attendus scientifiques, éthiques et réglementaires en vigueur, sa rigueur méthodologique et la dissémination de ses résultats. Les études de qualité sont attendues par les autorités dans un contexte interventionnel, pour sortir des biais évaluatifs, des fausses intuitions et des conflits d'intérêts.
- L'accumulation d'études interventionnelles standardisées financées notamment par le ministère de la santé (12 % des financements du Ministère de la Santé en 2019) facilitera les analyses et les comparaisons attendues par les auteurs de revues systématiques et l'intelligence artificielle et la consolidation des connaissances sur la probabilité de traiter un problème de santé et les principes actifs. Ces études rigoureusement construites permettront non seulement d'apprécier et de hiérarchiser les bénéfices des INM mais aussi d'identifier leurs risques intrinsèques et associés à d'autres traitements).

1.3. Enjeux de l'évaluation des Thérapies Complémentaires (ThC)

1.3.1. *Certaines Thc peuvent être validées pour certains symptômes et non pour les pathologies qui génèrent ces symptômes*

- Il faut souligner que certaines thérapies complémentaires peuvent être validées pour certains symptômes et non pour les pathologies qui génèrent ces symptômes : c'est le cas, par exemple, de l'efficacité de l'acupuncture sur la douleur dans l'arthrose, mais pas sur la hauteur de l'interligne articulaire.

1.3.2. *Évaluation des ThC effectuée essentiellement avec l'ECR (essai contrôlé randomisé)*

- **Jusqu'à présent, l'évaluation des ThC s'est effectuée essentiellement avec l'ECR (essai contrôlé randomisé), outil de référence de l'EBM (Evidence Based Medicine).** Certaines ThC ont un fort niveau de preuve dans certaines pathologies (par exemple la pratique de la méditation pour la prévention des rechutes dépressives), mais d'autres, dont l'évaluation scientifique a pu être de bon niveau, nécessitent d'être réévaluées.
- Toutefois, le paradigme de l'EBM repose sur une triangulation entre les résultats des essais cliniques (données de la recherche), l'expertise du praticien et les préférences du patient. Ces dernières ont parfois été perdues de vue, au profit d'une logique de quantification considérée comme une fin en soi et se suffisant à elle-même, avec les données exclusives de l'ECR, faisant la promotion d'une catégorie de données au détriment des « données contextuelles », propres au sujet.
- **L'ECR conçu pour évaluer le médicament, est-il « applicable » à des soins développés selon une approche différente comme les ThC ? Utilisé seul, on note ses limites méthodologiques :**
  - **La randomisation,** compliquée à mettre en œuvre, lorsque les préférences des patients sont très importantes ;
  - **Le double aveugle,** côté patient parfois totalement impossible (musicothérapie, socio-esthétique...), côté praticien rarement atteint, le praticien sachant le plus souvent ce qu'il délivre ;

- **La standardisation,** d'une intervention recommandée lors d'un ECR, afin de permettre la reproduction ultérieure de l'intervention – si celle-ci s'avère efficace – ne semble pas adaptée à la plupart des ThC. En effet, les ThC proposent des prises en charge individualisées et non standardisées. Dans le cadre des ThC, de nombreux ECR ont fait le choix d'une standardisation et n'ont pas montré d'efficacité, pour ensuite conclure que cette absence d'efficacité pouvait être liée au fait que la pratique évaluée, n'était pas celle pratiquée en vie réelle, car elle n'avait pas été personnalisée pour chaque patient ;
- **Les critères de jugement** sont une autre question importante. Souvent, on utilise des critères de jugement reconnus pour l'indication évaluée, sur la base d'études ayant évalué des thérapeutiques conventionnelles. Si l'efficacité n'est pas démontrée, on est alors confronté à un dilemme : est-ce parce que l'intervention (ThC) n'est pas efficace, ou bien est-ce parce qu'on n'a pas choisi les critères de jugement pertinents ? La question a toute sa place, quand on considère que les objectifs d'une Thc ne sont pas forcément superposables à ceux d'une thérapeutique conventionnelle. **Le référentiel théorique de l'ECR présente des limites et ne semble pas transférable tel quel aux ThC.**

1.3.3. Place de la recherche qualitative et des études mixtes

- La recherche qualitative apparait comme un outil pertinent dans le domaine de l'évaluation des ThC. Elle explore de manière approfondie les représentations et l'expérience vécue des participants, à partir de données verbales permettant la mise en évidence d'indicateurs pertinents d'efficacité, du point de vue patients, avec la perspective de la construction de patient-reported outcomes (PROs).
- Différentes méthodes de recherche qualitative existent, avec une méthode structurée et dédié au champ de la santé, récemment publiée (IPSE : Inductive process to analyze the structure of lived experience). Cette méthode **s'articule avec l'ECR** afin de développer des **études mixtes (qualitatives/quantitatives)** avec design explicatif, exploratoire ou intégré, enrichissant ainsi les données de l'ECR. Désormais l'exploration des processus complexes, comme les ThC a intérêt à faire appel à ces études mixtes, sachant que l'important est d'adapter le design d'étude afin qu'il permette au mieux de répondre à la question de recherche posée.

B

2. Connaître les principes d'action, l'utilité et les risques des principales thérapies complémentaires

2.1. Acupuncture et médecines traditionnelles chinoises (MTC)

2.1.1. L'acupuncture et la MTC

2.1.1.1. Définition

- **La MTC** repose sur une approche de l'homme considéré comme un tout dans son environnement.

  Elle comprend l'acupuncture, le Qi Gong (pratique psychocorporelle), la pharmacopée et la diététique chinoises, le massage. En MTC, le fonctionnement de l'être humain est à l'image des 5 mouvements (bois, feu, terre, métal, poumon) qui « gouvernent le monde extérieur ».
- **L'acupuncture** désigne l'ensemble des techniques de stimulation ponctuelle de points spécifiques, les points d'acupuncture, à visée curative mais avant tout préventive. Elle envisage l'être humain de façon holistique, sans dissocier les plans physique, psychologique et environnemental.

2.1.1.2. Principes

- Même si son mode d'action reste hypothétique, des sites d'action de l'acupuncture ont été mis en évidence, ainsi que de nombreux médiateurs à effets endocriniens, immunitaires et génétiques, à l'origine des effets cliniques de l'acupuncture, notamment analgésiques. L'acupuncture est basée sur la théorie des méridiens, les points d'acupuncture étant situés le long des méridiens. Ceux-ci sont des « voies de circulation » bien définies, dans lesquelles le « Qi, ou souffle », circule harmonieusement dans tout le corps. En médecine chinoise, la maladie, ainsi que la douleur ou tout autre symptôme, résultent d'un « blocage ou d'une insuffisance de la circulation du Qi » dans le corps. Le traitement repose sur le diagnostic, recherchant l'origine du déséquilibre de la circulation du souffle Qi, grâce à une sémiologie précise, dont les éléments les plus connus sont l'examen du pouls et de la langue. La manipulation des points avec une aiguille est censée « produire une régulation de la circulation du QI ». Ainsi, plutôt que de se focaliser sur l'organe, l'acupuncture traite un « déséquilibre énergétique », qui peut être d'origine externe ou environnementale (facteur climatique, infectieux...) ou interne (émotions).

2.1.1.3. Modalités pratiques

- Le nombre des séances est habituellement de 5 à 10, voire davantage selon la pathologie, d'une durée de 20 à 45 minutes, à raison de deux fois par semaine à une fois par mois.

2.1.1.4. Indications et résultats [7]

- Les indications de l'acupuncture sont reconnues par l'OMS. Elles sont basées sur les consensus internationaux de praticiens experts, les recommandations de bonne pratique clinique par les sociétés savantes et institutions de santé, mais aussi de très nombreuses publications de recherche clinique, dans le cadre de l'« Evidence-Based Medicine » (avec plus de 13 000 essais cliniques randomisés et plus de 1 700 méta-analyses, portant sur 200 pathologies explorées).
  - **Haut niveau de preuve :** céphalées et migraines, rachialgies, douleurs articulaires des membres et musculo-squelettiques, douleurs post-opératoires, nausées et vomissements (notamment en post-opératoires et liés à la chimiothérapie), rhinite allergique.
  - **Niveau de preuve modéré :** douleurs des neuropathies chimio-induites, douleurs gynécologiques (dysménorrhée, douleur du travail) ; troubles psychiatriques (anxiété, dépression, insomnie, addictions) ; troubles digestifs (constipation, syndrome de l'intestin irritable) ; séquelles d'AVC.

2.1.1.5. Risques

- Le rapport de l'INSERM sur l'efficacité et la sécurité de l'acupuncture [7] conclut à une prévalence très basse des effets indésirables, qui sont d'intensité faible et transitoires.

2.1.1.6. Réglementaire et formations diplômantes

- Au plan du cadre législatif, en France, l'exercice est actuellement **réservé aux professions médicales** et reconnu par l'Ordre des Médecins, avec une tarification spécifique, et l'Ordre des Sages-Femmes L'enseignement est dispensé par l'Université, sous forme d'une capacité de Médecine d'Acupuncture en 3 années pour les docteurs en médecine, en odontologie, en pharmacie, en médecine vétérinaire et d'un DIU en 2 années pour les Sages-Femmes.

2.1.2. *Le Qi Gong et le Taï Chi*

2.1.2.1. Principes

- Mobilisent simultanément la pensée, le corps et le souffle. Ils se pratiquent principalement debout. Le Tai Chi Chuan, art martial chinois interne, conjugue les principes du Qi Gong et ceux des arts martiaux dont les mouvements sont codifiés.

2.1.2.2. Indications et résultats

- Plusieurs revues de la littérature scientifique médicale ont été réalisées notamment par la Cochrane Library, avec des données produites le plus souvent dans le cadre d'essais cliniques type EBM. Toutefois, les effets sur la santé obtenus grâce à la pratique du Qi Gong, sont difficiles à mettre en valeur avec les outils standards de la méthodologie des essais cliniques, comme c'est le cas pour l'évaluation de la plupart des pratiques psychocorporelles. Les exercices de Qi Gong, différents selon le type de patients et les indications thérapeutiques, ont des effets qui ont été évalués, en particulier sur la prévention des chutes/Parkinson, la douleur (fibromyalgie), les troubles de l'humeur et l'anxiété, chez les patients obèses, en surpoids et/ou porteurs d'un diabète de type 2.

2.1.2.3. Réglementaire et formations diplômantes

- Les Pratiques Corps-Esprit en Médecine Chinoise (Qi Gong et Tai Chi Chuan) font l'objet d'un enseignement universitaire pour les professionnels de santé (Diplôme Universitaire à la faculté de médecine de Sorbonne Université). Le Qi Gong et le Taï Chi Chuan sont enseignés au niveau national en tant que disciplines dans le cadre de l'activité physique et sportive (Ministère des sports).

2.2. Médecine manuelle et ostéopathie médicale

2.2.1. *Définition et principes*

- **La médecine manuelle et l'ostéopathie** font partie du cadre plus général des thérapies manuelles. Il s'agit d'une pratique visant à diagnostiquer et traiter une dysfonction bégnine, mécanique et/ou réflexe d'une structure articulaire ou des tissus mous. La médecine manuelle, pratiquée par un médecin, est le prolongement de l'examen clinique par le traitement de la dysfonction musculo-squelettique bégnine. L'ostéopathie propose une approche plus globale qui consiste, après un diagnostic médical excluant les contre-indications, en un traitement manipulatif de plusieurs sites (rachis comme périphériques) avec plusieurs méthodes (tissus mous et articulaires).

2.2.2. *Types de manipulation*

- Ils comprennent :
  - les massages superficiels (peau) ou profonds (muscle, tendon, articulation) ;
  - les techniques non forcées : mobilisations articulaires et vertébrales, techniques neuromusculaires (myotensives), techniques de décordage, de raccourcissement ;
  - les manipulations proprement dites, qui sont des mouvements forcés articulaires périphériques et vertébraux, avec impulsion de très faible amplitude et de très haute vélocité.
- D'autres techniques sont couramment utilisées mais sortent du cadre de ce cours faute d'évidence scientifique.

2.2.3. *But et effets d'une manipulation*

- L'objectif d'une manipulation du système musculosquelettique est de restaurer une capacité de mouvement d'amplitude maximale et non douloureuse.
- Sur le plan neurophysiologique, de nombreux travaux scientifiques sur les manipulations vertébrales ou articulaires périphériques ont pu démontrer des effets sur les récepteurs musculaires paraspinaux (en stimulant les fuseaux et organes tendineux de Golgi), sur les muscles squelettiques en améliorant la transmission neuromotrice après manipulation lombaire, sur le contrôle inhibiteur central en augmentant la tolérance à un stimulus douloureux calibré, sur l'activité réflexe en diminuant l'inhibition liée à la douleur, ou encore sur le tonus végétatif en modifiant le rythme cardiaque ou la pression artérielle. Sur le plan thérapeutique, les principaux effets concernent les pathologies rachidiennes en améliorant la douleur comme la fonction à court terme.

2.2.4. *Indications et résultats*

- Les principales indications sont les **dysfonctions douloureuses vertébrales** (cervicalgies, dorsalgies, lombalgies, coccygodynies) en première intention lorsqu'il s'agit d'une forme commune (sans facteurs de gravité, cf. ci-dessous) à la phase aiguë, et en traitement d'appoint des formes chroniques.
- Au-delà, toutes les dysfonctions communes articulaires ou tendinomusculaires sont accessibles au traitement manuel et ostéopathique lorsque les contre-indications ont été écartées.

2.2.5. *Contre-indications et risques*

- Contre-indications et risques :
  - les pathologies exposant à un risque non contrôlé lors d'une manipulation, comme les cancers, les infections, les fractures, les pathologies inflammatoires en poussée ;

– les pathologies exposant à un risque neurologique (malformation, conflit disco-radiculaire) ou encore un risque vasculaire (insuffisance vertébro-basilaire).

2.2.6. Réglementaire et formations diplômantes

- Depuis la loi du 2 mars 2002, les manipulations ne sont plus réservées aux médecins mais à toute personne, soignante (kinésithérapeute, sage-femme…) ou non soignante, titulaire du diplôme d'ostéopathie avec certaines restrictions comme la pratique des manipulations cervicales (réalisables uniquement par des médecins).
- Pour les médecins, le DIU de Médecine Manuelle et d'Ostéopathie Médicale en 3 ans est reconnu par l'Ordre des médecins et enseigné dans 10 universités françaises. Ce diplôme permet de pratiquer des actes remboursés par la sécurité sociale (acte manipulatif) et les mutuelles (acte ostéopathique).
- En résumé, les dysfonctions douloureuses de l'appareil musculosquelettique peuvent être traitées efficacement par l'acte médical manuel ou ostéopathique après que le médecin diplômé a confirmé le caractère bénin et éliminé toute contre-indication médicale.

2.3. Hypnose

2.3.1. Définition et principes

- **L'hypnose** est définie par un « état de fonctionnement psychologique par lequel un sujet, en relation avec un praticien, fait l'expérience d'un champ de conscience élargie. »
- **L'hypno-analgésie** est utilisée pour la prise en charge de la douleur aiguë, et doit être réalisée par des professionnels de santé dans leur champ de compétences.
- **L'hypnose thérapeutique** : pratique de soins de nature psychologique, elle nécessite une formation plus poussée. Elle peut être utilisée seule (auprès de patients chroniques, au cours de psychothérapies, etc…) ou en complément d'autres pratiques (communication hypnotique lors de soins avec prémédication, complément à une anesthésie locorégionale, etc.). Elle permet d'obtenir un état de conscience que l'on dit modifié ou élargi (« état hypnotique » ou « transe hypnotique »), car le patient ne centre plus son attention et ses émotions uniquement sur une partie de son corps (douloureux, support de l'angoisse, etc.) mais acquiert une plus grande flexibilité psychologique lui permettant de modifier la façon dont il perçoit ses sensations corporelles et donc sa réalité. En état d'hypnose, le patient peut par exemple imaginer mettre un modulateur sur la partie douloureuse de son corps et ainsi en baisser l'intensité. Cette « imagination créatrice » produite par la transe est réellement ressentie corporellement, et le rapport du patient à son mal est modifié.
- Ces données sont objectivées par la neurophysiologie et l'imagerie cérébrale, qui montrent une signature de l'activité cérébrale caractéristique de l'état hypnotique (état d'éveil et de détente en même temps).

2.3.2. Indications et résultats [8]

- L'hypnose, qui doit être réalisée par des professionnels de santé dans leur champ de compétences, peut être utile pour :
  - la prise en charge de la douleurs (aiguë, chronique, procédurale) ;
  - la prise en charge de l'anxiété ;
  - la prise en charge des troubles dits « fonctionnels », et l'ensemble des indications psychothérapeutiques.
- L'hypnose possède un niveau de preuve scientifique qui lui permet d'être inclue dans les pratiques médicales avec confiance, dès lors que les praticiens sont formés. La pratique de l'hypnose peut concerner des patients dès l'âge de 4 ans.

2.3.3. Hypnose et douleur, hypnoanalgésie

- L'association internationale pour l'étude de la douleur (IASP, www.iasp-pain.org) a revu en 2020 la définition de la douleur, comme « une expérience sensorielle et émotionnelle désagréable associée à, ou ressemblant à celle associée à, une lésion tissulaire réelle ou potentielle ». Cette définition met en avant les deux principales composantes de la douleur : la composante sensorielle qui permet de décrire cette douleur et la composante émotionnelle qui correspond au retentissement de cette douleur sur l'affect. Il existe également une composante comportementale et enfin une composante cognitive (à travers son histoire personnelle, quel sens le patient donne à sa douleur). Il existe des relations étroites entre les composantes émotionnelle et sensorielle : les émotions négatives (anxiété, dépression) augmentent le ressenti de la douleur. L'anxiété anticipatoire avant la réalisation d'un soin, d'une chirurgie, d'un accouchement modifie et augmente la sensation de la douleur.

- **De nombreux travaux ont confirmé l'intérêt de l'hypnose dans la prise en charge des douleurs :**
  - **En cas de douleur aiguë**, l'hypnose permet de moduler la composante sensorielle (intensité de la douleur) et émotionnelle (anxiété associée), dans de nombreuses situations où l'hypnose peut être utilisée seule ou en complément d'autres traitements antalgiques : douleurs induites par les soins (pansements, sutures, ponctions, réduction de luxation...), en odontologie, en obstétrique, au bloc opératoire dans le cadre d'une hypnosédation où l'hypnose permet de réduire significativement les doses des agents sédatifs et antalgiques.

    En pratique, plusieurs techniques hypnotiques peuvent être utilisées : l'hypnose conversationnelle associant communication positive, détournement d'attention, confusion pour des gestes courts ou l'hypnose formelle pour des procédures plus longues en maintenant la transe hypnotique (permettant au patient de vivre par exemple une situation agréable...) pendant le soin ou l'intervention. L'hypnose est également intéressante pour préparer le patient avant une intervention en diminuant l'anxiété préopératoire.
  - **En cas de douleur chronique**, la prise en charge des patients est plus complexe et repose sur une approche pluridisciplinaire où l'hypnose peut avoir sa place parmi d'autres traitements. Plusieurs séances sont nécessaires afin de donner au patient de nouvelles ressources pour faire face à sa douleur, lui apprendre à modifier ses rapports avec sa douleur, à la gérer autrement.
- Dans tous les cas, il faut pouvoir mobiliser l'effet placebo (qui explique une part importante de l'efficacité des traitements antalgiques, médicamenteux et non médicamenteux), ce qui souligne l'importance de la relation soignant-patient avec une attitude professionnelle empathique, une information donnée au patient et des outils de communication positive.

2.3.4. *Hypnose en médecine générale*

- L'approche globale du médecin généraliste et la relation de confiance instaurée avec ses patients de tous âges sont des conditions privilégiées pour utiliser l'hypnose. S'il se sent suffisamment en sécurité et s'il est disponible, le patient peut s'engager dans un travail en hypnose et ainsi devenir acteur de sa prise en charge.
- Le médecin généraliste peut ainsi recourir à l'hypnosédation pour les petits gestes techniques, l'hypnoanalgésie pour les douleurs chroniques ou aiguës, l'hypnothérapie pour les traumatismes psychiques ou physiques.
- L'hypnose conversationnelle est adaptée pour la réalisation des petits gestes courts (vaccinations, infiltrations péri-articulaires), l'hypnose formelle pour les gestes nécessitant plus de temps (poses et retraits d'implants hormonaux contraceptifs, poses de stérilets, sutures, cryothérapie, pansements complexes...).
- L'hypnose formelle permet de contribuer à la prise en charge des pathologies chroniques : syndrome de l'intestin irritable, migraines et céphalées chroniques, dysménorrhée, fibromyalgie, troubles du sommeil, anxiété, dépression, deuils, états de stress post-traumatique, asthme...

2.3.5. *Contre-indications et risques*

- La pratique de l'hypnose par un professionnel de santé ou un psychologue peut concerner tous les patients sans contre-indication, dans le cadre des compétences du praticien. Cependant, chez le patient au profil psychotique, le délire en phase active ne permet pas la relation et le travail à partir du monde interne du patient s'en trouve empêché.

2.3.6. *Autohypnose*

- Enseigner l'autohypnose au patient dès le début de la prise en charge lui apprend à devenir autonome et acteur de sa santé. Quelques minutes d'autohypnose chaque jour suffisent pour entretenir le travail thérapeutique mis en place par le praticien, et permettent au patient de participer au processus de guérison.

2.3.7. *Formations diplômantes*

- Il existe en France de nombreux Diplômes Universitaires d'hypnose médicale ou thérapeutique, généralement d'une année, ouverts aux professionnels de santé et aux psychologues.

2.4. Méditation en pleine conscience

2.4.1. *Définition et principes*

- La méditation est pratiquée depuis des millénaires. La méditation de pleine conscience (« *mindfulness* » en anglais) met en jeu les processus attentionnels, et amène le pratiquant ou le patient à porter son attention sur différents objets de méditation comme les sensations du corps, le souffle, les sons, les pensées ou les émotions. Elle amène le méditant à être particulièrement présent et attentif à l'instant présent avec bienveillance et en prenant de la distance par rapport aux jugements qui peuvent émerger du mental (commentaires mentaux ou autocritique).
- La pratique méditative a été promue dans les pays occidentaux depuis les années 1970 comme une approche permettant de mieux gérer le stress et de retrouver le calme. Elle favorise en effet la stabilisation des émotions, et développe l'attention, avec une prise de conscience de la labilité de la capacité attentionnelle de chacun. Surtout, la pratique méditative fait entrevoir comment une attention focalisée est parfois la source d'une sorte d'aveuglement (« on ne voit que ce que l'on cherche ») qui peut avoir des conséquences importantes, notamment dans le métier de soignant (lors de l'examen clinique par exemple).

2.4.2. *Indications et résultats*

- **Pour la prise en charge de l'anxiété et de la dépression**, les études cliniques sur la méditation ont un haut niveau de preuve dans une stratégie de prévention des rechutes dépressives, qui peut être proposée par des spécialistes des thérapies cognitivo-comportementales chez des patients stabilisés par un traitement médical.
- **Pour la prise en charge des douleurs chroniques**, le bénéfice de la méditation a également été montré dans différentes études cliniques, la pratique de la méditation permettant de faire mieux la différence entre la douleur elle-même (qui n'est pas modifiée), et la souffrance émotionnelle qui accompagne la douleur chronique. Les patients douloureux peuvent améliorer en méditant leur capacité à explorer les sensations des parties du corps qui ne sont pas douloureuses, modifiant ainsi leur périmètre sensoriel. En particulier, la méditation est désormais recommandée en deuxième ligne dans la prise en charge des douleurs neuropathiques.
- **Pour la prise en charge de la maladie chronique**, les approches méditatives ont été explorées dans de nombreux domaines, particulièrement dans les suites du traitement d'un cancer. De nombreuses études montrent que la pratique méditative permet une amélioration de la qualité de vie, avec un retour à la faculté d'être davantage présent et diminue les ruminations mentales (pensées récurrentes souvent négatives qui augmentent le risque de présenter une dépression) et l'anticipation anxieuse (tendance à constamment s'angoisser pour le futur).
- **Les troubles du sommeil** (surtout en cas de difficultés d'endormissement) peuvent être améliorés significativement par la pratique méditative qui permet de « défusionner » le patient de ses pensées (en prenant du recul et conscience que les pensées ne sont pas des faits) et d'amener l'attention du patient aux sensations corporelles ou au souffle, induisant ainsi une détente qui favorise l'endormissement.
- **De nombreuses études cliniques sont en cours lors du vieillissement, de la démence, de la gestion du stress** dans différents types de prises en charge médicales, pour l'accompagnement de troubles des comportements alimentaires…
- **Pour les soignants**, qui sont souvent exposés à des situations de stress, la pratique méditative peut permettre de développer une habitude du « prendre soin de soi », concept souvent étranger aux professionnels de santé. Ces pratiques ont démontré leur intérêt dans la prévention du burn-out des professions de santé et étudiants en médecine.

2.4.3. *Risques*

- Pour son apprentissage, la pratique de la méditation nécessite d'être accompagné par un enseignant formé, susceptible de déterminer si le méditant apprenti peut aborder ces pratiques sans risques, et qui pourra orienter et conseiller si des effets secondaires (rares et surtout observés chez des personnes ayant des antécédents psychiatriques) venaient à apparaître au décours de la pratique.

2.4.4. *Formations diplômantes*

- Des Diplômes Universitaires de méditation en pleine conscience, relation thérapeutique, méditation en santé, généralement d'une année, sont ouverts aux professionnels de santé et aux psychologues.

Conclusion

- Inscrite dans la Stratégie Nationale de Santé 2018-2022 et différents rapports, dont celui de la HAS, depuis 2011, la prescription des INM et thérapies complémentaires a un intérêt dans les secteurs de la prévention, du traitement de la douleur, de la prise en charge des maladies chroniques, de l'accompagnement du handicap, de la santé mentale, de l'enfance et du bien-vieillir. Elles doivent au mieux compléter les traitements biomédicaux, notamment pour réduire le risque de surpresciption médicamenteuse qui existe dans certaines pathologies ou syndromes dysfonctionnels.
- Même si plusieurs d'entre elles (exercice physique, approches nutritionnelles, acupuncture, hypnose, méditation…) ont déjà fait l'objet d'études cliniques poussées et commencent à être remboursées par l'Assurance Maladie et les mutuelles complémentaires, il faut rester vigilant sur leurs risques potentiels, et les praticiens qui les mettent en œuvre, qui ont tout intérêt à être des professionnels de santé, avertis de ces risques.

▸ Bibliographie

- LA RÉFÉRENCE À RETENIR

1. Académie Nationale de Médecine (2013). Thérapies complémentaires : Leur place parmi les ressources de soins. Paris : Académie Nationale de Médecine. http://www.academie-medecine.fr/wp-content/uploads/2013/07/4.rapport-Th%C3%A9rapies-compl%C3%A9mentaires1.pdf

- POUR ALLER PLUS LOIN

2. HAS (2011). Développement de la prescription de thérapeutiques non médicamenteuses validées. Paris : HAS. https://www.has-sante.fr/jcms/c_1059795/fr/developpement-de-la-prescription-de-therapeutiques-non-medicamenteuses-validees
3. OMS (2013). WHO traditional medicine Strategy: 2014-2023. Geneva : WHO.
4. DGCCRF (2019). « Médecines » douces ou alternatives : des insuffisances dans le respect de la réglementation. Paris : DGCCRF https://www.economie.gouv.fr/dgccrf/medecines-douces-ou-alternatives-des-insuffisances-dans-le-respect-de-la-reglementation
5. Ninot G (2019). Guide professionnel des interventions non médicamenteuses. Paris : Éditions Dunod.
6. Ninot G, Barry, C, Ben Khedher Balbolia S, Carbonnel F, Kopferschmitt J, Paille F, Nizard J, Nogues M, Rochaix L, Falissard B. (2020). Checklist des invariants méthodologiques d'évaluation des interventions non médicamenteuses (INM) : Résultats d'une étude interdisciplinaire. Montpellier : ICEPS Conference 2020. https://icepstv.fr/video/81
7. INSERM (2014). Barry C, Falissard B. Évaluation de l'efficacité et de la sécurité de l'acupuncture.
8. INSERM (2015). Évaluation de l'efficacité de la pratique de l'hypnose. https://www.inserm.fr/sites/default/files/2017-11/Inserm_RapportThematique_EvaluationEfficaciteHypnose_2015.pdf

FICHE DE SYNTHÈSE

1. Pour la prise en charge de la douleur, de l'anxiété, des troubles du sommeil et des troubles fonctionnels en particulier, il est recommandé d'associer les traitements pharmacologiques et non pharmacologiques, afin d'optimiser l'efficacité du traitement et de limiter la iatrogénie.
2. Chaque fois que possible, après une éducation thérapeutique adaptée, il faut encourager l'auto-pratique par le patient (activité physique adaptée, autohypnose, méditation...).
3. Privilégier le recours aux thérapies complémentaires mises en œuvre par des professionnels de santé bien formés, au mieux par une formation universitaire.
4. Il importe d'être vigilant sur les risques voire les dérives de certaines thérapies complémentaires et alternatives, encore davantage si elles sont pratiquées hors parcours de soins, par des praticiens non diplômés.

+++ LE COUP DE POUCE DE L'ENSEIGNANT

- Pour mieux orienter le patient, savoir analyser de façon objective les compétences réelles du praticien et la qualité de sa formation, ainsi que la nature de la pratique proposée, et son niveau de preuve dans une indication donnée. Des rapports INSERM et des revues Cochrane très documentés sont disponibles sur de nombreuses INM et thérapies complémentaires, et précisent leurs indications potentielles.

CONTRIBUTEURS À CE CHAPITRE

Bases méthodologiques et éthiques

Évaluation des Interventions Non Médicamenteuses : Pr Grégory NINOT (Inserm, Montpellier)
Cadre méthodologique, niveau de preuve et éthique : Pr Bruno FALISSARD (Inserm, Paris)
Enjeux de l'évaluation des thérapies complémentaires : Pr Laurence VERNEUIL (Inserm, Paris)

Les principales thérapeutiques

Acupuncture : Pr Régine BRISSOT (Rennes) et Pr Jacques KOPFERSCHMITT (Strasbourg)
Médecines traditionnelles chinoises : Dr Amélie LIOU et Catherine BITKER, Pr Alain BAUMELOU (Paris)
Médecine Manuelle et Ostéopathie Médicale : Pr Arnaud DUPEYRON (Nîmes)
Hypnose : Pr Antoine Bioy (Paris), Pr François SZTARK (Bordeaux), Pr Éric MENER (Rennes)
Médiation en pleine conscience : Pr Corinne ISNARD (Paris)

Principales situations de départ en lien avec l'item 327 :
« Utilité et risques des Interventions Non Médicamenteuses et des Thérapies Complémentaires »

Situation de départ
35. Douleur chronique
36. Douleur de la région lombaire
71. Douleur d'un membre
72. Douleur du rachis
73. Douleur, brûlure, crampe
259. Évaluation et prise en charge de la douleur aiguë
260. Évaluation et prise en charge de la douleur chronique
279. Consultation de suivi d'une pathologie chronique
352. Expliquer un traitement au patient

Chapitre 30

Thérapeutiques non médicamenteuses et dispositifs médicaux

Pr David Orlikowski*,,*****, Pr Bechir Jarraya**,***, Dr Etienne Saudeau****, Dr Frédéric Barbot*****

* Unité de ventilation à domicile, Service de réanimation Hôpital Raymond Poincaré, Garches, APHP, CIC 1429, INSERM 1179
** UMR 1179, Université de Versailles Saint Quentin en Yvelines/Paris Saclay, Hôpital Raymond Poincaré, Garches
*** Service de Neurochirurgie, Hôpital Foch, Suresnes, Université Versailles Saint-Quentin
**** Service de médecine physique et de réadaptation pédiatrique, Hôpital Raymond Poincaré, Garches
***** Centre d'Investigation Clinique 1429 INSERM, Hôpital Raymond Poincaré, Garches

OBJECTIFS : N° 328-1

- ➔ Expliquer les principes d'évaluation.
- ➔ Connaître les aspects réglementaires médico-économiques.
- ➔ Lister les principaux appareillages et technologies pour la rééducation et la réadaptation des handicapés.
- ➔ Savoir prescrire et évaluer les résultats des aides techniques, aides à la déambulation et fauteuils, orthèses et chaussures médicales.
- ➔ Connaître les principes de prescription des prothèses pour handicapés.

PLAN

1. Expliquer les principes d'évaluation des thérapeutiques non médicamenteuses
2. Définition d'un dispositif médical
3. Connaître les aspects réglementaires, et médico-économiques des thérapeutiques non médicamenteuses
4. Petit et grand appareillage
5. Généralités sur les prothèses
6. Définition du chaussage orthopédique
7. Définitions et indications des différentes aides techniques
8. Prescription des fauteuils roulants
9. Cure thermale

Rang	Rubrique	Intitulé	Descriptif
A	Évaluation	Expliquer les principes d'évaluation des thérapeutiques non médicamenteuses	
A	Définition	Définition d'un dispositif médical	
B	Prise en charge	Connaître les aspects réglementaires, et médico-économiques des thérapeutiques non médicamenteuses	
B	Définition	Petit et grand appareillage	Définition du petit et du grand appareillage et quelques exemples
A	Définition	Orthèses : généralités	Différents types et indications
B	Prise en charge	Principales orthèses	Description et indications des différentes orthèses
B	Prise en charge	Prescription des orthèses	Généralités sur la prescription des orthèses de petit et grand appareillage

A	Définition	Généralités sur les prothèses	Description des éléments constitutifs généraux d'une prothèse
A	Définition	Définition du chaussage orthopédique	Définition du chaussage orthopédique et des éléments associés (orthèses plantaires...)
B	Définition	Définitions et indications des différentes aides techniques	Définition objectifs, type de fabrication et indications des principales aides techniques (déambulation, déplacement, préhension, etc.)
A	Définition	Prescription des fauteuils roulants	Généralités des prescriptions des fauteuils roulants manuel et électrique
B	Définition	Cure thermale : définitions	Définition des différents types de cures thermales et déroulement

Les situations de départ sont listées à la fin du chapitre.

A 1. Expliquer les principes d'évaluation des thérapeutiques non médicamenteuses

- Les thérapeutiques non médicamenteuses sont un ensemble hétérogène comportant des catégories d'approches thérapeutiques très différentes.

LISTE DES TRAITEMENT NON MÉDICAMENTEUX :

- Les règles hygiéno-diététiques (régimes diététiques, activités physiques, règles d'hygiène...) ;
- Les traitements psychologiques (thérapies d'inspiration analytique, thérapies cognitivo- comportementales...) ;
- Les thérapeutiques physiques et de rééducation (kinésithérapie, ergothérapie...) ;
- Les cures thermales ;
- Les dispositifs médicaux (y compris les dispositifs médicaux implantables actifs et les dispositifs médicaux de diagnostic in vitro) ;
- Les interventions chirurgicales (avec ou sans la mise en place d'un dispositif médical implantable).

- Les traitements non médicamenteux peuvent donc être thérapeutiques, diagnostiques ou de compensation du handicap et concernent les techniques chirurgicales, les thérapeutiques interventionnelles ainsi que l'utilisation de dispositifs médicaux.
- L'évaluation des thérapeutiques non médicamenteuses a des spécificités par rapport à l'évaluation du médicament. Dans le cas des technologies de santé, des dispositifs médicaux ou des thérapeutiques non médicamenteuses, la réalisation d'études cliniques comparatives est souvent rendue difficile par des raisons liées à l'impossibilité de randomiser, au choix de l'absence d'un comparateur pertinent, à la difficulté de mettre en place une procédure de double insu ; à la non-acceptation du patient ou du praticien et parfois à l'absence de critères d'évaluation objectifs ou validés.
- D'autres types d'essais (*randomised consent design trial, Play the winner*, essais randomisés en cluster, etc.) et les études observationnelles sont à réserver aux situations dans lesquelles l'essai contrôlé randomisé conventionnel n'est pas possible.

A 2. Définition d'un dispositif médical

- Selon le règlement européen 2017/745, est défini comme dispositif médical (DM) tout « équipement, logiciel, implant, réactif, matière ou autre article, destiné par le fabricant à être utilisé, seul ou en association, chez l'homme pour l'une ou plusieurs des fins médicales précises suivantes :
  - diagnostic, prévention, contrôle, prédiction, pronostic, traitement ou atténuation d'une maladie ;
  - diagnostic, contrôle, traitement, atténuation d'une blessure ou d'un handicap ou compensation de ceux-ci ;
  - investigation, remplacement ou modification d'une structure ou fonction anatomique ou d'un processus ou état physiologique ou pathologique ;
  - communication d'informations au moyen d'un examen *in vitro* d'échantillons provenant du corps humain, y compris les dons d'organes, de sang et de tissus ;
  - et dont l'action principale voulue dans ou sur le corps humain n'est pas obtenue par des moyens pharmacologiques ou immunologiques ni par métabolisme, mais dont la fonction peut être assistée par de tels moyens. »
- Les DM sont répartis en quatre classes, en fonction du niveau de risque déterminé par le fabricant, et selon des critères de durée d'utilisation, du caractère invasif ou non, de la possibilité ou non de réutilisation, de la visée thérapeutique ou diagnostique et de la partie du corps en contact avec le dispositif :

Tableau 1. CLASSIFICATION DES DM SELON LE NIVEAU DE RISQUE

	NIVEAU DE RISQUE	EXEMPLES
Classe I	Faible	Couvre-chaussures, gants d'examen, instruments chirurgicaux réutilisables
Classe IIa	Moyen	IRM, TEP, échographe
Classe IIb	Élevé	Ventillateurs, pompes à perfusion
Classe III	Très sérieux	Implants mammaires, valves cardiaques, prothèses articulaires, stents à élution de médicaments

- Lorsqu'ils sont implantables on parle de DMI. Les DMI nécessitant une source d'énergie (souvent électrique) sont appelés DMI actifs (DMIA). Les DM de diagnostic in vitro (DMDIV) correspondent aux réactifs, composants et matériels nécessaires aux analyses des échantillons humains.

Tableau 2. DIFFÉRENTS TYPES DE DISPOSITIFS MÉDICAUX

	TYPES DE DISPOSITIFS MÉDICAUX (DM)		
	DM	**DMIA**	**DMDIV**
	Dispositif médicaux (y compris DM implantables DMI passifs)	Dispositifs médicaux implantables actifs	Dispositifs médicaux de diagnostic *in vitro*
Particularités	Cf. définition générale des DM	Dispositif implanté et qui dépend pour son fonctionnement d'une source d'énergie	Réactif, matériau d'étalonnage, instrument, appareil, équipement destiné à être utilisé in vitro dans l'examen d'échantillons provenant du corps humain, dans le but de fournir une information sur l'état physiologique ou pathologique ou sur une anomalie congénitale
Exemples	Seringue, cathéter, compresse, IRM, scalpel, prothèse de hanche, respirateur, lit médicalisé	Pace-maker cardiaque, neurostimulateur cérébral ou médullaire	Automates d'analyse biologique, réactifs de biologie, dispositifs d'anatomo-pathologie
Vigilance	Matériovigilance	Matériovigilance	Réactovigilance

B

3. Connaître les aspects réglementaires, et médico-économiques des thérapeutiques non médicamenteuses

- Alors que l'on parle d'AMM pour un médicament, c'est l'obtention du marquage CE (pour « conformité européenne ») qui constitue le préalable à la mise sur le marché d'un DM.
- Le marquage CE atteste que les produits sont conformes aux exigences générales de performances et de sécurité du dispositif énoncées dans les règlements européens. Il permet la libre circulation du DM dans l'Union Européenne.
- Pour les DM de classe 1, il s'agit d'une auto-certification par le fabricant. Pour tous les autres DM, l'apposition du marquage est subordonnée à l'obtention d'un certificat CE, délivré par un organisme appelé organisme notifié qui est habilité par les autorités compétentes. En France, l'autorité compétente est l'Agence nationale de sécurité des médicaments (ANSM), et actuellement, le seul organisme notifié français pour les dispositifs médicaux est le GMED.
- L'organisme notifié évalue la conformité de la procédure de conception suivie par le fabricant et, selon la classe du DM, il évalue le dossier de conception du DM fourni par le fabricant ou par le biais d'essais sur le DM.
- Une fois sur le marché, le DM est placé sous la responsabilité du fabricant qui le commercialise et en assure donc la surveillance.

3.1. Le marquage CE des dispositifs médicaux

- Avec le marquage CE, un fabricant exprime sa conformité avec la législation européenne. Son obtention permet l'accès au marché européen. En France, l'Agence nationale de sécurité des médicaments (ANSM), chargée d'évaluer la conformité des DM. L'ANSM délivre un certificat de conformité pour une durée de 5 ans maximum renouvelable.
- Dès que les dispositifs médicaux ne sont plus classés en classe I, les fabricants doivent impliquer un organisme notifié. Ce sont principalement des entreprises privées qui assument des tâches souveraines au nom des autorités nationales.
- Les tâches des organismes notifiés comprennent notamment, la certification des systèmes de management de la qualité selon la norme ISO 13485 et selon les annexes du règlement européen, l'examen des fichiers techniques et l'évaluation des dossiers cliniques.
- Point important à noter, le règlement exige une évaluation clinique continue des dispositifs médicaux. Les investigations cliniques sont obligatoires pour tous les dispositifs implantables et dispositifs de classe III (chapitre VI, art 61 (4)), mais il y a quelques exceptions.

3.2. Les dispositifs médicaux à haut risque

- Des groupes d'experts de la commission européenne peuvent émettre des avis sur les rapports d'évaluation clinique des organismes notifiés pour certains dispositifs à haut risque :
- L'évaluation (article 54 (1)) du RDM s'applique aux :
  - dispositifs actifs de classe IIb destinés à administrer dans l'organisme et/ou retirer de l'organisme des médicaments ;
  - dispositifs implantables de classe III.
- Exemples de dispositifs médicaux à haut risque :
  - **Système circulatoire :**
    - Prothèses valvulaires cardiaques et dispositifs pour la réparation des valves cardiaques ;
    - Stents cardiovasculaires et prothèses vasculaires ;
    - Dispositifs cardiaques implantables actifs et dispositifs électrophysiologiques ;

  - ➢ Chirurgie cardiaque - oxygénation membranaire extracorporelle, dispositifs de bypass cardio-pulmonaire, cœurs artificiels, dispositifs d'assistance ventriculaire.
- **Neurologie :**
  - ➢ Dispositifs du système nerveux central et périphérique ;
  - ➢ Implants pour l'audition et la vision.
- **Chirurgie générale et chirurgie plastique :**
  - ➢ Implants mammaires ou treillis chirurgicaux.
- **Orthopédie, Traumatologie :**
  - ➢ Prothèses articulaires totales ou partielles ;
  - ➢ Prothèses discales ou implants en contact avec la colonne vertébrale.

3.3. Demande de remboursement

- Une fois le marquage CE obtenu, et afin d'obtenir le remboursement d'un DM à usage individuel, les fabricants déposent un dossier de demande de remboursement et ce auprès de trois organismes :
  1. la Commission nationale d'évaluation des dispositifs médicaux et des technologies de santé (CNEDiMTS) : cette commission évalue notamment l'intérêt clinique du DM ;
  2. le Comité Economique des Produits de Santé (CEPS) : ce comité fixe un tarif de remboursement avec les fabricants ;
  3. le Ministre de la Santé et de la Sécurité sociale qui décide du remboursement ou pas du DM par l'Assurance Maladie et de son inscription sur la Liste des Produits et Prestations (LPP).
- L'évaluation en vue d'un remboursement tient compte essentiellement des résultats des études cliniques qui doivent démontrer la sécurité ou tolérance du DM et son efficacité clinique, définir les indications, et mettre au point un mode opératoire pour les DMI.
- Le financement d'un dispositif médical ne peut souvent être séparé de l'acte associé. Suivant que le dispositif soit utilisé en ville ou à l'hôpital, **2 grands types de prise en charge sont possibles** :
  - à l'hôpital le financement du DM qu'il soit à usage individuel ou lié à un acte est supporté par le tarif du séjour (GHS), ce n'est que si ce DM est inscrit sur la liste dite « en sus » que son financement sera supporté par la liste des produits et prestations (LPP) ;
  - en ville le DM est financé directement par l'acte soit par le tarif de la LPP en cas d'usage individuel.

3.4. La Liste des Produits et Prestations (LPP)

- La **Liste des Produits et Prestations (LPP)** comprend à la fois des spécifications techniques sur le DM, mais également sur la prestation nécessaire à sa bonne utilisation.

Cette liste est divisée en 4 parties :

- **Titre I :** Matériels et traitements à domicile, aliments diététiques, articles pour pansements.
- **Titre II :** Orthèses et prothèses externes (lunettes, appareils correcteurs de surdité, prothèses oculaires et faciales, chaussures orthopédiques, corsets, prothèses pour amputation, etc.).
- **Titre III :** Dispositifs médicaux implantables (prothèses internes).
- **Titre IV :** Véhicules pour personnes handicapées physiques.

- L'inscription sur la LPP est effectuée pour une durée maximale de 5 ans renouvelable. Si le fabricant d'un DM souhaite qu'il soit remboursé par l'Assurance maladie, il doit faire une demande d'inscription sur la LPP, qui sera évaluée par la CNEDIMTS. Le tarif de remboursement du DM fait alors l'objet d'une négociation entre le Comité économique des produits de santé (CEPS) et le fabricant.

- Dans le cas DM pris en charge dans le cadre de l'acte, la prise en charge s'effectue après avis de la HAS après évaluation par la CNEDIMTS. Cet acte doit alors être inscrit à la CCAM pour être pris en charge en ville ou à l'hôpital. Si cet acte est nouveau, il faut qu'il soit évalué par la CNEDIMTS en même temps que le dispositif médical.
- La CNEDIMTS donne un avis sur les demandes d'inscription ou de renouvellement d'inscription des DM à usage individuel sur la LPP :
  - en cas de première demande d'inscription, l'avis de la commission porte sur l'appréciation du service attendu (SA) et, si ce dernier est suffisant, sur l'appréciation de l'amélioration du service attendu (ASA) ;
  - lors de la demande de renouvellement d'inscription, cet avis porte sur l'appréciation du service rendu (SR) et, si ce dernier est suffisant, sur l'appréciation de l'amélioration du service rendu (ASR).

3.5. Le service attendu (SA)

- Le **service attendu (SA)** est évalué, dans chacune des indications du produit ou de la prestation, en fonction des deux critères suivants :
  - son effet thérapeutique, diagnostique, ou de compensation du handicap, ses effets indésirables ou les risques liés à son utilisation, ainsi que sa place parmi les autres thérapies ou moyens de diagnostic ou de compensation disponibles ;
  - son intérêt de santé publique attendu, dont notamment son impact sur la santé de la population, en termes de mortalité, de morbidité et de qualité de vie, sa capacité à répondre à un besoin thérapeutique, diagnostique ou de handicap, son impact sur le système de soins et son impact sur les politiques et programmes de santé publique.
- Les produits et prestations dont le service attendu est insuffisant pour justifier l'inscription au remboursement ne sont pas inscrits sur la liste.
- Lorsque le service attendu est suffisant pour justifier l'inscription au remboursement, l'avis de la Commission porte également sur l'appréciation de **l'amélioration du service attendu (ASA)** par rapport à un produit, un acte ou une prestation comparable ou à un groupe d'actes, de produits ou de prestations comparables. Ces critères sont des critères cliniques (mortalité, morbidité, compensation du handicap, réduction des effets indésirables), de qualité de vie, de commodité d'emploi avec bénéfice clinique pour les patients.
- Cette évaluation conduit à considérer l'ASA comme majeure (I), importante (II), modérée (III), mineure (IV) ou à en constater l'absence (V).

B 4. Petit et grand appareillage

- L'appareillage orthopédique est la base des thérapies de compensation motrice et de correction orthopédique. Il comprend l'appareillage de série et celui réalisé sur mesure. Ils diffèrent par leur qualité, leur mise en œuvre, les mécanismes d'attribution et la prise en charge.
- Un **petit appareillage** est un dispositif médical, le plus souvent de série (préfabrication industrielle de différentes tailles), mais pouvant aussi être conçu sur mesure, qui permet de compenser une fonction organique déficiente (semelles amovibles sur mesure, chaussures thérapeutiques, bas de contention, ceinture de soutien lombaire, collier cervical, etc.). Les petits appareillages sont prescrits sur ordonnance classique, et ils sont remboursés àhauteur de 60 % de la base de remboursement par l'assurance maladie obligatoire lorsqu'ils sont inscrits sur la Liste des produits et prestations (LPP). Le prix du petit appareillage est libre, la facture peut donc dépasser cette base de remboursement. Ces petits appareillages peuvent être délivrés en pharmacie et par les podo-orthésistes par les orthoprothésistes.
- On entend par **grand appareillage** les dispositifs médicaux suivants : les orthèses, les prothèses, les interfaces de commande de l'environnement, et les véhicules pour handicap locomoteur. Seuls professionnels autorisés à les concevoir et à les délivrer, les orthoprothésistes réalisent des orthèses et prothèses sur mesure à partir d'un moulage (par plâtre ou par captation optique et numérique).

A

4.1. Orthèses : généralités

- Les orthèses sont des grands appareillages destinés à assurer la suppléance fonctionnelle d'un membre, d'un segment de membre ou d'une partie du rachis. Elles sont appliquées au contact du corps.
- Le traitement orthétique (par orthèse) a différents objectifs, dont certains peuvent être associés pour le même appareillage :
  - **orthèses d'immobilisation :** leur rôle est l'immobilisation stricte d'une articulation ou du rachis, dans un objectif orthopédique ;
  - **orthèses de posture (ou de repos) :** toujours statiques, elles ne permettent pas la fonction, mais leur rôle est de protéger un segment de membre ou de tronc, afin d'éviter une douleur et/ou de prévenir des déformations articulaires ou musculo-squelettiques ;
  - **orthèses de stabilisation (ou de décharge) :** elles permettent la fonction motrice avec certaines limites de mouvement, pour permettre une cicatrisation et une récupération optimales d'un segment lésé ;
  - **orthèses de suppléance :** elles remplacent une fonction perdue.

B

4.2. Principales orthèses

4.2.1. *Orthèse du tronc*

- **Immobilisation :** minerve 3 points (de série) des suites d'une intervention chirurgicale du rachis cervicale ;
- **Stabilisation :** ceinture de soutien lombaire (de série) dans le cadre d'une hernie de la paroi digestive ;
- **Posture :** corset actif (sur moulage ou sur mesure) de scoliose idiopathique ;
- **Suppléance :** corset « passif » avec soutien occipito-mentonnier (sur moulage ou sur mesure, dans le cadre d'une pathologie avec hypotonie axiale, permettant le maintien du tronc en station érigée.

4.2.2. *Orthèse du membre supérieur*

- **Immobilisation :** coude au corps (de série), après une chirurgie d'épaule ;
- **Stabilisation :** manchette (sur moulage) dans les suites d'une intervention du canal carpien ;
- **Posture :** orthèse de coude, de poignet ou de main dans le cadre d'une pathologie rétractile ;
- **Suppléance :** orthèse dynamique de releveur du poignet ou de doigt (sur moulage ou de série), dans le cadre d'un déficit moteur distal.

4.2.3. *Orthèse du membre inférieur*

- **Immobilisation :** genouillère Zimmer (de série) dans les suites d'une chirurgie de genou ;
- **Stabilisation :** genouillère (de série), en prévention de récidive de luxation patellaire ;
- **Posture :** orthèse suro-pédieuse nocturne (sur moulage), en prévention d'un pied équin d'une pathologie neurologique ou rhumatologique ;
- **Suppléance :** orthèse dynamique de releveur de cheville (de série), dans le cadre d'un déficit moteur distal.

4.3. Prescription des orthèses

- La prescription doit exprimer :
  - le type d'orthèse ;
  - les effets mécaniques recherchés et les objectifs thérapeutiques ;
  - son emplacement anatomique et la position articulaire ;
  - les conditions d'utilisation ;

- éventuellement, la nature du matériau et les adjonctions spécifiques facultatives ;
- l'indication médicale ;
- la durée de prescription.
- Une orthèse est un agent thérapeutique à part entière. Elle demande une information claire et loyale au patient, une prescription médicale détaillée, et la surveillance de son observance et de sa tolérance.
- Dans tous les cas, le prescripteur doit s'assurer de la bonne compréhension du patient des objectifs de l'orthèse, de son utilisation et des éléments devant l'amener à consulter un médecin.

4.3.1. *Grand Appareillage*

- **Podo-orthèses et des ortho-prothèses (titre II – chapitres 6 et 7 de la LPP) :**
En cas de prescription initiale, la prise en charge par l'Assurance maladie est subordonnée à la prescription par un médecin justifiant d'une des spécialités suivantes : médecin spécialiste en médecine physique et réadaptation fonctionnelle, en orthopédie, en rhumatologie, en neurologie, en neurochirurgie, en endocrinologie, en chirurgie plastique et reconstructrice, en chirurgie vasculaire, en pédiatrie, en dermatologie ou en gériatrie. Pour les trois dernières spécialités, la prise en charge initiale est subordonnée au rattachement du prescripteur à un établissement de santé.
Dans le cas d'un renouvellement, ils être prescrits par le médecin traitant (hormis pour une prothèse oculaire et faciale).
- **Prothèses oculaires et faciales (titre II – chapitre 5 de la LPP) :**
La prise en charge de la prescription initiale et du renouvellement est subordonnée à la prescription de médecins spécialistes en ophtalmologie, en chirurgie maxillo-faciale, en chirurgie plastique et reconstructrice, ou en en chirurgie ORL et cervico-faciale.
- **Dans tous les cas :**
Une demande d'entente préalable est nécessaire. La caisse d'Assurance maladie dispose d'un délai de 15 jours, à compter de la date de réception de la demande d'accord préalable, pour se prononcer. L'absence de réponse dans ce délai de 15 jours vaut acceptation. La prescription médicale détaillée doit être faite sur imprimé spécifique (grand appareillage). La prise en charge est la suivante : orthèses et prothèses = 60 % (hors ALD) à 100 % (en ALD) ; podo-orthèses = 60 % (100 % si ALD).

A 5. Généralités sur les prothèses

- Les prothèses sont des DM qui ont pour objectif de remplacer un organe, une articulation interne (hanche, cochlée), un membre ou un segment de membre manquant (jambe, avant-bras). Leurs objectifs sont fonctionnels et/ou esthétiques, et doivent dans tous les cas s'intégrer au projet de vie du patient et favoriser sa participation sociale.
- Les amputés de membre sont d'abord appareillés avec une prothèse provisoire permettant d'adapter progressivement la prothèse puis avec une prothèse définitive.
- **Sujet amputé est caractérisé par :**
  - des données individuelles ;
  - le niveau d'amputation ;
  - la qualité du membre résiduel (peau, amplitudes, force musculaire...) ;
  - l'étiologie de l'amputation et les éventuelles pathologies associées ;
  - son projet ;
  - son environnement (personnel, familial, professionnel, architectural, économique...).
- **Une prothèse est constituée de :**
  - **un manchon :** une interface située entre le membre résiduel et l'emboiture ;
  - **une emboiture** (sur moulage ou empreintes numériques) qui reçoit le membre résiduel ;

– **pièces intermédiaires éventuelles :** des articulations et des pièces de liaison (exemple : un genou prothétique sur une amputation fémorale) ;
– **des effecteurs distaux** (exemple : un pied prothétique).

A 6. Définition du chaussage orthopédique

- Les chaussures orthopédiques (ou chaussure thérapeutique sur mesure) sont des grands appareillages réservés aux pathologies du pied incompatibles avec un chaussage de série : malformations et déformations importantes, amputations, inégalité de longueur importante, paralysie ou instabilité importantes, ou trouble trophique. Elles sont réalisées sur moulage ou sur mesure par un podo-orthésiste ou un orthoprothésiste. Elles sont prises en charge à 60 % (100 % si ALD).
- Les chaussures thérapeutiques de série sont de deux types : le chaussage à usage temporaire (CHUT) et le chaussage à usage permanent (CHUP). Prescrites à visée de décharge (Barouk) ou d'anomalie de volume du pied, elles sont distribuées par les orthoprothésistes, podo-orthésiste, et les pharmaciens, avec une prise en charge à 60 %.
- Les orthèses plantaires permettent de corriger la statique du pied et/ou de décharger des zones d'hyper-appui au sein d'une chaussures thérapeutique ou non. Elles sont de différents types : coin pronateur ou supinateur, talonnette, barre rétro-capitale, coque talonnière, … Elles sont réalisées sur moulage ou sur mesure et sont distribuées par les podologues-pédicures, podo-orthésistes, ou orthoprothésistes. Leur prise en charge et de 60 %.

B 7. Définitions et indications des différentes aides techniques

- Les aides techniques sont des dispositifs médicaux de série, non appliqués directement sur le corps, qui ont pour objectifs de diminuer les limitations d'activité et de participation sociale secondaires à une déficience de fonction organique.
- Leur prescription doit prendre en compte les objectifs fonctionnels à atteindre, selon les capacités motrices et cognitives de l'usager, et des conditions d'utilisation de l'objet dans l'environnement du patient.

Toutes les fonctions organique altérées peuvent être concernées par un dispositif d'aide technique (liste non exhaustive) :

- Aides à la déambulation : canne simple, canne blanche, canne tripode, déambulateur
- Aides au déplacement : fauteuil roulant manuel ou électrique, scooter, adaptation des véhicules automobiles
- Aides à la station debout : verticalisateur
- Aides aux transferts : lève-personne, disque de transfert
- Aides à la station couchée : lit médicalisé, matelas anti-escarre
- Aides à la station assise : coussin anti-escarre, rehausseur, dossier adapté
- Aides à la manipulation et à la préhension : couverts adaptés, tapis antidérapant
- Aides à la vision ou à l'audition : appareillage basse vision, appareils auditifs
- Aides à la ventilation : canule de trachéotomie, respirateur
- Aides aux fonctions vésico-sphinctériennes : sondes urinaire, dispositif de lavement
- Aides à la communication : synthèse vocale, pictogramme
- Contrôle d'environnement : domotique, commande vocale, adaptation d'ordinateur ou de téléphone au fauteuil roulant
- Aides aux loisirs et apprentissages : jeux et jouets adaptés

A

8. Prescription des fauteuils roulants

8.1. Les fauteuils roulants à propulsion manuelle

- La prescription d'un fauteuil roulant à propulsion manuel se fait sur une ordonnance classique par tout médecin, sans nécessité d'entente préalable.
- Doivent figurer sur la prescription le caractère d'achat ou de location, et la mention du type d'option ou d'adjonction nécessaire. La prescription pour la location doit comporter la durée en semaines ou en mois.
- L'inscription à la LPP permet une prise en charge par la Sécurité Sociale à la location ou à l'achat. La distribution est faite en pharmacie ou chez un revendeur de matériel médical.

8.2. Les fauteuils roulants (à propulsion par moteur) électrique

- Avant toute nouvelle prescription, une évaluation préalable est indispensable. Elle est effectuée par une équipe multidisciplinaire constituée ou minimum d'un médecin MPR et d'un ergothérapeute ou d'un kinésithérapeute. Ils s'assureront de l'adéquation entre les besoins médicaux et fonctionnels du patient, et ses capacités personnelles et d'environnement. Cet essai n'est pas indispensable en cas de renouvellement du fauteuil à l'identique.
- Si l'essai est satisfaisant, le médecin délivre un certificat d'aptitude à la conduite à la conduite du fauteuil roulant électrique. Ce document précise que les capacités cognitives du patient permettent d'en assurer la maîtrise, en mentionnant les caractéristiques du fauteuil (type d'assise et de commande).
- Dans tous les cas, une demande d'entente préalable est nécessaire pour tout nouvel achat. Le fauteuil roulant électrique inscrit à la LPP est pris en charge par la Sécurité Sociale à l'achat. La prescription est rédigée sur ordonnance classique. Il n'y a pas de location possible.

B

9. Cure thermale

9.1. Définitions

- Cure thermale : ensemble de soins thérapeutiques basé sur les ressources hydrothermales et climatiques des stations thermales. Prescrite par un médecin ou un chirurgien-dentiste, l'établissement doit être agréé et conventionné par l'Assurance maladie pour que l'usager puisse être remboursé des frais médicaux, le plus souvent dans le cadre d'une affection de longue durée.
- Crénothérapie : utilisation thérapeutique des eaux thermales et minérales sur leur lieu d'émergence.
- Pélothérapie : utilisation thérapeutique des boues médicinales.
- Station thermale : commune dotée d'un ou de plusieurs établissements thermaux.
- Établissement thermal : structure dans laquelle est effectué les soins thermaux.

9.2. Déroulement d'une cure thermale

- La durée classique des cures thermales est de 21 jours, dont 18 jours de traitement effectif, de rythme annuel le plus souvent, renouvelable si besoin.
- Le médecin thermal est responsable de la prise en charge du curiste, en établissant le programme de soins, en l'absence de contre-indication. Il prescrit ainsi les objectifs et les techniques de soins utilisé lors de la cure, assume le suivi médical tout au long de la cure et juge de son résultat en fin de séjour.

- L'inscription ne peut être renouvelée, après avis de la CNEDIMTS, que si le produit ou la prestation apporte un **service rendu (SR)** suffisant pour justifier le maintien de son remboursement. Le SR est déterminé par la réévaluation des critères ayant conduit à l'appréciation du service attendu en tenant compte des résultats des études demandées le cas échéant lors de l'inscription ainsi que des nouvelles données disponibles sur le produit ou la prestation et l'affection traitée, diagnostiquée ou compensée, des autres produits et prestations inscrits sur la liste et des autres thérapies ou moyens disponibles.
- Lorsque le SR est suffisant pour justifier le renouvellement d'inscription, **l'amélioration du service rendu (ASR)** peut être réévaluée. Cette évaluation conduit à considérer l'ASR comme majeure, importante, modérée, mineure ou absente.

FICHE DE SYNTHÈSE

1. Les TNM et les DM prennent de plus en plus de place dans le traitement des pathologies.
2. Il s'agit d'un ensemble extrêmement hétérogène.
3. Les DM constituent une catégorie spécifique faisant appel à des procédés technologiques.
4. Les DM sont classés en 4 catégories de dangerosité potentielle croissante (I, IIa, IIb, III), et ce en fonction de leur risque et de la durée du contact avec le corps du patient.
5. Le marquage CE constitue l'étape clé conditionnant la mise sur le marché des DM (et non de l'AMM comme pour les médicaments).
6. L'évaluation clinique est désormais requise avant l'attribution du marquage CE.
7. Cette évaluation prend souvent la forme d'essais cliniques, sans placebo dans la majorité des cas.
8. Le rôle des instances réglementaires en pré-marché (union européenne) marquage CE, pour la mise sur le marché et le remboursement (HAS, ANSM).
9. Le rôle de la CNEDIMTS.
10. Les difficultés méthodologiques pour la réalisation d'essais thérapeutiques à haut niveau de preuve et les alternatives : l'évaluation des TNM et des DM ne peut en général pas être contrôlée par un placebo.
11. Les patients présentant un handicap transitoire ou permanent, peuvent bénéficier d'appareillages et d'aides technologiques pour leur rééducation et réadaptation.
12. La LPP et les principales technologies et prestation destinées aux personnes handicapées.
13. Il s'agit essentiellement des orthèses, prothèses, et d'un ensemble d'aides techniques pour améliorer le quotidien et essayer de préserver une autonomie et une insertion socio-professionnelle les plus optimales possibles.

Principales situations de départ en lien avec l'item 328-1 : « Thérapeutiques non médicamenteuses et dispositifs médicaux »

Situation de départ
En lien avec le diagnostic
27. Chute de la personne âgée 35. Douleur chronique 65. Déformation rachidienne 66. Apparition d'une difficulté à la marche 67. Douleurs articulaires 68. Boiterie 74. Faiblesse musculaire 75. Instabilité du genou 77. Myalgies 138. Anomalie de la vision 140. Baisse de l'audition/surdité 156. Ronflements
En lien avec le diagnostic paraclinique
184. Prescription et interprétation d'un audiogramme 192. Analyse d'un résultat de gaz du sang
En lien avec la prise en charge
243. Mise en place et suivi d'un appareil d'immobilisation 244. Mise en place et suivi d'une contention mécanique 245. Prescription d'un appareillage simple 247. Prescription d'une rééducation 276. Prise en charge d'un patient en décubitus prolongé 277. Consultation de suivi d'un patient présentant une lombalgie aiguë ou chronique 345. Situation de handicap

Chapitre 31

Expliquer les modalités des cures thermales et en justifier la prescription

Pr Jean-Louis Montastruc*, **
Dr François Montastruc**
* Membre de l'Académie Nationale de Médecine,
**Laboratoire de Pharmacologie Médicale et Clinique, Service d'Hydrologie et de Climatologie Médicales et Laboratoire de Médecine Thermale, Faculté de Médecine de Toulouse

OBJECTIFS : N° 328-2

➔ Expliquer les modalités des cures thermales et en justifier la prescription.

PLAN

Rang	Rubrique	Intitulé	Descriptif
B	Définition	Cure thermale : définitions	Définition des différents types de cures thermales et déroulement

Situations de départ : aucune dans ce chapitre.

Chaque année, près de 600 000 patients suivent une cure thermale dans la centaine de stations thermales françaises, le plus souvent sur prescription médicale. L'activité de Médecine Thermale donne lieu à environ 9 millions de journées de soins chaque année et correspond à 0,14 % des dépenses de l'Assurance Maladie.

B

1. Définitions

La cure thermale se définit comme l'ensemble des thérapeutiques appliquées à un patient pendant son séjour dans une station thermale. Ceci inclut la crénothérapie, mais aussi le repos, le dépaysement, le climat et éventuellement les soins non thermaux (rééducation fonctionnelle, éducation thérapeutique), parties intégrantes de la thérapeutique thermale.

On doit différencier trois types de traitements par l'eau :

- L'**hydrothérapie**, emploi externe de n'importe quelle eau, mettant à profit les seules qualités physiques de celle-ci sans tenir compte de sa composition chimique : ceci n'est pas du thermalisme.

- La **thalassothérapie**, emploi de l'eau de mer (froide ou chauffée), avec ou sans adjonction de boues marines (fangothérapie marine), de sables marins (arénothérapie), d'algues, en association avec l'influence bénéfique que l'on attribue au climat marin. Les techniques de soins reproduisent celles utilisées dans les stations thermales : massages à sec ou sous l'eau, hydrothérapie, hydrokinésithérapie. La thalassothérapie n'est pas du thermalisme. La thalassothérapie n'est ni reconnue ni remboursée par l'Assurance Maladie. Il n'existe pas de forfait comme pour le thermalisme.
- La **crénothérapie** : elle correspond au **thermalisme** et repose sur deux grands principes : d'une part, celui de l'activité spécifique des eaux liée à leur composition, et d'autre part, celui de l'action particulière de certaines eaux minérales dans certaines indications, ce qui a débouché sur la spécialisation progressive des stations.

B

2. Les Agents Thermaux (le « médicament » thermal)

2.1. Les eaux minérales (ou encore thermales)

- Il s'agit d'eaux de source naturelles dont les composants essentiels lui confèrent des propriétés physiques ou physico-chimiques intéressantes pour la santé. On distingue ainsi les eaux minérales des autres eaux souterraines en fonction de leur activité thérapeutique supposée (et non en fonction de leur composition chimique). On différencie les eaux minérales selon leurs caractères physiques (thermalité) ou chimiques (minéralisation).
- La *thermalité* correspond à la température de l'eau, faisant séparer des eaux *froides* (8 à 15°C, essentiellement pour les cures de diurèse), des eaux *mésothermales* (25 à 34°C, pour les bains prolongés) et des eaux *hyperthermales* (inhalation, étude, douche, bain).
- Les caractères chimiques dépendent de la *minéralisation* (présence d'un anion prédominant : bicarbonate, sulfate, sulfhydrate, chlorure), constante pour chaque source mais très variable d'une source à l'autre. Le **tableau 1** présente la classification chimique des eaux minérales.

Tableau 1. CLASSIFICATION CHIMIQUE DES EAUX MINÉRALES

1. SULFURÉES : hydrogène sulfuré (surtout indications respiratoires)
1. **Sodiques de type « Pyrénéen » :** Luchon, Cauterets, Ax-Les-Thermes, Amélie-les-Bains...
2. **Calciques :** Aix-les-Bains, Gréoux-les-Bains, Cambo-les-Bains...

2. SULFATÉES : (surtout maladies urinaires et métaboliques)
1. **Surtout Calciques et Magnésiennes :** Dax, Vittel, Contrexeville, Capvern, Bagnères-de-Bigorre, Ussat-les-Bains, La Léchère, Rochefort...
2. **Sodiques (rares) :** Brides-les-Bains, Plombières, Eugénie-Les-Bains...

3. CHLORURÉES SODIQUES : (concentration en sodium proche de la saturation)
1. **Fortes (> à 50 g/l) :** Salies-du-Salat, Salies-de-Béarn
2. **Faibles et moyennes :** Balaruc, Anneville-les-Thermes, Bourbonne-les-Bains, Saint-Gervais...

4. BICARBONATEES GAZEUSES : (anhydride carbonique dissous)
1. **Sodiques :** Vichy, Royat, Châtelguyon, Le Mont-Dore, La Bourboule
2. **Calciques :** Barbotan, Alet

5. CARACTÉRISÉES PAR UN ÉLÉMENT RARE :
1. **Arsenic :** La Bourboule, Le Mont-Dore
2. **Fer :** Luxeuil-les-Bains
3. **Cuivre :** Saint-Christau
4. **Sélénium :** La-Roche-Posay

6. FAIBLEMENT MINÉRALISÉES : (oligo-métalliques)
1. **Hyperthermales** (48°C à 81°C) : Plombières, Bains-Les-Bains...
2. **Mésothermales** (25°C à 34°C) : Aix-en-Provence, Bagnoles-de-l'Orne
3. **Froides** (8°C à 15°C) : Évian (cure de diurèse)

- Les eaux minérales sont très souvent instables perdant leurs caractéristiques après quelques heures, d'où la nécessité, d'une part de prélever l'eau à la source (*griffon*) et, d'autre part d'effectuer la cure sur place.

2.2. Les autres agents thermaux

- On utilise, selon les stations thermales, le plancton thermal (algues, bactéries à partir des eaux thermales), les gaz thermaux (par exemple CO_2 à Royat comme vasodilatateur dans l'artérite ou le H2S pour les voies respiratoires à Luchon) ou enfin les péloïdes, résultat de la maturation de boues dans des bassins d'eau thermale. Le produit obtenu est semi-fluide, onctueux comprenant environ 60 % d'eau, 15 à 25 % de matières minérales, le reste correspondant à des matières organiques. En raison de la faible conductivité thermique, les péloïdes maintiennent longuement la chaleur et possèdent un effet cataplasme utilisé en médecine thermale rhumatologique : fangothérapie.

B 3. Les Techniques Thermales

On différencie trois grands types de cures :

3.1. L'Hydrothérapie interne à base de cures de boisson (prise quotidienne de 100 à 300 ml d'eau thermale) utilisées dans toutes les stations. Les cures de diurèse (jusqu'à 3 litres) sont utilisées dans les pathologies digestives, urinaires ou métaboliques.

3.2. Les cures dites « de contact » consistent en l'application de l'agent thermal au contact de la peau ou des muqueuses. Par exemple, pour les affections respiratoires, le traitement type comprend une administration au contact de la muqueuse (inhalations, aérosols), une pratique générale de balnéothérapie et 2 à 3 pratiques locales (bain nasal, lavages de sinus…).

3.3. L'Hydrothérapie externe met à profit les caractères physiques de l'eau, en cas de maladie rhumatologique, neurologique, artérielle, veineuse ou psychosomatique. On utilise les bains (en piscine ou en baignoire, chauds ou tièdes, de quelques minutes à 1 heure ou plus) et/ou les douches (locales, régionales ou générales, de température, de pression et de durées variables) à but sédatif ou analgésique. Les maniluves et les pediluves correspondent aux pratiques d'immersion du membre atteint (main, pied) dans l'eau thermale.

Les autres techniques thermales correspondent à :

- *La rééducation fonctionnelle* : largement utilisée, elle facilite les mouvements grâce à la poussée hydrostatique. Elle assure aussi la réduction des contractures par réchauffement des masses musculaires, permet la résorption des œdèmes et possède une action sédative sur la douleur.
- *Les soins non spécifiques à la Médecine Thermale* : kinésithérapie, drainage postural et rééducation respiratoire et aussi éducations sanitaires et thérapeutiques pour lesquelles les cures thermales sont un lieu privilégié.

En synthèse, les cures thermales vont agir par **3 mécanismes principaux :**

1. **Modification métabolique,** comme, par exemple, la cure de boisson des lithiases.
2. **Dimension physico-chimique,** le produit thermal ayant des propriétés détersives, désinfectantes, trophiques...
3. **Autres** : thermalité, propriétés de l'immersion.

B 4. Les Stations Thermales

- Il existe en France *une centaine de stations thermales* d'importance très variable puisque une quinzaine environ seulement reçoivent plus de 10 000 curistes. La première région thermale est l'Occitanie avec près de 200 000 curistes par an, suivie de la Nouvelle Aquitaine (150 000 curistes) et Auvergne-Rhône-Alpes (près de 130 000 curistes/an). Les 3 principales stations sont Balaruc (RH, PHL), Dax (RH, PHL) et Gréoux (RH, VR).

B 5. Indications en médecine Thermale

- **L'une des caractéristiques de la médecine thermale en France est la spécialisation dans le traitement de certaines affections** (en raison du principe de la spécificité des eaux minérales). Le **tableau 2** présente les 12 orientations thérapeutiques des stations thermales reconnues par la Sécurité Sociale, les stations pouvant avoir 2 (exceptionnellement 3) orientations thérapeutiques. Celles-ci sont attribuées par l'Académie Nationale de Médecine, validées par le Ministère de la Santé puis transmises à la Sécurité Sociale. Cette autorisation requiert au moins une étude d'évaluation clinique prospective de bonne qualité méthodologique, la comparaison avec stations ayant des eaux aux caractères physico-chimiques similaires. Elle prend aussi en compte la qualité chimique et bactériologie des eaux, l'importance du corps médical qualifié, les caractéristiques des établissements thermaux et finalement les conditions de séjour proposées dans la station (hygiène, hébergement, environnement).
- **Depuis plus de 15 ans, sous l'égide de l'AFRETH (Association Française de REcherche THermale), plusieurs travaux de qualité ont été réalisés** (et publiés) avec des essais cliniques bien conduits, avec tirage au sort et comparaison. Ils ont montré, d'une part la faisabilité de recherche clinique thermale selon les critères scientifiques modernes et, d'autre part, l'efficacité clinique des méthodes thermales, dans plusieurs indications.
- **Les grandes indications de la Médecine Thermale concernent les pathologies chroniques,** incomplètement améliorées. La grande majorité des cures correspond à l'indication rhumatologie (3 sur 4) suivie des voies respiratoires (1 sur 10) puis la phlébologie (1 sur 20).

Tableau 2. LES 12 ORIENTATIONS THÉRAPEUTIQUES (AVEC LES LETTRES CLÉS) DES STATIONS THERMALES RECONNUES PAR LA SÉCURITÉ SOCIALE

RH	Rhumatologie et séquelles de traumatismes ostéo-articulaires
VR	Maladies des voies respiratoires
MCA	Maladies cardio-vasculaires
AU	Maladies de l'appareil urinaire et maladies métaboliques
AD	Maladies de l'appareil digestif et maladies métaboliques
PHL	Phlébologie
GYN	Gynécologie
DER	Dermatologie
AMB	Affections des muqueuses bucco-linguales
NEU	Neurologie
PSY	Thérapeutique des affections psycho-somatiques
TDE	Troubles du développement chez l'enfant

5.1. Rhumatologie et Séquelles des traumatismes articulaires (RH)

- Les **eaux minérales** utilisées sont chaudes, associées à une concentration élevée en minéraux. La composition chimique de l'eau minérale intervient peu, car la thérapeutique est essentiellement basée sur les techniques d'hydrothérapie externe : rééducation en piscine et kiné balnéothérapie.

- **C'est dans le domaine de la Rhumatologie que l'on dispose du plus de preuves établies par des essais cliniques de qualité.** Ces essais ont montré qu'une prise en charge thermale s'accompagnait aussi de réduction de la consommation des médicaments en général, des anti-inflammatoires (AIS, AINS) en particulier. **Ces indications concernent essentiellement 3 pathologies :**
  - ***les manifestations arthrosiques :*** coxarthrose, gonarthrose, cervicarthrose ou même arthrose digitale érosive (en vue de diminuer la prescription d'AINS) ;
  - ***la lombalgie chronique ;***
  - ***les rhumatismes inflammatoires chroniques*** (PR, SPA) ont fait l'objet d'études montrant notamment une amélioration significative du mouvement, de la force de préhension (en dehors des poussées aiguës).
- La majorité des **stations** possède l'indication Rhumatologie, les plus connues étant Dax, Balaruc, Luchon, Gréoux-Les-Bains, Amélie-Les-Bains, Aix-les-Bains, Ax-Les-Thermes, Bagnères de Bigorre…

5.2. Maladies des voies respiratoires (VR)

- Elles concernent les adultes mais surtout une majorité d'enfants pour les pathologies chroniques ORL ou bronchiques et utilisent surtout des eaux sulfurées et bicarbonatées-sodiques, dotées d'un pouvoir oxydo-réducteur porté par la molécule d'Arsenic.
- **En ORL,** les techniques de cure utilisent des pratiques locales (eau thermale administrée au contact de la muqueuse respiratoire malade sous forme de gargarismes, pulvérisations, douches pharyngiennes, insufflations tubo-tympaniques associées à la méthode de déplacement de Proetz pour laver les sinus…) ou inhalatoires (intéressant l'ensemble de la muqueuse respiratoire : humages, inhalations). L'eau minérale est nébulisée, chargée négativement et dispersée au niveau des voies respiratoires moyennes et profondes sous forme d'aérosol. Les indications sont les rhinites (infectieuses aiguës à répétition ou non allergiques), les rhino-sinusites chroniques de l'enfant, les sinusites (chroniques, récidivantes), les polyposes naso-sinusiennes. Il s'agit chez l'adulte des pharyngites chroniques, amygdalites cryptiques ou angines à répétition (en cas de contre-indication à l'amygdalectomie), et, chez l'enfant, des rhinopharyngites à répétition malgré une adénoïdectomie. On peut aussi citer les laryngites (aiguës récidivantes ou catarrhales), et les otites (séro-muqueuses, aiguës récidivantes)... Ces indications sont mal validées à ce jour.
- **En pneumologie,** les indications (ici encore mal étudiées) sont l'asthme de l'enfant (ou de l'adulte) et la bronchite chronique ou encore la BPCO. Elles visent à l'éloignement de l'allergène (asthme) et à l'éducation sanitaire (rééducation respiratoire, apprentissage d'une expectoration dirigée, début de sevrage du tabac…).
- Les principales **stations** sont Luchon, Ax-les-Thermes, Bagnères-de-Bigorre, La Bourboule*, Cambo-les-Bains, Cauterets, Gréoux-les-Bains, Le Mont-Dore*, Aix-les-Bains… (*Eaux bicarbonatées sodiques).

5.3. Maladies Cardio-Artérielles (MCA)

- Les **eaux minérales** utilisées sont chloro-bicarbonatées sodiques riches en dioxyde de carbone libre (CO_2), un puissant vasodilatateur. On utilise 3 techniques d'hydrothérapie : bains d'eau carbo-gazeuse, bains de gaz sec, insufflations sous-cutanées de gaz associées à la marche à contre-courant en eau carbo-gazeuse. L'efficacité clinique est clairement démontrée (augmentation du périmètre de marche, des débits locaux...).
- **Les indications** sont l'Artériopathie Oblitérante Membres Inférieurs (AOMI), au stade de la claudication intermittente ou les syndromes de Raynaud, primaires et secondaires invalidants.
- La principale **station** pratiquant la carbothérapie est Royat (Puy de Dôme).

5.4. Phlébologie (PHL)

- **Les indications** proposées sont les formes d'insuffisances veineuses chroniques sévères comportant des signes cutanés, les formes évolutives aux décours de thrombose veineuse profonde ou d'œdème veineux ou encore le lymphœdème (les preuves cliniques restant à apporter).
- Les grandes **stations** sont Barbotan et La Léchère.

5.5. Appareil digestif et troubles métaboliques (AD)

- **Les indications actuelles**, rares, concernent quelques pathologies dites fonctionnelles : colopathies fonctionnelles, dyspepsies (peu de preuves).
- Les principales **stations** possèdent les eaux, soit sulfatées calciques et magnésiennes (Vittel, Contrexéville, Brides-les-Bains, Capvern), soit bicarbonatées calciques (Vichy, Vals, Châtelguyon). Brides-Les-Bains développe un programme de lutte contre la surcharge pondérale et l'obésité.

5.6. Appareil Urinaire et troubles métaboliques (AU)

- **Les indications** sont essentiellement urologiques (lithiases rebelles).
- Les cures reposent, à côté de l'éducation diététique, sur la cure de boisson : 2 à 4 litres/jour répartis sur la journée et avant le coucher, constituant la diurèse forcée quotidienne en adaptant le choix de l'eau minérale selon la nature des lithiases. En cas de lithiase calcique, on évitera les eaux minérales riches en calcium (type Contrex). En cas de lithiase urique et cystinique, on privilégiera les eaux minérales alcalines (Vichy).

5.7. Dermatologie (DER)

- Les **eaux** utilisées possèdent un élément chimique porteur d'un pouvoir oxydo-réducteur important, ou sont riches en hydrogène sulfuré (H_2S).
- **Les indications traditionnelles** sont les formes rebelles d'eczéma, de dermatite atopique ou de psoriasis. Il n'existe aucune étude sur les séquelles de brûlures (pas de démonstration de l'efficacité).
- Les principales **stations** sont La Roche-Posay, Avène, La Bourboule, Saint Gervais…

5.8. Affections Psychosomatiques (PSY)

- Les **stations** de Saujon ou Bagnères-de-Bigorre possèdent cette indication, validée dans les troubles anxieux généralisés (TAG).
- La pathologie psychosomatique légère (états anxieux, névroses...) peut bénéficier d'une prise en charge thermale avec réduction de la consommation de psychotropes.

5.9. Neurologie (NEU)

- Chez le parkinsonien, un essai a montré l'efficacité de l'hydrothérapie et de la prise en charge globale avec, en plus, un gain médico-économique significatif par rapport au traitement traditionnel à domicile ou à l'hôpital (Ussat-Les-Bains). La **station** de Lamalou prend en charge les patients douloureux chroniques.

5.10. Autres

- Il n'existe à ce jour aucune preuve de l'intérêt des cures thermales dans les 3 dernières indications : affections des muqueuses bucco-linguales (AMB), gynécologie (GYN), troubles du développement de l'enfant (TDE).

B 6. Effets indésirables des cures thermales

- La Médecine Thermale a une réputation d'innocuité, bien vérifiée par les études de vigilance thermale. Les effets indésirables habituellement rapportés sont des symptômes généraux à type de fatigue apparus en cours de cure (« crise thermale »), quelques complications des techniques de cure… Ils sont très rares et « non graves ».
- Les rares difficultés concernent les problèmes de contaminations bactériennes ou virales. C'est dire que les exigences d'hygiène s'avèrent particulièrement strictes en milieu thermal.

B 7. Contre-Indications des cures thermales

- Il s'agit plutôt de non-indications à discuter au cas par cas : affections chroniques évolutives (infectieuses, cancéreuses, inflammatoires), pathologies vasculaires récentes (cérébrale, cardiaque…) ou toute immunodépression.

B 8. Comment prescrire une cure thermale ?

- **La cure est prescrite par le médecin traitant** qui peut s'aider des pages saumon du Vidal pour choisir avec le patient la station thermale la plus adéquate (il existe pour chaque station une fiche, type RCP des médicaments). Le formulaire spécial doit être adressé à la Caisse d'Assurance Maladie avec ses 2 volets, la prise en charge (remplie par le médecin prescripteur) et la déclaration de ressources (remplie par l'assuré). Le médecin doit préciser (avec la lettre clé, cf. tableau 2) l'indication thérapeutique principale (uniquement dans les 12 reconnues) et, éventuellement, l'indication secondaire.
- **La durée traditionnelle d'une cure** est de 3 semaines (18 jours, pas de soin le dimanche). Il n'existe pas de données scientifiques justifiant une telle durée.
- **La cure (ainsi que les frais de séjour et de voyages) sont remboursés à 65 % par la Sécurité Sociale,** l'hébergement en fonction du niveau de ressources. La prise en charge est de 100 % en cas d'ALD, de maladie professionnelle ou d'accident du travail. Les pratiques médicales complémentaires (douches pharyngiennes, méthode de déplacement de Proetz en ORL, injections de gaz thermaux pour les artériopathies) sont remboursées aussi à 70 %.
- **Le forfait de surveillance médicale** comprend 3 consultations médicales : arrivée, milieu et fin de cure (remboursement 70 %). Au cours de cette dernière consultation, le médecin thermal (spécialité médicale sanctionnée par une Capacité délivrée par la Faculté de Médecine) rédige une lettre de liaison pour le médecin habituel et propose un traitement actualisé et adapté.
- Une seule cure est remboursée par an par la Sécurité sociale. Il est possible de renouveler sa cure thermale chaque année.

Bibliographie

- POUR ALLER PLUS LOIN
  - Queneau P, Roques C. La Médecine Thermale : données Scientifiques. Jhon Libbey Eurotext. 1 vol 2018, 372 pp.

FICHE DE SYNTHÈSE

1. La Médecine Thermale traite chaque année près de 600 000 curistes dans une centaine de stations thermales.
2. La cure thermale inclut la crénothérapie, mais aussi le repos, le dépaysement, le climat et les soins non thermaux (rééducation fonctionnelle, éducation sanitaire).
3. Les eaux thermales sont classées selon leur température (thermalité) et leur composition chimique (minéralité).
4. Les autres agents thermaux sont le plancton thermal, les gaz thermaux (CO_2, H_2S) ou les boues (péloïdes).
5. On différencie 3 grandes méthodes de cures : hydrothérapie interne, hydrothérapie externe, cures de contact.
6. Les autres techniques utilisées en Médecine Thermale sont la rééducation fonctionnelle (en piscine thermale), la kinésithérapie, la rééducation respiratoire et l'éducation sanitaire (pour laquelle les cures thermales sont un lieu privilégié).
7. Les grandes indications du thermalisme concernent les pathologies chroniques. Il existe 12 orientations thérapeutiques des stations thermales remboursées par la Sécurité Sociale. La grande majorité des cures correspond à l'indication rhumatologie suivie des voies respiratoires puis les affections artérielles ou veineuses. Les indications les mieux validées sont la rhumatologie (arthrose, lombalgie chronique, rhumatismes inflammatoires en dehors des poussées) puis les artérites et la psychiatrie (troubles anxieux généralisés).
8. Les effets indésirables des cures thermales sont très rares et généralement non « graves ».
9. La cure est prescrite pour 3 semaines par le médecin traitant sur un formulaire spécial adressé à la Caisse d'Assurance Maladie en précisant (avec la lettre clé) l'indication. Le forfait de surveillance médicale comprend 3 consultations médicales.
10. La cure est remboursée à 65 % par la Sécurité Sociale.

+++ LE COUP DE POUCE DE L'ENSEIGNANT

- **Ne pas oublier** :
  - Les 12 indications de la Médecine Thermale reconnues par la Sécurité Sociale (avec leurs lettres clés, tableau 2, à connaître).
  - Le remboursement des cures à 65 % par la Sécurité Sociale.
  - Le caractère global de la prise en charge en Médecine Thermale.
  - Connaître 1 ou 2 grandes stations thermales dans les grandes indications du thermalisme.
- **Très important :**
  - Les moyens et méthodes utilisés en Médecine Thermale.
  - L'efficacité des cures thermales bien démontrée dans plusieurs indications (notamment en rhumatologie) pour un risque très rare d'effets indésirables ce qui contribue à une balance bénéfices risques favorable de la Médecine Thermale.
  - Le séjour en cure thermale est une opportunité unique d'éducation sanitaire et thérapeutique durant les 3 semaines de la cure thermale.

Pièges à éviter :

- Confondre hydrothérapie, thalassothérapie et crénothérapie.

Annexe. PETIT LEXIQUE THERMAL

Affusion : Procédé qui consiste à répandre de l'eau sur une région du corps.

Balnéation : Action de prendre ou de donner des bains à des fins thérapeutiques.

Boue Thermale : Voir Peloïdes.

Climatisme : Ensemble de questions se rapportant aux stations climatiques (hygiène, organisation, thérapeutique).

Crénothérapie : (de Krêné = source) ensemble des traitements internes et externes utilisant les eaux minérales et les produits qu'on appelle dérivés : vapeur, gaz thermaux, boues.

Cure climatique : Séjour effectué dans une station climatique, où on espère un effet favorable du climat sur la pathologie en cause.

Cure thermale : Ensemble des thérapeutiques appliquées au patient pendant son séjour dans une station thermale.

Eau minérale : Eau de source naturelle douée de propriétés thérapeutiques.

Eau thermale : Au sens strict, eau chaude ; en pratique, est souvent utilisé comme synonyme d'eau minérale.

Hydrokinésithérapie : Rééducation fonctionnelle en piscine (ou kinébalnéothérapie).

Hydrologie : Étude des eaux ayant un pouvoir thérapeutique.

Hydrothérapie : Traitement externe par n'importe quelle eau. Ce terme est également utilisé pour désigner les traitements externes par l'eau minérale.

Illutation : Application (locale ou générale) de boue.

Peloïdes : Boues végéto-minérales obtenues par maturation d'une boue dans un bassin où circule une eau minérale.

Pélothérapie : Traitement par boue thermale (autre terme utilisé : fangothérapie).

Thalassothérapie : Traitement utilisant l'eau de mer et le climat marin.

Thermalisme : Ensemble des questions qui se rapportent aux sources thermales, à leur industrie, à leur exploitation et à leur utilisation. Est souvent utilisé comme synonyme de traitement par les eaux thermales.

ITEM 329

TRANSFUSION SANGUINE ET PRODUITS DÉRIVÉS DU SANG : INDICATIONS, COMPLICATIONS, HÉMOVIGILANCE

Chapitre 32

Transfusion sanguine et produits dérivés du sang : indications, complications. Hémovigilance

Dr Isabelle Maréchal*, Pr Fabienne Tamion**
*Service Hémovigilance, CHU Rouen
**Service de Réanimation Médicale, CHU Rouen, Faculté de Médecine-Pharmacie, Rouen

OBJECTIFS : N° 329

- Expliquer les risques transfusionnels, les règles de prévention, les principes de traçabilité et d'hémovigilance.
- Prescrire une transfusion des médicaments dérivés du sang.
- Appliquer les mesures immédiates en cas de transfusion mal tolérée.

PLAN

1. Définition
2. Caractéristiques des produits sanguins labiles (PSL)
3. Qualification et transformation des PSL
4. Indications des produits sanguins labiles
5. Comment prescrire un PSL ?
6. Le risque transfusionnel
7. Règles de transfusion en pédiatrie

Rang	Rubrique	Intitulé	Descriptif
A	Éléments physiopathologiques	Connaître les groupes sanguins érythrocytaires	Système ABO et système Rhésus, phénotype
A	Définition	Connaître les règles immunologiques de transfusion des produits sanguins labiles	Groupage ABO, Rh KELL, règles de compatibilité ABO, recherche RAI préalable
A	Définition	Connaître les caractéristiques des produits sanguins labiles	Définitions des différents produits sanguins labiles (concentrés érythrocytaires, plasma, plaquettes) : origine, type, conservation, respect de la compatibilité ABO
A	Prise en charge	Connaître les principales indications des concentrés de globules rouges (CGR)	
B	Prise en charge	Connaître les indications des principales qualifications et transformations des CGR	Phenotypés, compatibilisés, irradiés... (incluant la présence d'agglutinines irrégulières)
B	Prise en charge	Connaître les indications de la transfusion de concentrés de plaquettes	
B	Prise en charge	Connaître les indications de la transfusion de plasma	
A	Prise en charge	Connaître les principes généraux de l'épargne transfusionnelle	

A	Prise en charge	Connaître les étapes pré-transfusionnelles	Dossier transfusionnel, identité, information, examens prétransfusionels, prescription des PSL, contrôle ultime
A	Prise en charge	Connaître les étapes transfusionnelles et post-transfusionnelles	Principes, mise en place et surveillance, responsabilité médicale et hémovigilance
A	Identifier une urgence	Savoir identifier une complication immédiate de la transfusion	Évènement indésirable receveur, temporalité : TRALI, TACO, Allergie, hémolyse, infectieux, SFNH (syndrome fébrile non hémolytique)
A	Prise en charge	Connaître les principes de prise en charge d'une complication immédiate de la transfusion	
B	Suivi et/ou pronostic	Connaître les complications retardées de la transfusion : allo immunisation	Prescrire en conséquence la RAI post transfusionnelle
B	Suivi et/ou pronostic	Connaître les autres complications retardées de la transfusions	Infectieux, surcharge, autres immunologiques
B	Prise en charge	Savoir prescrire un concentré érythrocytaire chez l'enfant	

Les situations de départ sont indiquées en violet et en gras et listées à la fin du chapitre.

A 1. Définition

1.1. Généralités

- L'acte transfusionnel est un acte médical délégué sur prescription au personnel infirmier et sages-femmes (Circulaire DGS/DHOS/AFSSAPS n°2003-582 du 15 janvier 2003, relative à la réalisation de l'acte transfusionnel). La responsabilité médicale est engagée de la prescription des analyses d'immunologie hématologie et de produits sanguins labiles jusqu'à la traçabilité de ceux-ci.
- En France, deux entités ont le monopole sur le prélèvement des donneurs, préparation et qualification biologique des dons et distribution des produits sanguins labiles aux centres de délivrance (dépôts). Ce sont : l'Établissement Français du Sang (EFS), établissement public civil, et le Centre de Transfusion des Services Armés (CTSA), établissement public militaire. Les deux établissements sont régis par les mêmes lois et sont contrôlés par la même entité, l'ANSM.
- Tous les produits sanguins labiles délivrés sur le territoire français sont issus de dons bénévoles, volontaires et anonymes.

1.2. Les groupes sanguins érythrocytaires

1.2.1. *Le système ABO*

- Les antigènes du système ABO sont les antigènes majeurs pour la compatibilité immunologique transfusionnelle car il existe de façon naturelle des anticorps dirigés contre les antigènes A ou B non exprimés sur les globules rouges : ce sont des anticorps naturels réguliers. Les gènes codant pour ABO selon leur appariement génétique conduisent à 4 phénotypes A, B, O, AB.
- **Les génotypes sont les suivants :**
  - Le phénotype A correspond au génotype AA ou AO.
  - Le phénotype B correspond au génotype BB ou BO.
  - Le phénotype O correspond au génotype OO.
  - Le phénotype AB correspond au génotype AB.
- **La nature des anticorps naturels réguliers du sujet dépend de son phénotype.** Ainsi :
  - Les sujets A sont porteurs d'anticorps anti-B.
  - Les sujets B sont porteurs d'anticorps anti-A.
  - Les sujets O sont porteurs d'anticorps anti-A et anti-B.
  - Les sujets AB n'ont pas d'anticorps naturels réguliers.

La fréquence de ces phénotypes en Europe est la suivante (différentes dans les autres continents) :
A = 45 % ; O = 43 % ; B = 9 % ; AB = 3 %

1.2.2. *Le système Rhésus (RH)*

- Il est le plus important après ABO, car ses antigènes sont immunogènes. Les cinq antigènes classiques sont, dans l'ordre d'immunogénicité : RH1(D), RH2(C), RH3(E), RH4(c), RH5(e). Ces antigènes dépendent de deux locus étroitement liés qui codent respectivement, l'un pour l'antigène RH1, l'autre pour les deux systèmes alléliques RH2,4 (Cc), RH3,5 (Ee).
- Le groupe RH standard comporte deux phénotypes définis par la présence ou l'absence de RH1 : la présence de RH1 correspond à Rh positif (RH1), 85 % des individus ; son absence correspond à Rh négatif (RH-1), 15 % des individus.
- Il n'existe pas de façon systématique des anticorps naturels : les anticorps anti-RH sont toujours des anticorps irréguliers. L'antigène RH1 est très immunogène et doit toujours être respecté lors d'une transfusion de CGR. Lorsqu'on transfuse du sang phénotypé compatible, on respecte l'ensemble des antigènes du système RH déterminés par le phénotype.

1.2.3. *Les autres systèmes*

- Le système Kell (KEL) : il comporte deux antigènes majeurs : KEL1 (K), KEL2 (k). Seul KEL1 est très immunogène.
- Le système Kidd (JK) : il comporte deux antigènes majeurs, JK1 (Jka) et JK2 (Jkb). Les anticorps anti-JK sont des anticorps irréguliers que l'on doit dépister ou prévenir chez les polytransfusés.
- Le système MNS (MNS) : quatre antigènes alléliques deux à deux, MNS1 (M), MNS2 (N) et MNS3 (S), MNS4 (s).
- Le système P : trois antigènes P, P_1, Pk définissent 5 phénotypes P_1, P_2, P_1k, P_2k et p.
- Le système Lewis (LE).

A 2. Caractéristiques des produits sanguins labiles (PSL)

2.1. Modalités de prélèvement

- Il existe deux types de prélèvement des donneurs : le prélèvement de sang total et le prélèvement par aphérèse. Les PSL délivrés peuvent être issus d'un seul ou de plusieurs donneurs, mais tous les PSL sont déleucocytés (diminution de risque de transmission virale, meilleure tolérance clinique).

Tableau 1. TYPE DE PRÉLÈVEMENT

TYPE DE PRÉLÈVEMENT	TRANSFORMATION (OU PRÉPARATION)	TYPE DE PSL OBTENU
Sang total	Déleucocytation par filtration, puis centrifugation	1 CGR
		Plasma
		CPs
Aphérèse	Produit déleucocyté lors du prélèvement, programmation de l'automate en fonction des constantes du donneur	2 CGR
		Plasma
		CPA
		1 CPA + 1 PFC
		1 CPA + 1 CGR

CGR : concentré de globules rouges ; CPs : concentré de plaquettes santard ; CPA : concentré de plaquettes d'aphérèse

2.2. Types de produits sanguins labiles

Tableau 2. LES DIFFÉRENTS TYPES DE PRODUITS SANGUINS LABILES ET LEURS CARACTÉRISTIQUES :

TYPE DE PSL	TYPE DE DON	CARACTÉRISTIQUES	DURÉE DE CONSERVATION	DÉLAI AVANT TRANSFUSION
CGR	Sang total ou aphérèse	**Unité Adulte :** – Hb ≥ 40 g/poche – Volume minimum : 140 ml + solution de conservation **Unité Pédiatrie :** – Hb de 22 à 40 g/poche – Pas de volume minimum	42 jours entre +2°C et + 6°C	6 heures à partir de l'heure de réception dans l'unité de soins
CP	Sang total ou par aphérèse	**MCPs : mélange multi donneur de CPs (5 à 6 dons)** Volume : 80 à 600 ml Concentration minimale : $1\ 10^{11}$ plaq/poche **CPA : Concentré de plaquettes d'aphérèse mono donneur, en cas d'allo-immunisation HLA** Tous les concentrés plaquettaires sont traités par Amatosalen (méthode d'inactivation bactérienne) Volume ≤ 600 ml Concentration de 2 à 8	5 à 7 jours en agitation constante, entre +20°C et +24°C	6 heures à partir de l'heure de l'heure de réception dans l'unité de soins*

PFC	Sang total ou par aphérèse	Mono donneur Volume minimum 200 ml Acellulaire	1 an sous forme congelée (température ≤ -25°C)	6 heures à partir de l'heure de réception dans l'unité de soins* (sous forme décongelée sauf dérogation sous convention)

* Sur les étiquettes des CP et des PFC apparaît la mention « À transfuser immédiatement » afin d'éviter les stockages de PSL dans les unités de soins.

Tableau 3. LES DIFFÉRENTS TYPES DE PLASMAS FRAIS CONGELÉS :

	DÉFINITION	MONO DONNEUR / MULTI DONNEUR	MODALITÉS DE SÉCURISATION	TENEUR EN FACTEUR DE COAGULATION (après décongélation)
PFC IA	PFC inactivé par Amotosalen®	- Mono donneur - Don de 600 ml divisé en 3 poches de 200 ml	Amotosalen® (blocage après illumination de l'ADN et l'ARN, empêchant la réplication éventuelle des agents pathogènes)	Taux minimal en facteur VIII : 0,5 UI/ml Fibrinogène ≥ 2g/l
PFC Se	PFC sécurisé par quarantaine	- Mono donneur - Issu de sang total ou par aphérèse	Par quarantaine de 60 jours (contrôle du donneur à partir du 60e jour)	Taux minimal en facteur VIII : 0,7 UI/ml Fibrinogène ≥ 2g/l

B

3. Qualification et transformation des PSL

- Selon les pathologies du patient, des qualifications supplémentaires peuvent être prescrites. Elles ne concernent que les CGR et les CP.
- Ces qualifications seront précisées sur la prescription médicale de PSL et peuvent faire l'objet de préparation particulière, pouvant retarder la délivrance du ou des produits. Il faudra en tenir compte selon le degré d'urgence de la transfusion.
  - Les **CGR phénotypés** : respect du phénotype Rhésus-Kell (RH-KEL) compatible entre le donneur et le receveur.
    - **Indication :** prévention de l'apparition d'allo-anticorps : femmes de la naissance jusqu'à la fin de la période procréatrice ; hémoglobinopathies, patient atteints de pathologies chroniques dont le suivie prolongée est conditionnée par des transfusions itératives (myélodysplasie) ; groupe sanguin rare ; RAI positive.
  - Les **CPA phénotypés** : détermination des Ag HLA (classe I) pour transfusion compatible entre le donneur et le receveur.
    - **Indication :** présence d'anticorps anti HLA de classe I avec inefficacité transfusionnelle plaquettaire.
  - Les **CGR phénotypés étendus** : respect du phénotype autre que RH-KEL lors de certaines immunisations érythrocytaires : Duffy, Kidd, MNSs.
    - **Indication** : présence d'un allo-anticorps dans les systèmes autres que RH-KEL ; drépanocytose ; thalassémie.
  - Les **CGR compatibilisés** : test de compatibilité effectué au laboratoire entre le sérum ou plasma du receveur et les hématies du CGR à transfuser.
    - **Indication** : RAI positive, patient drépanocytaire (recommandation).
  - Les **CGR irradiés** : destruction les lymphocytes T présents dans le PSL pour réduire le risque de réaction de greffon contre l'hôte. L'irradiation ne concerne que les CGR, les concentrés plaquettaires étant inactivés par amotosalène (composé photoactif).

- **Indication** : prélèvement de cellules souches hématopoïétiques ; patients greffé de cellules souches hématopoïétiques autologues ou allogéniques ; en cas de réaction du greffon contre l'hôte chronique ou de poursuite d'un traitement immunosuppresseur post allogreffe ; patients traités par analogues des purines et pyrimidines ; patients traités par sérum anti-lymphocytaire, anti-CD52 ou par anticorps monoclonaux ayant pour cible les lymphocytes T : CGR et CP irradiés ; déficit immunitaire congénital cellulaire et immunosuppression T profonde (non HIV) : CGR et CP irradiés.

– Les **CGR ou CPA déplasmatisés** : consiste à éliminer le plasma résiduel. PSL contenant moins de 0,5 g/l de protéines plasmatiques (durée d'obtention : 2 à 3 heures).

- **Indication** : déficit en IgA avec Ac anti IgA ; réaction anaphylactique majeure ; purpura post transfusionnel ; entérocolite nécrosante avérée du nouveau-né.

A

4. Indication des produits sanguins labiles

4.1. Indication des culots globulaires

- La transfusion d'un CGR augmente le taux d'Hb de 0,7 g pour un homme de 70 kg, de 1,4 g pour une femme de 50 kg.
- L'indication repose sur la **nature de l'anémie** :
  – isolée ou associée à un déficit volémique (hémorragie aiguë) ;
  – rapidité d'installation et évolution immédiate ;
  – **taux d'hémoglobine (7 g/dL) ;**
  – **tolérance clinique (cardio-neurologique).**

Tableau 4. SEUILS TRANSFUSIONNELS EN CGR	
Hb : 7 g/dl	Anémie aiguë, y compris patients de réanimation, hémorragie digestive, polytraumatisé sans TC traumatisme crânien
Hb : 7 g/dl	Période péri-opératoire exceptée : - Si ATCD cardio-vasculaire : 8 à 9 g/dl - Si mauvaise tolérance clinique : 10 g/dl - Si Insuffisance cardiaque, insuffisance respiratoire, syndrome coronarien, traitement par Bétabloquants : 10 g/dl
Hb : 9 - 10 g/dl	Traumatisé crânien grave
Hb : 8 g/dl	Oncologie et Hématologie

B

4.2. Indication des concentrés plaquettaires

- **Traitement préventif des hémorragies :**
  – au cours des thrombopénies centrales : seuil de 10 x 10^9 plaquettes/L (à moduler en fonction de l'existence de facteurs de risque) ;
  – à l'occasion d'un geste invasif si le taux de plaquettes est inférieur à 50 x 10^9 /L comme la ponction lombaire ou rachianesthésie (100 x 10^9/L pour les interventions en ophtalmologie et en neurochirurgie).
- **Transfusion prophylactique en onco-hématologie :**
  – en l'absence de facteur de risque hémorragique : 10 G x 10^9/L ;
  – si fièvre, infection, mucite grade > 2, lésion à risque hémorragique : 20 G x 10^9/L ;
  – si CIVD, geste invasif, traitement anti-coagulant : 50 G x 10^9/L.

4.3. Indication de la transfusion plasmatique (selon la HAS 2012)

- **Hémorragie d'intensité modérée, peu évolutive ou contrôlée** (guidée en priorité par les tests de laboratoire avec un ratio temps de Quick patient/témoin > 1,5).
- **Choc hémorragique et situations à risque d'hémorragie massive,** en association à des concentrés de globules rouges avec un ratio PFC : CGR compris entre 1 : 2 et 1 : 1.
- **En neurochirurgie en l'absence de transfusion massive** (TP < 50 % lors de la surveillance du traumatisé crânien grave et < 60 % pour la pose d'un capteur de pression intracrânienne).
- **Au cours de la chirurgie cardiaque, en cas de persistance d'un saignement microvasculaire et de déficit en facteurs de coagulation** (TP ≤ 40 % ou TCA > 1,8/témoin en présence d'un temps de thrombine normal ou de facteurs de coagulation ≤ 40 %).
- **CIVD obstétricale,** lorsque le traitement étiologique ne permet pas de contrôler rapidement l'hémorragie.
- **CIVD avec effondrement des facteurs de la coagulation** (TP inférieur à 35-40 %), associée à une hémorragie active ou potentielle (acte invasif).
- **Micro-angiopathie thrombotique** (purpura thrombotique thrombocytopénique et syndrome hémolytique et urémique avec critères de gravité) :
  - en cas de déficit en un facteur de la coagulation et impossibilité d'obtenir rapidement une préparation de facteur purifié, dans le cadre d'une situation d'urgence hémorragique ;
  - en tant que produit de substitution et non de remplissage vasculaire, chez les patients sans facteur de risque hémorragique traités par des échanges plasmatiques rapprochés.
- **Chez le nouveau-né et l'enfant, les indications sont similaires à celles de l'adulte.** Chez l'enfant de moins de 29 semaines de gestation en détresse vitale, la transfusion de PFC est recommandée lorsque les facteurs de coagulation sont inférieurs à 20 %, même en l'absence de syndrome hémorragique clinique.
- **En cas de surdosage grave en AVK,** dans deux rares situations :
  - absence de concentrés de complexe prothrombinique ;
  - absence de CCP ne contenant pas d'héparine en cas d'antécédents de TIH.

A 5. Comment prescrire un PSL ?

5.1. Les analyses prétransfusionnelles obligatoires

- **Pour toute prescription de PSL, il faut disposer de deux déterminations de groupes sanguins ABO, Rhésus et Kell.** Les deux prélèvements doivent résulter de deux prélèvements différents afin d'assurer un contrôle d'identification du patient à chaque prélèvement (règles d'identitovigilance).
- **Pour toute transfusion en CGR, il est nécessaire d'avoir un résultat de RAI** (Recherche d'Agglutinines Irrégulières).
- La RAI consiste à dépister les anticorps les plus fréquemment incriminés dans les hémolyses post-transfusionnelles et la maladie hémolytique du nouveau-né. La durée de validité d'une RAI est de 72 heures à compter de l'heure de prélèvement. Sur dérogation et sur prescription médicale, la durée de validité de la RAI peut être prolongée à 21 jours en cas de résultat de RAI négative (et antérieurement négative) et si aucun épisode immunisant (grossesse, transfusion, greffe) n'est survenu chez le patient depuis six mois.
- En cas de défaut de un ou plusieurs de ces résultats d'analyse, il faut recourir à une prescription en urgence (voir ci-dessous).
- Un résultat de RAI positif n'empêche pas la transfusion, les CGR seront comptabilisés au laboratoire avant délivrance. Dans un second temps, les anticorps seront identifiés.

5.2. Les données obligatoires sur la prescription de PSL

- **La prescription de PSL est médicale par un médecin identifié comme le médecin prescripteur** (support papier ou dématérialisé de prescription de l'établissement). Elle est complétée par un formulaire de prescription destiné au centre de délivrances des produits sanguins labiles.

LES DONNÉES OBLIGATOIRES DEVANT FIGURER SUR CE FORMULAIRE SONT :

- identification complète du patient (nom de famille, prénom, date de naissance, sexe) ;
- identification et signature du médecin prescripteur ;
- identification de l'établissement demandeur et du service de soins ;
- date et heure de prescription ;
- date et heure prévues de transfusion ou le cas échéant le niveau d'urgence ;
- le nombre, qualité et qualification des PSL à délivrer ;
- des renseignements cliniques : taux d'hémoglobine, indications médicales notamment pour les PFC (obligations réglementaires), poids du patient et dernier taux de plaquettes en cas de prescription de plaquettes.

5.3. Les modalités de délivrance (degré d'urgence)

- Les degrés d'urgence sont conditionnés par la disponibilité de la totalité des analyses d'immunologie hématologie (IH) avant transfusion.

Tableau 5. MODALITÉS DE DÉLIVRANCE DES PSL

MODALITÉ DE DÉLIVRANCE	STATUT IMMUNO-HÉMATOLOGIQUE	PSL DÉLIVRÉS
Transfusion programmée	L'ensemble des analyses IH* est disponible et valide	Transfusion compatible ABO RH Kell
Urgence vitale immédiate	Urgence médicale, l'ensemble des analyses IH* étant disponible ou non	Transfusion compatible ABO RH Kell si connu, sinon CGR O et PFC AB
Urgence vitale (délai disponible avant transfusion de 30 min)	Urgence médicale chez un patient dont les résultats des analyses IH* ne sont pas disponibles → délai permettant de faire le groupage RH Kell	Transfusion CGR O compatible RH Kell
Urgence relative (délai disponible avant transfusion de 2 à 3 heures)	Urgence médicale chez un patient dont les résultats des analyses IH* ne sont pas disponibles et dont l'état clinique permet la réalisation de l'ensemble des analyses IH (ABO, RH et Kell et RAI et compatibilisation éventuelle).	Transfusion compatible ABO RH Kell

5.4. Traçabilité des PSL

La traçabilité de tout produit sanguin labile délivré par un établissement de transfusion est une obligation réglementaire (Loi n°93-5 du 4 janvier 1993 relative à la sécurité en matière de transfusion sanguine et de médicament).

- Cette traçabilité consiste à confirmer la transfusion de tout ou partie d'un PSL à un patient.

LE PSL SERA IDENTIFIÉ GRÂCE À DEUX IDENTIFIANTS :

- le code produit à cinq caractères,
- le numéro unique de don permettant de faire le lien don – donneur et rendre anonyme le don.

Pour chaque produit doivent être tracés :

- l'identité du prescripteur,
- l'établissement et le service où s'est déroulée la transfusion,
- la date et l'heure de la transfusion,
- l'identité complète du patient ayant bénéficié de la transfusion.

- En cas de non transfusion, le devenir du produit doit être signifié (retour au dépôt, destruction).

5.5. L'épargne transfusionnelle

- Les techniques d'épargne transfusionnelle ont pour but de limiter les transfusions homologues et donc leurs effets secondaires. La diminution des transfusions homologues peut être obtenue par une restriction de leurs indications, le développement des techniques autologues ou le choix de thérapeutiques substitutives. Ces stratégies ont permis ainsi de compenser la baisse importante des dons de sang (38 %) survenue au cours de ces dernières années.
- **Les principales techniques d'épargne transfusionnelles sont :**
  - la transfusion autologue se définit comme la réinjection au malade de son propre sang. Elle s'applique le plus souvent en chirurgie ;
  - l'utilisation de thérapeutiques substitutives comme les facteurs de croissance (EPO), les médicaments dérivés du sang (immunoglobulines polyvalentes, facteurs de coagulation etc…) et les médicaments à visée hémostatique (desmopressine, acide tranexamique).

A 6. Le risque transfusionnel

- Tout professionnel constatant ou ayant connaissance d'un événement inattendu ou indésirable, tout signe d'intolérance, quelque soit le PSL, survenant durant la transfusion, ou après la transfusion, doit le déclarer dans les 8 heures auprès de l'unité d'hémovigilance ou son représentant.
- Tout signe clinique et ou biologique doit être déclaré.

6.1. Signes de mauvaise tolérance

- Les signes possibles traduisant **la mauvaise tolérance d'une transfusion** sont : hyperthermie avec ou sans frissons, agitation, sensation de chaleur, douleurs lombaires ou surtout thoraciques, hypotension voire collapsus, plus rarement hypertension, nausées ou vomissements, diarrhée, bouffées de chaleur, dyspnée, pâleur, sensation de prurit ou d'urticaire, saignements (en particulier aux points d'injection), tachycardie.

L'OBSERVATION D'UN OU PLUSIEURS DE CES SIGNES IMPOSE :

- L'arrêt immédiat de la transfusion, l'appel du médecin de proximité ;
- Le maintien d'une voie d'abord pour la perfusion d'un soluté ;
- Un examen clinique : fréquence cardiaque, tension artérielle, température, l'auscultation et l'examen des urines ;
- La saisie du PSL en cours de transfusion ainsi que ceux transfusés dans les 6 heures antérieures à l'incident, des tubes de sang disponibles et des contrôles effectués ;
- La mise en place des mesures thérapeutiques immédiates pouvant aller jusqu'à la réanimation ;
- La transmission des PSL au laboratoire de bactériologie en cas de suspicion d'accident par contamination bactérienne, au laboratoire d'immunohématologie en cas de suspicion d'accident immunohémolytique (accompagnées de prélèvements du malade), en informant les correspondants de l'établissement de soins et de l'établissement de transfusion qui pourront coordonner ces actions et en diligenter d'autres en fonction des observations cliniques.

6.2. Les principaux accidents immunologiques de la transfusion sanguine

6.2.1. *Les réactions immuno-hématologiques*

- Les **réactions immuno-hématologiques sont sans doute sous-estimées (de l'ordre de 1/30 000 PSL), mais graves.** Presque exclusivement dues à un conflit immunologique entre les antigènes présents sur les membranes des hématies transfusées et les anticorps présents dans le plasma du patient.
- **L'allo-immunisation isolée est un diagnostic fréquent** (39,4 % des 6 780 déclarations d'effets indésirables receveurs (EIR) déclarés en 2016 et de forte imputabilité). L'allo-immunisation concerne le plus souvent les systèmes Rhésus, Kell, Duffy, Kidd et MNSs. Ainsi, il est recommandé (Loi n° 93-5 du 4 janvier 1993 relative à la sécurité en matière de transfusion sanguine et de médicament) de faire un contrôle de RAI entre un mois et trois mois après l'épisode transfusionnel. L'allo-immunisation peut également concerner les systèmes plaquettaires et le plus fréquent est la présence d'un anticorps anti HPA1-a, découvert au décours d'une thrombopénie néo-natale sur immunisation fœto-maternelle.
- **Les réactions immuno-hématologiques** sont dues le plus souvent au non-respect, par les établissements de soins, des procédures transfusionnelles standardisées, notamment : erreur d'identification des prélèvements sanguins ; non-respect des examens biologiques pré-transfusionnels ; erreur d'attribution des PSL et/ou mauvaise réalisation du contrôle ultime au lit du malade, ce qui est obligatoire pour la prévention d'une incompatibilité ABO ; erreur d'identification du patient.
- **Le risque majeur est un choc avec collapsus**, apparaissant dans les minutes ou les heures qui suivent la transfusion, souvent compliqué de CIVD, d'insuffisance rénale ou respiratoire aiguë. Un ictère hémolytique peut survenir de manière précoce (le lendemain), avec quelquefois retentissement rénal ou retardé, au cinquième ou au sixième jour (ce qui signe dans ce cas la réactivation d'un anticorps).
- **D'autres cas sont moins dramatiques :** simple inefficacité de la transfusion, qui doit faire demander une enquête immunologique.

6.2.2. *L'œdème pulmonaire lésionnel post-transfusionnel*

- **L'œdème pulmonaire lésionnel post-transfusionnel,** appelé TRALI (*Transfusion Related Acute Lung Injury*), très rare est lié à des anticorps anti-leucocytes dans le produit sanguin transfusé : il met en jeu le pronostic vital. L'apparition du TRALI a deux causes bien connues : la présence d'un anticorps anti-HLA chez le donneur (70 % des cas) et la présence de cytokines, libérées par les cellules lors de leur conservation dans les produits sanguins labiles. Le tableau clinique se caractérise par un œdème pulmonaire lésionnel d'apparition brutale dans les cinq heures suivant la transfusion de un ou plusieurs PSL, une désaturation brutale d'oxygène, une fièvre, et une radiographie pulmonaire évocatrice avec un infiltrat pulmonaire bilatéral. L'origine transfusionnelle doit être recherchée. Une recherche d'anticorps anti HLA chez le patient ainsi que chez le (ou les) donneurs du (ou des) produits incriminés accompagnés de test en cytométrie de flux. Cet événement est grave et l'objet de mesure de prévention auprès des donneurs en écartant du don les femmes ayant des anticorps anti HLA. La plupart du temps, le traitement par oxygénation à l'aide d'une ventilation mécanique permet le rétablissement rapide du patient (1 à 3 jours); même si 10 à 20 % restent fatals.

6.2.3. Les réactions allergiques

- En dehors des chocs anaphylactiques mentionnés, on peut observer des réactions allergiques bénignes (érythème, prurit, urticaire, hypothermie passagère), qui cèdent aux antihistaminiques, quelquefois ce sont des réactions plus inquiétantes : œdème de Quincke, crise d'asthme. Les réactions allergiques graves (ayant nécessité des gestes de réanimation) doivent faire l'objet d'un bilan par dosage d'histamine et de tryptase, afin de différencier les réactions anaphylactoïdes.

6.2.4. L'allo-immunisation anti-leuco-plaquettaire : réaction fébrile non hémolytique

- Elle est devenue peu fréquente et moins grave (du fait de la déleucocytation systématique des produits sanguins labiles). Elle se manifeste par de violents frissons et une hyperthermie ; elle survient souvent dès le début de la transfusion et surtout après transfusion de concentrés plaquettaires chez les sujets immunisés par des transfusions antérieures ou des grossesses.

B

6.3. Les principaux accidents non immunologiques de la transfusion

6.3.1. Accidents infectieux

- **Transmission de maladies virales :** virus connus (virus d'hépatite B et C, VIH) : risque résiduel devenu infime en raison du dépistage spécifique.
- **Transmission bactérienne par contamination bactérienne du produit sanguin transfusé :** devenue aujourd'hui la principale contamination infectieuse transfusionnelle (et la plus mortifère), elle peut entraîner un choc septique ou endotoxinique immédiat et grave. En cas d'exploration négative, le diagnostic porté sera une réaction fébrile non hémolytique (RFNH) (2e diagnostic en fréquence avec 30,5 % des 6 445 déclarations d'EIR en 2012 de forte imputabilité).
- **Transmission de parasitoses :** paludisme (rare en raison d'une prévention spécifique).

6.3.2. Accidents de surcharge

- Surcharge circulatoire par transfusion trop rapide et massive (surtout chez un receveur insuffisant cardiaque). Le volume d'un PSL est de 200 ml pour un plasma à 600 ml pour un concentré plaquettaire. Il faut en tenir compte dans les bilans entrées/sorties du patient.
- Intoxication citratée par les solutions anticoagulantes contenues dans les CGR, avec manifestations à type de paresthésies, de tremblements, de troubles du rythme cardiaque dans les transfusions massives.
- Risque hémorragique par dilution des plaquettes et des facteurs de coagulation dans les transfusions massives.

Tableau 6. SIGNES CLINICO-BIOLOGIQUES ET COMPLICATIONS DES PSL		
SIGNES CLINIQUES/ BIOLOGIQUES	**FRÉQUENCE**	**DIAGNOSTIC POSSIBLE**
Fièvre	+++	Réaction fébrile non hémolytique, infection bactérienne, incompatibilité immunologique, œdème pulmonaire lésionnel
Frissons	+++	Réaction fébrile non hémolytique, incompatibilité immunologique, œdème pulmonaire lésionnel
Allergie : urticaire localisé ou géant, éruption, œdème de Quincke	+++	Allergie : éliminer une origine médicamenteuse
Toux	++	Surcharge vasculaire, allergie
Dyspnée - cyanose	++	Surcharge vasculaire, allergie, œdème pulmonaire lésionnel
Hypotension artérielle	+	Choc, allergie, œdème pulmonaire lésionnel
Hypertension artérielle	+	Surcharge vasculaire
Diarrhée – vomissement	+	Intolérance au citrate (anticoagulant) ou à la solution de conservation
Hémolyse	Rare	Incompatibilité ABO, allo-immunisation, infection bactérienne
Angoisse	Rare	Incompatibilité ABO, allo-immunisation
Douleurs abdominales	Rare	Intolérance au citrate (anticoagulant) ou à la solution de conservation, incompatibilité ABO
Ictère	Rare	Incompatibilité ABO, allo-immunisation
RAI positive	++	Allo-immunisation post-transfusion ou secondaire à une grossesse
Absence de rendement transfusionnel	+	Consommation, hémolyse, chimiothérapie

B

7. Règles de transfusion en pédiatrie

- **La décision de transfuser un enfant doit prendre en compte :**
  - la tolérance clinique ;
  - la profondeur de l'anémie ;
  - le risque d'aggravation (hémorragie ou hémolyse actives) et le potentiel de récupération rapide (réticulocytose).
- **Les grands principes de transfusion de CGR sont proches de ceux appliqués chez l'adulte.** Nous ne rappelons ici que les messages essentiels pour la pratique clinique.
  - **Avant la transfusion :**
    - connaître les antécédents de transfusion de l'enfant (nombre, accidents éventuels) ;
    - information des parents ± de l'enfant sur le rapport bénéfices/risques, accord parental ;
    - bilan pré-transfusionnel (± éventuels prélèvements à visée étiologique).
  - **Commande des culots globulaires :**
    - nom, prénom, âge, poids de l'enfant, chiffre d'hémoglobine, tolérance clinique;
    - date, identification du prescripteur, signature, degré d'urgence ;
    - quantité à transfuser = ΔHb × 3–4 × poids en kg (sans dépasser 20 mL/kg) ;
    - systématiquement : isogroupe et iso-Rhésus, déleucocytés ;
    - particularités : phénotypés si transfusions itératives, compatibilisés si RAI +, irradiés si hémopathie en cours de traitement, greffé ou autre déficit immunitaire.

- **Modalités de la transfusion :**
  - contrôle ultime au lit : concordance de l'identité, méthode de Beth-Vincent ;
  - durée de transfusion : 4 heures en règle générale ;
  - surveillance rapprochée des paramètres vitaux (température, hémodynamique, conscience).
- **Après la transfusion :**
  - traçabilité : notification dans les dossiers transfusionnel et médical ainsi que le carnet de santé ;
  - vérification de l'efficacité de la transfusion : examen clinique, NFS de contrôle (retenir que : 3–4 mL/kg de CGR élèvent habituellement l'hémoglobine de 1 g/dL) ;
  - bilan post-transfusionnel : RAI à 3 mois (sérologies virales non recommandées).

Principales situations de départ en lien avec l'item 329 : « Transfusion sanguine et produits dérivés du sang : indications, complications. Hémovigilance »

Situation de départ	Descriptif
En lien avec la qualification et transformation	
	Selon les pathologies du patient, des qualifications supplémentaires peuvent être prescrites. Elles ne concernent que les CGR et les CP.
En lien avec les indications des transfusions	
214. Anomalie des indices érythrocytaires (taux hémoglobine (Hb), hématocrite...)	Une transfusion de PSL sera initiée sur prescription médicale en fonction des anomalies de l'hémogramme et/ou de l'hémostase biologique, du caractère aiguë ou chronique de l'anomalie et de sa tolérance.
217. Baisse de l'hémoglobine	
En lien avec la prescription PSL	
178. Demande/prescription raisonnée et choix d'un examen diagnostique	La prescription de PSL est soumise à des règles transfusionnelles strictes et précises. Chaque médecin se doit de connaître et de respecter indications et contres indications.
272. Prescrire et réaliser une transfusion sanguine	
En lien avec le risque transfusionnel	
160. Détresse respiratoire aiguë	L'acte transfusionnel comprend plusieurs risques auquel le clinicien doit être préparé. Les complications des transfusions de PSL sont nombreuses et leurs sévérités sont variées.
336. Exposition accidentelle aux liquides biologiques	
348. Suspicion d'un effet indésirable des médicaments ou d'un soin	
En lien avec les règles de transfusion en pédiatrie	

ITEM 330

PRESCRIPTION ET SURVEILLANCE DES CLASSES DE MÉDICAMENTS LES PLUS COURANTES CHEZ L'ADULTE ET CHEZ L'ENFANT

(HORS ANTI-INFECTIEUX)

Chapitre 33

Principales classes d'antibiotiques, d'antiviraux, d'antifongiques et d'antiparasitaires

Prescription et surveillance

Pr Jade Ghosn*, Dr Laurence Slama, Pr Jean-Paul Viard**, Dr Matthieu Grégoire***, Pr Caroline Victorri-Vigneau***, Pr Gilles Potel******

*Service des Maladies infectieuses et Tropicales, Hôpital Bichat, Université de Paris
**Unité de Thérapeutique en Immunoinfectiologie, Hôtel- Dieu, Université de Paris
***Service de Pharmacologie Clinique, CHU de Nantes
****EA 3826 Thérapeutique Clinique et Expérimentale des Infections, CHU de Nantes

OBJECTIFS : N° 330-1 et Item 177

N° 330-1 :

→ Prescription et surveillance des classes de médicaments les plus courantes chez l'adulte et chez l'enfant, hors anti-infectieux (voir item 177). Connaître le bon usage des principales classes thérapeutiques.

N° 177 :

→ Prescription et surveillance des anti-infectieux chez l'adulte et l'enfant (voir item 330)

PLAN

1. Les antibiotiques
2. Les antiviraux
3. Les antifongiques
4. Les antiparasitaires

Rang	Rubrique	Intitulé	Descriptif
A	Définition	Connaître la définition d'un antibiotique	
A	Définition	Connaître la définition du spectre antibactérien	
A	Définition	Connaître les différentes classes d'antibiotiques	
A	Éléments physiopathologiques	Connaître les principes du mode d'action d'un antibiotique	Citer les principaux modes d'action des antibiotiques
A	Prise en charge	Comprendre le bon usage des antibiotiques chez l'adulte	Comprendre la nécessité d'initier et de ne pas initier une antibiothérapie ; comprendre les risques individuels et collectifs d'une antibiothérapie inutile
B	Définition	Connaître (indications, contre-indications spectre effets secondaires et interactions) les principales molécules appartenant aux pénicillines	Pénicilline V, G, forme retard, amoxicilline, amoxicilline - acide clavulanique, oxacilline, cloxacilline
B	Définition	Connaître (indications, contre-indications spectre effets secondaires et interactions) les principales molécules appartenant aux céphalosporines de 2e génération	Céfuroxime
B	Définition	Connaître (indications, contre-indications spectre effets secondaires et interactions) les principales molécules appartenant aux céphalosporines de 3e génération orales	Cefpodoxime, cefixime

B	Définition	Connaître (indications, contre-indications, spectre effets secondaires et interactions) les principales molécules appartenant aux céphalosporines de 3e génération injectables	Ceftriaxone, cefotaxime
B	Définition	Connaître (Indications Contre-Indications spectre effets secondaires et interactions) les principales molécules appartenant aux aminosides	Gentamicine, amikacine
B	Définition	Connaître (indications contre-indications spectre effets secondaires et interactions) les principales molécules appartenant aux fluoroquinolones systémiques	Ofloxacine, ciprofloxacine, lévofloxacine, moxifloxacine
B	Définition	Connaître (indications contre-indications spectre effets secondaires et interactions) la principale molécule associant sulfaméthoxazole et triméthoprime	Cotrimoxazole
B	Définition	Connaître (indications contre-indications spectre effets secondaires et interactions) les principales molécules appartenant aux macrolides	Erythromycine, spiramycine, clarithromycine, azithromycine
B	Définition	Connaître (indications contre-indications spectre effets secondaires et interactions) les principales molécules appartenant aux lincosamides	Clindamycine
B	Définition	Connaître (indications contre-indications spectre effets secondaires et interactions) les principales molécules appartenant aux imidazolés	Métronidazole
B	Définition	Connaître (indications contre-indications spectre effets secondaires et interactions) les principales molécules appartenant aux glycopeptides	Vancomycine
B	Définition	Connaître les restrictions d'utilisation des principales molécules appartenant aux carbapénèmes	Méropénème, Imipénème, ertapénème
B	Définition	Connaître (indications contre-indications spectre effets secondaires et interactions) les principales molécules appartenant aux imidazolés	Métronidazole
A	Définition	Citer les virus pour lesquels il existe un traitement anti-viral	
B	Définition	Citer les médicaments actifs sur les virus du groupe HSV et VVZ	Aciclovir, valaciclovir
B	Définition	Connaître les grands principes du traitement antirétroviral (ARV)	
B	Définition	Citer les médicaments actifs sur les virus grippaux	Oseltamivir, zanamivir
A	Prise en charge	Connaître (indications contre-indications spectre effets secondaires et interactions) les principaux antifongiques utilisés pour la prise en charge des infections fongiques superficielles	
B	Prise en charge	Citer les principales molécules antiparasitaires et leurs indication	

Les situations de départ sont indiquées en violet et en gras et listées à la fin du chapitre.

A

1. Les antibiotiques

1.1. Généralités sur les antibiotiques

1.1.1. *Mécanismes d'action*

- Au xxe siècle, les antibiotiques ont radicalement modifié l'évolution de nombreuses maladies, incurables. Par définition, les antibiotiques sont des molécules issues du métabolisme d'un micro-organisme (bactérie ou champignon) ou semi-synthétiques ou synthétiques exerçant une activité anti-bactérienne plus ou moins sélective pour les cibles bactériennes.

Figure 1. Mécanismes d'action des antibiotiques

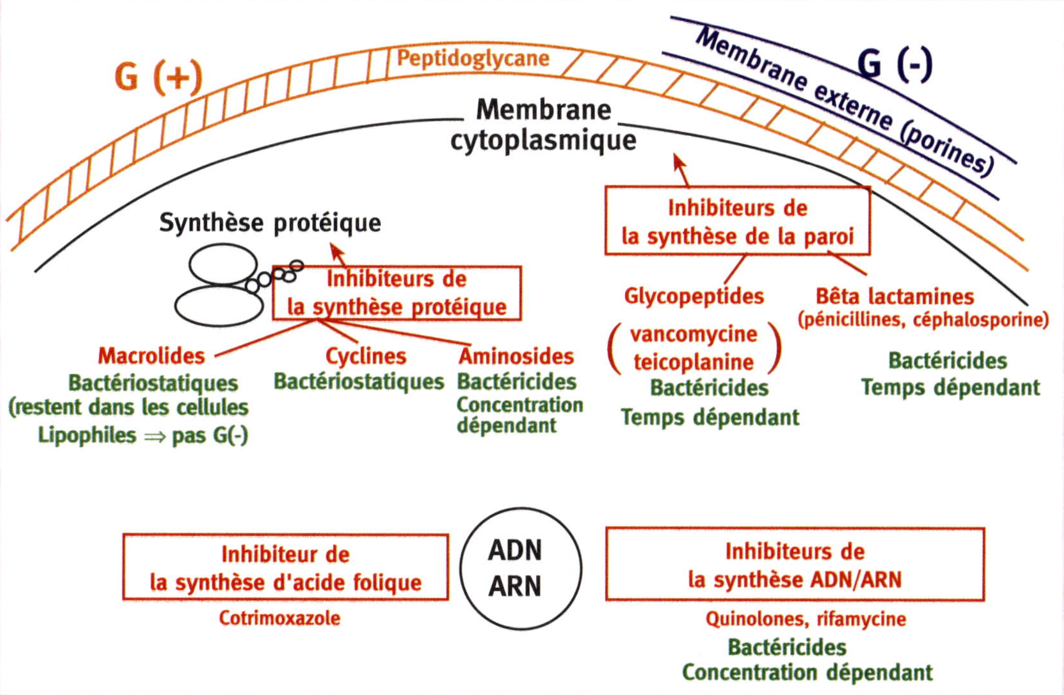

Le schéma présente (i) en rouge les grands mécanismes d'action des ATB au niveau de la paroi, de la synthèse des protéines et de la synthèse de l'ADN/ARN, et les familles d'ATB, (ii) en vert, les propriétés générales des familles d'ATB.

1.1.2. *Pharmacologie des antibiotiques*

BACTÉRICIDIE - BACTÉRIOSTASE

- **Bactéricidie :** un antibiotique est dit bactéricide quand il entraîne la mort bactérienne. La Concentration Minimale Bactéricide **(CMB)** correspond à la plus faible concentration d'antibiotique pour laquelle il reste moins de 0,1 % à 0,01 % de bactéries survivantes in vitro après 24 h d'incubation.
- **Bactériostase :** un antibiotique est dit bactériostatique quand il réduit la croissance bactérienne, de telle sorte que le nombre de bactéries reste égal à celui de départ. La Concentration Minimale Inhibitrice (CMI) correspond à la plus faible concentration d'antibiotique in vitro pour laquelle le nombre de bactéries n'augmente pas après 24 h de contact (l'antibiogramme renseigne sur la CMI).

PARAMÈTRES PK/PD ET OPTIMISATION DE L'ANTIBIOTHÉRAPIE
• **Les antibiotiques bactéricides peuvent être divisés en 2 groupes selon que leur activité est liée à la concentration** (antibiotiques concentration-dépendant) **ou au temps** (antibiotiques temps-dépendant). – **Pour les antibiotiques concentration-dépendants,** la bactéricidie *in vitro* augmente en vitesse et en intensité quand la concentration augmente (exemple : aminosides, fluoroquinolones). En pratique, objectif PK-PD basé sur les ratios concentration maximale / CMI ou aire sous la courbe des concentrations des 24 h/CMI. – **Pour les antibiotiques temps-dépendants**, l'activité bactéricide est peu ou pas influencée par une augmentation de concentration, mais c'est le maintien de concentrations plasmatiques au-dessus de la CMB qui permet la persistance de la bactéricidie (bêta-lactamines, glycopeptides). En pratique, objectif PK-PD basé sur le temps pendant lequel les concentrations d'antibiotique sont supérieures à la CMI. – Pour certains couples bactérie/antibiotique, le maintien de l'inhibition de la croissance bactérienne perdure alors même que l'antibiotique n'est plus présent dans le milieu : c'est **l'effet post-antibiotique** (aminosides et bactéries à Gram négatif).

B

1.2. Les différentes classes d'antibiotiques

- **Pour les mécanismes, sites d'action et notions de bactéricidie et bactériostatisme, se référer au schéma.**

1.2.1. Les bêta-lactamines

- **Résistances :** par production de bêta-lactamase ou une modification de la cible (les protéines liant les pénicillines).
- **Effets indésirables :**
  - Allergies : éruptions cutanées, mais des réactions allergiques de type anaphylactique, parfois fatales, peuvent également avoir lieu. Réaction croisée possible entre pénicilline et céphalosporine (10 %) ;
  - Troubles digestifs (inhibiteurs de bêta-lactases +++) ;
  - Troubles neurologiques (convulsions, interférence avec le GABA) ;
  - Troubles rénaux.

1.2.1.1. Les pénicillines

PÉNICILLINES	CARACTÉRISTIQUES
• Pénicillines G et V.	• Pénicilline de Fleming, anti-Gram +
• Pénicillines A (amoxicilline).	• Elargissement à des Gram – (groupement amine)
• Pénicillines M (oxacilline, cloxacilline).	• Résistance à la pénicillinase du staphylocoque (groupements méthoxyles), bactériémies et endocardites à Staphylocoques ++
• Carboxy-pénicillines (ticarcilline, témocilline). • Uréido-pénicillines (pipéracilline).	• Élargissement à des Gram – (entérobactéries, Pseudomonas), antibiotiques de réanimation

1.2.1.1.1. Pharmacocinétique

- Administration *per os,* IV ou IM.
- Diffusion correcte dans la plupart des organes et augmentée dans les méninges en cas d'inflammation. Élimination essentiellement urinaire.

1.2.1.2. Les céphalosporines

CÉPHALOSPORINES	CARACTÉRISTIQUES
• Céphalosporines de 1re génération (C1G) : céfaclor, céfalexine, céfazoline • Céphalosporines de 2e génération (C2G) : céfuroxime, céfamandole, céfoxitime, céfotétan.	• Anti-Gram +, résistance à la pénicillinase du Staph, antibioprophylaxie chirurgicale ++ • Même spectre que 1ère G + et meilleure résistance aux bêta-lactamases des Gram –
• Céphalosporines de 3e génération IV (C3G-IV) : cefotaxime, ceftriaxone, ceftazidime, céfépime. • Céphalosporines de 3e génération per os (C3G-po) : cefpodoxime, céfotiam.	• Spectre large : Anti Gram – et Gram +, ceftazidime=anti-pseudomonas
• Céphalosporines de dernière génération : ceftaroline, ceftobiprole, céfidérocol.	• Spectres particuliers à chaque molécule

- Administration *per os*, IV.
- Diffusion correcte dans la plupart des organes et augmentée dans les méninges en cas d'inflammation. Elimination essentiellement urinaire. Cas particulier de la ceftriaxone avec élimination mixte biliaire et rénale et demi-vie plus longue (8 h versus 2 h).

1.2.1.3. Autres bêta-lactamines

AUTRES BÊTA-LACTAMINES	CARACTÉRISTIQUES
• Carbapénèmes : ertapénème, méropénème, imipénème (+ cilastatine), doripénème.	• Antibiotiques de dernier recours, efficacité contre les bêta-lactamases à spectre élargi (résistance par carbapénémase)
• Monobactame : aztréonam.	• Anti-Gram –, anti-pseudomonas
• Inhibiteurs de bêta-lactames : acide clavulanique, tazobactam, sulbactam, avibactam, vaborbactam	• Elargissement du spectre en cas de bêta-lactamase

- Administration *per os*, IV selon l'antibiotique.
- Diffusion correcte dans la plupart des organes et augmentée dans les méninges en cas d'inflammation. Élimination essentiellement urinaire.

1.2.2. Les Glycopeptides

GLYCOPEPTIDES	CARACTÉRISTIQUES
• Vancomycine, teicoplanine, dalbavancine, oritavancine	• Spectre anti-Gram + : Staphylocoques, Stretocoques et Entérocoques

- Non absorbés par voie orale. Leur administration se fait uniquement par voie parentérale, sauf pour le traitement des colites pseudo-membraneuses à *Clostridium* difficile.
- Diffusion faible à moyenne dans les tissus, diffusion correcte dans l'os et les poumons. Diffusion dans le liquide céphalo-rachidien est minimale en l'absence d'inflammation.
- Élimination sous forme inchangée dans les urines. Nouvelle molécule à longue demi-vie (dalbavancine et oritavancine, demi-vie de plus de 7 jours).
- **Néphrotoxicité associée surtout à la vancomycine en cas d'association à d'autres néphrotoxiques (suivi thérapeutique pharmacologique et perfusion continue fortement recommandés)**. Libération d'histamine en cas de perfusion trop rapide de la vancomycine *(red man syndrome)*.

1.2.3. Les aminosides

AMINOSIDES
• Amikacine (Gram -), gentamicine (Gram +), netilmicine, tobramycine (Pseudomonas), spectinomycine (gonococcie).

- **Utilisation en association (le plus souvent avec un antibiotique de la paroi) pour un effet synergique.**
- L'**absorption** digestive pratiquement nulle, profil de **distribution** limité au secteur vasculaire et aux compartiments liquidiens. Les aminosides se concentrent particulièrement dans le cortex rénal où ils exercent leur principale toxicité, **éliminés** par voie rénale sous forme inchangée en 2 à 3 heures.
- **Antibiotiques à marge thérapeutique étroite.** Toxicité rénale et cochléovestibulaire plus ou moins reversible. Suivi thérapeutique recommandé : efficacité si concentration maximale entre 8 et 10 fois la CMI et concentration résiduelle pour surveillance de la toxicité (espacement des prises si concentration résiduelle trop élevée).

1.2.4. Macrolides, Kétolides, Lincosamides et Synergistines

1.2.4.1. Classification

MACROLIDES, KÉTOLIDES, SYNERGISTINES ET LINCOSAMIDES	CARACTÉRISTIQUES
• **Macrolides** : érythromycine, dirithromycine, spiramycine, josamycine, roxithromycine, clarithromycine, azithromycine. • **Synergistines** ou streptogramines : pristinamycine, quinupristine + dalfopristine. • **Lincosamides** : clindamycine, lincomycine.	• **Anti-Gram + (imperméabilité des Gram -) et germes intra-cellulaires**

- Bonne par voie orale. Distribution correcte et concentration dans les tissus. Métabolisme hépatique et élimination biliaire.
- Les **macrolides** peuvent induire des allongements de l'intervalle QT.
- Les macrolides sont de **puissants inhibiteurs de certaines isoformes du cytochrome P450** dont le 3A4, le 2D6, le 1A2 ainsi que la glycoprotéine P.

1.2.5. Les cyclines

1.2.5.1. Classification

CYCLINES	CARACTÉRISTIQUES
• **Tétracycline** : tétracycline, lymécycline, doxycycline, minocycline. • **Glycylcycline** : tigécycline.	• **Spectre large : Gram +, Gram -, intracellulaires, antiparasitaires**

- Molécules bien absorbées par voie orale. Absorption diminuée avec une prise alimentaire, les préparations ou aliments contenant des ions fer, calcium (lait) ou magnésium (anti-acide).
- Bonne distribution dans la plupart des tissus, sauf le liquide céphalo-rachidien, la peau, le foie et le rein. Elles traversent le placenta et s'accumulent dans les dents et les os du fœtus.
- Elimination par voie biliaire.
- **Effets indésirables spécifiques :** photosensibilités. Les tétracyclines sont contre-indiquées chez l'enfant de moins de 8 ans du fait d'hypoplasies de l'émail dentaire avec coloration permanente des dents ainsi qu'une réduction de la croissance osseuse chez le prématuré.

1.2.6. Les quinolones

1.2.6.1. Classification

QUINOLONES	CARACTÉRISTIQUES
• **Quinolones de 1re génération :** acide pipémidique, fluméquine, acide nalidixique. • **Fluoroquinolones (FQ) ou Quinolones de 2e génération :** enoxacine, norfloxacine, loméfloxacine, ciprofloxacine, ofloxacine. • **Fluoroquinolones anti-pneumococciques :** lévofloxacine, moxifloxacine.	• **Indications restreintes** • **Spectre large : Gram +, Gram –** • **Action sur le pneumocoque**

- Bonne absorption par voie orale. Réduite si cations multivalents (calcium, aluminium, magnésium, zinc…).
- Diffusion tissulaire importante (cœur, os, prostate, poumon).
- Principalement éliminées sous forme inchangée dans les urines avec des demi-vies comprises entre 5 heures et 10 heures.
- **Photosensibilisation :** troubles neuropsychiques et des **convulsions surtout chez le sujet âgé, tendinopathies (tendon d'Achille +++ surtout chez sujet âgé, traitement prolongé, tendinopathie préexistante, sportifs et corticoïdes).**
- Altération des cartilages de conjugaison chez les enfants en croissance contre indiquant leur utilisation à cette période ainsi qu'au cours de la grossesse/allaitement.
- **Hépato-toxicité** et **allongement de l'intervalle QT décrits** ; elle doit donc être utilisée avec précaution chez les patients affectés par un allongement congénital ou traités par des médicaments inducteurs de torsade de pointe.

1.2.7. Sulfamides

1.2.7.1. Mécanisme d'action et spectre

La seule association utilisée comme anti-bactérien est le **co-trimoxazole** (sulfaméthoxazole + triméthoprime). La synergie de ces 2 sulfamides permet d'obtenir un effet **bactéricide** tout en réduisant le développement de résistance.

- Excellente biodisponibilité et diffusion. Élimination rénale.
- Les hypersensibilités : éruptions cutanées caractéristiques, syndrome de Lyell, agranulocytoses. Les sulfamides sont contre-indiqués au cours du premier trimestre de grossesse (fermeture du tube neural).

1.2.8. Imidazolés

IMIDAZOLÉS	
• Métronidazole. • Tinidazole.	• Ornidazole. • Secnidazole.

- Bactéricide, antianaérobie de prédilection. Bien absorbés *per os* et éliminés par voie rénale après biotransformation hépatique.

1.2.9. Les autres antibiotiques

ANTIBIOTIQUES	CARACTÉRISTIQUES
• Lipopeptides : daptomycine	• Anti-cocci Gram +, activité concentration-dépendante à effet post-antibiotique, diffusion faible et élimination urinaire, toxicité musculaire (CPK 1 fois/semaine)
• Oxazolidinones : linézolide, tédizolide	• Anti-cocci Gram +, activité temps dépendante, bonne diffusion dans l'os et le LCS, toxicité hématologique (NFS hebdomadaire et limité en termes de durée de prescription)
• Fosfomycine	• Spectre large, bonne diffusion dans le LCS et l'os, toxicité faible, traitement monodose de la cystite aiguë non compliquée
• Polymyxines	• Faible diffusion, aérosol dans les pneumonies, toxicité rénale et neurotoxicité
• Nitrofuranes : nitrofurantoïne	• Traitement des infections urinaires, effets indésirables rares mais graves

A

1.3. Principes de bon usage des antibiotiques

1.3.1. Définitions

1.3.1.1. Antibiothérapie curative

- **L'antibiothérapie curative** est destinée à traiter une infection bactérienne déclarée ou probable, que cette dernière soit documentée (isolement préalable de la bactérie responsable) ou non (situation « probabiliste » ou « empirique »).
- **L'antibiothérapie est dite probabiliste** (ou empirique) quand elle est prescrite chez un patient vraisemblablement porteur d'une infection bactérienne, mais en l'absence d'isolement préalable de la bactérie responsable. La recherche de l'agent responsable s'impose dans les infections graves (septicémies, méningites, infections ostéo-articulaires), sans pour autant retarder la mise sous antibiotiques. Dans les infections bénignes (angines, infections cutanées communautaires, infections respiratoires basses non graves et sans comorbidités...), la recherche de la bactérie responsable n'est pas nécessaire, et l'antibiothérapie restera probabiliste tout au long du traitement.

1.3.1.2. Antibiothérapie prophylactique

- **L'antibiothérapie prophylactique** vise à empêcher l'apparition d'une maladie infectieuse chez un malade non infecté, mais exposé à un risque d'infection bactérienne. **On distingue 2 types d'antibiothérapies prophylactiques :**
  - **chirurgicale :** administrée juste avant le geste chirurgical, l'antibiotique vise à empêcher le développement de l'infection lors d'une éventuelle contamination per-opératoire du site chirurgical. Il s'agit le plus souvent d'une administration unique ;
  - **médicale :** administrée à un patient récemment en contact étroit avec un malade porteur d'une maladie bactérienne contagieuse (exemple : contacts rapprochés avec un patient ayant développé une méningite à méningocoque).

1.3.2. Le diagnostic de maladie infectieuse bactérienne

- Le diagnostic d'une maladie infectieuse bactérienne repose généralement sur un faisceau d'arguments cliniques et paracliniques qui ne seront pas détaillés ici.
- Néanmoins, dans tous les cas, la décision de prescrire un antibiotique doit être précédée de la réflexion suivante :
  - S'agit-il d'une maladie infectieuse ? (fièvre = inflammation et pas nécessairement infection).
  - L'infection est-elle bactérienne (et non virale) ?
  - Quelle est la bactérie probablement responsable ?

- Quelles sont ses résistances naturelles ? Et l'état de l'épidémiologie de ses résistances acquises ?
- Y a-t-il urgence à traiter (= avant documentation) ?
- Quels sont les risques que je prends si je ne prescris pas un traitement antibiotique (ou si je le retarde) ? Et quels sont les risques liés au traitement (allergies, néphrotoxicité, hépatotoxicité) ?
- Ne jamais oublier les traitements non antibiotiques éventuellement nécessaires (chirurgie, remplissage, amines).
- L'antibiotique que je propose doit au minimum comprendre dans son spectre la bactérie supposée responsable, compte tenu de ses résistances naturelles.
- Quand dois-je associer 2 antibiotiques ?

1.3.3. *Les critères de choix d'un antibiotique*

- En situation probabiliste, le choix d'un antibiotique tient compte avant tout de la localisation de l'infection, de la diffusion de l'antibiotique au niveau du foyer infectieux, de la dangerosité du ou des micro-organismes pressentis, de leur fréquence respective et de leur sensibilité habituelle aux antibiotiques.

1.3.4. *Durée des traitements antibiotiques*

- La durée habituelle de la plupart des traitements antibiotiques est de **7 à 14 jours**. On retiendra cependant qu'il existe des antibiothérapies en **prise unique** dans l'infection urinaire basse non compliquée (fosfomycine-trométamol de la cystite aiguë non compliquée de la femme jeune), et des antibiothérapies **prolongées** (3 à 6 semaines dans les endocardites, 6 semaines à plusieurs mois dans les infections ostéo-articulaires).

1.3.5. *Les causes d'échec d'un traitement antibiotique*

- **Un traitement antibiotique doit être réévalué 48 h après sa mise en route.** En cas de persistance (= non amélioration) des symptômes, l'échec peut être expliqué de la façon suivante : erreur de diagnostic (autres fièvres, virus…), mauvais choix d'antibiotique (résistance, diffusion), inobservance.

1.3.6. *Quand associer 2 antibiotiques ?*

L'ASSOCIATION DE 2 ANTIBIOTIQUES SE JUSTIFIE EN FONCTION DE L'UN DES 3 OBJECTIFS SUIVANTS

- **Élargir le spectre**
- **Empêcher l'émergence de mutants-résistants (ex : la quadrithérapie antituberculeuse)**
- **Accélérer la vitesse de bactéricidie** (ex :association d'une bêta-lactamine pendant 2-3 jours à un aminoside dans les sepsis sévères et les chocs septiques).

A

2. Les antiviraux

2.1. Virus cibles des traitements antiviraux

- Les virus pour lesquels il existe un traitement antiviral sont : les herpesviridae (herpes simplex, varicelle-zona, cytomégalovirus), les virus grippaux, le virus de l'immunodéficience humaine, le virus des hépatites B et C.
- A l'exception de la grippe et de l'hépatite C, les traitements antiviraux ne permettent pas d'éradiquer l'infection virale.

B

2.2. Les anti-Herpesviridae

2.2.1. *Herpes simplex et varicelle-zona*

- Les médicaments utilisés pour le traitement des infections à virus *Herpes simplex* (HSV) et au virus varicelle-zona (VZV) sont l'aciclovir (prodrogue, analogue de la déoxyguanosine, inhibiteur de la synthèse des acides nucléiques) et ses dérivés. Le valaciclovir, pro-drogue de l'aciclovir permet une administration orale plus commode.

DCI	PRÉSENTATION	INDICATIONS
Aciclovir	Voies orale, veineuse **La voie veineuse en fait le traitement des infections sévères à HSV (encéphalite) ou à VZV**	• **VZV :** – prévention des douleurs du zona, des complications du zona ophtalmique chez l'immunocompétent – traitement du zona de l'immunodéprimé • **HSV :** – primoinfection d'herpès génital, récurrence d'herpès génital ou labial, kératite herpétique – encéphalite herpétique (aciclovir IV)
Valaciclovir	Voie orale	
Famciclovir	Voie orale	
*L'aciclovir existe aussi en crème et pommade ophtalmique.		

- Le traitement de l'encéphalite herpétique fait appel à l'aciclovir intraveineux, pendant une durée a priori de 10 jours, parfois plus, en fonction de la réponse thérapeutique.
- ***Posologies dans cette indication de grande urgence :***
  - **chez l'adulte** : 10 mg/kg toutes les 8 heures ;
  - **chez l'insuffisant rénal :** espacer les administrations en fonction de la clairance de la créatinine ;
  - **chez l'enfant de plus de 3 mois :** 500 mg/m^2 toutes les 8 heures ;
  - **chez le nouveau-né :** 20 mg/kg toutes les 8 heures.

- **La toxicité de ces médicaments** est essentiellement digestive (nausées, vomissements, diarrhées), rénale (insuffisance rénale) et neurologique (parfois sévère : céphalées, ébriété, confusion, agitation, tremblements, myoclonies, convulsions, hallucinations, troubles de la vigilance). Le risque de toxicité est accru chez l'insuffisant rénal : adapter la posologie, quelle que soit l'indication et la voie d'administration.

2.2.2. *Cytomegalovirus*

- Parmi les médicaments anti-CMV, pour des raisons de toxicité et de commodité d'administration (voie orale), le valganciclovir (analogue nucléosidique inhibiteur de la synthèse d'ADN) est le traitement de première intention des réactivations de CMV, même pour une rétinite à CMV au cours du sida.

DCI	PRÉSENTATION	INDICATION
Valganciclovir	Administration orale Toxicité hématologique	Réactivation du CMV en contexte d'immunodépression (exemple : rétinite à CMV au cours du sida, de transplantation d'organes, greffe de moelle...)
Ganciclovir	Administration IV Toxicité hématologique	
Foscarnet	Administration IV (hydratation veineuse nécessaire) Toxicité rénale	

- Le valganciclovir est également indiqué en prophylaxie chez les patients CMV-négatifs ayant reçu une greffe d'organe solide à partir d'un donneur CMV-positif.
- La toxicité de ces médicaments est soit hématologique (neutropénie et anémie : ganciclovir et valganciclovir) soit rénale (foscarnet).

2.3. Antiviraux de la grippe

- On retiendra les inhibiteurs de la neuraminidase.

DCI	PRÉSENTATION	INDICATION	PRÉSENTATION ET POSOLOGIE (TRAITEMENT CURATIF DE 5 JOURS)
Zanamivir	Poudre pour inhalation	Traitement curatif	2 inhalations buccales de 5 mg X 2/ jour – 5 jours
		Traitement préventif	2 inhalations buccales de 5 mg X 1/ jour – 10 jours
Oseltamivir	Poudre pour inhalation	Traitement curatif	75 mg per os *(enfants : 30, 40, 60 mg selon poids)* X 2 /jour – 5 jours
		Traitement préventif	75 mg per os *(enfants : 30, 40, 60 mg selon poids)* X 1 /jour – 10 jours

- Ces médicaments sont actifs sur les virus *Influenza* A et B, en prévention et en traitement curatif (administrés dans les 36 heures suivant le contact et dans les 48 heures suivant l'apparition des symptômes). Des formes IV sont disponibles en ATU nominatives.

A

2.4. Les médicaments antirétroviraux

2.4.1. *Les différentes classes*

- **Il existe 5 classes d'antirétroviraux.** En première intention, les inhibiteurs nucléosidiques et non nucléosidiques de la transcriptase inverse, inhibiteurs de protéase et les inhibiteurs de l'intégrase sont les plus utilisés, selon les recommandations d'experts. Les inhibiteurs d'entrée (maraviroc, enfuvirtide) sont des médicaments d'exception.

PRINCIPAUX ANTIRÉTROVIRAUX (ARV) ACTUELLEMENT UTILISÉS		
CLASSE	**PRINCIPAUX ARV RECOMMANDÉS**	**REMARQUES**
Inhibiteurs nucléosidiques de la transcriptase inverse **(INTI)**	Ténofovir DF Ténofovir Alafénamide Abacavir Lamivudine Emtricitabine	Utilisés sous forme de comprimés combinés à dose fixe : • ténofovir DF + emtricitabine disponible en générique (Truvada®) • abacavir + lamivudine disponible en générique (Kivexa®)
Inhibiteurs non nucléosidiques de la transcriptase inverse **(INNTI)**	Rilpivirine Doravirine	Rilpivirine : existe sous forme d'association à doses fixes avec 2 INTI (ténofovir DF ou alafénamide et emtricitabine), réalisant la trithérapie en un seul comprimé (Eviplera® ou Odefsey®)) Doravirine ; existe sous forme d'association à doses fixes avec 2 INTI (ténofovir DF et lamivudine), réalisant la trithérapie en un seul comprimé (Delstrigo®) L'efavirenz n'est plus recommandé en première intention.
Inhibiteurs de la protéase **(IP)**	Darunavir	Toujours associé à de faibles doses de ritonavir, un autre IP, utilisé ici seulement comme « booster » pharmacologique, Génériqué.
IP « Booster »	Ritonavir	« Booster » pharmacologique, pas utilisé comme antirétroviral, Génériqué.
Inhibiteurs de l'intégrase	Raltégravir Dolutégravir Elvitégravir Bictégravir	Il existe des associations à doses fixes.

- Les associations recommandées en première intention sont des trithérapies, associant toujours 2 INTI, auxquels on ajoute soit un INNTI, soit un IP boosté par le ritonavir, soit un anti-intégrase. Les associations à doses fixes d'INTI et à l'extrême, les trithérapies en un seul comprimé ont simplifié les traitements de première ligne.

B

2.4.2. *Principaux effets indésirables*

- **Il existe des effets indésirables de classe** (exemple : troubles digestifs hauts et bas des IP) et propres à chaque molécule.
- **Par ailleurs il est cliniquement pertinent de distinguer :**
  - **les effets indésirables précoces,** souvent réversibles après quelques jours ou semaines (exemples : troubles digestifs, allergies…) ;

HYPERSENSIBILITÉ À L'ABACAVIR : RECHERCHER HLA B*57:01 !

Des syndromes d'hypersensibilité graves ont été décrits avec l'abacavir. Ce risque est déterminé par la présence de HLA B*57:01, dont la recherche est obligatoire avant prescription. Le médicament est donc contre-indiqué chez les porteurs de cet allèle.

  - **les effets indésirables à moyen et long termes**, qui rejoignent les comorbidités de l'infection à VIH traitée, où le portage chronique du virus intervient également, par ses effets pro-inflammatoires, même sous traitement efficace (exemples : le sur-risque cardiovasculaire des personnes porteuse du VIH, l'ostéoporose...).

PRINCIPAUX EFFETS INDÉSIRABLES DES ANTIRÉTROVIRAUX ACTUELLEMENT UTILISÉS EN PREMIÈRE LIGNE

CLASSE	PRINCIPAUX ARV	PRINCIPAUX EFFETS INDÉSIRABLES	
		Précoces	***Tardifs***
Inhibiteurs nucléosidiques de la transcriptase inverse **(INTI)**	Ténofovir DF	Tubulopathie proximale, ostéopénie (beaucoup moins fréquents avec la nouvelle prodrogue, le ténofovir alafénamide, présente dans certaines associations à doses fixes)	
	Ténofovir Alafénamide	bien toléré	?
	Abacavir	Risque d'hypersensibilité si HLA B*57*01	
	Lamivudine Emtricitabine	Bien tolérées	Bien tolérées
Inhibiteurs non nucléosidiques de la transcriptase inverse **(INNTI)**	Rilpivirine	Allergie	
Inhibiteurs de la protéase **(IP)**	Darunavir boosté par le ritonavir	Troubles digestifs Allergie	Risque cardiovasculaire ?
Inhibiteurs de l'intégrase **(II)**	Tous	Troubles du sommeil	Prise de poids ?

A

2.4.3. Interactions médicamenteuses

LE « BOOST » PHARMACOLOGIQUE : UNE ARME À DOUBLE TRANCHANT !

- Comme de très nombreux médicaments, les IP sont métabolisés par les cytochromes P450 (CYP3A4 en particulier), dont ils sont aussi inhibiteurs. L'un d'entre eux (le ritonavir, qui n'est plus utilisé à dose antirétrovirale) est le plus puissant inhibiteur du CYP3A4. La co-administration de ritonavir à faible dose ralentit beaucoup l'élimination des IP, augmentant les concentrations maximale et résiduelle et la demi-vie plasmatique, ce qui permet de réduire le nombre de comprimés et la fréquence des prises.
- Ceci est à l'origine de nombreuses interactions médicamenteuses avec les médicaments métabolisés par le CYP3A4 (l'exposition à ces médicaments sera – parfois très considérablement – augmentée, avec un risque accru de toxicité) et avec les médicaments inducteurs du CYP3A4, qui diminueront les concentrations des IP avec le risque de perte d'efficacité (cas de la rifampicine, contre-indiquée avec les IP).
- Une trithérapie en un comprimé unique (Stribild® ou Genvoya®) comporte un inhibiteur d'intégrase « boosté » par le cobicistat, selon le même principe avec des risques d'interactions comparables.

- Il faut systématiquement penser aux interactions en cas de comorbidité impliquant un traitement spécifique (traitement cardiovasculaire, chimiothérapie...) et raisonner au cas par cas (on peut souvent adapter le traitement antirétroviral si c'est nécessaire).

EXEMPLES PARTICULIÈREMENT FRÉQUENTS D'INTERACTIONS MÉDICAMENTEUSES

- La contre-indication de la prescription de la rifampicine avec les IP doit être retenue car la tuberculose est une circonstance de découverte fréquente de l'infection par le VIH.
- Les corticoïdes métabolisés par le CYP3A4 (y compris sous forme inhalée) exposent au risque de syndrome de Cushing médicamenteux.
- La contraception hormonale risque d'être inefficace.

2.4.4. Indication et bilan pré-thérapeutique

- Depuis septembre 2013 il est recommandé, en France, de traiter par les antirétroviraux toute personne chez laquelle il existe une **découverte d'infection par le VIH**, quels que soient ses résultats biologiques (charge virale plasmatique et taux de lymphocytes T CD4 circulants).

Un compte de lymphocyte T CD4 < 200/µL impose en outre la mise en route d'une prophylaxie de la pneumocystose par le triméthoprime-sulfaméthoxazole.

B

- Les éléments à recueillir avant la mise en route du traitement ont pour but de guider la décision thérapeutique individualisée. Le choix des antirétroviraux sera influencé par les caractéristiques de la souche de VIH du patient et par la présence éventuelle d'une co-infection active par le VHB ou le VHC.

CONCERNANT LE VIH	
Génotypage, pour savoir :	1. s'il s'agit bien d'un VIH-1 du groupe M (si VIH-2 ou VIH-1 du groupe O : INNTI inefficaces) 2. si le virus est sensible ou non à tous les antirétroviraux
Charge virale plasmatique, car si elle très élevée :	1. il faut privilégier certains antirétroviraux 2. il faudra adapter la surveillance

CONCERNANT LES HÉPATITES	
Sérologie VHB et, si indiquée (AgHBs+ ou Ac anti-HBc isolés), mesure de l'ADN du VHB plasmatique, car :	En cas d'hépatite B active, Ténofovir DF ou alafénamide choisir des antirétroviraux actifs également sur le VHB (ténofovir et lamivudine ou emtricitabine)
Sérologie VHC et, si positive, mesure de l'ARN du VHC plasmatique, car :	Les traitements du VHC sont susceptibles de poser des problèmes d'interaction médicamenteuse avec de nombreux antirétroviraux

- Le choix des antirétroviraux doit également être guidé par le profil du patient, au regard du profil de toxicité des antirétroviraux.
- **Il faut par exemple se poser la question des avantages et inconvénients :**
  - **d'un traitement par IP au long cours chez un sujet à haut risque cardiovasculaire ;**
  - **d'un traitement par ténofovir chez un patient insuffisant rénal ou ostéoporotique.**

A

2.4.5. *Observance et éducation thérapeutique*

- Le traitement antirétroviral est un traitement permanent à vie, dont le but est d'annuler la réplication virale.
- Pour atteindre et maintenir cet objectif, une excellente observance thérapeutique est nécessaire :
  - pour garantir l'efficacité à long terme ;
  - pour prévenir l'apparition de mutations de résistance aux antirétroviraux.
- Les programmes d'**éducation thérapeutique** du patient aident à préparer et accompagner la mise sous traitement : éducation à la pathologie, au mode d'emploi et aux critères d'efficacité des traitements, à leurs effets indésirables attendus. L'éducation thérapeutique porte également sur tous les aspects de santé concernés par la pathologie : transmission du virus, prévention des complications et comorbidités (**prévention et dépistage du cancer** du col utérin et de l'anus, **prévention des maladies cardiovasculaires**) ainsi que la prévention et le **dépistage des autres infections sexuellement transmissibles**.

2.4.6. *Suivi du traitement*

- L'objectif « opérationnel » du traitement antirétroviral est le contrôle de la charge virale (nombre de copies d'ARN du VIH) plasmatique, qui doit devenir et demeurer constamment « indétectable » (inférieure au seuil de quantification de la technique utilisée à partir du 6e mois). L'objectif « fonctionnel » est de maintenir ou restaurer l'immunité (un taux de lymphocytes T CD4 circulants $\geq 500/mm^3$).
- Au cours des premiers mois du traitement, la tolérance clinique (allergie, troubles digestifs…) et biologique (hépatique rénale) doit être évaluée selon le calendrier recommandé pour juger de l'efficacité, avec des **consultations de suivi** à M1, M3, M6, puis tous les 6 mois. Les consultations initiales peuvent être plus rapprochées pour le **suivi des patients immunodéprimés** (CD4 < $200/mm^3$). À long terme, la surveillance intègre le dépistage et la prévention des comorbidités survenant avec un risque accru chez les personnes vivant avec le VIH (risques cardiovasculaire, osseux et rénal).

B

2.5. Antiviraux des hépatites B et C

2.5.1. *Les anti-VHB*

- L'objectif principal du traitement de l'hépatite chronique B est le contrôle de la réplication virale. Le traitement ne permettra pas l'éradication du virus mais permettra de freiner l'évolution de l'infection vers la fibrose, la cirrhose et le carcinome hépatocellulaire.
- Les médicaments utilisés pour le traitement de l'infection chronique par le virus de l'hépatite B sont les interférons pégylés par voie injectable et les analogues nucléosi(ti)diques par voie orale.

- **Le traitement de l'hépatite B chronique** est indiqué en en fonction des taux de transaminases, de la charge virale VHB (ADN-VHB > 2 000 UI/ml et des marqueurs de fibrose.
- **Le traitement de 1ère intention fait appel au ténofovir.** La lamivudine ne doit plus être donnée seule en 1re intention du fait du risque élevé d'émergence de mutants viraux résistants.
- Chez les patients co-infectés par le VHB et le VIH, et du fait de leur action double sur les deux virus, le traitement associe classiquement le ténofovir et l'emtricitabine avec un 3e agent antirétroviral.

A

Attention : Quand l'indication du traitement médicamenteux de l'hépatite B est posé, le traitement oral est le plus souvent administré à vie.

La consommation d'alcool doit être nulle.

L'entourage du patient doit être vacciné.

B

2.5.2. *Les anti-VHC*

2.5.2.1. Dépistage et traitements universels, parcours de soin

- La prise en charge thérapeutique de l'hépatite C s'est considérablement simplifiée. Néanmoins, la mortalité liée au VHC reste élevée (7e cause de décès dans le monde) avec plus de 120 000 patients à traiter en France dont plus de la moitié n'a pas été dépistée. L'objectif (recommandations Association Française pour l'étude du Foie, AFEF, Mars 2018) est l'élimination de l'infection par le virus de l'hépatite C (VHC) si possible avant 2025, définie comme une diminution de 90 % des nouvelles infections associée à une réduction de la mortalité liée au VHC de 65 %.
- Grâce aux développements de molécules pangénotypiques (efficaces quel que soit le génotype) qui ont bouleversé la prise en charge de cette pathologie, deux axes prioritaires ont été définis afin d'éradiquer le virus de l'hépatite C :
  - **Le traitement universel :** Nécessaire à l'éradication virale, le parcours de soin des patients est simplifié avec l'autorisation de la prescription des agents antiviraux directs par l'ensemble des prescripteurs et des schémas simples, efficaces et bien tolérés. La dispensation par l'ensemble des pharmacies est autorisée.
  - **Le dépistage universel :** le dépistage gratuit de chaque adulte au moins une fois dans sa vie est recommandé, en favorisant le dépistage combiné des hépatites B et C et du VIH.
- Sachant que les comorbidités (consommation d'alcool, surpoids, diabète, syndrome métabolique, insuffisance rénale sévère, coinfections virales VHB et VIH) sont des facteurs d'aggravation de la fibrose hépatique, elles doivent être évaluées et prises en charge. Par ailleurs les manifestations extra-hépatiques de l'hépatite C (asthénie, troubles psychiatriques, diabète, maladie cardio- ou cérébro-vasculaire, cryoglobulinémie) doivent être recherchées et prises en charge.
- Le traitement antiviral doit être proposé et adapté à tous les patients atteints d'une hépatite C chronique, naïfs ou en échec d'un traitement antérieur, que la maladie hépatique soit compensée ou décompensée, transplantés ou en attente de transplantation, avec ou sans insuffisance rénale, à l'exception des patients qui présentent une comorbidité engageant leur pronostic vital à court terme.
- Une mesure de la charge virale VHC avant l'initiation du traitement et 12 semaines après l'arrêt du traitement est indispensable. Si l'ARN VHC est indétectable 12 semaines après l'arrêt du traitement, le patient est considéré en réponse virologique soutenue. Le cas échéant le patient devra être orienté vers une prise en charge spécialisée.

Le parcours simplifié sera proposé en l'absence de coinfection VHB ou VIH, d'insuffisance rénale sévère (DFG < 30 ml/min), de maladie hépatique sévère (Fibroscan® < 10 kPa ou Fibrotest® ≤ 0.58 ou Fibromètre® ≤ 0.786), de traitement antiviral C antérieur ou de comorbidités mal équilibrées (diabète, consommation d'alcool à risque, obésité...). Les stratégies priviligient les associations d'antiviraux à action directe pour des durées courtes de 8 à 12 semaines. Les deux associations les plus utilisées sont : **Epclusa® (sofosbuvir + velpatasvir), 1 comprimé/jour pendant 12 semaines ou Maviret® (glecaprevir + pibrentasvir), 3 comprimés/jour pendant 8 semaines, en tenant compte des interactions médicamenteuses potentielles.**

- **Le parcours de soins spécialisé** sera proposé dans les cas « complexes », pour définir le meilleur traitement, après examen du dossier en réunion de concertation pluridisciplinaire (RCP) pour évaluation de la gravité de la maladie hépatique, des comorbidités associées et des interactions médicamenteuses potentielles.

2.5.2.2. Médicaments de l'hépatite C

1. L'objectif principal du traitement est d'éviter la progression vers la cirrhose, voire la faire régresser et permettre la guérison des manifestations extra hépatiques
2. **Toutes les stratégies thérapeutiques répondent à un critère d'efficacité en termes de réponse virologique soutenue > 95 % avec une bonne tolérance et une facilité d'utilisation.**
3. **Associations antivirales disponibles en comprimés à doses fixes :**

CLASSES THÉRAPEUTIQUES	SPÉCIALITÉS
Inhibiteurs NS5A+ NS5B	sofosbuvir + velpatasvir (Epclusa®) sofosbuvir + velpatasvir + voxilaprevir (Vosevi®)
Inhibiteurs NS3/4A+ NS5A	glecaprevir + pibrentasvir (Maviret®) grazoprevir + elbasvir (Zepatier®)

- Avant et pendant la durée du traitement anti VHC, il est nécessaire d'insister sur une observance optimale au traitement, de rechercher d'éventuelles interactions médicamenteuses (www.hep-druginteractions.org) sans oublier d'enquêter sur l'automédication et les « médecines naturelles » (compléments alimentaires, millepertuis…) et enfin de s'assurer de l'absence de consommation de pamplemousse ou d'orange sanguine pendant le traitement.
- Quel que soit le traitement choisi, une charge virale du VHC doit être réalisée 12 semaines (« réponse virologique soutenue » ou RVS 12) après l'arrêt du traitement pour confirmer la guérison virologique, dont les bénéfices sont multiples :
  - disparition des symptômes généraux et extra-hépatiques ;
  - régression de la fibrose ;
  - réversion de la cirrhose ;
  - prévention primaire et secondaire de la cirrhose ;
  - diminution des complications extra-hépatiques ;
  - diminution de la transmission.
- **Les patients avec maladie hépatique sévère ou avec comorbidités hépatiques doivent bénéficier d'un dépistage semestriel du CHC même après guérison virologique.** Les patients sans maladie hépatique sévère ou comorbidités ne nécessitent plus de surveillance particulière après RSV 12.

2.5.2.3. Situations particulières et échecs

- En cas d'échec thérapeutique ou dans des situations particulières (co-infection VHB, insuffisance rénale avec DFG < 30 ml/min ou dialyse, cirrhose décompensée Child-Pugh B ou C, transplantation d'organe, carcinome hépatocellulaire), plusieurs schémas thérapeutiques peuvent être proposés en tenant compte de l'histoire thérapeutique. Les dossiers de ces patients doivent être présentés en réunion de concertation pluridisciplinaire de recours pour prise en charge dans un parcours spécialisé.
- **Les patients co-infectés VIH/VHC doivent être traités avec les mêmes schémas thérapeutiques** que les personnes mono-infectées VHC, en favorisant les schémas à moindres interactions médicamenteuses.

2.5.2.4. Gestion des effets indésirables

- Les agents antiviraux directs du VHC ont un très bon profil de tolérance. Les effets indésirables les plus fréquents sont la fatigue, les céphalées, l'insomnie, les nausées et la diarrhée.
- En cas d'insuffisance rénale sévère ou hémodialyse, la posologie de certains médicaments doit être adaptée.
- En cas de cardiopathie, l'avis d'un cardiologue est nécessaire.

- En cas d'utilisation de la ribavirine, si une anémie apparait (<10 g/dl), la ribavirine doit être diminuée par paliers de 200 mg et arrêtée si le taux d'hémoglobine chute en dessous de 8.5 g/dl. L'utilisation d'érythropoïétine n'est pas recommandée en cas d'anémie.

Le traitement antiviral est indiqué pour TOUT patient ayant un ARN-VHC positif.

Le traitement privilégie des antiviraux à action directe (DAA) avec une durée de traitement courte (8 à 12 semaines).

La réponse virologique soutenue (RVS) est obtenue si l'ARN-VHC est négatif 12 semaines après l'arrêt du traitement. Elle signe l'éradication virale.

B

3. Les antifongiques

3.1. Traitements des mycoses systémiques

3.1.1. *Pharmacologie des antifongiques systémiques*

3.1.1.1. Les polyènes : amphotéricine B et nystatine

- Ces molécules interagissent avec l'ergostérol (équivalent fongique du cholestérol) et forment des pores dans la membrane du champignon à l'origine d'une augmentation de la perméabilité cellulaire responsable de l'effet fongistatique.
- L'amphotéricine B est une molécule très mal tolérée ce qui limite son utilisation. Plus de la moitié des patients développent des réactions liées à la perfusion (fièvre, spasmes, veinites et céphalées) qui doivent être prévenus par une prémédication. Les déséquilibres ioniques sont très fréquents (hypo-kaliémie et hypo-magnésie) et nécessitent un traitement adapté. Des anémies hémolytiques sont également fréquentes rendant nécessaire le suivi de la numération sanguine. Le facteur limitant est le développement d'une toxicité rénale en cours de traitement (parfois irréversible en cas de dose cumulée supérieure à 4 g). Les formulations lipidiques d'amphotéricine présentent des profils de tolérance plus favorables Les azolés à usage systémique : fluconazole,itraconazole, voriconazole, posaconazole et isavuconazole.
- Les dérivés azolés, agents fongistatiques, exercent leur activité en inhibant la 14 αdéméthylase (dépendante d'un cytochrome P450) des cellules fongiques à l'origine de l'accumulation d'un métabolite toxique pour le champignon.
- Le fluconazole présente le profil pharmacologique le plus favorable : très bien absorbé, distribué dans la plupart des tissus, peu métabolisé avec peu d'effets indésirables, mais il présente un spectre étroit principalement ciblé sur candida. Les autres azolés, sont bien absorbés par voie orale et présentent une distribution adéquate. Ce sont tous des substrats et des inhibiteurs du cytochrome P450, notamment le 3A4). Le principal effet indésirable est la toxicité hépatique (de la cytolyse à l'hépatite cytotoxique). Le voriconazole expose à des troubles visuels réversibles, à une phototoxicité et à des troubles neurologiques (confusion, hallucinations).
- Le suivi des concentrations résiduelles est utile.

3.1.1.2. Les échinocandines : caspofungine, micafungine, anidulafungine

- Leur cible est hautement spécifique des cellules fongiques : ces molécules inhibent la synthèse des glucanes de la paroi du champignon. Elles ne sont pas absorbées *per os*, elles se distribuent principalement au niveau hépatique, pulmonaire et rénal puis sont éliminées dans les fécès après inactivation.
- Le profil de tolérance est très bon, les effets indésirables les plus fréquents sont les troubles digestifs, les thrombophlébites et la toxicité hépatique (de la simple élévation des transaminases à des hépatites fatales décrites avec la micafungine).

3.1.1.3. La flucytosine

- La flucytosine est une pro-drogue, analogue de la cytosine, transformée en 5-fluorouracil puis phos-phorylée et incorporée dans l'ARN du champignon et également capable d'inhiber la thymidylate synthétase. En raison du développement de résistance, elle est toujours utilisée en association avec un autre antifongique (amphotéricine B).
- Elle est très bien absorbée *per os* et présente une bonne diffusion, notamment dans le LCR, son élimination est rénale. Les effets indésirables s'expliquent par l'effet sur les acides nucléiques des cellules humaines : ils sont digestifs, hépatiques et hématologiques, nécessitant un suivi des concentrations plasmatiques.

3.1.2. Principales indications des antifongiques

- Les mycoses systémiques sont des maladies graves de l'immunodéprimé (immunosuppression de la greffe d'organe solide ou de moelle, infection par le VIH à un stade avancé, plus rarement déficits immunitaires congénitaux). Il y donc toujours un **contexte** particulier, évoquant la possibilité d'infections multiples, d'association de nombreux médicaments toxiques et d'interactions.
- Cela explique aussi la place des antifongiques systémiques dans le traitement empirique des neutropénies fébriles chez les patients profondément immunodéprimés et cytopéniques (ex. : greffe de moelle).

MOLÉCULES	PRINCIPALES INDICATIONS RECOMMANDÉES
Amphotéricine B Ampho B liposomale Ampho B complexe lipidique	Cryptococcose Candidémie, Mucormycoses, Aspergillose (2e ligne) Traitement empirique des neutropénies fébriles
Fluconazole	Candidoses (selon l'espèce) Cryptococcose
Itraconazole	Aspergillose Candidose
Voriconazole	Aspergillose (1re ligne) Candidoses invasives (2e ligne)
Posaconazole	Candidoses Aspergillose (2e ligne)
Isavuconazole	Aspergillose invasive et mucormycose (2e ligne)
Caspofungine Mycafungine Anidulafungine	Candidoses Traitement empirique des neutropénies fébriles
5-fluorocytosine en association à l'amphotéricine B	Cryptococcose

PNEUMOCYSTOSE PULMONAIRE

- **L'agent causal** (*Pneumocystis jiroveci* est classé parmi les champignons, mais les médicaments utilisés pour le traitement de la pneumocystose pulmonaire sont très différents de ceux des autres mycoses graves de l'immunodéprimé.
- **Il est fondamental de prescrire une prophylaxie primaire :** cotrimoxazole ou atovaquone, voire aérosols de pentamidine chez les sujets à risque, à savoir les immunodéprimés au sens large : infection par le VIH avec un taux de CD4 < 200/mm^3, greffés d'organes solides ou de moelle, patients sous chimiothérapies lymphopéniantes, immunosuppression « lourde » de maladies auto-immunes.
- **Le traitement de la pneumocystose pulmonaire est une urgence thérapeutique.** Il repose sur le cotrimoxazole à forte dose, par voie orale ou intraveineuse s'il existe des troubles de la conscience ou de la déglutition. En cas d'hypoxie sévère (PaO2 < 70 mmHg), une corticothérapie par voie orale (1 mg/Kg/jour) est associée pour une courte durée (10 jours). Avant la corticothérapie, il est nécessaire de « déparasiter » les patients originaires de zone d'endémie d'anguillule.
- **Le traitement d'attaque** est prescrit pour une durée de 21 jours et doit être suivi par une prophylaxie secondaire per os jusqu'à l'obtention d'une restauration immunitaire.
- **En cas d'allergie au cotrimoxazole,** le traitement fait appel à l'atovaquone par voie orale.

3.2. Traitements des mycoses superficielles

3.2.1. Pharmacologie

- Les antifongiques utilisés pour traiter les mycoses superficielles sont généralement utilisés par voie locale. De nombreuses préparations sont disponibles, à base d'antifongiques azolés, de polyènes , de terbinafine de ciclopiroxolamine.
- Dans certains cas (dermatophytoses étendues rebelles, onyxis), un traitement par voie orale est nécessaire).
- Les **azolés** utilisés pour traiter les mycoses superficielles présentent un faible passage systémique afin d'éviter les effets indésirables et les interactions médicamenteuses décrites plus haut. Cependant, le passage systémique de certains azolés, comme le miconazole, peut être responsable d'interactions médicamenteuses dépendant des conditions d'application.
- Par voie locale la **terbinafine** est bien tolérée, par voie orale elle expose à des troubles du goût, des troubles digestifs et de rares atteintes hématologiques et hépatiques, imposant une surveillance des transaminases.
- La **griseofulvine** est utilisée pour traiter les dermatophytes. Elle expose à des photodermatoses, des neuropathies et des troubles hématologiques, elle est également inductrice enzymatique.

A

3.2.2. Principales indications thérapeutiques

- Identifier l'agent causal est nécessaire (sauf dans la candidose orale du sujet porteur du VIH, où un traitement empirique est justifié d'emblée).

INDICATION	TRAITEMENT
Intertrigo à dermatophytes	Azolés, terbinafine, ciclopiroxolamine locaux
Dermatophytose rebelle	Griséofulvine ou terbinafine per os
Intertrigo candidosique	Azolés ou amphotéricine B locaux
Dermatophytose (peau glabre et plis)	Azolés locaux
Teignes	Griséofulvine per os
Onyxis à dermatophytes *traitement de plusieurs mois*	Vernis d'amorolfine ou de ciclopiroxolamine Urée + bifonazole Terbinafine per os si atteinte matricielle
Onyxis ou péri-onyxis à Candida	Polyènes locaux (recours possible au fluconazole per os)
Pytiriasis versicolor	Gel moussant de kétoconazole
Candidose buccale[1]	Polyènes, azolés en suspension Fluconazole per os selon le contexte
Candidose génitale	Formes gynécologiques de polyènes ou d'azolés

1. Penser aux facteurs favorisants : antibiothérapie, immunosuppression. Dans l'infection par le VIH : rechercher les signes d'atteinte œsophagienne.

A

4. Les antiparasitaires

4.1. Paludisme

4.1.1. Pharmacologie des antipaludéens

- Les antipaludéens utilisés dans l'accès palustre sont tous des **schizonticides sanguins**. Seule la primaquine présente une activité vis-à-vis des formes quiescentes intra-hépatique de *P. vivax*.

LES ANTIPALUDÉENS ET MODE D'ACTION		
		MODE D'ACTION
Dérivés quinoléiniques	Quinine Méfloquine	Interférence avec utilisation hémoglobine pour le parasite
Dérivés de l'artémisine	Artesunate Artéméther Dihydroartémisine	
Autres, en association	Proguanil	Inhibition acide folique du parasite
	Atovaquone	Inhibition des fonctions mitochondriales du parasite

EFFETS INDÉSIRABLES

- Les principaux effets indésirables des quinoléines et des dérivés de l'artémésinine sont leur toxicité cardiaque avec des allongements de l'espace QT et des troubles du rythme nécessitant un suivi électro- cardiographique.
- L'artéméther expose à une neurotoxicité.
- La quinine expose en plus, à des hypoglycémies, au cinchonisme à J2 (troubles digestifs, céphalées, acouphènes), à des troubles neurosensoriels, ainsi qu'à des neurotoxicités à fortes doses. La quinine est un médicament à marges thérapeutiques très étroites nécessitant un suivi des concentrations plasmatiques en cas d'administration par voie intraveineuse.
- La méfloquine expose à une toxicité neuro-psychiatrique imposant l'administration d'une première prise 10 jours avant le départ. Son utilisation prophylactique est contre-indiquée chez des patients présentant des troubles ou des antécédents de troubles neuropsychiatriques.
- L'atovaquone-proguanil expose à des troubles digestifs modérés.
- L'halofantrine est métabolisée par le 3A4, les interactions doivent être surveillées.
- La méfloquine et les dérivés de l'artémisinine sont à écarter au cours du 1er trimestre de grossesse.

4.1.2. *Prophylaxie*

- L'objectif de la prophylaxie est de réduire le risque d'accès palustre (et par conséquent la mortalité) à *P. falciparum*. La réduction du nombre de piqûres d'anophèles et la chimioprophylaxie sont les principaux axes d'action, mais aucune chimioprophylaxie n'est efficace à 100 %.

4.1.2.1. Réduction du nombre de piqûre d'anophèles

- Pour réduire le nombre de piqures : **vêtements** couvrants, moustiquaires, **répulsifs** cutanés sont des précautions importantes.

4.1.2.2. Chimioprophylaxie

- Un voyage se prépare : **consultation au voyageur**. Il faut se référer aux documents actualisés (Recommandations sanitaires pour les voyageurs du *Bulletin Épidémiologique Hebdomadaire* – BEH).
- Les molécules utilisées pour la chimioprophylaxie peuvent être utilisées chez l'enfant et chez la femme enceinte sauf la doxycycline qui est contre indiquée chez l'enfant de moins de 8 ans et pendant la grossesse quel que soit le terme.

MÉDICAMENT	SCHÉMA POSOLOGIQUE (ADULTE)
Atovaquone-proguanil	1 cp/ jour pendant le séjour en zone à risque et pendant 1 semaine après
Doxycycline	1 cp/ jour pendant le séjour en zone à risque et pendant 4 semaines après
Méfloquine	1 cp/ semaine à J-10, J-3 (pour s'assurer de la tolérance), pendant le séjour en zone à risque et pendant 3 semaines après

4.1.3. Traitement de l'accès palustre

4.1.3.1. Critères de gravité

- Le premier niveau de discussion est la classification de l'accès palustre, selon les critères de gravité : **un accès palustre grave (un seul critère suffit) doit faire l'objet d'une hospitalisation en réanimation.**
- Si l'accès n'est pas caractérisé comme grave, bien prendre en compte tout critère indiquant une hospitalisation (service des urgences puis service spécialisé).

4.1.4. Traitement de l'accès palustre à P. falciparum

- En cas d'accès palustre à *P. falciparum* la prise en charge est indiquée ci-dessous.

1er CAS : TRAITEMENT DE L'ACCÈS À P. FALCIPARUM SIMPLE	
DCI/COMPOSITION	**RANG DU CHOIX**
Atéméther-luméfanrine PO	1re intention
Dihydroatémisine-pipéraquine	
Quinine	IV si vomissements

2e CAS : TRAITEMENT DE L'ACCÈS À P. FALCIPARUM GRAVE	
DCI/COMPOSITION	**RANG DU CHOIX**
Artésunate, sol. inj. voie IV	1re ligne adulte et enfant
Quinine, sol. inj. voie IV	2e ligne ou en attente d'artésunate

Ne pas oublier les traitements symptomatiques, le traitement présomptif d'une co-infection bactérienne.

B

4.2. Toxoplasmose de l'immunodéprimé

- La circonstance de survenue est l'immunodépression du sida (CD4 < 100/mm^3) ou iatrogène (greffe de moelle…) : le plus souvent il s'agit d'une **toxoplasmose cérébrale.**
- Une **prophylaxie primaire** doit être instituée chez les sujets à risque : cotrimoxazole ou atovaquone.
- **Le traitement de référence** de la toxoplasmose cérébrale associe la pyriméthamine à la sulfadiazine. Il est nécessaire de prescrire une supplémentation en acide folinique pour prévenir l'hématotoxicité et une alcalinisation des urines (eau de Vichy) pour éviter les lithiases de sulfadazine. La durée du **traitement curatif d'attaque** est de 6 à 8 semaines. Il doit être suivi par un traitement d'entretien (**prophylaxie secondaire**), composée de la même association que le traitement d'attaque mais à demi-dose, et ce jusqu'à l'obtention d'une restauration immunitaire. En cas d'allergie à la sulfadiazine, l'alternative est la clindamycine, l'atovaquone peut aussi être proposée en cas d'intolérance à la clindamycine.

4.3. Traitement des principales parasitoses digestives

- Les parasites sont des eucaryotes avec un cycle de vie complexe. Les helminthes sont des vers qui peuvent être ronds (nématodes) ou plats (platyhelminthes). Les vers plats sont divisés en cestodes et trématodes.
- La plupart des médicaments utilisés contre les helminthes présentent une toxicité sélective pour le système nerveux des helminthes :

- **L'ivermectine** interfère avec les récepteurs au GABA à l'origine de la paralysie des activités pharyngées des nématodes et des arthropodes (sarcopte, poux, phtirius). Les effets secondaires sont rares et essentiellement dus au relargage antigénique : céphalée, fièvre, arthralgie, prurit, myalgie, œdème.
- **Le praziquentel et le niclosamide et le pamoate de pyrantel** tuent les vers plats et ronds en provoquant une paralysie spastique en une prise unique et sont très bien tolérés.
- **L'albendazole le flubendazole et le triclabendazole** inhibent la polymérisation de la tubuline de la plupart des métazoaires tissulaire tissulaires et intestinaux. L'albendazole joue un rôle central dans l'éradication de ces parasites. C'est une molécule très bien tolérée lors de traitements courts, en cas de traitement prolongé les effets indésirables sont hépatiques, digestifs et hématologiques.

- Les amibes (comme le plasmodium et les giardiases) sont des protozoaires, dont la prise en charge repose sur un traitement séquentiel utilisant le métronidazole comme anti-amibien diffusible suivi d'un traitement de 10 j avec des antiamibiens de contact destiné à traiter la colonisation intestinale et non absorbés : tiliquinol-tibro-quinol. Le métronidazole expose à peu d'effets indésirables à dose thérapeutique : goût métallique, effet antabuse, troubles gastroduodénaux.
- La prise en charge des parasitoses est indiquée dans le tableau ci-dessous :

> Ne pas oublier le « déparasitage » préventif des personnes à risque devant recevoir des immuno-suppresseurs !

SPOROZOAIRES		
TYPE DE PARASITE	**PATHOLOGIE**	**MÉDICAMENTS**
Amibes		
Entamoeba histolytica	Amœbose intestinale	Métronidazole, 7 jours puis tiliquinol, 10 jours
	Amœbose hépatique	Métronidazole, 10 j puis tiliquinol, /10 jours
Flagellés		
Giardia	Giardiose	Métronidazole, 5 jours, ou Albendazole ± retraitement à J15 (collectivités)

MÉTAZOAIRES		
TYPE DE PARASITE	**PATHOLOGIE**	**MÉDICAMENTS**
Vers plats (plathelmintes)		
Fasciola hepatica	Grande douve du foie (distomatose)	Troclabendazole en prise unique
Schistosomes	Bilharzioses	Praziquentel dose unique
Vers ronds (némathelminthes)		
Enterobius vermicularis	Oxyurose Traiter l'entourage	Flubendazole/Albendazole/Pyrantel dose unique à J1 et J15
Ascaris lumbricoides	Ascaridiose	Flubendazole/Albendazole/Pyrantel
Ancylostoma duodenale	Ankylostomose	Flubendazole/Albendazole – 3 j
Necator americanus		
Stongyloides stercoralis	Anguillulose	Ivermectine/Albendazole
Vers segmentés et plats (cestodes)		
Taenia saginata	Taeniasis	Niclosamide/Albendazole/Praziquantel
Taenia solium		
Taenia solium	Neuro-cysticercose	Albendazole/Praziquantel
Echinococcus granulosus	Hydatidose hépatique et pulmonaire	Albendazole et chirurgie
Echinococcus multilocaris	Echinococcose alvéolaire	

A

4.4. Traitement des ectoparasites

- **Prise en charge d'une ectoparasitose.**
- **Pédiculoses :**
  - Le traitement des pédiculoses (corporelle et cuir chevelu) vise à éliminer les parasites adultes et les lentes, par l'application locale du traitement (lotion+++). Les lotions à base de diméticone, qui tue les poux par asphyxie physique présentent une efficacité similaire sans entraîner de résistance aux insecticides à base de pyréthrines et les dérivés organosphosphorés comme le malathion.
  - Le traitement du poux du pubis (phtirose ou morpion) repose sur l'association butoxide de piperonyle + pyrèthre. Attention : c'est une IST !
  - Le traitement des poux nécessite une seconde application 7 jours après.
- **Gale :**
  - Le traitement de la gale repose en première intention sur l'utilisation de l'ivermectine : une prise *per os* à renouveler à 7 jours.

> Ne pas oublier la désinfection des vêtements, du linge, de la literie, ni le traitement de l'entourage pour la pédiculose du cuir chevelu et le/la partenaire pour les poux du pubis.

Bibliographie

1. Pilly, Maladies infectieuses et Tropicales, 2020, 27e édition, CMIT, Editions Alinéa Plus
2. Pilly Etudiant 2021, CMIT, Editions Alinéa Plus
3. Prise en charge médicale des personnes vivant avec le VIH. Recommandations du groupe d'experts, sous la direction du Pr Philippe Morlat et sous l'égide du CNS et de l'ANRS. Rapport actualisé disponible sur le site du Conseil National du Sida : https://cns.sante.fr/actualites/prise-en-charge-du-vih-recommandations-du-groupe-dexperts/
4. Recommandations AFEF pour l'élimination de l'infection par le virus de l'hépatite C en France. Association française pour l'étude du foie. Disponible sur le site de l'AFEF : http://www.afef.asso.fr/ckfinder/userfiles/files/recommandations-textes-officiels/recommandations/VF%20INTERACTIF-%20RECO-VHC%20AFEF%20v2103.pdf

FICHE DE SYNTHÈSE

1. **Traitement des *Herpesviridae* :**
   - La seule indication de grande urgence pouvant nécessiter de connaître les posologies est l'encéphalite herpétique.
2. **Antirétroviraux :**
   - Le traitement de référence est une **trithérapie** ;
   - L'observance du traitement conditionne sa réussite et prévient l'émergence des mutations de résistance, qui sont définitives et **l'éducation thérapeutique du patient** est un élément important de la prise en charge globale ;
   - Les inhibiteurs de protéase « boostés » par le ritonavir sont source de multiples **interactions médicamenteuses** (la rifampicine est contre-indiquée).
3. **Pneumocystose :** le médicament de référence est le triméthoprime-sulfaméthoxazole.
4. **Mycoses systémiques :** bien distinguer candidose, aspergillose et cryptococcose avec leurs approches thérapeutiques spécifiques.
5. **Paludisme :**
   - Connaître le traitement de l'accès grave ;
   - Savoir prescrire une prophylaxie et les mesures d'accompagnement ;
   - Savoir accéder aux informations épidémiologiques.
6. **Toxoplasmose de l'immunodéprimé :**
   - Le cas typique est la toxoplamose cérébrale au cours du sida ;
   - Maîtriser les concepts de prophylaxie primaire (sujets à risque), de traitement d'attaque et de prophylaxie secondaire.
7. **Parasitoses digestives :**
   - Savoir manier l'albendazole.

Principales situations de départ en lien avec les items 330-1 et 177 : « Principales classes d'antibiotiques, d'antiviraux, d'antifongiques et d'antiparasitaires »

Situation de départ	Descriptif
255. Prescrire un anti-infectieux	Critères de choix des antibiotiques. Indications des antiviraux, des antifongiques et des antiparasitaires.
262. Prise en charge d'un accès palustre	Urgence médicale. Traitement de l'accès grave en réanimation. Place centrale des dérivés de l'artémisine.
263. Prise en charge d'une ectoparasitose	Traitement personnel et collectif. Traitement local (pédiculoses) ou per os (gale). Traitement du linge et literie.
291. Suivi d'un patient immunodéprimé	Dans le cas de l'infection par le VIH : – Traitement antirétroviral indiqué chez tous les patients. – Prophylaxie par le cotrimoxazole si CD4 < 200/µl.
302. Consultation aux voyageurs	Savoir où trouver les informations (BEH). Chimio prophylaxie antipaludique et protection contre les piqûres d'anophèles.

Chapitre 34

Anti-inflammatoires stéroïdiens (AIS). Les corticoïdes

Prescription et surveillance

Pr Serge Perrot
Centre de la Douleur et d'Éducation Thérapeutique,
Hôpital Cochin, Université Paris-Descartes

OBJECTIFS : N° 330-2A

➔ Prescription et surveillance des classes de médicaments les plus courantes chez l'adulte et chez l'enfant, hors anti-infectieux (voir item 177).

➔ Connaître le bon usage des principales classes thérapeutiques.

➔ Anti-inflammatoires stéroïdiens

PLAN

Rang	Rubrique	Intitulé	Descriptif
A	Prise en charge	Anti-inflammatoires non stéroïdiens et corticoïdes par voie générale ou locale : connaître les mécanismes d'action, indications, effets secondaires interactions médicamenteuses, modalités de surveillance et principales causes d'échec	

Les situations de départ sont listées à la fin du chapitre.

A 1. Caractéristiques générales des glucocorticoïdes

Il faut différencier :

– le composé naturel = hydrocortisone, synthétisé par la surrénale à raison de 20 mg/j, c'est l'hormone du stress ;

– les composés de synthèse (substitution et hydroxylation) : corticoïdes, à action anti-inflammatoire, immunosuppressive et anti-allergique.

1.1. Propriétés des anti-inflammatoires stéroïdiens

UTILISATION DES CORTICOÏDES DE SYNTHÈSE :

- Action anti-inflammatoire : rhumatismes, cancer.
- Action immunosuppressive : lupus, connectivites, sclérose en plaques...
- Action anti-allergique : œdème de Quincke, choc anaphylactique.
- Action générale : soins palliatifs et soins de support (anti-émétique, orexigène, antalgique).

1.1.1. *Action anti-inflammatoire*

- Les corticoïdes sont des anti-inflammatoires très puissants, utilisés depuis 1948. Ce sont des dérivés de synthèse de la cortisone, par modification chimique : substitution et hydroxylation. **Par définition la puissance anti-inflammatoire du composé naturel, la cortisone est égale à 1.**
- Le pouvoir anti-inflammatoire des corticoïdes est parallèle à leur pouvoir freinateur de l'axe hypo-thalamo-hypophysaire. Certains dérivés ont également un pouvoir minéralocorticoïde à l'origine d'une rétention hydrosodée (*cf.* tableau).

1.1.2. *Action anti-allergique et immunosuppressive*

- À côté de leurs propriétés anti-inflammatoires, les corticoïdes ont une activité anti-allergique et immunosuppressive, souvent pour des doses plus élevées que les doses anti-inflammatoires.

Tableau 1. ÉQUIVALENCE DE L'ACTIVITÉ ANTI-INFLAMMATOIRE DES DIFFÉRENTS CORTICOÏDES

	DURÉE D'ACTION	NOM DE SPÉCIALITÉ	ACTIVITÉ ANTI-INFLAMMATOIRE	PUISSANCE ANTI-INFLAMMA-TOIRE	PUISSANCE MINÉRALO-CORTICOÏDE
Cortisone	C	Cortisone®	25 mg*	0,8	0,8
Hydrocortisone	C	Hydrocortisone®	20 mg	1	1
Prednisone (a)	I	Cortancyl®	5 mg	4	0,8
Prednisolone (a)	I	Solupred®	5 mg	4	0,8
Methylprednisolone	I	Médrol®	4 mg	5	0,5
Triamcinolone (b)	I	Kenacort®	4 mg	5	0
Paraméthasone	L	Dilar®	2 mg	10	0
Bêtaméthasone	L	Celestène® Betnesol®	0,75 mg	25	0
Dexaméthasone (b)	L	Decadron® Dectancyl®	0,75 mg	30	0
Cortivazol	L	Altim®	0,30 mg	50	0

* Formes orales équivalentes pour 1 cp de 5 mg de prednisone.
Durée d'action C : Courte (8-12 h), I : Intermédiaire (12-36 h), L longue (36-72 h).
(a) Forte rétention hydro-sodée.
(b) Dérivés fluorés : risque important d'amyotrophie.

1.2. Principaux effets indésirables

- La plupart des effets indésirables des corticoïdes sont liés à leurs propriétés pharmacologiques.
- Leur fréquence et leur gravité dépendent de la posologie quotidienne, de la durée du traitement, de la voie d'administration et du composé utilisé, mais aussi d'une susceptibilité individuelle et du contexte pathologique.
- Un certain nombre d'effets indésirables peuvent être prévenus par des mesures associées, à ne pas négliger, mais qui ne reposent pas toutes sur des données validées.
- **Syndrome de Cushing iatrogène :** redistribution des lipides au niveau de la face, oedèmes avec rétention d'eau, hypokaliémie, augmentation de la tension artérielle, aggravation d'un diabète, atrophie, faiblesse et fatigabilité musculaires, troubles du cycle menstruel, arrêt ou ralentissement de la croissance chez l'enfant.

1.2.1. Complications hydro-électrolytiques

- **Hypokaliémie :** variable, souvent aux fortes doses.
- **Rétention hydrosodée :** œdèmes, augmentation de la pression artérielle, surtout au-dessus de 20 mg d'équivalent prednisone /jour.
- ***Mesures correctrices :***

Apport en potassium non systématique. Ne pas proposer de régime désodé, sauf si très fortes doses et patient insuffisant cardiaque.

1.2.2. Complications métaboliques

- **Diabète :**

Les corticoïdes augmentent le métabolisme glucidique, notamment chez les personnes prédisposées avec surpoids, diabète familial, et si sujet âgé. Les corticoïdes induisent une hyperglycémie, voire un diabète qui peut persister à l'arrêt de la corticothérapie.

- **Catabolisme protidique : le syndrome d'hypercorticisme iatrogène**

Atrophie cutanée, vergetures, fonte musculaire, raréfaction de la trame osseuse et redistribution des graisses avec un faciès dit « cushingoïde » et une bosse de graisse au niveau de la nuque ou « buffalo neck ».

- ***Mesures correctrices :***

La restriction calorique peut être proposée chez l'obèse ou en cas de diabète familial connu. Tous les patients traités ne doivent pas être mis sous régime de type diabétique, seuls les patients à risque le nécessitent.

Il faut surtout réduire les facteurs de risque cardiovasculaire : dyslipidémie, tabac, HTA.

1.2.3. Complications osseuses : Ostéoporose et ostéonécrose

On observe une perte osseuse qui peut aller de 4 à 10 % par an lors des traitements à forte dose, surtout à l'instauration des traitements prolongés (dans les 6 premiers mois).

MÉCANISMES D'ACTION DE L'OSTÉOPOROSE INDUITE PAR LES CORTICOÏDES :

- Activation des ostéoclastes (augmentation de la résorption osseuse).
- Diminution de l'action des ostéoblastes (réduction de la formation).
- Diminution de l'absorption intestinale du calcium et de la réabsorption tubulaire du calcium.
- Diminution de la transformation de la vitamine D en composé actif (réduction de l'hydroxylation en 25 OHD3) avec hyperparathyroïdie réactionnelle.
- Augmentation du catabolisme azoté et diminution de la trame protéique de collagène, surtout au niveau de l'os trabéculaire (vertébral).

- **Les personnes les plus à risque d'ostéoporose cortico-induite sont :**
  - les personnes âgées et les femmes ménopausées ;
  - les personnes prenant de fortes doses prolongées : > 7,5 mg/j d'équivalent prednisone pendant plus de 3 mois.
- ***Mesures correctrices :***
  - *traitement préventif de l'ostéoporose par bisphosphonates si durée > 3 mois et dose > 7,5 mg/j ; si T Score bas < -2,5 DS à au moins un site ou si antécédent de fracture ostéoporotique. Traitement par tériparatide également possible mais remboursé seulement si au moins deux fractures vertébrales ;*
  - *apports de calcium suffisants (> 1 g/j), apports de vitamine D pour éviter hyperparathyroïdie secondaire.*

- **L'ostéonécrose aseptique :**

Elle se voit essentiellement avec des doses élevées elle peut être précoce, elle peut toucher toutes les épiphyses et notamment la hanche.

1.2.4. Complications musculaires

- **Myopathie proximale** : on trouve une amyotrophie proximale portant notamment sur les quadriceps pouvant s'installer dès les 2 premiers mois de traitement. Les muscles sont remplacés par un tissu graisseux qui peut masquer l'amyotrophie. L'atteinte musculaire gène la marche, augmente le risque de chute et le risque fracturaire.
- ***Mesures correctrices :***

La kinésithérapie et l'exercice physique doivent être proposés lors d'une prescription de corticoïdes au long cours. Il n'existe pas de traitement protégeant les muscles.

1.2.5. Chez l'enfant : retard de croissance

- Par voie systémique les corticoïdes entraînent un retard de croissance chez l'enfant, avec une cassure de la courbe de croissance.
- ***Mesures correctrices :***

Privilégier les prises un jour sur deux pour limiter le freinage central.

1.2.6. Complications digestives

- Les corticoïdes entraînent beaucoup moins de risques de saignement et d'ulcères digestifs que les AINS. L'association à des AINS n'est pas souhaitable car elle augmente le risque d'ulcères. Les ulcères sous corticoïdes sont essentiellement gastriques.
- ***Mesures correctrices :***

En cas d'antécédent récent d'ulcère, d'ulcère récidivant ou association avec AINS, une protection par les inhibiteurs de la pompe à protons est à discuter, mais elle ne doit pas être systématique.

1.2.7. Complications neuropsychiques

- Effets psycho-stimulants voire euphorisants, à l'origine d'une insomnie, d'une agitation motrice avec boulimie et d'une hyperactivité. Ils peuvent entraîner des décompensations d'états maniaques chez certains patients, voire des psychoses hallucinatoires.
- État anxio-dépressif, plutôt au long cours.
- Les effets psychiques surviennent chez 80 % des patients ayant plus de 80 mg/j d'équivalent prednisone.
- ***Mesures correctrices :***
  - *éviter les prises en fin de journée ;*
  - *contre-indication si certains troubles psychiatriques sous-jacents ne sont pas équilibrés : les corticothérapies sont à risque chez des patients ayant une maladie psychotique non équilibrée.*

1.2.8. Complications ophtalmologiques : cataracte et glaucome

- La cataracte même si elle n'est pas une contre-indication est souvent aggravée par le traitement. De même un glaucome peut être déséquilibré.

1.2.9. Complications dermatologiques

- Acné du visage et du dos, vergetures abdominales et sur les cuisses, fragilité vasculaire, atrophie cutanée, hématomes ou ecchymoses disproportionnés par rapport à l'intensité du choc, retard de cicatrisation.

1.2.10. *Complications obstétricales exceptionnelles*

- Les corticoïdes n'ont pas d'effet tératogène pour l'embryon, ils sont mieux tolérés que les AINS et peuvent être utilisés à tous les trimestres de grossesse.
- La prednisone et la prednisolone passent peu la barrière placentaire, à privilégier pendant la grossesse au contraire de la dexaméthasone, que l'on proposera si l'on veut avoir une action sur mère et sur fœtus.

1.2.11. *Complications infectieuses*

- Les infections sont liées à l'effet immunosuppresseur des corticoïdes, à partir de 20 mg/j, au long cours.
- **On observe :**
  - reviviscence d'une infection latente : tuberculose, toxoplasmose, anguillulose, herpès, zona ;
  - surinfection, qui peut passer inaperçue car les corticoïdes réduisent la réaction inflammatoire.
- ***Mesures correctrices :***
  - *RX Thorax peut être conseillée avant corticothérapie ;*
  - *examen parasitologique des selles systématique chez un patient ayant séjourné en zone infestée.*

1.2.12. *Effets secondaires hématologiques*

- hyperleucocytose à polynucléaires,
- lymphopénie transitoire, surtout après bolus de corticoïdes, à connaître.

A 2. Modalités de prescription et surveillance

MODALITÉS DE PRESCRIPTION DES CORTICOÏDES :

- **Par voie générale :**
  - en cure courte inférieure à 15 jours par définition ;
  - en cure prolongée de plus de 3 mois ;
  - à part : les injections IV de fortes doses de 500 à 1 000 mg de méthylprednisolone, dites « bolus », le plus souvent administrées 3 jours consécutifs par voie veineuse, dans les situations de grande urgence. Ces injections sont généralement relayées par une corticothérapie orale autour de 0,5 mg/kg/j.
- **Par voie locale :** la corticothérapie locale a de nombreuses indications, parmi les principales citons les indications :
  - dermatologiques sous forme de crèmes, pommades, lotions ;
  - pneumologiques : corticothérapie inhalée par aérosolthérapie ;
  - ophtalmologiques collyres d'action locale dans le traitement des uvéites par exemple ;
  - rhumatologiques : infiltrations intra ou péri-articulaires.

- Le développement des traitements locaux a pour objectif de limiter les effets indésirables des corticoïdes administrés par voie générale, toutefois un passage systémique reste possible et pose des problèmes en cas d'utilisation prolongée notamment chez l'enfant, où le retard de croissance est une préoccupation.

BILAN PRÉ-THÉRAPEUTIQUE

- **Dans tous les cas :** poids, taille, pression artérielle.
  Rechercher l'existence d'un diabète, d'une maladie psychiatrique, d'une HTA, d'un ulcère gastrique évolutif, d'un épisode infectieux récent ou en cours de traitement.
- **Avant traitement prolongé** : RX thorax, recherche de foyers infectieux, examen parasitologique des selles (si séjour en région tropicale).

2.1. Utilisation des corticoïdes en cure courte

- La « cure courte » a pour objectif d'utiliser les propriétés anti-inflammatoires majeures de ces médicaments pour prendre en charge les affections aiguës dont les symptômes principaux sont liés à l'inflammation et qui peuvent menacer le pronostic vital du fait de l'œdème qui en résulte comme dans les laryngites, épiglotites, asthme aigu grave par exemple.

CORTICOÏDES EN CURE COURTE :

- Par définition la durée de ce traitement n'exède pas 5 à 15 jours consécutifs.
- La posologie est souvent élevée en traitement d'attaque de l'ordre de 1 à 2 mg/kg/j d'équivalent prednisone.

- **Il n'existe pas de contre-indication absolue à l'utilisation des corticoïdes.**

  Il faudra essentiellement vérifier le risque de décompensation sur un mode maniaque ou mélancolique d'une maladie psychiatrique, un diabète latent et une infection sous-jacente (herpès, varicelle, anguillulose).

- **Conduite du traitement**

  Au bout d'une dizaine de jours (souvent moins), alors que les symptômes se sont améliorés, le traitement peut être arrêté brutalement sans risque pour la surrénale ; par contre un rebond de la maladie est toujours possible si celle-ci n'est pas guérie.

  Dans cette situation le traitement peut être donné en 2 prises quotidiennes pour améliorer la couverture des 24 heures, mais une prise en fin de journée peut favoriser une insomnie.

2.2. Utilisation des corticoïdes en cure prolongée

On définit par corticothérapie prolongée un traitement de plus de 3 mois d'au moins 7,5 mg/jour d'équivalent prednisone.

2.2.1. *Le choix du corticoïde*

- Il correspond à un compromis entre ses propriétés freinatrices de l'axe hypothalamo-hypophysaire et son pouvoir de rétention hydrosodée.
- Plus il est anti-inflammatoire plus il est freinateur et moins il entraîne de rétention hydrosodée. La prednisone réalise un bon compromis entre les 2 risques (*cf.* **tableau 1**).

2.2.2. *La posologie*

- Elle est variable en fonction de l'indication :
  - Polyarthrite rhumatoïde : 0,1 mg/kg ;
  - Lupus, connectivites, Horton : 1-2 mg/kg/j en phase d'attaque ;
  - Cure courte : 40 à 60 mg pendant 5 jours, puis décroissance en 4 jours.

2.2.3. *Nombre de prises quotidiennes*

- En général, une prise par jour le matin vers 8 h, pour réduire le risque de freination hypothalamo-hypophysaire. Cet horaire correspond au pic de sécrétion endogène de cortisol par l'organisme, l'administration d'une forte dose à cette heure est moins frénatrice.
- En termes d'efficacité, 2 prises par jour sont plus performantes car il y a une réduction de l'effet au bout de 16 heures avec reprise de la symptomatologie au petit matin.
- Par contre la multiplication des prises augmente la freination de l'axe hypothalamo-hypophysaire.

2.3. Modalités d'arrêt de la corticothérapie au long cours

- Si le traitement a duré plus de 3 mois à une posologie > à 7,5 mg/j d'équivalent prednisone, l'arrêt doit être lentement progressif pour éviter en début de traitement une reprise évolutive de la maladie au même niveau voire à un niveau plus élevé qu'initialement dit « rebond évolutif ».
- Aux posologies inférieures à 5 mg de prednisone, le risque lié à l'arrêt est celui de l'insuffisance surrénale en cas d'accident intercurrent dû à l'atrophie des glandes surrénales qui s'est installée progressivement par freination de l'axe hypothalamo-hypohysaire et l'absence de sécrétion de l'ACTH *(adreno corticotrophine releasing hormone)* induite par l'apport exogène de corticoïdes.

Aucun schéma d'arrêt des corticoïdes n'est validé.

- **On peut proposer le schéma suivant :**
  - à fortes posologies diminuer de 10 mg tous les 7 à 15 jours une fois les manifestations inflammatoires contrôlées ;
  - autour de 30 mg/j, diminuer de 5 mg tous les 15 jours environ ;
  - à partir de 15 mg la diminution sera encore plus progressive de l'ordre de 2,5 mg tous les 15 jours ;
  - palier à 10 mg ;
  - à 10 mg, la décroissance doit être encore plus lente de l'ordre de 1 mg tous les 15 jours à 3 semaines.

FACTEURS DE RISQUE D'INSUFFISANCE CORTICOTROPE POST-CORTICOTHÉRAPIE :

- Posologie : le risque est faible pour des doses journalières < 7,5 mg/j.
- L'horaire des prises : une prise en fin de journée est plus frénatrice, de même qu'une prise 2 fois/jour.
- La durée du traitement va entraîner une atrophie des surrénales progressive.
- L'âge : les enfants et les personnes âgées sont plus sensibles.
- La susceptibilité individuelle.

- **Problème de la corticodépendance (rebond de la maladie ou d'autres symptômes à l'arrêt) :** les corticoïdes sont susceptibles d'induire une dépendance physique et psychique que la réduction progressive des doses permet de réduire au maximum. Il ne faut pas oublier l'état d'euphorie induit par les corticoïdes chez certaines personnes.

2.4. Interactions médicamenteuses

- **La prise concomitante d'inducteurs enzymatiques** (rifampicine, phénytoïne, phénobarbital, carbamazépine, millepertuis, griséofulvine, méprobamate) avec les corticoïdes ou la cortisone entraîne une diminution de leur efficacité, qui peut être grave en cas de transplantation d'organe ou de traitement d'une maladie auto-immune, et chez les addisoniens traités par l'hydrocortisone.

Conclusion

- Les corticoïdes sont des médicaments extrêmement prescrits, d'une grande utilité mais dont le maniement est délicat. La connaissance de tous les effets latéraux permet une meilleure prévention et donc une meilleure tolérance.

Tableau 2. EFFETS INDÉSIRABLES DES CORTICOÏDES		
EFFET INDÉSIRABLE		**CORRECTION**
Insuffisance surrénale	Aiguë : lors du sevrage d'une corticothérapie prolongée ou lors d'un épisode de stress physique intercurrent	– Éventuellement port d'une carte si corticothérapie chronique au long cours, – Substitution par hormone naturelle lors du sevrage en dessous de 7,5 mg/j
Troubles hydro-électrolytiques	Hypokaliémie	– Apport potassium non systématique, chlorure de potassium 1 à 4 g/j selon dose et durée – Faire ECG avant bolus pour dépister troubles du rythme et risque de torsade de pointe
	Rétention hydrosodée	– Régime hyposodé
Troubles métaboliques glucidiques et lipidiques	Prise de poids : obésité facio-tronculaire, Diabète induit	– Pas de mise systématique sous régime diabétique, seuls les patients à risque le nécessitent (obèse, antécédent familial) – Insulinothérapie transitoire
	Troubles lipidiques Augmentation du cholestérol et des triglycérides	Surveillance du poids, règles diététiques, réduction des apports lipidiques
	Lipomatose ou lipodystrophie : facio-tronculaire (bosse de bison), épidurale	Surveillance du poids, règles diététiques
Complications osseuses	Perte osseuse : ostéoporose à prédominance trabéculaire, dès le début du traitement, liée à la dose (réduction de la formation osseuse)	– Dépister personnes à risque par densitométrie osseuse – Privilégier activité physique – Bisphosphonates si corticoïdes > 3 mois et dose > 7,5 mg/j ; – Apports de calcium suffisants (1,1 g/j), – Vitamine D – Tériparatide en deuxième intention
	Ostéonécrose, aux doses élevées sur toutes les épiphyses (tête fémorale, humérale...)	Éviter les fortes doses si possible
Complications phospho-calciques	Fuite de calcium urinaire, blocage de l'absorption de la vitamine D, blocage de l'absorption digestive du calcium	Substitution en vitamine D, apports calciques suffisants
Complications cardiovasculaires	Poussée hypertensive Rétention hydro-sodée, hypervolémie, Si facteur favorisant : risque d'insuffisance ventriculaire gauche, œdème pulmonaire	– Régime peu salé – Traitement hypotenseur : IEC, inhibiteurs calciques (éviter diurétiques hypokaliémiants)

Complications musculaires	Myopathie proximale Avec déficit fonctionnel	Kinésithérapie, rééducation Apports protidiques
Complications digestives	Moins de risque de saignement et d'ulcère digestifs qu'avec AINS. Surtout ulcère gastrique Éviter association aux AINS.	Si antécédent d'ulcère, d'ulcère récidivant ou d'association avec AINS, inhibiteurs de la pompe à protons à discuter (pas systématique)
Complications neuropsychiques	Psycho-stimulants, Euphorisants, Insomnie, Agitation motrice Boulimie, hyperactivité. Décompensations d'états maniaques État anxio-dépressif, au long cours.	– Éviter prises en fin de journée – Contre-indication relative si troubles psychiatriques psychotiques
Complications ophtalmologiques	Cataracte postérieure Glaucome à angle ouvert	– Mesurer la pression oculaire – Chirurgie cataracte si besoin
Complications dermatologiques	Acné, vergetures, fragilité vasculaire, atrophie cutanée, hématomes ou ecchymoses, retard de cicatrisation, hirsutisme	– Crèmes hydratantes – Cicatrisation des lésions cutanées
Complications infectieuses	Immunodépression: reviviscence d'une infection latente : tuberculose, toxoplasmose, anguillulose, herpès, zona	– RX Thorax peut être conseillée avant corticothérapie – Examen parasitologique des selles systématique chez un patient ayant séjourné en zone infestée.
Complications hématologiques	Hyperleucocytose à polynucléaires, Lymphopénie transitoire, après bolus, portant sur lymphocytes T	
Complications pédiatriques	Retard de croissance Cassure de la courbe de croissance	Privilégier les prises alternées un jour sur deux, pour limiter le freinage central.

Bibliographie

- POUR EN SAVOIR PLUS
  - Le Jeunne C., Pharmacologie des glucocorticoides, Presse Med. 2012 ; 41(4) : 370-7.
  - Chagnon A., La corticothérapie générale, Concours médical 2001 ; 123 : 971-3.

FICHE DE SYNTHÈSE

1. Les anti-inflammatoires stéroïdiens ou glucocorticoïdes ont 3 propriétés : anti-inflammatoire, anti-allergique et immuno-modulatrice.

2. Les faibles doses sont surtout anti-inflammatoires : 0,1 mg/kg et les fortes doses immunosuppressives : 1-2 mg/kg.

3. Il n'existe pas de contre-indication absolue aux corticoïdes.

4. Le traitement doit toujours se faire à la dose la plus faible et la durée la plus courte pour éviter les complications.

+++ LE COUP DE POUCE DE L'ENSEIGNANT

- Bien différencier les effets indésirables lors des cures courtes et prolongées.
- Penser à l'insuffisance surrénalienne à l'arrêt des traitements prolongés : le diagnostic est d'abord clinique.
- Penser à la prévention de l'insuffisance surrénalienne aiguë en cas de complication et de stress chez un patient traité au long cours, le risque apparaît en dessous de 10 mg/j.
- Appliquer les mesures hygiénodiététiques validées.
- L'hyperleucocytose sous corticoïdes n'est pas le témoin d'une infection.
- Penser à dépister une tuberculose et une anguillulose (selon terrain) avant traitement prolongé.

Principales situations de départ en lien avec l'item 330-2A : « Anti-inflammatoires stéroïdiens (AIS). Les corticoïdes »

Situation de départ
En lien avec la prise en charge aiguë et chronique
251. Prescrire des corticoïdes par voie générale ou locale
En lien avec les situations diverses
342. Rédaction d'une ordonnance/d'un courrier médical 354. Évaluation de l'observance thérapeutique

Chapitre 35

Anti-inflammatoires non stéroïdiens (AINS)

Prescription et surveillance

Pr Marc Bardou*, Pr Philippe Bertin,**
* Service de Pharmacologie Médicale, Service d'Hépato-Gastroentérologie & CIC INSERM 1432, CHU de Dijon
** Service de Rhumatologie et Centre de la Douleur, CHU de Limoges

OBJECTIFS : N° 330-2B

- Prescription et surveillance des classes de médicaments les plus courantes chez l'adulte et chez l'enfant, hors anti-infectieux (voir item 177).
- Connaître le bon usage des principales classes thérapeutiques.
- Anti-inflammatoires non stéroïdiens

PLAN

Rang	Rubrique	Intitulé	Descriptif
A	Prise en charge	Anti-inflammatoires non stéroïdiens et corticoïdes par voie générale ou locale : connaître les mécanismes d'action, indications, effets secondaires interactions médicamenteuses, modalités de surveillance et principales causes d'échec	

Les situations de départ sont indiquées en violet et en gras et listées à la fin du chapitre.

A

1. Définitions

1.1. Anti-inflammatoires non stéroïdiens

- **Les anti-inflammatoires non stéroïdiens (AINS) sont des médicaments symptomatiques à action rapide qui ont des propriétés analgésiques, antipyrétiques et anti-inflammatoires.**
- Ils représentent en moyenne environ 4 % des prescriptions médicamenteuses.
- **Malgré leur hétérogénéité chimique, ils ont un mode d'action commun** : diminution de la production tissulaire des prostaglandines (PG) et thromboxanes (TX), par inhibition de la cyclo-oxygénase (COX) dont il existe deux principales isoformes (COX-1 et COX-2) (**Figure 1**). Les effets indésirables (gastro-toxicité ; effets sur le rein) seraient le fait de l'inhibition de la COX-1, alors que les propriétés thérapeutiques dépendraient de l'inhibition de la COX-2.

Figure 1. Cibles d'action des anti-inflammatoires

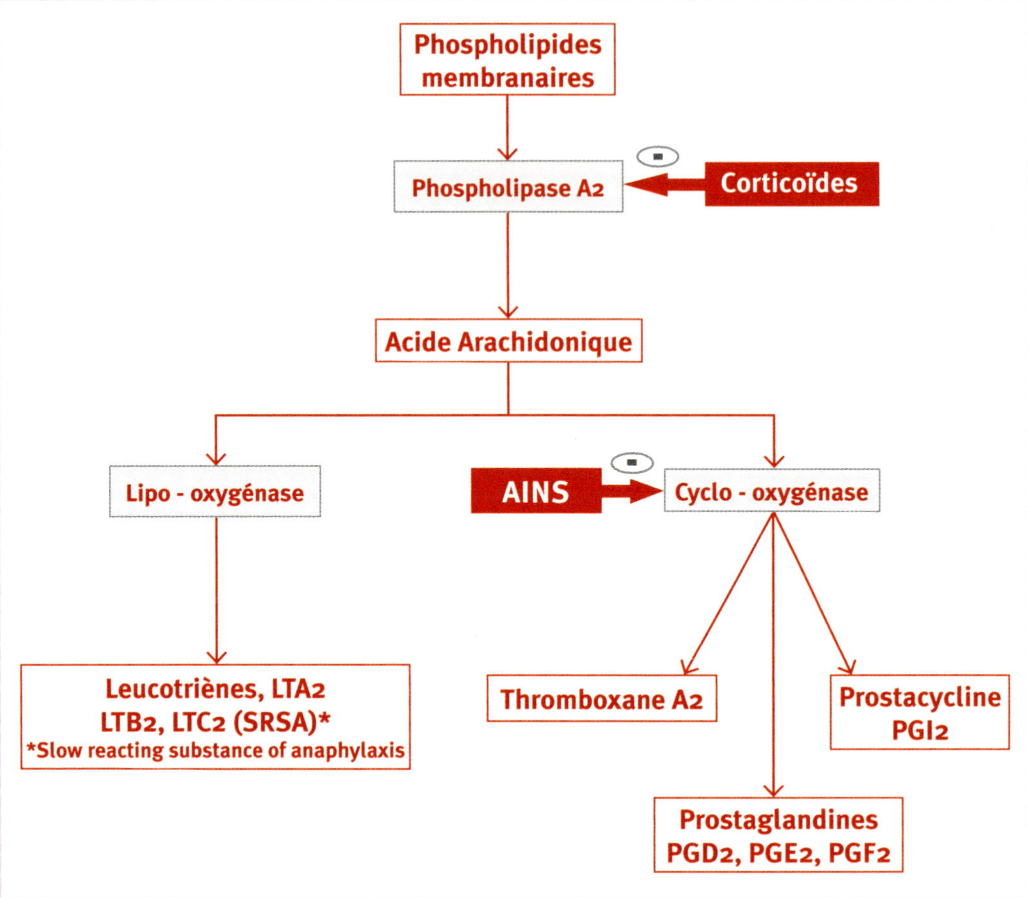

- **Les prostaglandines** exercent une action purement locale. Mais leur distribution quasi ubiquitaire leur permet d'intervenir dans de nombreux processus physiologiques et pathologiques. Leur production peut être stimulée dans certaines conditions en particulier lors de processus inflammatoires.
- **Le mécanisme d'action** par blocage sélectif de la COX explique une partie des effets indésirables (type manifestations allergiques) liées à l'augmentation compensatrice de la production de leucotriènes, la lipo-oxygénase n'étant pas bloquée **(Figure 2)**.
- **Nous regroupons ici les AINS proprement dits et les salicylés,** car ils possèdent des effets thérapeutiques et des effets indésirables proches.
- **Les effets indésirables des AINS** sont centrés sur les complications digestives, rénales et cardiaques. Ces effets indésirables ont été longuement rediscutés, tant pour les AINS classiques que pour les inhibiteurs sélectifs de la COX-2 (Coxibs). Ils ont conduit à plusieurs évaluations et recommandations.

Figure 2. Mécanismes d'action des AINS

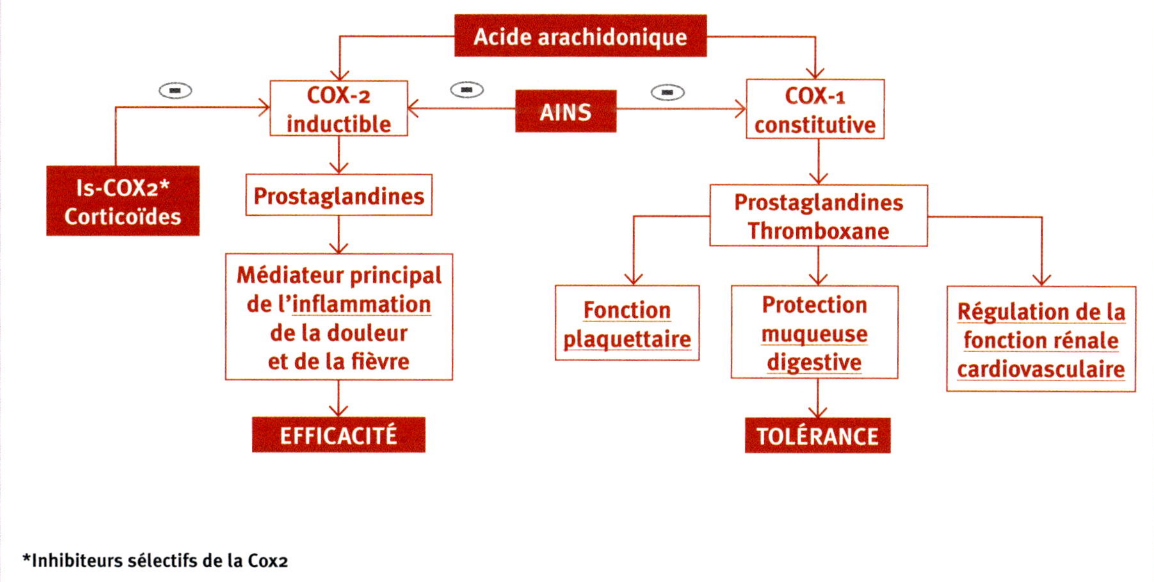

A

2. Prescription et surveillance d'un traitement par anti-inflammatoires non-stéroïdiens

2.1. Classifications des AINS

- La classification chimique des AINS n'a aucun impact sur les décisions thérapeutiques.
- Les AINS sont répartis en grande famille avec les Salicylés, les Indoliques, les Arylcarboxyliques, les Oxicams, les Fénamates, les Sulfonanilides, et les Coxibs (Inhibiteurs préférentiels de Cox-2).

2.2. Propriétés thérapeutiques

2.2.1. *Action antipyrétique*

- Les AINS diminuent la fièvre quelle qu'en soit l'origine : infectieuse, inflammatoire ou néoplasique, par action sur les centres thermorégulateurs de l'hypothalamus. À l'inverse de ce qui est observé avec le paracétamol, une diminution de la température peut être observée même en l'absence de fièvre, en particulier avec l'aspirine à dose anti-inflammatoire.

2.2.2. *Action antalgique*

- **Les AINS sont efficaces sur un large éventail de douleurs aiguës ou chroniques :**
  - **aigus : pathologies ostéo-articulaires aiguës, douleurs dentaires, post-opératoires, post-traumatiques, céphalées ou migraines, coliques néphrétiques, pathologie ORL, dysménorrhée,** etc. ;
  - **chroniques : affections rhumatologiques inflammatoires ou dégénératives, douleurs néoplasiques.**

2.2.3. *Action anti-inflammatoire*

- L'effet anti-inflammatoire porte essentiellement sur la composante vasculaire de l'inflammation qui se manifeste par la tétrade : œdème, rougeur, chaleur et douleur. Elle est mise à profit au cours des accès aigus microcristallins (goutte, chondrocalcinose) et des rhumatismes inflammatoires chroniques (polyarthrite rhumatoïde et spondylarthropathies surtout).
- **Les AINS ont aussi une action sur les polynucléaires neutrophiles (PNN)** : inhibition de certaines fonctions, comme l'adhérence, le chimiotactisme, l'agrégation cellulaire, la phagocytose.
- L'effet anti-inflammatoire survient en général pour des posologies plus élevées que l'effet antalgique justifiant que certaines spécialités d'AINS soient commercialisées à plus faible dose en tant qu'antalgique et/ou antipyrétique (par exemple l'ibuprofène 100 ou 200 mg).

2.2.4. *Action antiagrégante*

- Tous les AINS interfèrent avec les fonctions plaquettaires, mais ne sont pas pour autant utilisables comme antiagrégant plaquettaires.
- C'est **l'aspirine** qui allonge le plus nettement le temps de saignement. L'aspirine inhibe de façon irréversible la cyclo-oxygénase plaquettaire (Cox1), ce qui inhibe la formation de TXA2 (puissant agent agrégant et vasoconstricteur) mais ne touche pas la Cox-2 endothéliale produisant de la prostacycline (PGI2, antiagrégante plaquettaire et vasodilatatrice). L'effet antiagrégant de l'aspirine ne réclame que de faibles doses (70 à 320 mg/j) et persiste une semaine après l'arrêt du traitement.

2.3. Pharmacocinétique

2.3.1. *Résorption*

- **Les AINS sont des acides faibles lipophiles :** résorption rapide et quasi totale.
- Le pic plasmatique (Cmax) est atteint en 30 minutes à 2 heures pour les formes standard.

  En dehors de situations particulières, l'obtention du pic plus rapidement par l'utilisation de forme injectable, n'augmente pas leur efficacité. Un traitement par voie parentérale (I.V. ou I.M.) ne se justifie que rarement et doit surtout être limité dans le temps (par exemple une administration IV suivie d'un relais par voie orale dans la colique néphrétique).
- L'alimentation retarde l'absorption des AINS.

2.3.2. *Diffusion*

- La liaison aux protéines est forte (> 90 % à l'albumine), avec un risque d'interaction thérapeutique et risque de déplacement avec augmentation de la fraction libre soit de l'AINS, soit de son compétiteur. Risque de toxicité par surdosage aigu.
- Les AINS diffusent bien dans le tissu et le liquide synovial (Cmax liquide synovial ~1/3 à 1/2 Cmax plasmatique). Ils passent la barrière foeto-placentaire, la barrière hémato-encéphalique, et passent très faiblement dans le lait maternel.

2.3.3. *Métabolisme et élimination*

- Pour la majorité des AINS, il existe un métabolisme hépatique aboutissant à la formation de métabolites inactifs qui vont avoir une élimination rénale (60 %) et fécale avec cycle entéro-hépatique (indométacine, diclofénac, piroxicam) (40 %).

- La demi-vie d'élimination plasmatique des AINS permet de les classer en **3 catégories :**
  - ***1/2 vie plasmatique courte,*** inférieure à 10 heures (0,25 à 6,8 heures) : la plupart des dérivés pro-pioniques (ibuprofène, kétoprofène, flurbiprofène), diclofénac, étodolac, acide niflumique, indométacine. En principe 3 prises quotidiennes ;
  - ***1/2 vie plasmatique intermédiaire,*** entre 10 et 18 heures : naproxène, sulindac. En principe 2 prises quotidiennes ;
  - ***1/2 vie plasmatique longue,*** supérieure à 24 heures : oxicams. En principe une seule prise quotidienne.
- **Cependant, le nombre de prises quotidiennes peut varier :**
  - selon la forme galénique. Certains AINS à courte 1/2 vie plasmatique ont été conditionnés sous des formes à libération digestive prolongée (exemple : diclofénac LP) ;
  - selon l'intensité des douleurs dans le nycthémère ;
  - selon la tolérance.

2.4. Interactions pharmacologiques avec AINS

2.4.1. *Interactions pharmacocinétiques*

AINS	MÉDICAMENTS D'ACTION MODIFIÉE	CONSÉQUENCES
Nombreux AINS	Digoxine, Lithium, Aminoglycosides, Méthotrexate forte dose	Diminution de l'excrétion rénale du 2e médicament (risque de toxicité)
Aspirine (forte dose)	Warfarin, Acetazolamide, Acide valproïque	Potentialisation de l'anticoagulant Diminution de la sécrétion tubulaire rénale Inhibition de l'oxydation
Dérivés de l'aspirine (Salicylés)	Phénytoïne, Acide valproïque, Acétazolamide	Compétition sur les sites de fixation protéique plasmatique

2.4.2. *Interactions pharmacodynamiques*

MÉDICAMENT	AINS	EFFET
Bêtabloqueurs, IEC, Diurétiques	Tous	Réduction de l'effet anti-HTA Réduction de la natriurèse et de la diurèse
Anticoagulants	Tous	Risque de saignement digestif
Sulfonylurées	Salicylés	Augmentation des effets hypoglycémiques
Alcool	Tous	Risque de saignement en particulier gastro-intestinal
Ciclosporine	Tous	Potentialisation de la néphrotoxicité

- L'interaction avec les antihypertenseurs – en particulier avec les bêtabloquants, les diurétiques, les inhibiteurs de l'enzyme de conversion (IEC), ou les antagonistes des récepteurs de l'angiotensine II – est capitale et s'explique par les modifications de physiologie des prostaglandines.
- Il faut noter que certaines interactions (comme par exemple avec les AVK), peuvent à la fois être de nature pharmacodynamique et pharmacocinétique.

2.5. Modalités d'administration des AINS

2.5.1. *L'aspirine et les salicylés*

- Chez l'adulte, la posologie anti-inflammatoire des salicylés se situe entre 3 g/j et 5 g/j, et la posologie maximale est de 6 g/j. Ils sont donnés en 3 à 4 prises quotidiennes, avec les repas. En pratique l'aspirine n'est plus utilisée comme anti-inflammatoire.
- Chez l'enfant la posologie maximale est de :
  - 80 mg/kg/24 h (répartis en 4 prises espacées de 6 heures) chez le petit enfant âgé de 1 à 3 ans ;
  - 100 mg/kg/24 h chez l'enfant âgé de plus de 4 ans.

2.5.2. *Les AINS autres que l'aspirine*

- **Voies d'administration systémiques :**

  Toutes les voies d'administration comportent les mêmes risques communs aux AINS qui sont liés aux propriétés pharmacologiques :
  - **la voie orale** est la voie de référence. C'est la mieux adaptée aux traitements prolongés. La prise du médicament pendant le repas ralentit sa vitesse d'absorption, mais améliore parfois la tolérance fonctionnelle digestive ;
  - **la voie intramusculaire** est d'intérêt limité aux situations où une autre voie n'est pas disponible. Elle n'est pas pharmacologiquement plus efficace que la voie orale et expose, en plus de la toxicité systémique des AINS, à un risque d'abcès de la fesse ou de nécrose. Cette voie peut être utilisée dans des situations où une antalgie rapide est nécessaire, comme la crise de colique néphrétique, lorsque la voie intraveineuse n'est pas accessible. Lorsque cette voie est utilisée il faut la limiter à 2 ou 3 jours maximum ;
  - **la voie intraveineuse :** limitée à des situations où une antalgie aiguë est nécessaire comme la colique néphrétique ou certaine algies postopératoires.
- **Voies d'administration locales :**
  - On peut utiliser un AINS à visée antalgique sous forme de gel ou de pommade dans des situations telles que douleurs liées à une entorse bénigne, une contusion, une tendinite, une arthrose de petites articulations.
  - Il y a un risque de réactions d'hypersensibilité locales (de ce fait le kétoprofène est déconseillé), voire générales du fait d'un faible passage systémique de l'AINS.
  - Ne pas utiliser les formes gels pour un massage.

2.5.3. *Les inhibiteurs sélectifs de la COX-2 (les coxibs)*

- En France, deux coxib administrables par voie orale sont autorisés, le célécoxib et l'étoricoxib.

2.6. Effets indésirables des AINS

- **Tous les AINS exposent aux mêmes complications, résultant de leur action systémique.** La fréquence de ces effets indésirables varie en fonction de la molécule, de la dose et de la durée d'utilisation, du terrain ainsi que des coprescriptions.
- **Néanmoins :**
  - ces effets indésirables surviennent dans 10 à 25 % des cas ;
  - les AINS représentent environ 5 % des prescriptions et 20 % des effets indésirables rapportés.

2.6.1. Effets indésirables digestifs

- **Les manifestations fonctionnelles**

  Dyspepsies, gastralgies, nausées, diarrhée : fréquentes et rapidement résolutives à l'arrêt du produit. Elles n'ont en général pas de gravité particulière. Elles sont mal corrélées à l'existence de lésions de la muqueuse gastroduodénale.

- **Les ulcérations et ulcères gastro-intestinaux**
  - L'incidence moyenne est de 1/1 000 malade par an.
  - Il existe des facteurs de risque pour les ulcères induits par les AINS :
    - âge (> 60 ans) ;
    - antécédents d'ulcères ;
    - *H. pylori (+/–)* ;*
    - posologie élevée, multiples AINS ;
    - polyarthrite rhumatoïde ;
    - association avec inhibiteurs de la recapture de la sérotonine ;
    - association avec de l'aspirine à faible dose, les autres antiagrégants plaquettaires, les AVK ou les corticoïdes.
- Toutes les molécules ne sont pas équivalentes en terme de tolérance digestive, y compris parmi les AINS classiques. Les coxibs diminuent le risque digestif d'environ 50 % mais ne le suppriment pas.
- Les lésions digestives sont quasi constantes avec l'aspirine ou elles s'observent surtout en début de traitement, et ce dès les premières doses (< 50 mg/j).
- Ces ulcères sont souvent asymptomatiques ce qui ne présume pas de leur risque de complication. Il faut donc définir des stratégies préventives sans attendre la survenue de signes cliniques évocateurs. Le plus souvent il s'agit de lésions découvertes lors d'examens endoscopiques.
- La toxicité digestive concerne tout le tube digestif et pas seulement l'estomac et le duodénum. La prévention repose sur le respect des contre-indications, l'utilisation de la dose minimale efficace pendant la durée la plus courte possible, la limitation des coprescriptions.

DEUX MOLÉCULES PEUVENT ÊTRE PRESCRITES POUR DIMINUER LA TOXICITÉ DIGESTIVE HAUTE :

- Le misoprostol qui diminue les ulcères compliqués lorsqu'il est prescrit à la dose de 200 µg x 4/j, mais au prix d'une mauvaise tolérance (douleurs abdominales, diarrhée principalement). Il est très peu utilisé.
- Les inhibiteurs de la pompe à protons qui sont autorisés dans cette indication à demi dose (lansoprazole 15 mg, esoméprazole 20 mg, pantoprazole 15 mg) sauf l'oméprazole qui est autorisé à pleine dose (20 mg/j) et le rabéprazole qui n'est pas autorisé dans cette indication, même si l'effet classe rend son utilisation tout aussi rationnelle que celle des autres IPP dans cette indication.

2.6.2. Effets indésirables rénaux

- **L'insuffisance rénale aiguë (IRA) fonctionnelle**
  - Les AINS sont éliminés sous forme active par voie urinaire.
  - Le mécanisme d'action est une baisse de la perfusion rénale, avec baisse de la filtration glomérulaire, en rapport avec une baisse de la synthèse de prostaglandines vasodilatatrices.
  - **L'IRA survient sur un terrain prédisposé :**
    - sujets âgés ;
    - déshydratation ;
    - régime sans sel ;
    - diurétiques ;
    - hypovolémie efficace (syndrome néphrotique, insuffisance cardiaque, cirrhose décompensée) ;

  - lésions vasculaires rénales (lupus érythémateux disséminé, drépanocytose, diabète sucré) ;
  - insuffisance rénale chronique ;
  - prise d'inhibiteur de l'enzyme de conversion (IEC) et de diurétiques.
- L'IRA survient dans la première semaine du traitement et est habituellement réversible après arrêt de l'AINS. Plus rarement il peut s'agir d'une IRA organique par nécrose papillaire (ischémie de la médullaire rénale).

• **Troubles hydro-électrolytiques**
  - Rétention hydro-sodée : risque de majoration d'une HTA et/ou d'insuffisance cardiaque.
  - Hyperkaliémie en rapport avec un syndrome d'hyporéninisme et hypoaldostéronisme (en cas d'insuffisance rénale préalable ou favorisée par les IEC).
  - Hyponatrémies.

• **Néphropathies interstitielles avec syndrome néphrotique**
  - Survenant après en moyenne 6 mois de traitement. Il existe une insuffisance rénale.
  - L'évolution est favorable après arrêt de l'AINS.

• **Néphropathies interstitielles sans syndrome néphrotique**
  - Survenant en début de traitement, le tableau associe : protéinurie modérée, IRA d'intensité variable, syndrome d'hypersensibilité (fièvre, rash cutané, hyperéosinophilie) dans un cas sur deux.

2.6.3. *Les manifestations allergiques*

• **Bronchiques :** bronchospasme, asthme.

• **Générales :** œdème de Quincke, choc anaphylactique.

• **Cutanées :** urticaires, eczéma, éruptions diverses.

• **Exceptionnellement :** manifestations cutanées graves :
  - Dermite exfoliatrice ;
  - Syndrome de Stevens-Johnson ;
  - Nécrolyse épidermique toxique.

Elles sont l'expression d'une allergie à la molécule ou d'un état idiosyncrasique (une augmentation de la synthèse des dérivés de la voie de la lipoxygénase ou *Slow Releasing Substance of Anaphylaxis*, SRSA, en particulier) dont le syndrome de Widal (asthme, polypose naso-sinusienne, asthme à l'aspirine et autres AINS) est la forme la plus caractéristique.

2.6.4. *Effets indésirables cardio-vasculaires*

• Les effets indésirables cardiovasculaires (hypertension artérielle, infarctus du myocarde, accidents vasculaires cérébraux, décompensation d'une insuffisance cardiaque) peuvent être induits par tous les AINS, le diclofénac étant considéré le plus toxique et le naproxène le moins risqué. Ces effets cardio-vasculaires surviennent lors des prescriptions au long cours.

• L'hypertension artérielle peut soit se manifester *de Novo*, soit correspondre au déséquilibre d'un traitement anti-hypertenseur. Elle a un rôle majeur dans la survenue des évènements indésirables cardiovasculaires, en effet une augmentation de 5 mmHg de la PA systolique majore de 67 % le risque d'AVC et de 15 % le risque de maladie coronarienne.

2.6.5. *Effets indésirables divers*

• **Foie :**
  - ils peuvent aggraver une insuffisance hépatocellulaire ;
  - ils peuvent donner lieu à des hépatites médicamenteuses ;
  - le mécanisme peut être immunoallergique (souvent précoce), toxique (souvent plus tardive), ou souvent mixte.

- **Grossesse :**
  - contre-indiqués chez la **femme enceinte** les 3 premiers mois (risque tératogène), sauf pour l'aspirine à faible dose ;
  - fin de grossesse risque de retard de l'accouchement, risque hémorragique fœtal et d'insuffisance rénale risque de fermeture prématurée du canal artériel.
- **Contre-indiqués en cas d'allaitement.**
- **Interactions pharmacologiques :**
  - forte liaison aux protéines plasmatiques ;
  - peuvent en déplacer et potentialiser d'autres substances médicamenteuses ;
  - anti-vitamine K, sulfamides hypoglycémiants, lithium ;
  - la phénylbutazone augmente le risque d'accidents hypoglycémiques sous sulfamides hypoglycémiants. Elle augmente les taux sériques de la phénytoïne *(Di-Hydan®).*

2.6.6. *Effets indésirables plus particulièrement rencontrés avec certaines classes d'AINS*

- **Dérivés Indoliques :**

  Troubles neurosensoriels tels que céphalées, vertiges, sensation de tête vide, troubles du sommeil.

2.7. Contre-indications des AINS

2.7.1. *Absolues*

CONTRE-INDICATIONS ABSOLUES
• Allergie à la même classe chimique. • Grossesse au-delà de 24 semaines d'aménorrhée (5 mois de grossesse révolus). • Insuffisance hépatique ou rénale sévères. • Insuffisance cardiaque sévère. • Ulcère gastroduodénal évolutif (compliqué). • Syndrome de Widal. • Maladie hémorragique constitutionnelle ou acquise.

2.7.2. *Relatives*

- Antécédents ulcéreux, reflux gastroœsophagien sévère.
- Néphropathie, insuffisance rénale.
- Âge > 70 ans.
- Asthme.
- AVK ou maladie hémorragique.
- Antiagrégants plaquettaires.
- Maladie inflammatoire de l'intestin.
- Enfant atteint de varicelle.

2.8. Les règles d'utilisation pratique

RÈGLES D'UTILISATION PRATIQUE EN 8 POINTS

1. Les AINS sont surtout efficaces dans les douleurs aiguës. Ils ont surtout été étudiés en dose unique ou en traitement bref où ils semblent efficaces quelle que soit l'origine de la douleur. Leur activité antalgique pure n'étant pas bien évaluée dans des traitements prolongés, ils ne doivent donc pas être prescrits au long cours.

2. Chaque molécule a plutôt été étudiée dans certaines pathologies mais **il n'est pas possible d'établir une hiérarchie des AINS entre eux en terme d'activité antalgique.** En dehors d'une sensibilité individuelle, il est possible qu'ils aient tous une activité comparable.

3. Les posologies à but antalgique sont plus faibles que lorsque l'on recherche un effet anti-inflammatoire.

4. Les risques d'effets secondaires sont toujours présents quelle que soit la posologie utilisée, bien que la toxicité digestive soit moindre à faible qu'à forte dose (mais n'est pas nulle).

5. L'échec d'un AINS ne préjuge pas de l'efficacité d'un autre AINS.

6. La prescription des AINS est guidée par les recommandations médicales suivantes :

- il n'y a pas lieu de poursuivre un traitement par un AINS lors des rémissions complètes des rhumatismes inflammatoires chroniques et en dehors des périodes douloureuses dans les rhumatismes dégénératifs ;
- il n'y a pas lieu de poursuivre un traitement par un AINS au-delà d'une période d'une à deux semaines et sans une réévaluation clinique dans les lombalgies aiguës et/ou lombosciatiques aiguës et dans les rhumatismes abarticulaires en poussée ;
- il n'y a pas lieu de prescrire un AINS à des doses supérieures aux doses recommandées ;
- il n'y a pas lieu de prescrire un AINS par voie intramusculaire au-delà des tout premiers jours de traitement, la voie orale prenant le relais (la voie parentérale ne diminue pas le risque digestif, comporte des risques spécifiques et n'est pas plus efficace au-delà de ce délai) ;
- il n'y a pas lieu, car généralement déconseillé en raison du risque hémorragique, de prescrire un AINS chez un patient sous anti-vitamine K, ou sous héparine ou ticlopidine ;
- il n'y a pas lieu, particulièrement chez le sujet âgé, en raison du risque d'insuffisance rénale aiguë, de prescrire un AINS chez un patient recevant un traitement par IEC, diurétiques ou antagonistes des récepteurs de l'angiotensine II, sans prendre les précautions nécessaires ;
- il n'y a pas lieu d'associer un AINS à l'aspirine (sauf coxib s'il s'agit d'une indication à visée cardiovasculaire), ou de l'associer à un autre AINS, même à doses antalgiques ; il n'y a pas lieu d'associer AINS et corticoïdes, sauf dans certaines maladies inflammatoires systémiques évolutives (cas résistants de polyarthrite rhumatoïde, lupus érythémateux disséminé, angéites nécrosantes...).

7. Précautions liées au terrain :

- il n'y a pas lieu, car dangereux, de prescrire un AINS à partir du 6e mois de la grossesse, sauf indications obstétricales précises ;
- il faut associer une protection gastrique (inhibiteurs de la pompe à protons, misoprostol) chez les sujets ayant des facteurs de risque digestif et chez les patients de plus de 65 ans ;
- chez les sujets âgés, il faut éviter si possible la prescription d'AINS, éviter la polymédication en hiérarchisant les traitements. Les AINS sur ce terrain exposent à plus d'effets indésirables digestifs (plus fréquents et plus graves), à l'insuffisance rénale aiguë (surtout si déshydratation, traitements diurétiques ou IEC), aux hépatites médicamenteuses et aux syndromes confusionnels. Si la prescription d'AINS est nécessaire, il faut choisir la posologie la plus faible possible, des AINS de demi-vie courte et une durée de traitement brève avec surveillance clinique.

8. Information du malade : il faut donner une information claire au malade concernant les modalités de traitement, les effets indésirables potentiels, les signes cliniques faisant suspecter une complication, et les risques de l'automédication (association d'un AINS en vente libre comme antalgique).

Bibliographie

- Grossesse : https://ansm.sante.fr/dossiers-thematiques/medicaments-et-grossesse/les-risques-de-la-prise-de-medicaments-lors-de-votre-grossesse
- Coxibs : http://agmed.sante.gouv.fr/htm/10/coxibs/sommaire.htm
- AINS et COXibs : http://www.emea.europa.eu/pdfs/human/opiniongen/44213006en.pdf

Principales situations de départ en lien avec l'item 330-2b : « Anti-inflammatoires non stéroïdiens (AINS). Les corticoïdes »

Situation de départ
En lien avec les symptômes et signes cliniques
34. Douleur aiguë post-opératoire 35. Douleur chronique
En lien avec la prise en charge aiguë et chronique
249. Prescrire des anti-inflammatoires non-stéroïdiens (AINS) 259. Évaluation et prise en charge de la douleur aiguë 260. Évaluation et prise en charge de la douleur chronique 282. Prescription médicamenteuse, consultation de suivi et éducation d'un patient hypertendu 290. Suivi d'un patient en insuffisance rénale chronique
En lien avec les situations diverses
354. Évaluation de l'observance thérapeutique

Chapitre 36

Les antihypertenseurs

Prescription et surveillance

Pr Jean-Luc Cracowski*, Pr Jacques Blacher**
* Département universitaire de Pharmacologie, Université Grenoble Alpes
** Centre de Diagnostic et de Thérapeutique, Hôpital Hôtel-Dieu, Université de Paris, Paris

OBJECTIFS : N° 330-3

➔ Prescription et surveillance des classes de médicaments les plus courantes chez l'adulte et chez l'enfant, hors anti-infectieux (voir item 177).

➔ Connaître le bon usage des principales classes thérapeutiques.

➔ Antihypertenseurs (voir item 224).

PLAN

1. Les médicaments disponibles et leur mécanisme d'action
2. Principes du bon usage
3. Les principaux effets indésirables
4. Les interactions
5. Les critères de choix d'un antihypertenseur en première intention
6. Les causes d'échec

Rang	Rubrique	Intitulé	Descriptif
A	Prise en charge	Diurétiques/ connaître les mécanismes d'action, indications, effets secondaires interactions médicamenteuses, modalités de surveillance et principales causes d'échec	
A	Prise en charge	Bêta-bloquants/ connaître les mécanismes d'action, indications, effets secondaires interactions médicamenteuses, modalités de surveillance et principales causes d'échec	
A	Prise en charge	Médicaments du système rénine-angiotensine : connaître les mécanismes d'action, indications, effets secondaires interactions médicamenteuses, modalités de surveillance et principales causes d'échec	
A	Prise en charge	Antagonistes des canaux calciques : connaître les mécanismes d'action, indications, effets secondaires interactions médicamenteuses, modalités de surveillance et principales causes d'échec	

Les situations de départ sont listées à la fin du chapitre.

- **L'hypertension artérielle est une pathologie fréquente** (10 à 15 millions d'hypertendus en France).
- **Dans la grande majorité des cas, aucune cause n'est retrouvée. C'est l'hypertension artérielle essentielle,** dont les mécanismes physiopathologiques exacts restent incertains.
- On parle d'hypertension artérielle lorsque les chiffres de pression artérielle systolique sont supérieurs ou égaux à 140 mmHg et/ou de pression artérielle diastolique sont supérieurs ou égaux à 90 mmHg.
- **Il existe une corrélation positive linéaire entre le niveau de pression artérielle et la survenue des maladies cardiovasculaires,** nécessitant donc de ne pas prendre en compte uniquement ce niveau seuil.
- L'hypertension artérielle doit être considérée comme **un facteur de risque cardio-vasculaire**, avec **4 organes cibles du retentissement : le cœur** (insuffisance cardiaque, fibrillation atriale), **les reins** (néphroangiosclérose), **le cerveau** (accident vasculaire cérébral, démence) et **les vaisseaux** (angor, artériopathie des membres inférieurs, anévrysme, rétinopathie).

A

1. Les médicaments disponibles et leur mécanisme d'action

1.1. Médicaments prescrits en première intention

Cinq classes sont prescrites en première intention : les diurétiques thiazidiques, les antagonistes de l'angiotensine et inhibiteurs de l'enzyme de conversion de l'angiotensine (médicaments du système rénine angiotensine hors antagonistes de la rénine), les inhibiteurs calciques et les bêta-bloquants.

- ***Les diurétiques thiazidiques*** sont des inhibiteurs du symporteur Na^+/Cl^- au niveau du tube contourné distal rénal. L'effet natriuréique est modéré car 90 % du Na^+ filtré est réabsorbé en amont du tube contourné distal. En empêchant la réabsorption de NaCl, ils entraînent une diminution du volume extracellulaire et une stimulation du système rénine-angiotensine. De plus, les résistances périphériques sont abaissées.
- Plusieurs médicaments agissent sur le système rénine angiotensine. ***Les inhibiteurs de l'enzyme de conversion de l'angiotensine (IEC)*** inhibent la conversion de l'angiotensine I en angiotensine II et augmentent les concentrations de bradykinine. ***Les antagonistes des récepteurs AT1 de l'angiotensine (ARA II)*** sont des inhibiteurs compétitifs des récepteurs AT1 de l'angiotensine. L'effet hypotenseur est lié à une diminution des résistances artérielles périphériques, et ne s'accompagne ni d'une augmentation de la fréquence cardiaque ni du tonus sympathique.
- ***Les inhibiteurs calciques,*** également appelés « antagonistes calciques » ou « calcium bloqueurs ». Ils sont répartis en deux grands groupes : ceux à effets sélectifs des canaux vasculaires (dihydropyridines) et ceux ayant des effets mixtes vasculaires et cardiaques (vérapamil et diltiazem). Ils inhibent les canaux calciques voltage-dépendants de type L, d'où un effet vasodilateur.
- ***Les bêta-bloquants*** sont des antagonistes compétitifs des effets bêta-adrénergiques des catécholamines. Ils entraînent une bradycardie, une diminution de la contractilité myocardique et du débit cardiaque. ***Les bêta-bloquants se distinguent principalement par :***
  - leur bêta1 sélectivité ;
  - leur activité sympathomimétique intrinsèque (acébutolol et pindolol) agissant comme des agonistes partiels permettant de réduire l'effet chronotrope et inotrope négatif au repos ;
  - leur effet vasodilatateur périphérique par blocage associé des récepteurs alpha1 adrénergiques (labetalol) ou par des propriétés vasodilatatrices distinctes de leur activité sur les récepteurs adrénergiques (céliprolol, cartéolol, nébivolol). L'impact clinique de ces différences reste modeste.

1.2. Médicaments prescrits en deuxième intention

- Pour les médicaments de seconde intention, ***les alpha-bloquants*** induisent une baisse des résistances vasculaires. ***Les antihypertenseurs centraux*** ont pour effet de diminuer les décharges sympathiques des centres vasopresseurs du tronc cérébral. La clonidine et la méthyldopa sont des agonistes des récepteurs alpha2-adrénergiques centraux. La méthyldopa est le traitement de référence de l'HTA de la femme enceinte. La moxonidine et la rilménidine sont des agonistes des récepteurs imidazoliniques.

Tableau 1. MÉDICAMENTS ANTIHYPERTENSEURS DISPONIBLES EN FRANCE EN MONOTHÉRAPIE. (IV) FORME INTRAVEINEUSE DISPONIBLE. LA PLUPART DE CES MÉDICAMENTS SONT DISPONIBLES SOUS FORME DE GÉNÉRIQUES

CLASSE MÉDICAMENTEUSE	RACINE DCI	DÉNOMINATION COMMUNE INTERNATIONALE ET SPÉCIALITÉS
Médicaments de première intention		
Diurétiques thiazidiques		Ciclétanine Hydrochlorothiazide Indapamide
Inhibiteurs de l'enzyme de conversion de l'angiotensine	-pril ; -prilate	Bénazépril Captopril Cilazapril Enalapril Fosinopril Imidapril Lisinopril Moexipril Perindopril Quinapril Ramipril Trandolapril Zofénopril
Antagonistes de l'angiotensine II	-sartan	Candésartan Eprosartan Irbésartan Losartan Telmisartan Valsartan
Inhibiteurs calciques		
Dihydropyridines	-dipine	Amlodipine Félodipine Isradipine Lacidipine Lercanidipine Manidipine Nicardipine (IV) Nifédipine Nitrendipine
Benzothiazépines		Diltiazem
Phénylalkylamines		Vérapamil

CLASSE MÉDICAMENTEUSE	RACINE DCI	DÉNOMINATION COMMUNE INTERNATIONALE ET SPÉCIALITÉS
Bêta-bloquants	-olol ; alol	Acébutolol β1 sélectif Aténolol β1 sélectif Bétaxolol β1 sélectif Bisoprolol β1 sélectif Céliprolol β1 sélectif, vasodilatateur Labétalol (IV) non sélectif, αbloquant Métoprolol β1 sélectif Nadolol, non sélectif Nébivolol β1 sélectif, vasodilatateur Pindolol, non sélectif Propranolol, non sélectif Tertatolol, non sélectif Timolol, non sélectif
Autres médicaments		
Alpha-bloquants		Doxazosine Prazosine Uradipil (IV)
Antihypertenseurs d'action centrale		Clonidine (IV) Methyldopa Moxonidine Rilmenidine
Diurétiques de l'anse		Furosémide Pirétanide
Épargneurs potassiques		Spironolactone Amiloride
Ouvreur des Canaux K_{ATP}		Minoxidil

A

2. Principes du bon usage

- La prise en charge de l'hypertension artérielle de l'adulte ne se limite pas à la prescription d'antihypertenseurs. **Les 15 recommandations suivantes, issues de la Société Française d'hypertension artérielle, résument la conduite à tenir aux différents temps de la prise en charge d'un hypertendu.**

15 RECOMMANDATIONS : CONDUITE À TENIR AUX DIFFÉRENTS TEMPS DE LA PRISE EN CHARGE D'UN HYPERTENDU

A. AVANT DE DÉBUTER LE TRAITEMENT

1. Confirmer le diagnostic de l'HTA

En consultation une pression artérielle supérieure à 140/90 mmHg fait suspecter une HTA. Il est recommandé de mesurer la PA en dehors du cabinet médical pour confirmer l'HTA, avant le début du traitement antihypertenseur médicamenteux, sauf en cas d'HTA sévère (pression artérielle supérieure à 180/110 mmHg).

2. Réaliser un bilan initial comportant systématiquement

- un examen clinique, avec recherche de facteurs, provoquant ou aggravant une HTA ;
- un bilan biologique comportant ionogramme sanguin, créatininémie avec débit de filtration glomérulaire estimé, glycémie à jeun, bilan lipidique et protéinurie (en pratique : protéine/créatinine urinaire sur échantillon urinaire chez le sujet non diabétique ; albumine/créatinine chez le sujet diabétique) ;
- un électrocardiogramme de repos.

Une hypokaliémie, une insuffisance rénale, une protéinurie doivent faire suspecter une HTA secondaire.

3. Organiser une consultation d'annonce de l'HTA

Cette consultation nécessite un temps éducatif et une écoute dédiée pour :

- informer sur les risques liés à l'HTA ;
- expliquer les bénéfices démontrés du traitement antihypertenseur ;
- fixer les objectifs du traitement ;
- établir un plan de soin à court et à long terme ;
- échanger sur les avantages et inconvénients à suivre ou à ne pas suivre le plan de soin personnalisé (balance décisionnelle).

4. Mettre en place les mesures hygiéno-diététiques (et leur suivi)

- réduire une consommation excessive de sel ;
- pratiquer une activité physique régulière ;
- réduire le poids en cas de surcharge pondérale ;
- réduire une consommation excessive d'alcool ;
- privilégier la consommation de fruits et de légumes ;
- interrompre une intoxication tabagique.

B. PLAN DE SOIN INITIAL (SIX PREMIERS MOIS)

5. Obtenir un contrôle de la pression artérielle dans les six premiers mois

Les visites au cabinet médical doivent être mensuelles, jusqu'à l'obtention de l'objectif tensionnel. L'objectif tensionnel, y compris chez les diabétiques et les patients avec maladies rénales, est d'obtenir une pression artérielle systolique comprise entre 130 et 140 mmHg et une pression artérielle diastolique inférieure à 90 mmHg, confirmée par une mesure de la PA en dehors du cabinet médical. Des objectifs différents peuvent être proposés chez certains patients, notamment les hypertendus macroprotéinuriques, après avis spécialisé.

Après 80 ans, l'objectif est d'obtenir une pression artérielle systolique inférieure à 150 mmHg, sans hypotension orthostatique.

6. Privilégier les cinq classes d'antihypertenseurs qui ont démontré une prévention des complications cardiovasculaires chez les hypertendus

Par ordre d'ancienneté, il s'agit des diurétiques thiazidiques, des bêta-bloquants, des inhibiteurs calciques, des inhibiteurs de l'enzyme de conversion (IEC) et des antagonistes des récepteurs à l'angiotensine 2 (ARA2).

▶

7. Individualiser le choix du premier traitement antihypertenseur

L'initiation du traitement antihypertenseur par un ARA2 ou un IEC est associée à une persistance plus élevée que l'initiation du traitement par un diurétique ou par un bétabloquant, pour des raisons à la fois d'efficacité et de tolérance ; les inhibiteurs calciques étant en position intermédiaire.

- Chez le patient diabétique à partir du stade de microalbuminurie et l'hypertendu avec protéinurie, débuter au choix par un IEC ou un ARA 2.
- Chez les sujets âgés, les bétabloquants sont moins efficaces que les autres classes pour la prévention des accidents vasculaires cérébraux. Les bêta-bloquants sont utilisés en première intention chez les patients hypertendus présentant soit une coronaropathie, soit en post infarctus du myocarde, soit dans l'insuffisance cardiaque ou encore en cas de nécessité de contrôle de la fréquence cardiaque.
- Au sein d'une même classe, il existe des différences pharmacologiques entre les médicaments qui ont des conséquences sur l'efficacité et la tolérance.
- Privilégier les médicaments en une prise par jour.
- Les médicaments antihypertenseurs génériques commercialisés en France ont une efficacité antihypertensive comparable aux produits princeps. Il n'est donc en général pas justifié de déconseiller la substitution. Néanmoins, leur usage est pour certains patients source de confusion ; cela doit être pris en considération par les médecins et les pharmaciens.

8. Associer deux principes actifs, préférentiellement en un seul comprimé (bithérapie fixe), si la monothérapie ne permet pas le contrôle de la pression artérielle après un mois de traitement.

Le choix des combinaisons d'antihypertenseurs se fait préférentiellement en utilisant des associations additives : un trait entre deux catégories indique un effet additif sur la baisse tensionnelle.

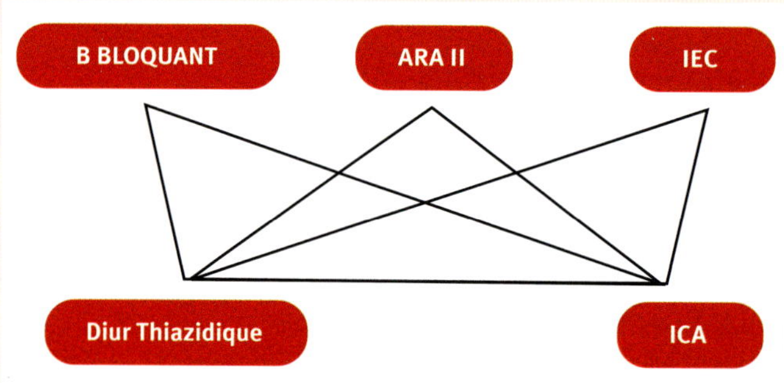

L'association de 2 bloqueurs du système rénine angiotensine (IEC, ARA2, inhibiteurs de la rénine) est dangereuse. En cas d'objectif tensionnel non atteint, plusieurs combinaisons (en termes de dose et de composition) peuvent être essayées avant le passage à une trithérapie antihypertensive.

9. S'assurer de la bonne tolérance

- Les médicaments antihypertenseurs peuvent parfois s'accompagner d'effets secondaires. Ces effets secondaires sont réversibles à l'arrêt du traitement, et un autre antihypertenseur doit être prescrit.
- S'assurer de l'absence d'hypotension orthostatique, en particulier chez le sujet âgé, le patient insuffisant rénal ou le patient diabétique.
- Après chaque introduction ou adaptation posologique des bloqueurs du système rénine – angiotensine et/ou des diurétiques, ou après un événement intercurrent, il est recommandé de réaliser un ionogramme sanguin avec créatininémie et débit de filtration glomérulaire estimé.
- Les diurétiques, IEC, ARA2 et inhibiteurs de la rénine doivent être arrêtés transitoirement en cas de situation de déshydratation marquée.

C. PLAN DE SOIN À LONG TERME (APRÈS 6 MOIS)

10. En cas d'HTA non contrôlée à six mois malgré une trithérapie antihypertensive comportant un bloqueur du système rénine-angiotensine (IEC ou ARA2), un diurétique thiazidique et un antagoniste calcique, tous à posologies optimales

- s'assurer de la bonne observance des traitements ;
- mesurer la pression artérielle en dehors du cabinet médical ;
- demander un avis auprès d'un spécialiste de l'HTA afin de rechercher une HTA secondaire et/ou de réaliser d'autres associations de médicaments antihypertenseurs.

11. En cas d'HTA contrôlée

Prévoir une visite tous les 3 à 6 mois :

- évaluant le niveau tensionnel (favoriser l'automesure tensionelle), les symptômes, le dépistage d'une complication cardiovasculaire ;
- rappelant les buts du traitement ;
- fixant les objectifs personnalisés et atteignables à moyen terme ;
- encourageant le suivi des traitements (renforcement positif) ;
- s'assurant du dépistage et du suivi médical des comorbidités, notamment chez les diabétiques et les insuffisants rénaux ;
- réalisant un contrôle biologique, avec ionogramme sanguin, créatininémie et débit de filtration glomérulaire estimé, annuel ou plus fréquemment en cas de comorbidités, en particulier d'insuffisance rénale ou d'événement la favorisant (en particulier déshydratation).

12. Dépister la mauvaise observance des thérapeutiques antihypertensives

- mettre en place des stratégies adaptées à chacun permettant d'améliorer l'observance (simplification du schéma thérapeutique, arrêt des traitements mal tolérés, usage de piluliers, favoriser l'usage de l'automesure tensionelle, reprise de l'éducation thérapeutique).

13. Favoriser la pratique de l'automesure tensionnelle

- réaliser 3 mesures en position assise, le matin au petit déjeuner, le soir avant le coucher, 3 jours de suite, les mesures étant espacées de quelques minutes ;
- réaliser une série d'automesures à présenter au médecin lors de la consultation ;
- le bon usage de l'automesure favorise l'alliance thérapeutique.

14. Après 80 ans, il est recommandé

- de se limiter à un objectif de pression artérielle systolique < 150 mmHg, sans hypotension orthostatique ;
- de ne pas dépasser la prescription de plus de trois antihypertenseurs ;
- d'évaluer régulièrement les fonctions cognitives (au moyen du test MMSE).

15. Après une complication cardiovasculaire, il est recommandé

- de maintenir l'objectif tensionnel (pression artérielle systolique comprise entre 130 et 140 mmHg et pression artérielle diastolique inférieure à 90 mmHg), confirmé par une mesure en dehors du cabinet médical ;
- d'ajuster le traitement avec introduction des médicaments anti-hypertenseurs ayant une indication préférentielle ;
- d'ajuster les traitements associés (règles hygiéno-diététiques, antiagrégants plaquettaires, anti-diabétiques, hypolipémiants).

A
3. Les principaux effets indésirables

CLASSE MÉDICAMENTEUSE	NATURE DE L'EFFET	FRÉQUENCE	COMMENTAIRE
Diurétiques thiazidiques	Hypokaliémie et alcalose métabolique	Fréquent	Fréquence moindre qu'avec les diurétiques de l'anse
	Hyponatrémie	Rare	Plus fréquemment chez le sujet âgé en régime désodé avec prise de boisson abondante
	Déplétion volémique	Rare	
	Hypercalcémie	Rare	La diminution de la concentration en Na^+ intra cellulaire stimule l'échangeur $Na^+/Ca2^+$ de la membrane baso-latérale, ce qui augmente la réabsorption du $Ca2^+$
	Hyperuricémie	Fréquent	Rarement symptomatique
	Intolérance au glucose et augmentation du cholestérol LDL, total et triglycérides	Fréquent, modérée et souvent transitoire	
	Cancer de la peau et des lèvres.	Rare	L'hydrochlorothiazide est associé à un risque dose dépendant accru de cancer basocellulaire et spinocellulaire par effet photosensibilisant. Cet effet ne concerne pas les autres diurétiques.
Médicaments du système rénine – angiotensine	Hypotension orthostatique ou non	Fréquent	Une chute brutale de la pression artérielle peut survenir après la première prise en cas de stimulation préalable du système rénine – angiotensine
	Toux, spécifique des IEC	Fréquent : 5 à 20 % pour les IEC	Toux sèche, survenant dans la semaine à 6 mois après initiation du traitement. Elle est liée à l'accumulation de bradykinine et substance P, et cesse dans les 4 jours après arrêt du traitement
	Hyperkaliémie	Rare	Une augmentation de la kaliémie est principalement observée en cas d'insuffisance rénale, de prise concomitante de potassium ou de diurétiques épargneurs potassiques
	Insuffisance rénale aiguë	Rare si respect des CI et de la surveillance	Une prise en charge adaptée permet de récupérer une fonction rénale avec peu de séquelle en général. La sténose bilatérale des artères rénale est une contre-indication absolue et doit être évoquée chez le diabétique
	Angiœdème bradykinique	Rare, plus spécifique des IEC	Une atteinte laryngée est associée dans 30 % des cas aux oedèmes de la face et répresente un élément de gravité
	Modification du goût, rashs cutanés	Rare	Principalement lié au captopril

	Neutropénie, agranulocytose, spécifique du captopril	Exceptionnel	Principalement lié au captopril
Inhibiteurs calciques	Céphalées, vertiges, œdèmes des membres inférieurs, flush vasomoteur	Fréquent	Liés à la vasodilatation, plus fréquents avec les dihydropyridines
	Spécifiques du diltiazem et vérapamil : Bradycardie sinusale	Fréquent	
	Spécifique du diltiazem et vérapamil : troubles de conduction, insuffisance cardiaque	Rare	Bloc sino-auriculaire, bloc auriculo-ventriculaire, bloc intra-ventriculaire
Bêta-bloquants	Asthénie, bradycardie sinusale	Fréquent	
	Refroidissement des extrémités, phénomène de Raynaud	Fréquent	
	Insomnie, cauchemars	Fréquent	L'incidence ancienne accrue de dépression n'est pas confirmée
	Impuissance, trouble de la libido	Fréquent	Cette relation reste incertaine
	Troubles de conduction	Rare	Bloc sino-auriculaire, bloc auriculo-ventriculaire, bloc intra-ventriculaire
	Insuffisance cardiaque	Rare	L'introduction à doses progressives de certains bêta-bloquants diminue la mortalité dans l'insuffisance cardiaque
	Asthme, aggravation d'une BPCO	Rare	Peu d'effet sur la fonction pulmonaire chez le sujet sain, concerne surtout les patients avec asthme ou BPCO ; le rapport bénéfice/risque d'un traitement à doses progressives par bêta-bloquants bêta1 sélectif de patients présentant une BPCO associé à une pathologie cardiovasculaire semble positif
	Aggravation d'une AOMI	Rare	Le rapport bénéfice/risque est favorable aux bêta-bloquants beta 1 sélectifs
	Prolongation des hypoglycémies chez le diabétique de type 1	Rare	Concerne surtout les bêta-bloquants non bêta 1 sélectifs ; masquent également les signes d'hypoglycémie
	Psoriasis	Exceptionnel	Peut aggraver un psoriasis préexistant
Alpha-bloquants	Hypotension orthostatique	Fréquente	Survient particulièrement en cas d'introduction d'autres antihypertenseurs

AOMI : artériopathie oblitérante des membres inférieurs. BPCO : broncho-pneumopathie chronique obstructive.

A

4. Les interactions

- Les médicaments anti-hypertenseurs présentent des interactions de nature principalement pharmacodynamique.

CLASSE MÉDICAMENTEUSE	INTERACTION	NATURE DE L'INTERACTION*	CONSÉQUENCE DE L'INTERACTION
Diurétiques thiazidiques	Lithium	PC	Risque d'augmentation de la lithémie par augmentation de la réabsorption tubulaire proximale
Interactions liées à l'hypokaliémie	Médicaments anti-arythmiques ou non, susceptibles d'entraîner des torsades de pointe	PD	Potentialisation du risque de torsade de pointe du fait de l'hypokaliémie
	Digitaliques	PD	Augmentation de la toxicité des digitaliques du fait de l'hypokaliémie
Interactions liées à la déplétion sodée et la déshydratation	Médicaments du système rénine-angiotensine	PD	Risque d'hypotension artérielle brutale et/ou d'insuffisance rénale aiguë
	Produits de contraste iodés, AINS	PD	Risque d'insuffisance rénale aiguë
Médicaments du système rénine – angiotensine	Lithium	PC	Risque d'augmentation de la lithémie par augmentation de la réabsorption tubulaire proximale
	Diurétiques épargneurs potassiques, sels de potassium	PD	Hyperkaliémie
	Diurétiques hypokaliémiants	PD	Risque d'hypotension artérielle et/ou d'insuffisance rénale aiguë en cas de déplétion hydrosodée excessive ; cet effet de potentialisation peut être intéressant, dans le cadre d'association avec de faibles doses de diurétiques thiazidiques
	AINS	PD	Risque majoré d'insuffisance rénale et d'hyperkaliémie
Inhibiteurs calciques	Antihypertenseurs, diurétiques, dérivés nitrés, antipsychotiques, antidépresseurs	PD	Majoration de l'effet hypotenseur
Interactions spécifiques du vérapamil et diltiazem	Médicaments biotransformés par le CYP3A4/5, par exemple immunosuppresseurs (ciclosporine, tacrolimus, sirolimus, everolimus), atorvastatine et simvastatine...	PC	Augmentation des concentrations plasmatiques, le vérapamil et diltiazem étant de puissants inhibiteurs du CYP3A4/5
Interactions spécifiques du vérapamil	Dabigatran	PC	Le dabigatran est un substrat du transporteur d'efflux P-gp. L'administration concomitante d'un inhibiteur puissant de la P-gp (vérapamil) augmente les concentrations plasmatiques de dabigatran
	Anti-arythmiques de classe I et III, bêta-bloquants, digitaliques	PD	Troubles de la contractilité, de l'automatisme et de la conduction

Bêta-bloquants	Anti-arythmiques de classe I et III, vérapamil, dilitazem, digitaliques	PD	Troubles de la contractilité, de l'automatisme et de la conduction
	Antipsychotiques, antidépresseurs tricycliques	PD	Potentialisation de l'effet anti-hypertenseur

* PD : pharmacodynamique, c.a.d. interaction liée à l'effet pharmacologique des deux substances. PC : pharmacocinétique, c.a.d. interaction liée à la modification du devenir du médicament dans l'organisme (par exemple, modification de l'absorption, de la biotransformation, de l'élimination...). AINS : anti-inflammatoires non stéroidiens. SNC : système nerveux central.

A 5. Les critères de choix d'un antihypertenseur en première intention

- Dans l'hypertension artérielle légère à modérée, il convient de débuter le traitement antihypertenseur par l'une des 5 grandes classes (à savoir les diurétiques thiazidiques, les bêtabloquants, les inhibiteurs de l'enzyme de conversion, les antagonistes calciques et les antagonistes des récepteurs à l'angiotensine 2).
- Dans certaines conditions, certains médicaments doivent être privilégiés. Le tableau suivant reprend les principales situations et les médicaments à privilégier dans ces cas.

SITUATION CLINIQUE	MÉDICAMENTS À PRIVILÉGIER
Atteinte d'organe cible	
– Hypertrophie ventriculaire gauche	– IEC, antagonistes calciques, ARA2
– Maladie rénale incluant micro-albuminurie, macro albuminurie et insuffisance rénale	– IEC, ARA2
Pathologie cardiovasculaire associée	
– Infarctus du myocarde	– Bêta-bloquants, IEC, ARA2
– Angor	– Bêta-bloquants, antagonistes calciques
– Insuffisance cardiaque	– Diurétiques, bêta-bloquants, IEC, ARA2, antagonistes des récepteurs minéralo-corticoïdes
– Anévrisme aortique	– Bêta-bloquants
– Artériopathie périphérique	– IEC, antagonistes calciques
– Fibrillation atriale	– Bêta-bloquants, antagonistes calciques non dihydropyridiques
Autres	
– Hypertension systolique isolée (sujets âgés)	– Diurétiques, antagonistes calciques
– Diabète	– IEC, ARA2
– Grossesse	– Méthyldopa, bêta-bloquants, antagonistes calciques
– Sujets noirs	– Diurétiques, antagonistes calciques

A 6. Les causes d'échec

- La situation d'objectif non atteint après prescription d'une monothérapie est en fait une situation fréquente ; en effet, la majorité des patients va nécessiter plusieurs antihypertenseurs pour atteindre l'objectif tensionnel.
- Si la monothérapie ne permet pas le contrôle de la pression artérielle après un mois de traitement, il convient d'associer deux principes actifs, préférentiellement en un seul comprimé (bithérapie fixe).

- En cas d'objectif tensionnel non atteint, plusieurs combinaisons (en termes de dose et de composition) peuvent être essayées avant le passage à une trithérapie anti-hypertensive.
- En cas d'HTA non contrôlée à six mois malgré une trithérapie anti-hypertensive comportant un bloqueur du système rénine-angiotensine (IEC ou ARA2), un diurétique thiazidique et un antagoniste calcique, tous à posologies optimales, il convient de :
  - s'assurer de la bonne observance des traitements ;
  - mesurer la pression artérielle en dehors du cabinet médical ;
  - demander un avis auprès d'un spécialiste de l'HTA afin de rechercher une HTA secondaire et/ou de réaliser d'autres associations de médicaments antihypertenseurs.

Bibliographie

- 2018 ESC/ESH Guidelines for themanagement of arterial hypertension. The Task Force for the management of arterial hypertension of the European Society of Cardiology (ESC) and the European Society of Hypertension (ESH) Williams B, Mancia G, Spiering W, Agabiti Rosei E, Azizi M, Burnier M, Clement DL, Coca A, de Simone G, Dominiczak A, Kahan T, Mahfoud F, Redon J, Ruilope L, Zanchetti A, Kerins M, Kjeldsen SE, Kreutz R, Laurent S, Lip GYH, McManus R, Narkiewicz K, Ruschitzka F, Schmieder RE, Shlyakhto E, Tsioufis C, Aboyans V, Desormais I. European Heart Journal (2018) 39, 3021–3104.
- Vallée A, Safar ME, Blacher J. Presse Med. Hypertension artérielle permanente essentielle : définitions et revue hémodynamique, clinique et thérapeutique. 2019 Jan;48(1 Pt 1):19-28.
- Recos 2016 HAS :https://www.has-sante.fr/portail/jcms/c_2059286/fr/prise-en-charge-de-l-hypertension-arterielle-de-l-adulte

FICHE DE SYNTHÈSE

En synthèse, les 15 recommandations de la Société Française d'Hypertension Artérielle :

I. AVANT DE DÉBUTER LE TRAITEMENT

1. Confirmer le diagnostic avec mesures tensionnelles en dehors du cabinet médical.
2. Réaliser un bilan initial.
3. Organiser une consultation d'annonce de l'HTA.
4. Mettre en place les mesures hygiéno-diététiques.

II. PLAN DE SOIN INITIAL (SIX PREMIERS MOIS)

5. Objectif principal : **contrôle de la pression artérielle dans les six premiers mois.**
6. **Privilégier cinq classes d'anti-hypertenseurs** qui ont démontré une prévention des complications cardiovasculaires chez les hypertendus : les diurétiques thiazidiques, les antagonistes de l'angiotensine et inhibiteurs de l'enzyme de conversion de l'angiotensine, les inhibiteurs calciques et les bêta-bloquants.
7. Choix individualisé du premier traitement anti-hypertenseur.
8. **Privilégier la bithérapie (fixe) en cas d'échec de la monothérapie.**
9. S'assurer de la bonne tolérance.

III. PLAN DE SOIN À LONG TERME

10. HTA non contrôlée à six mois sous trithérapie : avis spécialisé après avoir vérifié la bonne observance et l'HTA en ambulatoire.
11. En cas d'HTA contrôlée, visite tous les 3 à 6 mois.
12. **Dépister la mauvaise observance** des traitements antihypertenseurs.
13. Favoriser la pratique de l'**automesure** tensionelle.
14. Après 80 ans, objectif modifié sans dépasser 3 antihypertenseurs.
15. Après complication cardiovasculaire, ajustement des traitements et maintien de l'objectif tensionnel.

Principales situations de départ en lien avec l'item 330-3 : « Antihypertenseurs »

Situation de départ	Descriptif
En lien avec les symptômes et signes cliniques	
42. Hypertension artérielle **53.** Hypertension durant la grossesse	L'hypertension artérielle est le plus souvent asymptomatique, découverte de façon forfuite lors d'une consultation médicale.
En lien avec la prise en charge aiguë et chronique	
282. Prescription médicamenteuse, consultation de suivi et éducation d'un patient hypertendu	La prise en charge nécessite une consultation d'annonce de l'HTA pour expliquer l'intérêt thérapeutique de cette maladie asymptomatique et optimiser l'adhésion thérapeutique.

Chapitre 37

Antithrombotiques (1) : antiagrégants plaquettaires

Prescription et surveillance

Pr Karine Lacut*, Dr Raphael Le Mao*, Pr Patrick Mismetti, Pr Laurent Bertoletti*****

* Département de Médecine Interne et Pneumologie, CHU la Cavale Blanche, Université de Brest, Brest
**Service de Pharmacologie Clinique, CHU de St-Étienne
***Service de Médecine Vasculaire et Thérapeutique, CHU de St-Étienne

OBJECTIFS : N° 330-4A

- Prescription et surveillance des classes de médicaments les plus courantes chez l'adulte et chez l'enfant, hors anti-infectieux (voir item 177).
- Connaître le bon usage des principales classes thérapeutiques.
- Antithrombotiques (voir Item 226).

PLAN

Rang	Rubrique	Intitulé	Descriptif
A	Prise en charge	Antiagrégants plaquettaires : connaître les mécanismes d'action, indications, effets secondaires interactions médicamenteuses, modalités de surveillance et principales causes d'échec	

Les situations de départ sont listées à la fin du chapitre.

A

GÉNÉRALITÉS SUR LES ANTITHROMBOTIQUES

- Les antithrombotiques sont des molécules dont le principal effet attendu sur le plan pharmacologique est une inhibition de la formation de thrombus.
- Ils peuvent être utilisés dans le traitement préventif (prévention primaire ou secondaire) ou dans le traitement curatif d'un évènement thrombotique.
- Il existe plusieurs types d'antithrombotiques. Les deux principaux types sont les **antiagrégants plaquettaires** et les **anticoagulants.**
- Le choix de l'antithrombotique dépendra grandement de la physiopathologie de l'atteinte thrombotique à prévenir ou traiter.
- **Les antiagrégants plaquettaires** seront principalement utilisés dans les pathologies où l'adhésion plaquettaire est la première étape thrombotique. C'est le cas de la majeure partie des atteintes **artérielles athéromateuses.**
- **Les anticoagulants oraux ou parentéraux** sont principalement utilisés dans les pathologies thrombo-emboliques (artérielles ou veineuses), situation où la formation du thrombus dépend principalement d'une activation de la cascade de la coagulation. C'est le cas de la **maladie thrombo-embolique veineuse,** de la **fibrillation atriale** et des patients porteurs de **valves mécaniques** mitrale ou aortique.

A

1. Les antiagrégants plaquettaires

1.1. L'aspirine (ou acide acétylsalicylique)

1.1.1. *Mécanismes d'action*

- **L'aspirine présente quatre principales propriétés pharmacologiques.**
  - À partir de 50 mg : **inhibition de l'agrégation plaquettaire par inhibition de la synthèse de thromboxane A2.** Cette inhibition est liée à une inhibition irréversible de la cyclo-oxygénase (COX-1) plaquettaire. Il n'y a pas de gain d'effet au-delà de 325 mg. Elle est par contre directe et donc très rapide après administration.
  - À partir de 500 mg par prise : **effets antalgique et antipyrétique.**
  - À partir de 1000 mg par prise : **effet anti-inflammatoire.**

1.1.2. *Principales indications*

- En première intention dans la prévention secondaire des pathologies athéromateuses :
  - Coronaropathie : angor, syndrome coronarien aigu, post-infarctus ;
  - Athérome cérébral : accident ischémique transitoire ou constitué.
- Doses majorées (160 à 300 mg) lors de la phase aiguë (SCA, AIT, AIC), puis traitement d'entretien (75 à 160 mg).

1.1.3. *Principaux effets secondaires, contre-indications, interactions médicamenteuses*

- **Effets secondaires :**
  - Inhibition de la synthèse de thromboxane A2 = diminution de production de mucus gastrique exposant la muqueuse digestive à l'acidité gastrique : ulcère gastroduodénal, hémorragie digestive patente ou occulte (à l'origine d'une anémie ferriprive).
  - Augmentation du temps de saignement = syndrome hémorragique pouvant toucher le tissu cutané ou sous-cutané (pétéchies, purpura), ou les muqueuses (épistaxis, gingivorragies...).
  - Réactions d'hypersensibilité (potentiellement mortelle) = urticaire, asthme, œdème de Quincke, choc anaphylactique.

CONTRE-INDICATIONS ABSOLUES DÈS LA DOSE ANTIAGRÉGANTE :

- Ulcère gastro-duodénal évolutif.
- Hémorragie active.
- Hypersensibilité à l'aspirine (mais aussi en cas d'hypersensibilité aux AINS).

- **Interactions médicamenteuses / Associations à risque :**
  - majoration du risque hémorragique en cas de co-prescription avec d'autres antiagrégants plaquettaires ou des anticoagulants, ou d'AINS ;
  - majoration du risque d'insuffisance rénale en cas de co-prescription avec des diurétiques, des inhibiteurs de l'enzyme de conversion, et des antagonistes des récepteurs à l'angiotensine II, en cas d'utilisation à dose forte (500 mg/prise) chez les patients déshydratés (baisse de la perfusion glomérulaire) ;
  - majoration du risque de toxicité du méthotrexate (baisse de son élimination rénale et augmentation de son taux plasmatique).

1.2. Le clopidogrel

1.2.1. *Mécanismes d'action*

- Le clopidogrel (PLAVIX®) est une thiénopyridine.
- À la différence de l'aspirine, il nécessite un métabolisme hépatique pour pouvoir bloquer de façon irréversible un récepteur plaquettaire (P2Y12), entraînant une inhibition de la fonction plaquettaire.
- Du fait de ce passage hépatique obligatoire, il n'est pas utilisable par voie parentérale et nécessite un délai d'environ 5 jours avant d'atteindre son effet maximal.
- Une dose de charge orale permet d'obtenir un effet plus rapide, et elle sera donc nécessaire dans certaines indications.

1.2.2. *Principales indications*

- Globalement similaires à celles de l'aspirine : prévention secondaire des pathologies athéromateuses :
  - Coronaropathie : angor, syndrome coronarien aigu, post-infarctus ;
  - Athérome cérébral : accident ischémique transitoire ou constitué.
- Ces indications découlent des résultats d'un essai thérapeutique (CAPRIE) ayant comparé la clopidogrel à l'aspirine, et retrouvant une différence statistiquement favorable (mais cliniquement peu pertinente) en faveur du clopidogrel, en particulier chez les patients porteurs d'une artériopathie oblitérante des membres inférieurs.
- Chez les patients avec syndrome coronarien aigu, une association de deux antiagrégants plaquettaires (incluant l'aspirine) est indiquée, dont la durée sera modulée en fonction de la réalisation ou non d'une angioplastie avec pose de stent (actif ou nu).
- La posologie usuelle est de 75 mg, un comprimé par jour, sauf en cas de syndrome coronarien aigu où une dose de charge est nécessaire (300 à 600 mg en une fois).

1.2.3. *Principaux effets secondaires, interactions médicamenteuses*

- **Découlent des mécanismes d'action.**
- **Effets secondaires :**
  - risque hémorragique par inhibition de l'agrégation plaquettaire+++ pouvant toucher le tissu cutané ou sous-cutané (pétéchies, purpura), ou les muqueuses (épistaxis, gingivorragies…) ;
  - réactions d'hypersensibilité = urticaire, prurit ;
  - effets secondaires aspécifiques = céphalées, vertiges, douleurs abdominales, dyspepsie.

CONTRE-INDICATIONS ABSOLUES :

- Ulcère gastro-duodénal évolutif ; hémorragie active.
- Hypersensibilité.
- Insuffisance hépatique sévère, allaitement.

- **Interactions médicamenteuses / Associations à risque :**
  - majoration du risque hémorragique en cas de co-prescription avec d'autres antiagrégants plaquettaires ou des anticoagulants, ou d'AINS.

1.3. Les autres antiagrégants plaquettaires

D'autres antiagrégants plaquettaires ont plus récemment bénéficié d'une autorisation de mise sur le marché, dans une indication spécifique : le syndrome coronarien aigu, restreignant leur utilisation.

1.3.1. *Le prasugrel*

- **Points communs pharmacologiques avec le clopidogrel :**
  - thiénopyridine,
  - métabolisme hépatique nécessaire,
  - inhibition de la fonction plaquettaire (environ 7 jours).
- **Différences pharmacologiques avec le clopidogrel :**
  - métabolisme hépatique moins variable : effet biologique plus homogène.
- Indiqué **en association** avec l'aspirine dans les syndromes coronariens aigus :
  - dose de charge de 60 mg puis 10 mg par jour per os ;
  - semble plus puissant que le clopidogrel pour protéger d'une récidive d'infarctus ou d'une thrombose de stent, mais au prix d'une augmentation du risque hémorragique :
    - limitation de prescription chez les sujets à risque hémorragiques (plus de 75 ans, moins de 60 kg) ;
- **Effets secondaires :** syndromes hémorragiques et réaction allergique en cas d'hypersensibilité.
- **Contre-indications :** en cas d'hypersensibilité ou de syndrome hémorragique ou d'insuffisance hépatique sévère, mais aussi en cas d'antécédent d'accident vasculaire cérébral.

1.3.2. *Le ticagrélor*

- Différent du clopidogrel et du prasugrel sur le plan pharmacologique : inhibiteur **direct** et **réversible** du récepteur P2Y12 (ce n'est pas une prodrogue = n'a pas besoin d'être métabolisé pour être actif).
- **Sous réserve d'une double prise par jour :** plus efficace que le clopidogrel en termes de morbi-mortalité cardio-vasculaire, mais avec une augmentation du risque hémorragique.
- **Risque d'interactions médicamenteuses :** ticagrélor = substrat du cytochrome P450 3A4 et de la P-glycoprotéine => interactions médicamenteuses proches de celles notées avec les anticoagulants oraux directs (en particulier les anti-facteurs X activés). Par exemple : digoxinémie peut être modifiée en cas d'ajout de ticagrélor.
- **Indication en association avec l'aspirine :**
  - syndrome coronarien aigu, que le traitement ait été une angioplastie ou un pontage ;
  - 180 mg en une fois, puis 90 mg deux fois par jour.
- **Effets secondaires habituels :**
  - similaires au clopidogrel : syndromes hémorragiques et réaction allergique en cas d'hypersensibilité ;
  - spécifiques au ticagrélor :
    - augmentation du risque de dyspnée et de pause ventriculaire (probablement par effet sur l'ADP) => précaution d'emploi ajoutée en cas d'insuffisance cardiaque ou respiratoire (ex : BPCO) ou de trouble de conduction (ex : BAV II ou III…) sous-jacents ;
    - rarement : hyperuricémie et une élévation de la créatininémie.
- **Contre-indications :** syndrome hémorragique, hypersensibilité, insuffisance hépatique sévère, et spécifiquement d'administration concomitante d'inhibiteurs puissants du CYP 3A4.

Bibliographie

- LA RÉFÉRENCE À RETENIR
  - Bon usage des agents antiplaquettaires, ANSM et HAS, juin 2012.

FICHE DE SYNTHÈSE

1. Les antiagrégants plaquettaires sont indiqués dans la prévention secondaire des évènements ischémiques liés à l'athérome.
2. L'aspirine reste la molécule centrale dans ces indications.
3. Des associations d'antiagrégants plaquettaires (intégrant l'aspirine) sont indiquées dans les syndromes coronariens aigus.

+++ LE COUP DE POUCE DE L'ENSEIGNANT

- Connaître la règle des « 3-5-7 » : arrêt des antiagrégants avant chirurgie (en l'absence de stent actif récent) : 3 jours pour l'aspirine, 5 jours pour le ticagrélor et le clopidogrel, 7 jours pour le prasugrel.

Principales situations de départ en lien avec l'item 330-4A : « Antithrombotiques (1) : antiagrégants plaquettaires »

Situation de départ	Descriptif
En lien avec les symptômes et signes cliniques	
10. Méléna/rectorragie	L'exteriorisation de sang, frais ou digéré, nécessite une évaluation médicale urgente.
14. Émission de sang par la bouche	
18. Découverte d'anomalies à l'auscultation cardiaque	
60. Hémorragie aiguë	
87. Grosse jambe rouge aiguë	
89. Purpura/ecchymose/hématome	
112. Saignement génital anormal (hors grossesse connue)	L'arythmie cardiaque par fibrillation auriculaire est une des principales indications d'anticoagulation au long cours.
147. Épistaxis	
160. Détresse respiratoire aiguë	Ces symptômes sont fréquents chez les patients présentant une embolie pulmonaire ou une thrombose veineuse profonde, ces deux atteintes relevant d'un traitement anticoagulant en urgence, dont les modalités diffèrent de l'arythmie cardiaque par fibrillation atriale.
161. Douleur thoracique	
162. Dyspnée	
165. Palpitations	
166. Tachycardie	
En lien avec les données paracliniques	
214. Anomalie des indices érythrocytaires (taux hémoglobine (Hb), hématocrite...)	Une anémie doit être recherchée en cas de survenue d'une extériorisation de sang.
215. Anomalie des plaquettes	
217. Baisse de l'hémoglobine	
223. Interprétation de l'hémogramme	Une thrombopénie doit être recherchée en cas d'hémorragie sous anticoagulant, mais aussi en cas de thrombose sous héparine, et alors faire suspecter une TIH.
En lien avec la prise en charge d'une urgence	
10. Méléna/rectorragie	Si celle-ci survient sous antithrombotique, l'arrêt et l'antagonisation de celui-ci doit être évalué. Une prise en charge spécifique sera discutée, en fonction de la localisation de l'hémorragie.
14. Émission de sang par la bouche	
60. Hémorragie aiguë	
110. Saignement génital anormal en post-partum	
111. Saignement génital durant la grossesse	
112. Saignement génital anormal (hors grossesse connue)	
147. Épistaxis	
248. Prescription et suivi d'un traitement par anticoagulant et/ou antiagrégant	En cas d'hémorragie aiguë, le traitement par anticoagulant et/ou antiagrégant doit être rediscuté. La prise d'anticoagulant ou d'antiagrégant est une situation favorisant les hémorragies.

Chapitre 38

Antithrombotiques (2) : anticoagulants

Prescription et surveillance

Pr Karine Lacut*, Dr Raphaël Le Mao*,
Pr Patrick Mismetti, Pr Laurent Bertoletti*****

* Département de Médecine Interne et Pneumologie, CHU la Cavale Blanche, Université de Brest, Brest
** Service de Pharmacologie Clinique, CHU de St-Étienne
*** Service de Médecine Vasculaire et Thérapeutique, CHU de St-Étienne

OBJECTIFS : N° 330-4B

- Prescription et surveillance des classes de médicaments les plus courantes chez l'adulte et chez l'enfant, hors anti-infectieux (voir item 177).
- Connaître le bon usage des principales classes thérapeutiques.
- Antithrombotiques (voir Item 226).

PLAN

1. Les anticoagulants
2. Principales contre-indications et précautions d'emploi
3. Principaux effets secondaires ou accidents des anticoagulants

Rang	Rubrique	Intitulé	Descriptif
A	Prise en charge	Héparines : connaître les mécanismes d'action, indications, effets secondaires interactions médicamenteuses, modalités de surveillance et principales causes d'échec	
A	Prise en charge	Anticoagulants oraux (AVK et AOD) : connaître les mécanismes d'action, indications, effets secondaires interactions médicamenteuses, modalités de surveillance et principales causes d'échec	

Les situations de départ sont indiquées en violet et en gras et listées à la fin du chapitre.

A 1. Les anticoagulants

1.1. Les différents anticoagulants disponibles

1.1.1. *Héparine non fractionnée, héparines de bas poids moléculaire, fondaparinux*

L'HÉPARINE NON FRACTIONNÉE (HNF), LES HÉPARINES DE BAS POIDS MOLÉCULAIRE (HBPM) ET LE FONDAPARINUX

- Exercent leur activité anticoagulante par l'activation de l'antithrombine.
- Sont des anticoagulants exclusivement injectables : voie intra-veineuse (IV) ou sous-cutanée (SC).
- Sont d'action rapide.

- **L'HNF (voie I.V ou S.C) :**
  – est extraite de muqueuse intestinale de porc ;
  – a une activité anti-IIa et une activité anti-Xa équivalentes ; et une activité anticoagulante imprédictible à doses curatives (du fait d'importantes variabilités inter et intra- individuelles) ; ce qui nécessite une surveillance de la mesure de l'activité anti-Xa pour adapter la posologie à doses curatives ;
  – n'est pas contre-indiquée en cas d'insuffisance rénale ;
  – peut être responsable de **thrombopénie** induite à l'héparine (surveillance des plaquettes) ;
  – a un **antidote** utilisable en cas d'**hémorragie grave** : le sulfate de protamine.

- **Les HBPM (voie S.C uniquement) :**
  – sont des mélanges de chaînes polysaccharidiques plus courtes que celles de l'HNF ;
  – sont extraites de muqueuse intestinale de porc ;
  – ont une activité anticoagulante prédictible à doses curatives ce qui permet leur utilisation à dose fixe, adaptée au poids du patient ;
  – ne nécessitent pas de surveillance de l'activité anticoagulante ;
  – sont éliminées par voie rénale et sont donc contre-indiquées en cas d'insuffisance rénale sévère (à dose curative) ;
  – peuvent être responsables de thrombopénie induite à l'héparine (surveillance des plaquettes hors prévention de la **maladie thromboembolique veineuse en médecine**) ;
  – n'ont pas d'antidote spécifique.

- **Le fondaparinux (Arixtra®) (voie SC uniquement) :**
  – est un produit de synthèse ; avec une activité anti-Xa exclusive ; et une activité anticoagulante prédictible à doses curatives ; ce qui permet une utilisation à dose fixe adaptée au poids du patient sans surveillance de l'activité anticoagulante ;
  – est éliminé par voie rénale ;
  – est donc contre-indiqué en cas d'insuffisance rénale sévère ;
  – n'est pas responsable de **thrombopénie** induite à l'héparine (pas surveillance des plaquettes) ;
  – n'a pas d'antidote spécifique.

1.1.2. *Anti-vitamine K*

- **Les anti-vitamines K (AVK) (Tableau 1) :**
  – ont une activité anticoagulante en inhibant la synthèse des facteurs de la coagulation vitamine K dépendants (Facteurs II, VII, IX, X) ;
  – diminuent aussi la synthèse des anticoagulants physiologiques (Protéine C, Protéine S) ;
  – s'utilisent par voie orale, en 1 prise orale (PO) par jour, le soir préférentiellement ;
  – ont un délai d'action long (l'efficacité anticoagulante ne sera obtenue qu'après plusieurs jours) ;
  – et un effet anticoagulant retardé (l'action anticoagulante peut persister 4 à 5 jours après l'arrêt du traitement) ;
  – sont soumis à une très grande variabilité inter et intra-individuelle liée aux interactions alimentaires, aux interactions médicamenteuses et aux potentielles comorbidités ;
  – nécessitent une **surveillance** de l'INR pour l'adaptation des posologies ;
  – dans la majorité des cas, l'INR cible est entre 2 et 3 ;
  – un INR < 2 traduit un défaut d'anticoagulation et un risque de thrombose ;
  – un INR > 3 traduit un excès d'anticoagulation et un risque d'hémorragie ;
  – le premier contrôle de l'INR doit être fait à 48 h ou 72 h pour repérer les patients particulièrement sensibles (INR déjà > 2) ;

- ils sont sensibles aux interactions médicamenteuses : toute modification du traitement concomitant (introduction d'un nouveau traitement, arrêt d'un médicament ou changement posologique) doit donc faire contrôler l'INR ;
- le principal AVK à utiliser est la warfarine (Coumadine®).

Tableau 1. PRINCIPAUX AVK UTILISÉS EN FRANCE					
DÉNOMINATION COMMUNE INTERNATIONALE	NOM COMMERCIAL	DEMI-VIE (H)	DOSE PAR COMPRIMÉ (MG)	POSOLOGIE MOYENNE POUR UN ADULTE (MG/J)	RETOUR À LA NORMALE APRÈS ARRÊT DU TRAITEMENT (J)
Acénocoumarol	Sintrom®	8	4	4-8	2-3
	Minisintrom®	8	1	4-8	2-3
Warfarine	Coumadine®	35-45	2 ou 5	4-10	4
L'utilisation de la fluindione (PREVISCAN) est déconseillée par l'ANSM.					

1.1.3. *Anticoagulants oraux directs (AOD)*

- **Les anticoagulants oraux direct (Tableau 2) :**
  - agissent en inhibant directement un facteur de la coagulation, IIa ou Xa ;
  - regroupent les anti-thrombine (IIa) directs : dabigatran étexilate Pradaxa®, et les anti-Xa directs (rivaroxaban Xarelto®, apixaban Eliquis®) ;
  - sont d'action rapide ;
  - s'utilisent par voie orale, en 1 ou 2 PO par jour ;
  - ne nécessitent pas de surveillance biologique de l'activité anticoagulante ;
  - s'utilisent à dose fixe ;
  - sont contre-indiqués en cas d'insuffisances rénale ou hépatique sévères ;
  - n'ont pas tous d'antidote spécifique : l'idarucizumab est **l'antidote** spécifique du dabigatran ; des antidotes plus spécifiques des anti-Xa directs sont en cours de développement.

Tableau 2. PRINCIPALES CARACTÉRISTIQUES DES ANTICOAGULANTS ORAUX DIRECTS			
	DABIGATRAN ETEXILATE PRADAXA®	RIVAROXABAN XARELTO®	APIXABAN ELIQUIS®
Prodrogue	Oui	Non	Non
Biodisponibilité	7 %	> 80 %	50 %
Concentration maximale	0,5 à 2 h	2 à 4 h	3 à 4 h
Demi-vie d'élimination	8 à 17 h	7 à 11 h	9 à 14 h
Élimination rénale	80 %	65 %	25 %
Principales interactions médicamenteuses	Inhibiteurs ou inducteurs des P-Glycoprotéines (Amiodarone, Vérapamil, Quinidine...)	Inhibiteurs ou inducteurs du Cytochrome P450 3A4 (Ritonavir, Kétoconazole, Rifampicine...)	Inhibiteurs ou inducteurs du Cytochrome P450 3A4 (Ritonavir, Kétoconazole, Rifampicine...)
Contre-indication en cas d'insuffisance rénale sévère (clairance < 30 ml/min)	Oui	Oui	Oui
Antidote	Oui (idarucizumab)	Non	Non

1.2. Les grandes indications des anticoagulants

1.2.1. *Prévention de la maladie thromboembolique veineuse*

1.2.1.1. En chirurgie

- La **maladie thromboembolique veineuse** (MTEV) est fréquente après une intervention chirurgicale mais les risques dépendent d'une part du type de chirurgie et d'autre part de facteurs liés au patient. Les situations sont trop nombreuses pour être toutes énumérées. Un risque thrombotique élevé nécessite impérativement une thromboprophylaxie post-opératoire.
- **Les chirurgies à risque élevé de MTEV sont principalement :**
  - la chirurgie ortho-traumatologique du rachis, du bassin et des membres inférieurs ;
  - la chirurgie néoplasique digestive, urologique et gynécologique ;
  - la chirurgie bariatrique.
- **Les facteurs à risque élevé de MTEV liés au patient sont principalement :**
  - l'âge ;
  - les antécédents personnels de MTEV ;
  - l'obésité ;
  - l'existence d'une thrombophilie biologique connue ;
  - les syndromes myéloprolifératifs ;
  - la prise d'une contraception œstroprogestative.
- **Le traitement anticoagulant utilisé** est dans la majorité des cas une HBPM à dose préventive pour une durée de 10 à 30 jours, selon la chirurgie et le terrain **(Tableau 3)**.
- L'utilisation des anticoagulants directs oraux n'est pour l'instant validée que dans la prothèse de hanche (PTH) et la prothèse de genou (PTG).

Tableau 3. PRINCIPAUX ANTICOAGULANTS UTILISÉS EN PRÉVENTION DE LA MTEV EN CHIRURGIE

ANTICOAGULANT	MOLÉCULE	DOSE ET ADMINISTRATION QUOTIDIENNE
HNF en cas d'insuffisance rénale	Héparine calcique (Calciparine®)	5 000 UI x 2 (ou 3) injections SC
HBPM	Dalteparine (Fragmine®)	2 500 UI à 5 000 UI x 1 injection SC
	Enoxaparine (Lovenox®)	4 000 UI x 1 injection SC
	Nadroparine (Fraxiparine®)	2 850 UI à 5 700 UI x 1 injection SC
	Tinzaparine (Innohep®)	2 500 à 4 500 UI x 1 injection SC
Fondaparinux	Fondaparinux (Arixtra®)	2,5 mg x 1 injection SC
Anticoagulants oraux directs uniquement pour PTH (5 semaines) et PTG (2 semaines)	Rivaroxaban (Xarelto®)	10 mg x 1 PO
	Apixaban (Eliquis®)	2,5 mg x 2 PO
	Dabigatran (Pradaxa®)	150 mg à 220 mg x 1 PO

1.2.1.2. En médecine

- **La prévention de la MTEV en situation médicale est recommandée chez des patients alités pour une affection médicale aiguë en raison :**
  - d'une décompensation cardiaque ou respiratoire aiguë ou ;
  - d'une infection sévère, d'une affection rhumatologique inflammatoire aiguë, d'une affection inflammatoire intestinale, quand elles sont associées à un facteur de risque de MTEV :

  - âge > 75 ans ;
  - cancer ;
  - antécédent thromboembolique veineux ;
  - traitement hormonal ;
  - insuffisance cardiaque ou respiratoire chronique ;
  - syndrome myéloprolifératif.
- **Les traitements possibles sont :**
  - l'énoxaparine (Lovenox®), 4 000 UI anti-Xa en 1 injection SC/j ;
  - la daltéparine (Fragmine®), 5 000 UI anti-Xa en 1 injection SC/j ;
  - le fondaparinux (Arixtra®), 2,5 mg en 1 injection SC/j ;
  - l'HNF (Calciparine®), 5 000 UI × 2 injections SC/j est à réserver aux cas d'insuffisance rénale sévère.
- **La durée de prescription** est de 7 à 14 jours.
- La surveillance des plaquettes durant le traitement, quelle que soit la molécule, n'est plus recommandée.

1.2.2. *Traitement de la maladie thromboembolique veineuse*

- **Dans les formes courantes de la MTEV, non graves, le traitement anticoagulant :**
  - doit être débuté dès la suspicion clinique si elle est forte, le diagnostic devant être confirmé rapidement ;
  - deux options sont proposées :
    - un anticoagulant injectable d'action rapide pour un minimum de 5 jours suivi d'un relais par un AVK, qui peut être initié dès le premier jour et qui sera poursuivi seul après l'obtention de 2 INR consécutifs ≥ 2 ;
    - un AOD, en utilisant une dose majorée initiale **(Tableau 4)**.

Il ne doit jamais y avoir de chevauchement entre un traitement anticoagulant injectable et un traitement par AOD.

Tableau 4. PRINCIPAUX ANTICOAGULANTS DANS LE TRAITEMENT CURATIF DE LA MTEV

ANTICOAGULANT	PHASE INITIALE	PHASE D'ENTRETIEN
HNF en cas d'insuffisance rénale sévère	HNF Bolus de 50 UI/kg en IVD puis 20 UI/kg/h en IV continue avec une seringue électrique ou éventuellement Calciparine® 500 UI/kg par 24 h par voie SC, répartie en 2 (toutes les 12 h) ou 3 (toutes les 8 h) injections par jour.	AVK, à débuter dès J1, dose à adapter pour un INR entre 2 et 3
HNF en cas de situations instables	HNF Bolus de 50 UI/kg en IVD puis 20 UI/kg/h en IV continue avec une seringue électrique	AVK, à débuter après stabilisation, dose à adapter pour un INR entre 2 et 3
HBPM	Enoxaparine 100 UI/kg en 2 injections SC/j, pendant 5 à 10 j*	AVK, à débuter dès J1, dose à adapter pour un INR entre 2 et 3
	Tinzaparine 175 UI/kg en 1 injection sous-cutanée par jour, pendant 5 à 10 j	AVK, à débuter dès J1, dose à adapter pour un INR entre 2 et 3
Fondaparinux	Fondaparinux 7,5 mg en 1 injection SC/j pour un poids entre 50 et 100 kg 5 mg en 1 injection SC/j pour un poids < 50 kg 10 mg en1 injection SC/j pour un poids > 100 kg, pendant 5 à 10 jours	AVK, à débuter dès J1, dose à adapter pour un INR entre 2 et 3
Rivaroxaban	Rivaroxaban 15 mg x 2/j pendant 21 j	Rivaroxaban 20 mg x 1/j
Apixaban	Apixaban 10 mg x 2/j pendant 7 j	Apixaban 5 mg x 2/j

*NB : une posologie réduite d'enoxaparine (100 UI/kg, une fois par jour) peut être proposée en cas de clearance entre 15 et 30, en attendant le relais AVK).

1.2.3. *Prévention des complications thromboemboliques artérielles des cardiopathies emboligènes*

- **L'objectif du traitement anticoagulant** dans le cadre des cardiopathies emboligènes, principalement la **fibrillation atriale** (FA), est de réduire le risque d'embolies systémiques artérielles et essentiellement le risque d'accident vasculaire cérébral.
- **Le traitement anticoagulant dans ces situations :**
  - est prescrit au long cours ;
  - repose sur les AOD, validés en première intention dans la prévention des complications emboliques de la FA non valvulaire (**Tableau 5**) ;
  - ou sur les AVK, seuls ou en relais d'une héparinothérapie curative par HNF ou HBPM.

Tableau 5. ANTICOAGULANTS ORAUX DIRECTS VALIDÉS DANS LE TRAITEMENT DE LA FIBRILLATION ATRIALE

	DABIGATRAN ETEXILATE (PRADAXA®)	RIVAROXABAN (XARELTO®)	APIXABAN (ELIQUIS®)
Dose standard	150 mg x 2/j	20 mg x 1/j	5 mg x 2/j
Dose alternative	110 mg x 2/j si âge ≥ 80 ans, verapamil, clairance entre 30 et 49 ml/min, gastrite, œsophagite ou reflux gastro-œsophagien	15 mg x 1/j si clairance entre 30 et 49 ml/min	2,5 mg x 2/j si âge ≥ 80 ans, poids ≤ 60 kg, ou créatinine ≥ 1,5 mg/dl ou 133 µmol/l

A

2. Principales contre-indications et précautions d'emploi

2.1. Contre-indications communes

- **Saignement** actif ou lésion organique susceptible de saigner (dont l'accident vasculaire cérébral ischémique étendu à la phase aiguë pour les doses curatives de traitement anticoagulant).
- Endocardite infectieuse (à l'exception des endocardites sur valves mécaniques).
- Hypertension artérielle non contrôlée.

2.2. Contre-indications spécifiques

- Antécédent de **thrombopénie** induite à l'héparine pour HNF et HBPM.
- Premier trimestre de **grossesse** pour AVK (risque d'embryopathie).

2.3. Précautions d'emploi

- La fonction rénale doit être évaluée avant la mise en route d'un traitement anticoagulant. Seuls l'HNF et les AVK peuvent être utilisés en cas d'insuffisance rénale sévère (définie selon Cockcroft et Gault). Le degré d'insuffisance rénale peut conditionner le choix de la molécule anticoagulante, sa dose, sa surveillance.
- Une majoration du risque hémorragique existe en cas d'association avec des antiagrégants plaquettaires ou des AINS.
- Les injections intra-musculaires sont à éviter.
- La réalisation de gestes invasifs ou d'actes chirurgicaux nécessite, en cas de risque hémorragique élevé, l'interruption temporaire du traitement anticoagulant.

2.4. Éducation thérapeutique

- Les anticoagulants étant des médicaments à risque et souvent prescrits pour de longues durées, les patients doivent recevoir des informations et des conseils sur l'utilisation de leur traitement. L'éducation est surtout utile pour les patients sous AVK mais devrait être élargie à tous les anti-coagulants oraux.
- Lors de l'instauration d'un traitement par AVK, chaque patient doit recevoir une éducation spécifique avec des explications concernant :
  - le but du traitement, ses risques, les principes de l'INR et de l'adaptation des doses ;
  - les adaptations éventuelles de son mode de vie (activités professionnelles et sportives) de son alimentation (alimentation équilibrée, pas d'excès en aliments riches en vitamine K) ;
  - les traitements à interrompre dans la mesure du possible, les médicaments à éviter, une mise en garde sur les dangers de l'automédication ;
  - les principaux signes de surdosage (saignements) et les risques de sous-dosage, ainsi que la conduite à tenir en urgence en cas d'accident ;
  - l'utilisation du carnet de surveillance du traitement par AVK.

A

3. Principaux effets secondaires ou accidents des anticoagulants

3.1. Accidents hémorragiques

Quel que soit le type de traitement, les accidents hémorragiques sont les complications les plus préoccupantes des anticoagulants par leur fréquence et leur gravité. Ils peuvent survenir en cas de traumatisme ou de façon spontanée, à l'occasion ou non d'un surdosage.

- **La prise en charge des accidents hémorragiques inclut :**
  - l'évaluation de la gravité de l'hémorragie. Une hémorragie grave (choc, instabilité hémodynamique, nécessité d'une transfusion, localisation menaçant le pronostic vital ou fonctionnel) nécessite une prise en charge hospitalière urgente ;
  - le traitement symptomatique adapté au site hémorragique et à la gravité : remplissage, geste hémostatique urgent (chirurgie, radiologie interventionnelle, endoscopie), transfusion de culots globulaires ;
  - la neutralisation de l'anticoagulation : si possible par l'utilisation d'un antidote s'il existe.
- **Dans tous les cas, la survenue d'un accident hémorragique soulève plusieurs questions :**
  - le traitement anticoagulant est-il toujours indiqué ? Quelle est la balance bénéfice-risque du traitement anticoagulant ? Les comorbidités et médicaments associés ont-ils changé ? Discuter l'arrêt définitif ou la reprise ultérieure du traitement anticoagulant ;
  - cet accident aurait-il pu être évité ? Comment ? Mise en place des mesures correctives.

3.1.1. Hémorragies sous AVK

Les accidents hémorragiques des AVK viennent au premier rang des accidents iatrogènes. Environ 17 000 hospitalisations par an sont dues aux complications hémorragiques des AVK. L'incidence des hémorragies graves sous AVK est d'environ 5 % par an, des hémorragies fatales de 0,5 % par an.

- **En cas d'accident hémorragique grave sous AVK, en plus des mesures générales, il faut rétablir une hémostase normale** (INR < 1,5) dans un délai le plus bref possible :
  - **Arrêt des AVK et mesure de l'INR en urgence :**
    - si INR disponible : administration de concentrés de complexe prothrombinique (CCP), encore appelé PPSB (Kaskadil®, Octaplex®) à dose adaptée à l'INR ;
    - si INR non disponible : administration de CCP 25 U/kg (soit 1 ml/kg).
  - Dans le même temps, Vitamine K 10 mg (1 ampoule adulte ; privilégier la voie orale).
  - Contrôle de l'INR à 30 min.
  - Si INR > 1,5 : nouvelle dose de CCP.
  - Contrôle INR à 6–8 h.

3.1.2. Hémorragies sous héparines et apparentés

- Les complications hémorragiques des héparines et apparentés surviennent au cours d'un traitement à dose curative (environ 5 %), plus rarement à dose préventive (environ 1 à 2 %).
- La dose d'héparine et le niveau d'anticoagulation du patient, le terrain (âge, insuffisance rénale, chirurgie et traumatisme), et les traitements associés (aspirine, anti-inflammatoires non stéroïdiens et thrombolytiques) sont les principaux facteurs de risque hémorragique.
- Le sulfate de protamine :
  - est l'antidote de l'HNF, mais n'inhibe que partiellement l'action des HBPM et pas du tout le fondaparinux ;
  - s'administre en IV lente pour éviter les effets secondaires (hypotension transitoire avec bradycardie, flush, dyspnée) ;
  - la dose à injecter est fonction de la dose d'héparine, du délai qui sépare de la dernière injection d'héparine, et de la voie d'administration de l'héparine (IV ou SC).

3.1.3. Hémorragies sous anticoagulants directs oraux

- Les accidents hémorragiques peuvent aussi survenir sous anticoagulants oraux directs. Dans les essais, les anticoagulants oraux directs étaient associés à un risque d'hémorragie intracérébrale plus faible que sous AVK. Malgré l'absence d'antidote, le pronostic des accidents hémorragiques graves était meilleur sous anticoagulants oraux directs que sous AVK.

3.2. Thrombopénies induites par l'héparine

- Les **thrombopénies** induites par l'héparine (TIH) :
  - sont des complications rares des traitements par HNF (3 %) ou HBPM (0.1 %) ;
  - quels que soient la posologie et le mode d'administration ;
  - ces accidents ne sont pas observés sous fondaparinux, ni sous anticoagulants oraux directs.
- La TIH de type I, précoce (< 5 j), modérée, asymptomatique, transitoire et sans gravité.
- La TIH de type II :
  - est retardée ;
  - est importante (diminution du compte plaquettaire de 40 % ou plus, ou plaquettes < 100 Giga/L) ;
  - peut être responsable d'accidents thrombotiques artériels et/ou veineux ;
  - persiste si l'héparine n'est pas arrêtée ;
  - l'évolution est fatale dans 30 % des cas ;

- est d'origine immunologique (les auto-anticorps produits sont dirigés contre un complexe d'héparine et de facteur 4 plaquettaire) ;
- est confirmée biologiquement par la positivité d'un test d'activation plaquettaire en présence d'héparine (Test d'agrégation plaquettaire ou Libération de la sérotonine radio-marquée) et par la présence d'anticorps se fixant sur des complexes héparine-FP4 (test ELISA) ;
- le traitement repose sur l'arrêt immédiat de l'héparine ou l'HBPM ;
- et la mise en route d'un traitement anticoagulant alternatif par danaparoïde sodique (Orgaran®), ou argatroban (Arganova®) ;
- la transfusion de plaquettes ne doit pas être proposée ;
- une réascension des plaquettes doit être observée rapidement après l'arrêt de l'héparine. Le relais par AVK pourra alors être envisagé ;
- la prévention de la TIH passe par l'utilisation de l'HNF ou des HBPM sur de courtes durées ou par l'utilisation d'anticoagulants n'induisant pas de TIH lorsque c'est possible (fondaparinux) ;
- en cas de prescription d'HNF ou d'HBPM sur de longues périodes, une surveillance régulière de la numération plaquettaire est recommandée.

3.3. Autres effets indésirables des anticoagulants

- Manifestations allergiques.
- Nécrose cutanée sous AVK, complication rare observée à l'induction du traitement, le plus souvent en cas de déficit en protéine C ou S (pas de dose de charge en AVK).
- Embolies de cholestérol.
- Ostéoporose, sous traitement prolongé par HNF ou HBPM.
- Nécrose cutanée aux points d'injection sous HNF ou HBPM.
- Hypoaldostéronisme avec hyperkaliémie sous HNF ou HBPM.

Bibliographie

- LES RÉFÉRENCES À RETENIR
- Bon usage des agents antiplaquettaires, ANSM et HAS, juin 2012.
- Prévention et traitement de la maladie thromboembolique veineuse en médecine. Recommandations de bonne pratique. Agence Française de Sécurité Sanitaire des Produits de Santé, Novembre 2009.
- Prévention de la maladie thromboembolique veineuse postopératoire. Recommandations formalisées d'experts. Actualisation 2011. Annales Françaises d'Anesthésie et de Réanimation 30 (2011) 947-951.
- Prise en charge des surdosages, des situations à risque hémorragique et des accidents hémorragiques chez les patients traités par antivitamines K en ville et en milieu hospitalier. Recommandation de bonne pratique. HAS 2008.
- Bon usage des médicaments antivitamine K (AVK) – Mise au point. Actualisation ANSM 2012.

FICHE DE SYNTHÈSE

1. HNF, HBPM et fondaparinux sont des anticoagulants injectables d'action rapide. Ils peuvent être utilisés à doses préventives (prévention de la MTEV) ou à doses curatives (traitement initial de la MTEV).
2. Dans la majorité des indications, l'HNF est à réserver aux cas d'insuffisance rénale sévère.
3. L'activité anticoagulante de l'HNF se surveille par le TCA.
4. Les AVK sont des anticoagulants oraux d'action retardée. Si l'anticoagulation est urgente, ils doivent être associés à un traitement anticoagulant injectable d'action rapide. La surveillance des AVK repose sur l'INR.
5. Les anticoagulants oraux directs sont des anticoagulants oraux d'action rapide. Ils sont tous contre-indiqués en cas d'insuffisance rénale sévère. Leur utilisation est pour l'instant limitée à la prévention de la MTEV en chirurgie orthopédique programmée (PTH, PTG), au traitement de la MTEV, à la prévention des complications emboliques de la fibrillation atriale non valvulaire.
6. Les accidents hémorragiques peuvent survenir sous n'importe quel traitement anticoagulant.
7. La prise en charge des complications hémorragiques repose sur l'évaluation de la gravité de l'hémorragie, le traitement symptomatique adapté au site hémorragique et à la gravité, et la neutralisation de l'anticoagulation.
8. Le sulfate de protamine est l'antidote de l'HNF.
9. La vitamine K et le CCP (ou PPSB) sont les médicaments à utiliser dans les cas d'accidents hémorragiques sous AVK.
10. La TIH est une complication rare mais redoutée des traitements par HNF, et plus rarement, HBPM. Elle peut se manifester par des complications thrombotiques artérielle ou veineuse.

+++ LE COUP DE POUCE DE L'ENSEIGNANT

- Avant toute prescription de traitement anticoagulant, il faut vérifier l'absence de saignement actif, l'absence d'anémie ou de thrombopénie, évaluer la fonction rénale et hépatique, avoir une idée de l'hémostase spontanée. Le bilan pré-thérapeutique comprend : NFS, plaquettes, créatininémie, ASAT, ALAT, GGT, TP, TCA, fibrinogène.
- L'HNF n'est plus le traitement de première intention dans la plupart des indications. Son choix doit être justifié : insuffisance rénale, situations instables.
- Beaucoup de schémas thérapeutiques différents peuvent être utilisés dans chacune des indications des traitements anticoagulants (par exemple traitement initial de la MTEV), et il est difficile de tous les retenir : en connaître un parfaitement avec nom, dose, surveillance, durée.
- Devant un tableau clinique aigu ou subaigu chez un patient sous anticoagulant, il faut penser à une complication hémorragique même en l'absence de surdosage.
- Devant un événement thrombotique veineux ou artériel survenant sous HNF ou HBPM, il faut impérativement doser les plaquettes pour rechercher une TIH.

Principales situations de départ en lien avec l'item 330-4B : « Antithrombotiques (2) : anticoagulants »

Situation de départ	Descriptif
En lien avec les symptômes et signes cliniques	
10. Méléna/rectorragie	L'exteriorisation de sang, frais ou digéré, nécessite une évaluation médicale urgente.
14. Émission de sang par la bouche	
18. Découverte d'anomalies à l'auscultation cardiaque	
60. Hémorragie aiguë	
87. Grosse jambe rouge aiguë	
89. Purpura/ecchymose/hématome	
112. Saignement génital anormal (hors grossesse connue)	L'arythmie cardiaque par fibrillation auriculaire est une des principales indications d'anticoagulation au long cours.
147. Épistaxis	
160. Détresse respiratoire aiguë	Ces symptômes sont fréquents chez les patients présentant une embolie pulmonaire ou une thrombose veineuse profonde, ces deux atteintes relevant d'un traitement anticoagulant en urgence, dont les modalités diffèrent de l'arythmie cardiaque par fibrillation atriale.
161. Douleur thoracique	
162. Dyspnée	
165. Palpitations	
166. Tachycardie	
En lien avec les données paracliniques	
214. Anomalie des indices érythrocytaires (taux hémoglobine (Hb), hématocrite...)	Une anémie doit être recherchée en cas de survenue d'une extériorisation de sang.
215. Anomalie des plaquettes	
217. Baisse de l'hémoglobine	
223. Interprétation de l'hémogramme	Une thrombopénie doit être recherchée en cas d'hémorragie sous anticoagulant, mais aussi en cas de thrombose sous héparine, et alors faire suspecter une TIH.
En lien avec la prise en charge d'une urgence	
10. Méléna/rectorragie	Si celle-ci survient sous antithrombotique, l'arrêt et l'antagonisation de celui-ci doit être évalué. Une prise en charge spécifique sera discutée, en fonction de la localisation de l'hémorragie.
14. Émission de sang par la bouche	
60. Hémorragie aiguë	
110. Saignement génital anormal en post-partum	
111. Saignement génital durant la grossesse	
112. Saignement génital anormal (hors grossesse connue	
147. Épistaxis	
248. Prescription et suivi d'un traitement par anticoagulant et/ou antiagrégant	En cas d'hémorragie aiguë, le traitement par anticoagulant et/ou antiagrégant doit être rediscuté. La prise d'anticoagulant ou d'antiagrégant est une situation favorisant les hémorragies.

Chapitre 39

Les diurétiques

Prescription et surveillance

Pr Patrick Rossignol*, Pr Laurent Becquemont**
*Centre d'Investigation Clinique Plurithématique Pierre Drouin - Université de Lorraine -INSERM-CHRU de Nancy,
**Service de Pharmacologie, CHU Paris Saclay (Bicêtre)

OBJECTIFS : N° 330-5

➔ Prescription et surveillance des classes de médicaments les plus courantes chez l'adulte et chez l'enfant, hors anti-infectieux (voir item 177).

➔ Connaître le bon usage des principales classes thérapeutiques.

➔ Diurétiques.

PLAN

Rang	Rubrique	Intitulé	Descriptif
A	Prise en charge	Diurétiques/ connaître les mécanismes d'action, indications, effets secondaires interactions médicamenteuses, modalités de surveillance et principales causes d'échec	Connaître les mécanismes d'action

Les situations de départ sont listées à la fin du chapitre.

A 1. Introduction

- Les diurétiques sont des médicaments qui augmentent l'excrétion urinaire d'un composé. En médecine, on utilise communément le terme de diurétiques pour natriurétiques, médicaments qui augmentent l'excrétion urinaire de sodium.
- **Les diurétiques sont utilisés dans 4 indications principales**, le traitement de l'hypertension artérielle, des œdèmes de l'insuffisance cardiaque, de l'insuffisance rénale chronique avec ou sans syndrome néphrotique, et la décompensation oedémato-ascitique des cirrhoses. Ils sont contre-indiqués pendant la grossesse.
- **Les diurétiques de l'anse et inhibiteurs de l'anhydrase carbonique peuvent être utilisés dans 3 situations d'urgence** que sont l'œdème aigu du poumon pour les premiers et pour les seconds, la crise aiguë de glaucome par fermeture de l'angle et le mal des montagnes.
- **D'un point de vue pharmacologique,** les diurétiques sont classés en fonction de leur mécanisme et lieu d'action tout au long du néphron (tube contourné proximal pour les inhibiteurs de l'anhydrase carbonique et les inhibiteurs du cotransport sodium glucose (SGLT2), branche ascendante de Henlé pour les diurétiques dits « de l'anse », tube contourné distal pour les diurétiques thiazidiques, la fin du tube contourné distal et le début du tube collecteur pour les diurétiques dits « anti aldostérone ».
- Certains diurétiques s'accompagnent d'une excrétion urinaire conjointe de potassium, ils sont appelés « diurétiques hypokaliémiants » (diurétiques de l'anse et thiazidiques), d'autres au contraire d'une réabsorption urinaire de potassium alors appelés « diurétiques hyperkaliémiants » (diurétiques antialdostérone, amiloride). Enfin les diurétiques inhibiteurs de SGLT2 occasionnent une glycosurie.

A

2. Pharmacodynamie des diurétiques

2.1. Les inhibiteurs de l'anhydrase carbonique

- Leur représentant est l'acétazolamide qui bloque dans le tube contourné proximal la réabsorption de bicarbonate entrainant une diurèse alcaline et une augmentation de la natriurèse. Ils peuvent conduire à une acidose métabolique.
- **Ils ne sont utilisés que dans 2 situations d'urgence** et pour une courte durée, la crise aiguë de glaucome par fermeture de l'angle (permettant de baisser la pression intra oculaire) et le mal des montagnes (permettant de diminuer l'œdème cérébral).

2.2. Les inhibiteurs de SGLT2

- Le premier représentant des inhibiteurs du cotransporteur sodium glucose (iSGLT2) remboursé en France, en avril 2020, a été la dapagliflozine (famille des « gliflozines », tandis que l'empagliflozine, et la canagliflozine ont reçu des avis favorables de la HAS en 2020), qui bloque dans le tube contourné proximal la réabsorption de sodium et de glucose entrainant une augmentation de la natriurèse et une glycosurie.
- Alors qu'ils étaient initialement indiqués dans le traitement du diabète de type 2, les indications des iSGLT2 sont croissantes et peuvent varier selon les molécules, en fonction de la chronologie de réalisation des essais cliniques et des dépôts d'AMM puis de l'évaluation, en France des dossiers par la HAS puis des processus de remboursement. Par exemple, initialement indiquée dans le diabète de type II, la dapagliflozine est désormais également indiquée (AMM européenne) dans l'insuffisance cardiaque à fraction d'éjection altérée de patients **avec ou sans** diabète. À ce jour, seule la canagliflozine a fait l'objet d'une évolution de son RCP et d'une évaluation par la Commission de la Transparence pour la prise en charge des patients DT2 avec une maladie rénale chronique de stade 2 et 3 et une albuminurie, en association au traitement standard par IEC ou ARA II.
- Occasionnant une glycosurie les iSGLT2 augmentent les risques d'infection génitale avec possible gangrène de Fournier. Il existe également un risque accru d'acido-cétose euglycémique.

2.3. Les diurétiques de l'anse (de Henlé)

- Les diurétiques de l'anse agissent dans la branche large ascendante de Henlé en bloquant le cotransporteur Na-K/2Cl **(Figure 1)**. La principale molécule est le furosémide. Ils induisent une augmentation de la diurèse, de l'excrétion du sodium (natriurétiques) du potassium (kaliurétiques) et du calcium. De ce fait ils induisent une contraction des volumes extracellulaires qui peut conduire à une déshydratation extracellulaire, une insuffisance rénale fonctionnelle (pré-rénale), une hypotension artérielle orthostatique et une alcalose métabolique.
- Ce sont des diurétiques hypokaliémiants avec des effets indésirables communs aux autres diurétiques **(Tableau 1)** ; certains leurs sont spécifiques occasionnant à très fortes doses une ototoxicité, et potentialisant la néphrotoxicité de tous les néphrotoxiques dont le lithium.
- **Ils sont les plus puissants des diurétiques.** A ce titre ils peuvent être utilisés dans des situations d'urgence dans lesquelles la déplétion hydrosodée rapide est nécessaire comme dans l'œdème aigu du poumon, situation dans laquelle ils réalisent une véritable « saignée interne ».
- Leur indication principale est la surcharge hydrosodée (oedèmes cardiaques, hépatiques et rénaux). En revanche, la puissance et la rapidité de leur effet (augmentation significative de la diurèse dans l'heure suivant leur prise) limite leur utilisation dans l'hypertension artérielle. En cas d'insuffisance rénale chronique sévère (clairance de la créatinine < 30 ml/min/1.73 m^2), ils demeurent les seuls diurétiques restant actifs, mais leur posologie doit alors être majorée.

Tableau 1. EFFETS INDÉSIRABLES COMMUNS AUX DIURÉTIQUES		
EFFETS INDÉSIRABLES	**FACTEURS FAVORISANTS**	**PRÉCAUTIONS/SURVEILLANCE**
Déplétion hydrosodée avec hypotension orthostatisque	• Autres antihypertenseurs • Neuropathie végétative • Sujets âgés • Régime sans sel • Diarrhée, vomissements	• Surveillance poids et PA debout/couché • Prévenir le patient d'interrompre le ttt si troubles digestifs ou forte chaleur
Déplétion hydrosodée avec insuffisance rénale fonctionnelle	• Sujets âgés • Régime sans sel • Diarrhée, vomissements • Association à des IEC ou ARA2	• Surveillance poids et PA debout/couché • Prévenir le patient d'interrompre le ttt si troubles digestifs ou forte chaleur • Surveiller diurèse • Surveillance créatininémie
Déplétion hydrosodée avec hyponatrémie	• Régime sans sel • Diarrhée, vomissements • Chaleur • Sujet âgé	• Surveillance poids et PA debout/couché • Prévenir le patient d'interrompre le ttt si troubles digestifs ou forte chaleur • Surveiller état cognitif • Surveillance natrémie
Hyperhydratation intracellulaire avec hyponatrémie	• Sujet âgé • Régime hyposodé concomitant • Insuffisance cardiaque congestive	• Surveillance poids et PA debout/couché • Surveiller état cognitif • Surveillance natrémie, créatininémie, natriurèse, diurèse des 24 h • En cas de dilution au cours de l'I cardiaque, les thiazidiques sont CI, et il faut restreindre les apports hydriques et prescrire un diurétique de l'anse (furosémide)
Dyskaliémie	**Hypokaliémie** pour les diurétiques de l'anse et thiazidiques, pouvant être majorée par la survenue d'une diarrhée **Hyperkaliémie** pour les diurétiques anti-aldostérone favorisée par l'insuffisance rénale chronique et les médicaments hyperkaliémiants (IEC, ARA2...) et la prise d'AINS	• Interrogatoire, crampes, troubles du rythme • Surveillance kaliémie, renforcée en cas de co-prescription avec des médicaments « torsadogènes » (allongeant le QT)
Hyperuricémie/ goutte	• Sujet âgé • IRC • Hyperuricémie basale • Antécédents goutteux	• Interrogatoire • Surveillance uricémie • Éviter les diurétiques thiazidiques, les diurétiques de l'anse. Si indispensable (I cardiaque) : introduire si possible d'abord un urico-inhibiteur avant de débuter le tt diurétique... mais les variations de l'uricémie peuvent provoquer une crise de goutte !
Impuissance	• Dysfonction érectile préalable	• Interrogatoire
Troubles glucido lipidiques	• Prédisposition, surpoids	• Surveillance biologique : glycémie, cholestérolémie, triglycéridémie

Figure 1. Lieux et mécanismes d'action des diurétiques au sein du néphron

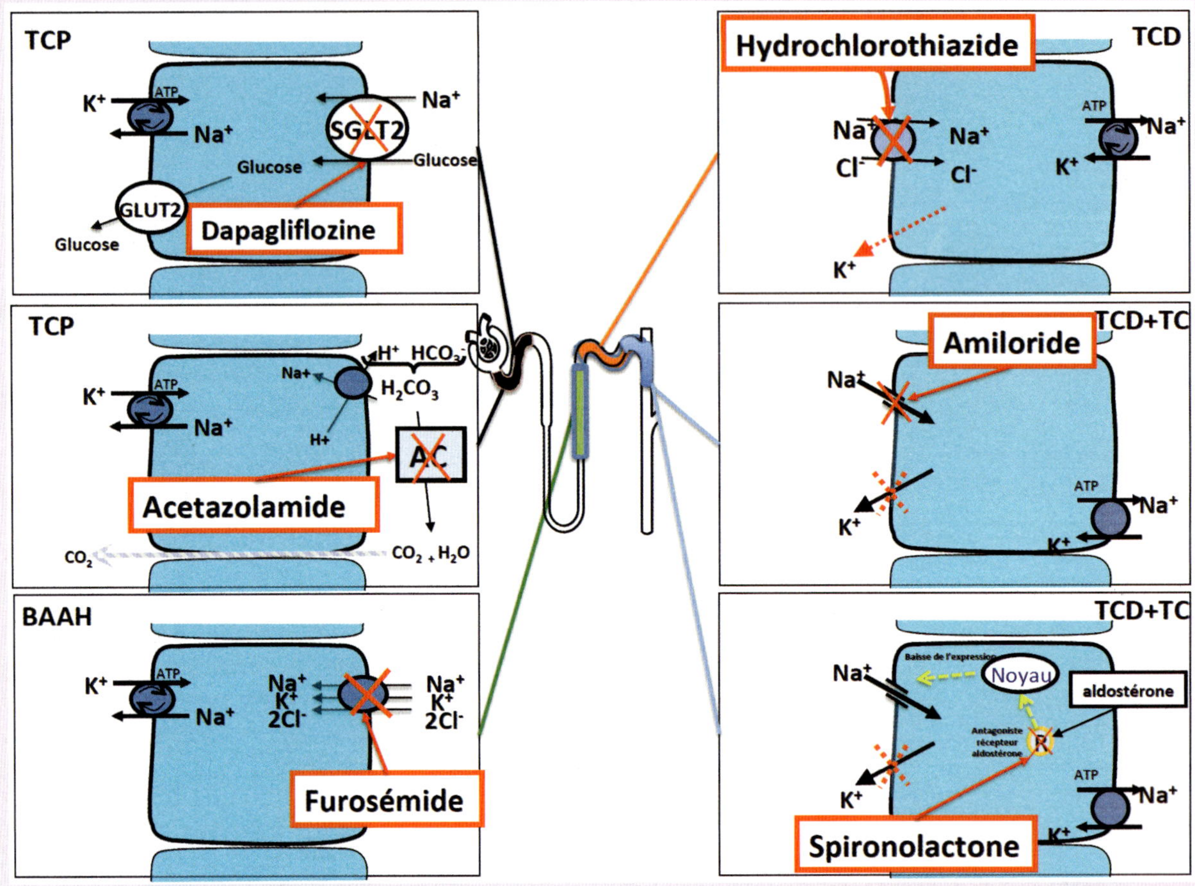

Légende: AC: Anhydrase carbonique; ATP: adénosine triphosphate (NA/K ATPase); BAAH: Branche ascendante de l'anse de Henley; TCP: Tube contourné principal; TCD: Tube contourné distal; TC: Tube collecteur

2.4. Les diurétiques thiazidiques

- Les diurétiques thiazidiques, dont le principal représentant est l'hydrocholorothiazide, agissent en bloquant le cotransporteur Na+/Cl- dans le tube contourné distal **(Figure 1)**. Par un mécanisme indirect ils s'accompagnent d'une hypokaliémie (diurétiques hypokaliémiants). Leur effet natriurétique est moins puissant que les diurétiques de l'anse et s'étale sur le nycthémère sans augmentation de la diurèse les rendant plus simples d'utilisation dans les affections chroniques en particulier l'HTA. Ils perdent leur efficacité et ne peuvent plus être utilisés en cas d'insuffisance rénale chronique sévère (clairance de la créatinine < 30 ml/min/1.73 m^2).
- Outre les effets indésirables communs à tous les diurétiques **(Tableau 1)**, ils s'accompagnent plus fréquemment d'hyponatrémie et rarement de photosensibilité. Ils peuvent entraîner une alcalose métabolique.

2.5. Les diurétiques d'épargne potassique

- Les diurétiques d'épargne potassique agissent dans la fin du tube contourné distal et le tube collecteur.
- Les antialdostérones, dont le chef de file est la spironolactone, sont des antagonistes du récepteur de l'aldostérone (hormone minéralocorticoïde d'où leur récente dénomination d'antagonistes des récepteurs minéralocorticoïdes) qui diminuent l'expression du transporteur luminal de sodium sensible à l'amiloride (ENaC). L'excrétion sodée est faible, et le délai d'action retardé, la durée d'action longue, autorisant une prise par jour.

- Les apparentés, dont le chef de file est l'amiloride, agissent directement en inhibant l'ENaC, mais sans inhiber le récepteur minéralocorticoïde **(Figure 1)**.
- Tous induisent une augmentation de l'excrétion du sodium (natriurétiques) et par un mécanisme indirect une réabsorption de potassium (diurétiques dits « épargneurs de potassium » ou « hyperkaliémiants »). Ils peuvent induire une acidose hyperkaliémique.
- Outre les effets indésirables communs à tous les diurétiques **(Tableau 1)**, ils augmentent le risque d'hyperkaliémie (diurétiques hyperkaliémiants) et sont de ce fait sont contre-indiqués en cas d'insuffisance rénale chronique sévère (clairance de la créatinine < 30 ml/min/1.73m^2) ou d'hyperkaliémie > 5 mmol/L. La spironolactone occasionne davantage de troubles de la libido que les autres diurétiques, et parfois des gynécomasties, bien moins fréquents avec l'éplérénone (INSPRA®), inhibiteur plus spécifique des récepteurs minéralocorticoïdes.
- Leurs indications sont essentiellement dans le traitement de fond de l'insuffisance cardiaque, les œdèmes et l'HTA. Ils peuvent être associés aux diurétiques hypokaliéminants (de l'anse ou thiazidiques : par exemple MODURETIC® : hydrochlorothiazide 50 mg + modamide 5 mg : ½ cp /jour dans l'HTA) pour limiter les effets dyskaliémiants et potentialiser l'effet natriurétique.

A 3. Prescription des traitements diurétiques

3.1. Traitement de l'hypertension artérielle (HTA) essentielle

- Les diurétiques thiazidiques sont, avec les inhibiteurs de l'enzyme de conversion (IEC), les antagonistes des récepteurs de l'angiotensine 2 (ARA2), les inhibiteurs calciques et les béta bloquants l'une des cinq classes utilisables en première intention lors de l'instauration d'un traitement antihypertenseur, car ayant fait la preuve de leur efficacité pour prévenir l'apparition de complications cardiovasculaires de l'HTA. Les diurétiques sont particulièrement efficaces chez le sujet âgé de plus de 80 ans (au même titre que les inhibiteurs calciques), ou les patients d'origine Africaine.
- On utilise en complément des mesures hygiéno-diététiques (régime modérément désodé 6 g /jour) les diurétiques à faibles doses, qui autorisent un effet anti-hypertenseur sans entraîner trop d'effets électrolytiques néfastes et dose-dépendants : la natrémie, la kaliémie et la fonction rénale (créatininémie) doivent être cependant surveillées *(cf. infra)*.

  Par exemple, Hydrochlorothiazide 12.5 mg/j à 25 mg/j.
- Les diurétiques peuvent également être prescrits en une bithérapie (préférentiellement en un seul comprimé, afin de favoriser l'observance), lorsque la pression artérielle est insuffisamment contrôlée après un mois de traitement. De nombreuses associations existent à des IEC ou ARA2 principalement.
- Les recommandations 2013 de la Société Française d'Hypertension artérielle définissent « l'HTA résistante comme une HTA non contrôlée en consultation (PA ≥ 140/90 mmHg chez un sujet de moins de 80 ans, ou PAS ≥ 150 mmHg chez un sujet de plus de 80 ans) et confirmée par une mesure en dehors du cabinet médical (automesure ou mesure ambulatoire de la pression artérielle), malgré une stratégie thérapeutique comprenant des règles hygiéno-diététiques adaptées et une trithérapie antihypertensive, depuis au moins 4 semaines, à dose optimale, **incluant un diurétiqu**e (Classe 1 Grade C). La trithérapie antihypertensive doit comporter, outre **un diurétique thiazidique**, un bloqueur du système rénine angiotensine aldostérone (ARA2 ou IEC) et un inhibiteur calcique.
- Dans l'HTA résistante, un diurétique thiazidique doit être utilisé: l'hydrochlorothiazide à un dosage d'au moins 25 mg/j ou l'indapamide.
- En cas d'insuffisance rénale stades 4 et 5 (débit de filtration glomérulaire estimé par la clairance de la créatinine < 30 ml/min/1.73 m^2), le thiazidique, inefficace, doit être remplacé par un diurétique de l'anse (furosémide) prescrit à une posologie adaptée à la fonction rénale. (Classe 1 Grade A).
- Il est recommandé, en l'absence d'étiologie curable retrouvée chez le sujet de moins de 80 ans, de mettre en place une quadrithérapie comportant en première intention la spironolactone (12,5 à 25 mg/j) en l'absence de contre-indication. (Classe 1 Grade A).

- Le traitement diurétique (antialdostérone ou non) est à la base du traitement médicamenteux de l'hyperaldostéronisme primaire, en dehors des indications chirurgicales.

3.2. Traitement des œdèmes généralisés de l'insuffisance cardiaque, rénale, ou cirrhotique

Le diagnostic étiologique des syndromes œdémateux est crucial, car les diurétiques ne sont pas indiqués en cas d'obésité, d'œdèmes des membres inférieurs d'origine veineuse ou lymphatique ou sous inhibiteur calciques ou de la grossesse normale ou compliquée de toxémie gravidique (contre-indication dans ce dernier cas !) Les œdèmes cycliques idiopathiques peuvent être aggravés par thiazidiques.

- **Dans l'insuffisance cardiaque aiguë,** les diurétiques de l'anse administrés par voie intraveineuse, à posologie adaptée à la fonction rénale, et en complément des dérivés nitrés si la pression artérielle l'autorise, permettent de soulager rapidement les symptômes (dyspnée aiguë).

  IV : injecter initialement 1 ou 2 ampoules de furosémide 20 mg chez un sujet à fonction rénale normale ; recours possible au Furosémide 500 mg dans l'insuffisance rénale sévère.
- **Dans l'insuffisance cardiaque chronique,** les diurétiques de l'anse doivent être prescrits à la dose la plus faible possible (et adaptée à la fonction rénale) (par exemple : furosémide : LASILIX® p.o : faible 20 mg, 40 mg : 1 cp /j) pour maintenir le patient en euvolémie (i.e. sans signe congestifs, cf. infra), en complément des IEC (ou ARA2), des béta bloquants et des iSGLT2. En cas de symptômes persistants, dans l'insuffisance cardiaque à fraction d'éjection altérée et en l'absence de contre-indication (insuffisance rénale sévère, hyperkaliémie >5 mmol/L), il est recommandé (Classe 1, Grade A) de prescrire un anti-aldostérone : spironolactone, Posologie moyenne 25 mg/j ; traitement initié à ½ cp= 12.5 mg/j.
- **L'insuffisance rénale chronique** avec ou sans syndrome néphrotique peut s'accompagner d'état œdémateux avec ou sans hypertension artérielle : le furosémide est le traitement de choix dès lors que la fonction rénale est sévèrement altérée. Dans les autres cas, on privilégie du fait de sa longue durée d'action l'hydrochlorothiazide, aux mêmes doses que celles utilisées dans l'HTA. Des combinaisons de diurétiques de différentes classes peuvent être utilisées, afin de maximiser l'effet natriurétique, sous stricte surveillance ionique et de la fonction rénale, en milieu spécialisé.
- **Cirrhose œdémato-ascitique :** il existe un hyperaldostéronisme secondaire, susceptible de répondre rapidement à un traitement antialdostérone en association avec le régime désodé : spironolactone= ALDACTONE® cp 25, 50 et 75 mg sécables : 1 à 2 cp/j. En cas d'insuffisance hépato-cellulaire, la spironolactone est cependant contre-indiquée.

3.3. Autres indications

- HYPERCALCEMIE MAJEURE : indication rare du FUROSEMIDE, après parfaite réhydratation et sous surveillance en milieu de réanimation
- LITHIASE URINAIRE RECIDIVANTE AVEC HYPERCALCIURIE IDIOPATHIQUE : indication des THIAZIDIQUES
- DIABETE INSIPIDE NEPHROGENIQUE : indication des THIAZIDIQUES
- GLAUCOME CHRONIQUE, mal des montagnes : acétazolamide

3.4. Prévention et traitement des effets indésirables, surveillance

- **Dans tous les cas, il est nécessaire d'éduquer le patient** : le prévenir du risque de déshydratation et d'insuffisance rénale aiguë, surtout chez le sujet âgé polymédiqué (AINS notamment), en cas de pathologie infectieuse intercurrente (perte sodée liée à la fièvre, vomissements, diarrhée…).
- Cliniquement, on doit rechercher une hypotension orthostatique, des signes cliniques de déshydratation (pli cutané, jugulaires plates...).
- Après chaque introduction ou adaptation posologique des bloqueurs du système rénine-angiotensine et/ou des diurétiques, ou après un événement intercurrent, il est recommandé de réévaluer l'efficacité et la tolérance cliniques (*cf. infra*), et de réaliser un ionogramme sanguin (natrémie, kaliémie), avec créatininémie et estimation du débit de filtration glomérulaire.
- Les diurétiques et les IEC, ARA2 doivent être arrêtés transitoirement en cas de situation de déshydratation afin d'éviter d'entraîner une insuffisance rénale aiguë.
- **En cas d'hyponatrémie de dilution,** on parle de « maladie des diurétiques » , due à la négativation de la clairance de l'eau libre sous thiazidique : on doit interrompre le traitement par hydrochlorothiazide, réduire les apports hydriques et assurer une recharge sodée prudente et progressive (risque de myélinolise centropontine en cas de correction trop rapide de l'hyponatrémie) chez un hypertendu ou insuffisant cardiaque en surveillant les signes cliniques congestifs (dyspnée, crépitants, œdèmes des membres inférieurs, turgescence jugulaire, reflux hépato-jugulaire). En cas d'hyponatrémie de dilution au cours de l'insuffisance cardiaque, les thiazidiques sont contre-indiqués, et seule la restriction hydrique conjuguée à la prescription de furosémide + IEC (ou ARA2) voire spironolactone peuvent corriger ou améliorer l'hyponatrémie. Une ultrafiltration peut être discutée.
- **En cas de déplétion sodée majeure,** le traitement diurétique est interrompu et on doit faire une recharge hydrosodée progressive afin d'éviter une correction trop brutale (IV ou p. o) sous surveillance de la tolérance et de l'efficacité.
- Enfin les diurétiques sont contre indiqués en cas de grossesse.

Bibliographie

- LA RÉFÉRENCE À RETENIR
  - Blacher J, Halimi JM, Hanon O, Mourad JJ, Pathak A, Schnebert B, Girerd X. [management of arterial hypertension in adults: 2013 guidelines of the french society of arterial hypertension]. Ann Cardiol Angeiol (Paris). 2013;62:132-138.
- POUR ALLER PLUS LOIN
  - Recommandations 2013 de la Société Française d'Hypertension artérielle sur la prise en charge de l'hypertension artérielle résistante : www.sfhta.org
  - Mancia G, Fagard R, Narkiewicz K, Redon J, Zanchetti A, Bohm et al. 2013 esh/esc guidelines for the management of arterial hypertension: The task force for the management of arterial hypertension of the european society of hypertension (esh) and of the european society of cardiology (esc). J Hypertens. 2013;31:1281-1357
  - McMurray JJ, Adamopoulos S, Anker SD, Auricchio A, Bohm M, Dickstein K, et al. ESC guidelines for the diagnosis and treatment of acute and chronic heart failure 2012: The Task Force for the Diagnosis and Treatment of Acute and Chronic Heart Failure 2012 of the European Society of Cardiology. Developed in collaboration with the Heart Failure Association (HFA) of the ESC. Eur J Heart Fail. 2012 Aug;14(8):803-869.

FICHE DE SYNTHÈSE

CHECK-LIST LORS DE LA PRESCRIPTION D'UN TRAITEMENT DIURÉTIQUE

1. **JUSTIFICATION DE LA PRESCRIPTION :** indication/non indication : HTA, syndromes œdémateux (insuffisance cardiaque (aiguë, chronique), rénale, cirrhose décompensée).

2. **CHOIX DE LA CLASSE DE DIURETIQUE** hypo (diurétiques de l'anse, thiazides)/hyperkalémiant (antialdostérones, amiloride. et de la voie d'administration (IV, per os) SELON l'INDICATION :
   - **Diurétiques de l'anse de Henlé :** furosémide (LASILIX) : insuffisance cardiaque aiguë (IV), syndromes œdémateux de l'insuffisance cardiaque chronique, de l'insuffisance rénale chronique, des états cirrhotiques, HTA de l'insuffisance rénale chronique sévère (per os) ;
   - **Diurétiques du tubule distal :** thiazidiques (hydrochlorothiazide, ESIDREX): HTA ; antidaldostérone (spironolactone, ALDACTONE) : HTA, Insuffisance cardiaque chronique ; hyperaldostéronisme primaire, ou secondaire des états cirrhotiques ; modamide: HTA) per os.

3. **ADAPTATION POSOLOGIQUE :** selon la tolérance clinique (congestion vs. Deshydratation), biologique (ionique), la fonction rénale

4. **SURVEILLANCE +++**
   - **Poids**
   - **PA couché et debout**
   - **État congestif** (dyspnée, crépitants, œdèmes des membres inférieurs, turjescence jugulaire, reflux hépato-jugulaire) **vs. Signes cliniques de déshydratation**
   - **Conscience**
   - **Ionogramme plasmatique : créatininémie, natrémie, kaliémie, calcémie, (uricémie si goutte)**
   - Évaluation des apports sodés alimentaires : natriurèse/24h (observance du régime hyposodé, mécanisme d'une hyponatrémie)
   - Évaluation des apports hydriques : diurèse/24h (mécanisme d'une hyponatrémie)

5. **SAVOIR ANALYSER UN ECHEC DE TRAITEMENT**
   - **Par exemple, congestion persistante et hyponatrémie dans l'insuffisance cardiaque : discuter un traitement par ultrafiltration.**

+++ LE COUP DE POUCE DE L'ENSEIGNANT

- Une évaluation clinique est primordiale pour poser l'indication du traitement diurétique et en adapter la posologie.
- Une surveillance clinique et biologique de la tolérance et de l'efficacité (HTA, congestion clinique) est nécessaire et doit être systématique

Principales situations de départ en lien avec l'item 330-5 : « Les diurétiques »

Situation de départ
En lien avec les Symptômes et signes cliniques
22. Diminution de la diurèse 54. Œdème localisé ou diffus
En lien avec les données paracliniques
201. Dyskaliémie 202. Dysnatrémie
En lien avec la prise en charge aiguë et chronique
253. Prescrire des diurétiques

Chapitre 40

Les psychotropes

Prescription et surveillance

Pr Régis Bordet

Département de Pharmacologie Médicale, Faculté de Médecine, Université de Lille, CHU Lille

OBJECTIFS : N° 330-6

- Prescription et surveillance des classes de médicaments les plus courantes chez l'adulte et chez l'enfant, hors anti-infectieux (voir item 177).
- Connaître le bon usage des principales classes thérapeutiques.
- Psychotropes (voir item 74).

PLAN

1. Définitions
2. Les antiépileptiques
3. Les antidépresseurs
4. Les régulateurs de l'humeur
5. Les antipsychotiques
6. Les médicaments du trouble anxieux

Rang	Rubrique	Intitulé	Descriptif
A	Prise en charge	Benzodiazépines : connaître les mécanismes d'action, indications, effets secondaires interactions médicamenteuses, modalités de surveillance et principales causes d'échec	Connaître les mécanismes d'action
A	Prise en charge	Inhibiteurs spécifiques de recapture de la sérotonine : connaître les mécanismes d'action, indications, effets secondaires interactions médicamenteuses, modalités de surveillance et principales causes d'échec	Connaître les mécanismes d'action
A	Prise en charge	Antipsychotiques : connaître les mécanismes d'action, indications, effets secondaires interactions médicamenteuses, modalités de surveillance et principales causes d'échec	Connaître les mécanismes d'action
A	Prise en charge	Antiépileptiques : connaître les mécanismes d'action, indications, effets secondaires interactions médicamenteuses, modalités de surveillance et principales causes d'échec	Connaître les mécanismes d'action

Les situations de départ sont indiquées en violet et en gras et listées à la fin du chapitre.

B
1. Définitions

1.1. Les domaines couverts

- Les données de l'Organisation Mondiale de la Santé suggèrent que les maladies neurologiques et mentales représentent au moins un tiers des maladies des pays industrialisés.
- Ce chapitre se focalise sur les approches pharmacologiques des principales maladies mentales (psychoses, troubles de l'humeur, troubles anxieux) et sur l'épilepsie, dans la mesure où ces pathologies sont intriquées au plan pharmacologique.

1.2. La stratégie thérapeutique : maladies neurologiques et mentales

- **La stratégie thérapeutique vis-à-vis des maladies neurologiques et mentales recouvre deux aspects :** (1) la prise en charge des symptômes ; (2) la modification du cours évolutif de la maladie, qui renvoie à un traitement plus physiopathologique. En fonction des pathologies, cette stratégie est plus ou moins complète, avec pour la modification du cours évolutif, des objectifs thérapeutiques variés et parfois mixtes (ralentissement du déclin, prévention de la récidive, prévention des complications…).
- **Les principales approches** thérapeutiques sont symptomatiques et en lien avec la modulation des voies de neurotransmission ou des canaux ioniques et leurs conséquences sur les fonctions cérébrales associées, souvent communes à plusieurs classes médicamenteuses **(Tableau 1).** Ceci explique qu'une même classe médicamenteuse puisse aujourd'hui avoir plusieurs indications, y compris à la fois pour une maladie neurologique et une maladie mentale.
- **Au plan de la sécurité d'emploi,** il existe aussi des interactions : les classes médicamenteuses utilisées dans les maladies mentales peuvent induire des effets indésirables neurologiques et inversement.

Tableau 1. CORRESPONDANCES ENTRE NEUROTRANSMETTEURS, FONCTIONS CÉRÉBRALES, MALADIES NEUROLOGIQUES OU MENTALES, ET CLASSES MÉDICAMENTEUSES

CIBLES PHARMACOLOGIQUES	FONCTIONS	MALADIES	CLASSES MÉDICAMENTEUSES
Dopamine	Plaisir Émotion Motricité	Psychose Trouble bipolaire	Antipsychotiques
Noradrénaline	Vigilance Attention Humeur	Trouble de l'humeur Trouble anxieux	Antidépresseurs
Sérotonine	Humeur Prise alimentaire Émotion	Trouble de l'humeur Trouble anxieux	Antidépresseurs Anxiolytiques
GABA	Émotion Activité neuronale	Trouble anxieux Épilepsie	Antiépileptiques Anxiolytique
Glutamate	Motricité Mémoire Activité neuronale	Épilepsie	Antiépileptiques
Canaux ioniques	Activité neuronale	Épilepsie Trouble anxieux	Anxiolytiques Antiépileptiques

A
2. Les antiépileptiques

2.1. Les mécanismes d'action et indications

- En France, 0,6 à 0,7 % de la population est concernée par l'épilepsie, avec un début avant l'âge de 18 ans dans 75 % des cas.
- L'approche thérapeutique est essentiellement fondée sur la prévention des crises. Le traitement préventif des crises repose aujourd'hui sur plus d'une vingtaine de médicaments anti-épileptiques, dont le plus ancien a pratiquement un siècle et dont certains ont été très récemment mis sur le marché.
- La crise elle-même ne se traite pas quand elle est isolée, seule la répétition sans intervalle libre des crises (« état de mal épileptique ») justifiant un traitement symptomatique par voie parentérale (clonazépam, diphenylhydantoïne, acide valproïque).
- **L'épilepsie étant sous-tendue par une hyperactivité neuronale, les antiépileptiques peuvent agir, via différentes cibles moléculaires (Figure 1), par trois principaux mécanismes :**
  1. diminution directe de l'activité neuronale via la modulation des canaux ioniques ;
  2. inhibition de la transmission glutamatergique qui est neuro-activatrice ;
  3. renforcement de la transmission GABAergique qui est neuro-inhibitrice.
- Au-delà de leur indication dans l'épilepsie, certains antiépileptiques sont également utilisés comme anti-migraineux, comme anti-douleurs dans les douleurs neuropathiques, comme régulateur de l'humeur ou comme traitement du trouble anxieux.

Figure 1. Cibles d'action des médicaments antiépileptiques

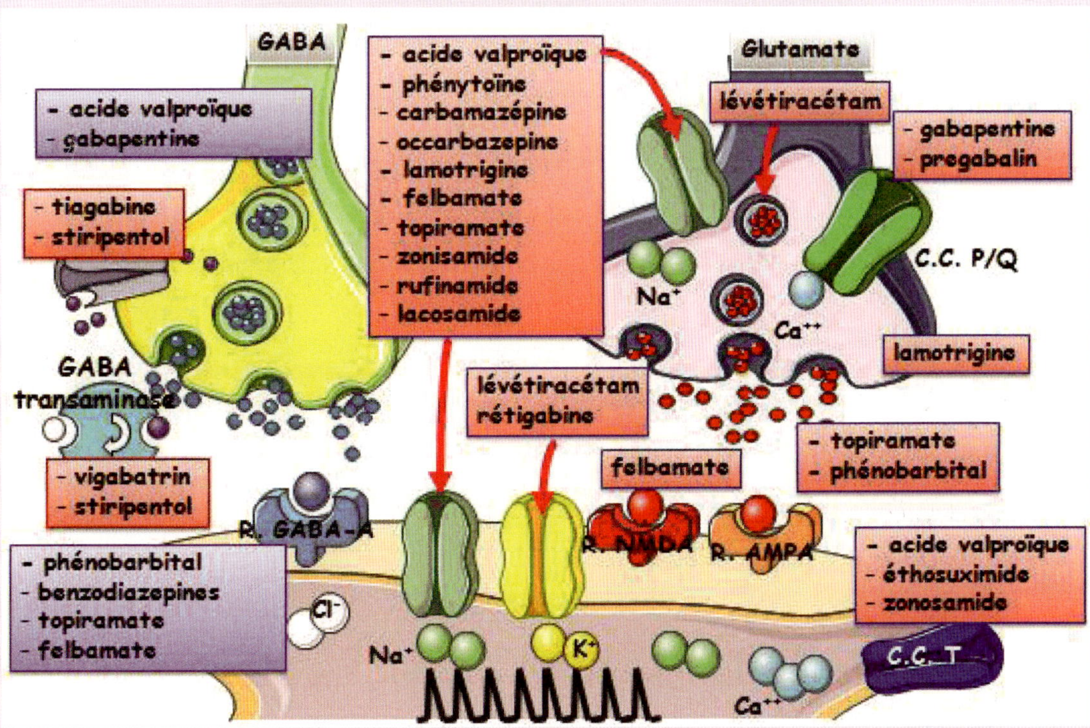

2.2. Le bénéfice/risque

- Tous les antiépileptiques sur le marché ont démontré leur efficacité dans des essais randomisés et contrôlés, mais ils ont des niveaux d'indication variables (monothérapie de première intention, de deuxième intention, en association) qui dépendent également du type d'épilepsie.
- **Antiépileptiques qui peuvent être utilisés en monothérapie de première ou de deuxième intention :** phénobarbital, carbamazépine, acide valproïque, diphénylhydantoïne, lamotrigine, lévétiracétam, gabapentine, topiramate.
- **Antiépileptiques plus récemment développés :** doivent eux être utilisés, en association, dans les épilepsies partielles pharmaco-résistantes.
- L'efficacité varie également en fonction du type d'épilepsie, avec parfois un risque paradoxal d'aggravation de certaines formes d'épilepsie par certains antiépileptiques (« effet proconvulsivant »). Plusieurs antiépileptiques (felbamate, vigabatrin, rufinamide, stiripentol) ont des indications, au mieux de deuxième intention, dans des syndromes épileptiques très particuliers, en raison du risque médicamenteux qu'ils induisent **(Tableau 2)**.

Tableau 2. EFFETS BÉNÉFIQUES (VERT), PARTIELS (ORANGE), DÉLÉTÈRES (ROUGE) OU ABSENCE D'EFFET (BLANC) DES PRINCIPAUX ANTIÉPILEPTIQUES SUR LES DIFFÉRENTES FORMES DE CRISES ÉPILEPTIQUES

	PB	ETX	PHT	CBZ	OCZ	VPA	BZD	VGT	LMT	TPM	GBP	PGB	TGB	LVT	ZD	LC	ECZ	PRP	RFN	STP
Crises partielles	vert	orange	vert	vert	vert	vert	vert	vert	vert	vert	vert	vert	vert	vert	vert	vert	vert	vert	vert	orange
Crises TCG	vert	orange	vert	orange	vert	vert	vert	vert	vert	vert	orange	orange	vert	orange	vert	blanc	vert	vert	blanc	blanc
Absences	blanc	vert	rouge	rouge	rouge	vert	vert	rouge	orange	orange	rouge	rouge	rouge	orange	orange	blanc	rouge	blanc	orange	blanc
Myoclonies	blanc	blanc	rouge	rouge	rouge	vert	vert	rouge	vert	orange	rouge	rouge	rouge	orange	orange	blanc	rouge	blanc	blanc	vert

PB : phénobarbital, **ETX :** éthosuximide, **PHT :** phénytoïne, **CBZ :** carbamazépine, **OCZ :** oxcarbazépine, **VPA :** acide valproïque, **BZD :** benzodiazépines, **VGT :** vigabatrin, **LMT :** lamotrigine, **TPM :** topiramate, **GBP :** gabapentine, **PGB :** prégabaline, **TGB :** Tiagabine, **LVT :** lévétiracétam, **ZD :** zonisamide, **LC :** Lacosamide, **ECZ :** eslicarbazépine, **PRP :** Pérampanel, **RFN :** rufinamide, **STP :** stiripentol.

- **Les antiépileptiques sont des médicaments responsables d'effets indésirables (Tableau 3) :**
- Les effets indésirables de nature pharmacodynamiques sont souvent dose-dépendants. Ils concernent fréquemment le système nerveux central et peuvent être responsables de troubles cognitifs, s'intégrant à ceux induits par la maladie elle-même.

B
- D'autres effets indésirables sont idiosyncrasiques et peuvent constituer une limite à l'utilisation du traitement : felbamate (indication limitée au syndrome de Lennox-Gastaut résistant), vigabatrin (utilisation en première intention seulement dans le syndrome de West).

Tableau 3. PRINCIPAUX EFFETS INDÉSIRABLES DES ANTIÉPILEPTIQUES

	PB	ETX	PHT	CBZ	OCZ	VPA	BZD	VGT	LMT	TPM	GBP	FEL	TGB	LVT	ZD	LC	ECZ	PRP	RFN	STP
Effets cutanés	■	■	■	■	■				■			■			■		■	■	■	■
Effets hépatiques	■		■	■	■	■			■			■					■			
Effets hématologiques	■	■	■	■	■	■						■					■			
Effets rénaux						■				■										■
Effets SNC	■		■	■	■	■	■			■	■		■	■		■	■	■	■	■
Effets visuels								■		■							■			
Effets articulaires	■																			
Dents & phanères			■				■													
Effets ioniques				■	■												■			
Effets cardiaques			■	■	■											■	■		■	

A
2.3. Le bon usage

- **Instauration progressive du traitement :** parfois nécessaire (exemple : progression posologique nécessaire pour la lamotrigine en raison du risque cutané).
- **Associations déconseillées :**
  - la phénytoïne et la carbamazépine diminuent les concentrations plasmatiques de topiramate ;
  - en cas d'association entre le valproate et la lamotrigine, nécessité d'adapter les posologies car sinon risque d'éruption cutanée, de convulsions, tremblements, faiblesse musculaire...
  - interactions médicamenteuses particulièrement à prendre en compte, en raison du risque d'inefficacité ou du risque toxique. Dans ce registre, le stiripentol, un inhibiteur du CYP2D6, est un gros pourvoyeur d'interactions médicamenteuses ;
  - le risque d'inhibition de l'efficacité des œstro-progestatifs induite par les antiépileptiques inducteurs enzymatiques (phénobarbital, carbamazépine, diphénylhydantoïne) doit être pris en compte lors de l'instauration d'une contraception orale chez les patients épileptiques en âge de procréer.

B
- **Évaluation de l'efficacité :**

  Le jugement de l'efficacité d'un traitement épileptique est avant tout clinique, reposant sur l'absence ou la persistance des crises. Cette efficacité ne doit être jugée que lorsque les concentrations plasmatiques du traitement ont atteint leur plateau d'équilibre.

  En cas d'inefficacité, l'augmentation de la posologie est licite en raison de la variabilité inter-individuelle pour atteindre la dose maximale tolérée.

A
- **Le dosage plasmatique** peut contribuer à déterminer la posologie optimale même si le niveau de preuve de l'intérêt des dosages plasmatiques reste à confirmer. Le dosage plasmatique est, en revanche, indispensable pour juger de l'observance thérapeutique, qui est un paramètre essentiel à prendre en compte dans l'évaluation de l'efficacité d'un produit. Il peut être justifié en cas d'associations médicamenteuses susceptibles de modifier les concentrations plasmatiques d'un anti-épileptique donné.
- **Variabilité de la réponse au traitement :** environ 70 % des patients vont répondre à la première ou à la deuxième monothérapie instaurée et devenir « libres de crise », mais 30 % des patients vont présenter une épilepsie réfractaire au traitement. Cette absence de réponse peut résulter d'une pseudo-résistance ou traduire une pharmaco-résistance vraie. Les causes de pseudo-résistance peuvent être liées à la pathologie (erreur diagnostique, complexité du syndrome épileptique, inobservance thérapeutique) ou au traitement (inadéquation du choix de l'antiépileptique à la forme d'épilepsie, dose ou concentration plasmatique insuffisante, interaction médicamenteuse, effet indésirable). Quand les causes de pseudo-résistance ont été éliminées et après échec à un essai séquentiel de plusieurs monothérapies et/ou associations, on considère qu'il s'agit d'une épilepsie pharmaco-résistance vraie, qui concerne environ 20 % des patients **(Figure 2)**. En cas de pharmaco-résistance avérée, on peut changer d'antiépileptique, avec un taux de succès d'environ 10 à 15 %, ou avoir recours à des associations. C'est aussi une indication de chirurgie de l'épilepsie, en particulier en cas d'épilepsie temporale.

B

Figure 2. Algorithme d'évaluation de la pharmaco-résistance à un antiépileptique

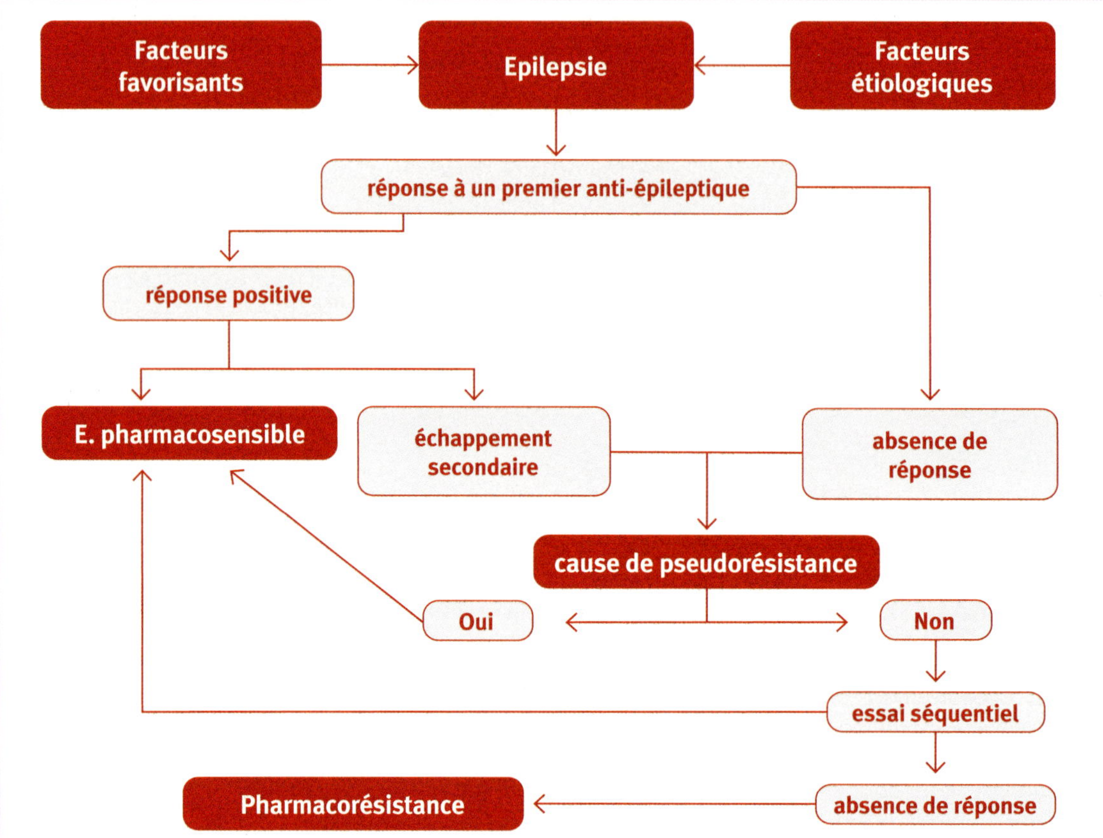

L'utilisation des antiépileptiques chez la femme enceinte doit obéir à des règles strictes en raison du risque tératogène majoré chez les femmes épileptiques traitées : programmation de la grossesse, choix de l'antiépileptique guidé par la clinique, monothérapie de préférence, posologie minimale efficace. Sauf cas exceptionnel, l'acide valproïque ne doit pas être utilisé chez les filles, adolescentes ou femmes en âge de procréer.

A

3. Les antidépresseurs

3.1. Les mécanismes d'action et indications

- Les troubles dépressifs sont très fréquents puisqu'on estime à 20 % le risque de présenter au moins un épisode dépressif au cours de son existence.
- Les antidépresseurs agissent principalement en restaurant des concentrations en sérotonine ou en noradrénaline proches de la normale **(Tableau 4)**. Les antidépresseurs ont en commun de stimuler la neurogénèse.
- **La modulation des systèmes de neurotransmission se fait par trois voies :**
  - l'inhibition de la recapture pré-synaptique des neurotransmetteurs ;
  - le blocage des récepteurs présynaptiques alpha-adrénergiques ;
  - l'inhibition de la dégradation de la sérotonine ou de la noradrénaline par la monoamine oxydase A.

B

Tableau 4. PRINCIPAUX MÉCANISMES D'ACTION DES ANTIDÉPRESSEURS			
NEUROTRANSMETTEURS	MÉCANISMES	DCI/CLASSE CHIMIQUE	
Augmentation sélective de la sérotonine	Inhibition de la recapture de la sérotonine	citalopram	
		escitalopram	
		fluoxétine	
		fluvoxamine	
		paroxétine	
		sertraline	
Augmentation mixte de la sérotonine et de la noradrénaline	Inhibition de la recapture de la sérotonine et noradrénaline	imipraminiques	clomipramine
			amitryptiline
		inhibiteurs mixte de recapture	minalcipran
			venlafaxine
	Inhibition de la monoamine oxydase A	moclobemide	
	Antagonisme des récepteurs alpha2 adrénergiques	mirtazapine	
		miansérine	
Modulation de la sérotonine et de la mélatonine	Agoniste des récepteurs de la mélatonine et antagonisme des récepteurs 5HT2c	agomélatine	

A

3.2. Le bénéfice/risque

- Bien que l'effet placebo soit important dans l'évaluation des antidépresseurs, il n'en demeure pas moins que les essais contrôlés randomisés et leurs méta-analyses ont permis d'établir que les antidépresseurs améliorent de manière significativement plus importante et de façon plus durable la symptomatologie dépressive. La situation est toutefois contrastée puisqu'il est également bien établi que l'épisode dépressif s'intégrant à un trouble bipolaire est pharmacologiquement moins sensible. C'est une des causes de la pharmaco-résistance, qui peut survenir chez environ 30 % des patients.
- Le risque médicamenteux lié à la prise d'antidépresseur peut être distingué en deux aspects : (i) les risques communs ; (ii) les risques spécifiques à chaque catégorie d'antidépresseurs. Parmi, les risques communs, il en est deux principaux : le risque de virage maniaque où le patient passe rapidement d'une phase de dépression à une phase d'excitation de son humeur ; le risque suicidaire en début de traitement en raison d'une dissociation entre l'effet rapide sur l'inhibition psychomotrice et l'effet retardé sur la tristesse de l'humeur. Les effets indésirables majeurs spécifiques à chaque sous-type d'antidépresseurs sont résumés dans le **tableau 5**.

B

Tableau 5. PRINCIPAUX EFFETS INDÉSIRABLES DES ANTIDÉPRESSEURS			
CLASSE D'ANTI-DÉPRESSEURS	TYPE D'EFFET INDÉSIRABLE	GRAVITÉ	FRÉQUENCE
Inhibiteurs sélectifs de la recapture de la sérotonine	Baisse de la libido	+	Fréquent
	Syndrome sérotoninergique	+++	Rare
Inhibiteurs mixtes de recapture de la sérotonine et de la noradrénaline	Effets cardiovasculaires (pression artérielle, fréquence cardiaque)	++	Fréquent
	Troubles érectiles	++	Rare

Imipraminiques	Hypotension	++	Fréquent
	Sécheresse buccale	+	Très fréquent
	Effets neurologiques	++	Fréquent
	Troubles du rythme cardiaque	+++	Peu fréquent
	Troubles sexuels	+	Rare à peu fréquent
Antagoniste des récepteurs α2-adrénergiques	Prise de poids	++	Assez fréquent
	Effets neurologiques	+	Assez fréquent
	Effets hématologiques	++	Rare
Inhibiteur de la MAO-A	Syndrome sérotoninergique	+++	Rare
	Hypotension orthostatique	+	Fréquent
	Troubles sexuels	+	Rare
Agoniste mélatoninergique	Effets hépatiques	++	Peu fréquent
	Effets cardiovasculaires	++	Rare
	Fonction sexuelle	+	Rare à peu fréquent

3.3. Le bon usage

- **Après diagnostic d'une dépression, la prescription du traitement doit être d'au moins six mois pour le premier épisode, douze mois pour le second et 24 mois au-delà du troisième épisode.**
- **La période initiale de mise en route du traitement nécessite,** en raison du délai d'action (2 à 4 semaines), une surveillance attentive du patient qui est exposé à un risque suicidaire accru.
- **En cas de résistance thérapeutique,** différentes modalités peuvent être envisagées : augmentation de posologie, changement d'antidépresseur, adjonction d'un traitement régulateur de l'humeur en cas de trouble uni- ou bipolaire. En revanche, l'association d'un autre antidépresseur n'est pas recommandée, car exposant à un risque de syndrome sérotoninergique.
- **Une surveillance doit avoir lieu** afin de corriger d'éventuels effets secondaires, sources d'inobservance et d'échec thérapeutique.

Compte tenu du délai d'action, un traitement antidépresseur n'est jamais une urgence. Il ne doit être instauré qu'après une démarche clinique permettant de poser un diagnostic établi d'épisode dépressif majeur caractérisé. Une réponse pharmacologique antidépressive n'est pas la meilleure réponse à des événements de vie douloureux mais sans diagnostic avéré de dépression.

A

4. Les régulateurs de l'humeur

4.1. Les mécanismes d'action et indications

- Le trouble bipolaire associe une résurgence aléatoire d'accès aigus, maniaques ou dépressifs, et l'apparition progressive de symptômes résiduels ou de troubles cognitifs. Dans une perspective d'efficacité thérapeutique, l'approche pharmacologique doit conjuguer la capacité à **traiter les accès aigus,** que l'on peut considérer comme une approche symptomatique, et à modifier le cours évolutif de la maladie en **prévenant la récidive de ces accès (Figure 3)**.

Figure 3. Approches pharmacologiques du trouble bipolaire

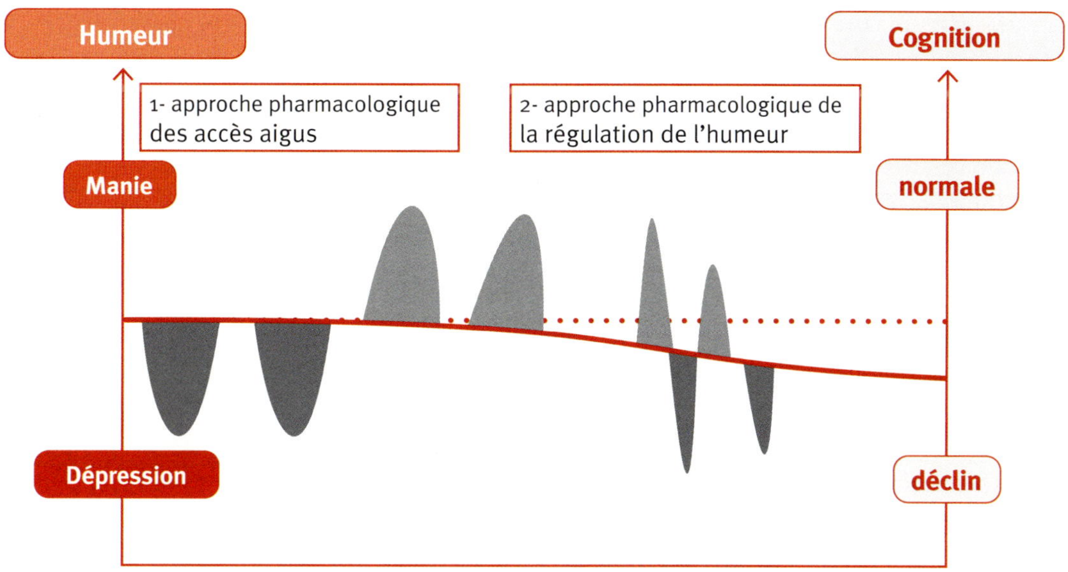

- **Les approches symptomatiques :** ils ont pour objectif de traiter les symptômes des accès aigus, qu'il s'agisse des accès mélancoliques ou des accès maniaques. Cependant, les mécanismes physio-pathologiques de ces deux types d'accès expliquent que les approches soient différentes :
  - dans l'accès maniaque : utilisation des antipsychotiques, pour leur propriété d'antagoniste des récepteur dopaminergiques ;
  - dans l'épisode dépressif du trouble bipolaire : considéré comme un épisode dépressif majeur caractérisé « classique » justifiant le recours aux antidépresseurs (cf. *supra*).
- **Les régulateurs de l'humeur proprement-dit** ont pour objectif de prévenir la récidive des épisodes aigus de troubles de l'humeur (dépression, mélancolie). On peut distinguer deux types de médicaments qui ont un effet de régulation de l'humeur :
  1. des médicaments qui modifient le fonctionnement neuronal ;
  2. des médicaments qui régulent la dopamine.
- Parmi les régulateurs de l'humeur, on peut distinguer trois classes médicamenteuses différentes : le lithium, les antiépileptiques, les antipsychotiques **(Tableau 6)**. Ce sont les seuls médicaments disponibles comme traitement de fond du trouble bipolaire. On les nomme régulateurs de l'humeur, normothymiques, thymoisoleptiques.

Tableau 6. PRINCIPAUX RÉGULATEURS DE L'HUMEUR ET LEURS MÉCANISMES D'ACTION

MÉCANISME	DCI
Action sur le fonctionnement neuronal	acide valproïque*
	carbamazépine*
	lamotrigine*
	lithium
Action sur la transmission dopaminergique	olanzapine**

* Médicaments également utilisés comme antiépileptiques.
** Médicament également utilisé comme antipsychotique.

4.2. Le bénéfice/risque

- **Pour les antidépresseurs :**
  - les antidépresseurs peuvent induire une déstabilisation du trouble bipolaire et une conversion vers un accès hypomaniaque. Ce risque serait plus fréquent avec les antidépresseurs tricycliques et ceux ayant une double action pharmacodynamique.
  - moindre efficacité des antidépresseurs au cours de la dépression bipolaire. Ces données sont en faveur d'une association entre pharmaco-résistance aux antidépresseurs et existence d'un trouble bipolaire sous-jacent.
- **Pour le lithium :** même si le maniement du lithium nécessite des précautions, il reste le traitement de référence du trouble bipolaire.
- **Les effets indésirables liés à la prise de lithium peuvent être nombreux, divers et de gravité variable :**
  - troubles digestifs à type de nausées et de vomissements, voire douleurs abdominales ;
  - troubles neuropsychiques, tremblements fins des extrémités ou des signes extrapyramidaux, somnolence diurne et ralentissement psycho-moteur, troubles du sommeil, sensation de faiblesse musculaire ;
  - trouble rénal : syndrome polyuro-polydipsique, en raison d'une insensibilité à l'ADH ;
  - atteinte hématologique : hyperleucocytose ;
  - atteinte cardiaque : la surveillance électrocardiographique doit être régulière en raison des risques de trouble de conduction, de trouble du rythme ou de repolarisation ;
  - atteinte cutanée : risque d'acné ou d'aggravation de psoriasis ;
  - atteinte endocrinienne : hypothyroïdie, prise de poids, hyperparathyroïdie ;
  - risque d'intoxication en cas de dépassement des concentrations à visée thérapeutique.

B

Intoxication au lithium :

Le risque le plus important est le risque d'intoxication, dont ces effets indésirables peuvent être les prémices. En cas d'intoxication, on observe un état confusionnel avec hallucinations et troubles de la vigilance qui peuvent aboutir à un coma. Le patient présente des mouvements choréo-athétosiques. Des crises convulsives peuvent survenir. À l'électroencéphalogramme, le tracé traduit une désorganisation générale de l'activité électrique cérébrale. Il existe un dérèglement neuro-végétatif global marqué par une hyperthermie, une hypotension artérielle, des anomalies du rythme cardiaque. Ce syndrome d'intoxication au lithium est lié à une augmentation excessive du rapport érythrocyto-plasmatique qui peut être favorisée par un surdosage volontaire ou non, par une déplétion hydro-sodée, par une insuffisance rénale, par une interaction médicamenteuse (prise concomitante d'un anti-inflammatoire non stéroïdien, d'un diurétique ou d'un inhibiteur de l'enzyme de conversion de l'angiotensine).

A

4.3. Le bon usage du lithium

- **Le bilan pré-requis à la prescription de lithium comprend :** un bilan biologique (numération formule sanguine, ionogramme, bilan phospho-calcique, clairance de la créatinine, glycémie à jeun, bilan thyroïdien), un électrocardiogramme, un électroencéphalogramme en cas d'antécédents d'épilepsie ou de crise convulsive.
- **Une contraception efficace est indispensable** chez les femmes en âge de procréer en raison du risque tératogène du lithium.
- **Le suivi thérapeutique pharmacologique repose sur :** le dosage de la lithémie et du rapport érythrocyto-plasmatique. La lithémie doit être comprise entre 0.5 et 0.8 mmol/l (0.8 à 1.2 mmol/l pour les formes à libération prolongée), avec un rapport érythrocyto-plasmatique inférieur à 0.4, car au-delà de 0.5, existe un risque toxique.

- **Le traitement par lithium doit être instauré à doses croissantes**, avec un contrôle au bout de 5 jours, pour respecter la règle des 5 demi-vies. Pour toute adaptation thérapeutique, la même règle doit être observée pour juger de l'effet du changement de posologie, dans la mesure où on estime qu'il faut 5 demi-vies pour que la nouvelle concentration plasmatique soit atteinte.

B

5. Les antipsychotiques

5.1. Les mécanismes d'action et indications

- Les antipsychotiques constituent une classe de médicaments qui ont en commun d'exercer un antagonisme du récepteur D2 de la dopamine qui explique leur effet thérapeutique sur les hallucinations et les délires observés au cours des psychoses chroniques, en particulier la schizophrénie.
- Ils sont également utilisés pour diminuer l'excitation psychomotrice au cours de l'accès maniaque ainsi que dans les états d'agitation. Lors de leur découverte en 1952 par trois médecins français (Jean Delay, Pierre Deniker et Henri Laborit), ils ont été initialement nommés « neuroleptiques » (étymologiquement « qui prend le nerf ») parce que les antipsychotiques de première génération induisaient des complications motrices importantes.
- Les antipsychotiques de première et de deuxième génération se différencient par leurs effets thérapeutiques mais surtout par la nature, la fréquence et l'intensité des effets indésirables qu'ils induisent. Les antipsychotiques sont habituellement administrés par voie orale. Cependant pour faciliter l'observance, on peut utiliser des formes retard, administrées par voie intramusculaire et renouvelées toutes les deux à quatre semaines selon le produit.

Tableau 7. CLASSIFICATION DES PRINCIPAUX ANTIPSYCHOTIQUES

GÉNÉRATION	DCI
Antipsychotiques de première génération	cyamémazine, représentant des phénothiazines
	halopéridol, représentant des butyrophénones
	sulpiride, représentant des benzamides
	flupenthixol, représentant des thioxanthènes
Antipsychotiques de deuxième génération	clozapine
	olanzapine
	rispéridone
	amisulpride
	quétiapine
	aripiprazole

A

5.2. Le bénéfice/risque

- Tous les antipsychotiques ont un impact sur la dimension productive (hallucinations, délire) de la schizophrénie. En revanche, les effets sur les autres dimensions symptomatiques restent variables d'un antipsychotique à l'autre, conférant à la classe des antipsychotiques une grande hétérogénéité. Les antipsychotiques de deuxième génération offrent potentiellement un avantage dans la prise en charge de la schizophrénie dans toutes les dimensions symptomatiques, mais cet avantage semble modeste.
- **L'hétérogénéité des antipsychotiques se retrouve pour le risque médicamenteux :**
  - les antipsychotiques de première génération sont les plus gros pourvoyeurs d'effets moteurs même si les antipsychotiques de deuxième génération, à l'exception de la clozapine, peuvent en induire mais dans une moindre proportion ;

– les antipsychotiques de deuxième génération induisent plus fréquemment des troubles métaboliques et des prises de poids, en particulier pour l'olanzapine et la clozapine et dans une moindre mesure la rispéridone, quand les autres antipsychotiques de deuxième génération ne provoquent pas ce type d'effet (**Tableau 8**).

B

Tableau 8. EFFETS INDÉSIRABLES DES ANTIPSYCHOTIQUES

TYPE D'EFFET INDÉSIRABLE	TYPE D'ANTI-PSYCHOTIQUE IMPLIQUÉ	GRAVITÉ	FRÉQUENCE	SURVEILLANCE ET CONDUITE À TENIR
Effets extrapyramidaux aigus : **– dyskinésie,** **– syndrome parkinsonien**	AP 1re génération : +++ AP 2e génération : +	+	Très fréquent	Repérer les symptômes Injection IM d'anti-cholinergiques
Dyskinésies tardives (mouvement de mâchonnement)	AP 1re génération : +++ Ap 2e génération : +	++	Fréquent	Pas de traitement efficace
Gynécomastie/ galactorrhée	AP 1re génération : +++ Ap 2e génération : ++	++	Fréquent	Surveiller le volume mammaire
Syndrome malin des neuroleptiques (hyperthermie, rigidité, dysrégulation cardiovasculaire...)	AP 1re et 2e génération	+++ Urgence vitale	Rare	Surveillance Arrêt des antipsychotiques Transfert en réanimation
Trouble de la repolarisation (augmentation de l'espace QT, torsade de pointes)	AP 1re et 2e génération	+++	Assez fréquent	Réaliser un ECG avant l'instauration du traitement Surveiller l'ECG
Agranulocytose	Clozapine (Leponex®)	+++	Rare	Surveillance régulière de la NFS
Désordre métaboliques **– prise de poids massive** **– diabète** **– désordres lipidiques**	AP 1re génération : + AP 2e génération : +++	++	Fréquent	Expliquer des règles hygiéno-diététiques au patient Surveillance du poids et du BMI/ tous les mois puis tous les 3 mois Surveillance de la glycémie et du bilan lipidique

A 5.3. Le bon usage

- Il n'existe pas à ce jour de recommandation concernant le traitement antipsychotique de première intention, même si la pratique actuelle est de débuter le traitement par un antipsychotique de deuxième génération.
- Les antipsychotiques de première génération restent une option, en particulier en cas de succès antérieur avec cette classe.
- La clozapine est l'antipsychotique le plus efficace en cas de pharmaco-résistance.

- L'initiation d'un traitement par antipsychotique doit être précédée de la réalisation d'un ECG en raison du risque d'allongement de l'espace QT. Les patients traités par antipsychotiques doivent être suivi au plan métabolique (prise de poids et mesure du BMI, glycémie, bilan lipidique) tous les mois pendant trois mois puis tous les trois mois pendant au moins un an.

B

6. Les médicaments du trouble anxieux

6.1. Les mécanismes d'action et indications

- **Ce sont des médicaments pour traiter les troubles anxieux aigus, en prise courte, et les troubles anxieux chroniques.**
- **Pour le trouble anxieux aigu :** la principale classe thérapeutique utilisée est représentée par **les benzodiazépines.** Les benzodiazépines sont une classe médicamenteuse qui possède cinq propriétés pharmacodynamiques : effet anxiolytique, effet sédatif, effet myorelaxant, effet anticonvulsivant, effet amnésiant. Toutes les benzodiazépines sont anxiolytiques. Certaines d'entre elles ont un effet sédatif important expliquant leur utilisation uniquement comme hypnotiques, auxquelles s'apparentent le zolpidem et la zopiclone. Elles peuvent aussi avoir un effet désinhibiteur qui peut expliquer des troubles du comportement « paradoxaux ». Tous ces effets pharmacologiques résultent de l'activation du récepteur GABA-A, qui a pour conséquence une stabilisation de l'activation neuronale. D'autres médicaments peuvent également être utilisés dans cette indication d'anxiété aiguë (buspirone, hydroxyzine). Seules les benzodiazépines seront détaillées dans ce chapitre.
- **Pour le trouble anxieux chronique (trouble anxieux généralisé, trouble panique, trouble obsessionnel compulsif (TOC) ou trouble phobique) :** le traitement repose essentiellement sur les anti-dépresseurs sérotoninergiques ou mixtes. La lamotrigine, un antiépileptique, peut également être utilisée dans le trouble anxieux chronique. Les psychothérapies constituent également une approche thérapeutique, seule ou en combinaison avec les traitements pharmacologiques.

A

6.2. Le bénéfice/risque des benzodiazépines

- Les benzodiazépines sont très efficaces sur la prise en charge du trouble anxieux aigu en comparaison des deux autres molécules (buspirone, hydroxyzine), qui elles ont l'avantage de ne pas induire de dépendance.
- **En effet, si les benzodiazépines sont assez bien tolérées au plan somatique, quatre risques majeurs sont à craindre et à retenir :**
  - **Le risque de dépendance :** les benzodiazépines doivent être prescrites pendant des périodes courtes pour le prévenir, sinon il est rapidement majeur avec une grande difficulté de sevrage. Il y a un risque important d'usage détourné.
  - **Le risque de syndrome de sevrage :** il y a un risque important de crise convulsive en cas d'arrêt brutal des benzodiazépines, qui doivent toujours être arrêtées progressivement, surtout si l'utilisation a été prolongée.
  - **Le risque de troubles mnésiques :** l'altération de la mémoire est constante en cas de prise d'une benzodiazépine. Elle est d'autant plus importante que le sujet est âgé. C'est cet effet qui est utilisé en cas de soumission chimique, conjointement à l'effet de désinhibition.
  - **Le risque de surdosage,** en particulier volontaire en cas de tentative de suicide : il y a alors un risque de coma calme et surtout de dépression respiratoire. La surveillance doit être vigilante en raison des demi-vies d'élimination prolongée.

A 6.3. Le bon usage

- L'efficacité des benzodiazépines et leur apparente sécurité d'emploi expliquent l'importance de leur consommation. Le problème est qu'un traitement trop prolongé expose au risque de dépendance et aux troubles cognitifs, en particulier chez la personne âgée.

Que ce soit pour un état anxieux aigu ou pour un trouble du sommeil, la prescription des benzodiazépines doit être limitée dans le temps et le premier renouvellement doit être l'occasion d'un arrêt rapide. La prescription de benzodiazépines doit toujours être fortement discutée, si possible évitée (toujours privilégier les solutions non pharmacologiques) et en tout cas, d'emblée, limitée dans le temps.

Bibliographie

- LES RÉFÉRENCES À RETENIR
  - Bordet R, Carton L, Deguil J, Dondaine T. Neuropsychopharmacologie. Elsevier, 2019.
  - Consulter les sites de l'HAS (www.has-sante.fr) et de l'ANSM (www.ansm-sante.fr) afin de consulter les recommandations concernant les différentes classes médicamenteuses abordées, sur lesquelles s'appuie, pour une part, ce chapitre.
  - Pour les médicaments de la maladie d'Alzheimer, il est possible de consulter la position du NICE anglais (http://www.nice.org.uk/nicemedia/live/13419/53619/53619.pdf) qui, après avoir été très critique en 2007, vient de moduler sa position estimant que les traitements symptomatiques ont un bénéfice.
  - Bordet R., Les antidépresseurs : pharmacodynamie chez l'Homme. In : Les antidépresseurs. Emmanuelle Corruble. Éditions Lavoisier (2013).
  - Bordet R., Pharmacologie des thymorégulateurs. In : Les thymorégulateurs. Hélène Verdoux. Éditions Lavoisier (2013).
  - Bordet R., Pharmacologie des antipsychotiques. In : Les antipsychotiques. Pierre Thomas. Éditions Lavoisier (2013).

FICHE DE SYNTHÈSE

1. Les **antiépileptiques** sont très nombreux et leur prescription doit être discutée au cas par cas en fonction de leur indication, du type d'épilepsie, du profil du patient, de leur risque médicamenteux. Certains sont indiqués dans d'autres pathologies que l'épilepsie.

2. Les **antidépresseurs** permettent de traiter les épisodes dépressifs majeurs et caractérisés. Ils doivent être pris de manière prolongée et nécessitent une surveillance pour dépister le risque de virage maniaque ou le risque suicidaire.

3. Parmi les **régulateurs de l'humeur,** le lithium nécessite une surveillance des concentrations plasmatiques en raison de sa marge thérapeutique étroite et du risque de surdosage.

4. Les **benzodiazépines** utilisées dans le trouble anxieux aigu (ou dans les troubles du sommeil) exposent à un risque de dépendance et de troubles de mémoire. Elles sont souvent en cause dans les surdosages volontaires. Leur prescription doit être très discutée et de toute façon de courte durée.

5. Les patients sous **antipsychotiques**, notamment de la deuxième génération qui sont recommandés en première intention, doivent être régulièrement surveillés en raison des risques métaboliques : prise de poids, diabète, désordres lipidiques.

6. Il ne faut jamais oublier qu'au-delà des approches pharmacologiques, il existe également des **approches non pharmacologiques** du traitement des maladies neurologiques et mentales (psychothérapie, neurophysiologie, chirurgie, kinésithérapie, ergothérapie...).

+++ LE COUP DE POUCE DE L'ENSEIGNANT

- **Ne pas oublier :**
  – L'objectif d'un traitement idéal des maladies neurologiques et mentales est double, symptomatique et modifiant le cours évolutif, même si le deuxième aspect reste souvent du domaine de la recherche.
- **Très important :**
  – Un même médicament psychotrope peut avoir des indications dans plusieurs maladies neurologiques et mentales, car les mécanismes d'action sont souvent communs.

Piège à éviter :

– Une prescription de neurotropes ou de psychotropes sans un diagnostic de certitude ou une réponse pharmacologique systématique.

Principales situations de départ en lien avec l'item 330-6 : « Les psychotropes »

Situation de départ
En lien avec les symptômes et signes cliniques
114. Agitation 116. Anxiété 119. Confusion mentale/désorientation 120. Convulsions 122. Hallucinations 123. Humeur triste/douleur morale 124. Idées délirantes 125. Idées ou conduites suicidaires/lésions auto-infligées 131. Troubles de mémoire/déclin cognitif 133. Troubles du comportement chez enfant et adolescent 135. Troubles du sommeil, insomnie ou hypersomnie 136. Troubles obsessionnels, comportement compulsif 137. Troubles psychiatriques en post-partum
En lien avec les données paracliniques
226. Découverte d'une anomalie du cerveau à l'examen d'imagerie médicale
En lien avec la prise en charge aiguë et chronique
256. Prescrire un hypnotique/anxiolytique 269. Consultation de suivi et traitement de fond d'un patient souffrant d'un trouble psychiatrique chronique (hors dépression) 288. Consultation de suivi et traitement de fond d'un patient dépressif 289. Consultation et suivi d'un patient épileptique 298. Consultation et suivi d'un patient ayant des troubles cognitifs
En lien avec la prévention
309. Patient à risque suicidaire
En lien avec les situations diverses
348. Suspicion d'un effet indésirable des médicaments ou d'un soin 354. Évaluation de l'observance thérapeutique

Chapitre 41

Les hypolipémiants

Prescription et surveillance

Dr Guillaume Grenet*, Pr Béatrice Bouhanick**

1. Service Hospitalo Universitaire de PharmacoToxicologie, CHU de Lyon.
2. Service d'HTA et de Thérapeutique, Pôle Cardiovasculaire et Métabolique, CHU Rangueil, Toulouse.

OBJECTIFS : N° 330-7

- Prescription et surveillance des classes de médicaments les plus courantes chez l'adulte et chez l'enfant, hors anti-infectieux (voir item 177).
- Connaître le bon usage des principales classes thérapeutiques.
- Hypolipémiants (voir items 223).

PLAN

Rang	Rubrique	Intitulé	Descriptif
A	Prise en charge	Connaître les principes du traitement des dyslipidémies	
A	Prise en charge	Hypolipémiants : connaître les mécanismes d'action, indications, effets secondaires interactions médicamenteuses, modalités de surveillance et principales causes d'échec	Connaître les mécanismes d'action

Les situations de départ sont indiquées en violet et gras et listées à la fin du chapitre.

A 1. Introduction

- **L'hypercholestérolémie** n'est pas une maladie (symptomatologie limitée aux dépôts lipidiques comme le gérontoxon) mais un facteur de risque d'accidents cardiovasculaires, cause de décès précoces et de handicap majeurs. La relation épidémiologique, inter-individus, entre niveau de cholestérolémie et niveau de risque est continue, sans seuil identifiable (plus le cholestérol est haut, plus haut est le risque). Il n'y a pas de valeur biologique seuil d'hypercholestérolémie. Les définitions proposées et les cibles visées sont arbitraires.
- **Les médicaments hypolipémiants** ont pour objectif de diminuer le risque cardiovasculaire, via la réduction du cholestérol. Leur utilisation est traditionnellement basée sur une cible de cholestérol, mais qui soulève plusieurs problèmes (risque de sous ou sur traiter par rapport aux traitements validés dans les essais, extrapolation de l'effet des traitements pour des niveaux de cholestérol non étudiés dans les essais, ...). Depuis 2013, les positions nord-américaines recentrent leur utilisation préférentiellement sur le niveau de risque cardiovasculaire global comme guide principal de la stratégie thérapeutique (1), se rapprochant du niveau de preuve issu des essais cliniques. Les recommandations européennes au contraire prônent le contrôle des lipides en dessous de seuils arbitraires (2). Les recommandations françaises de 2005 sont obsolètes, pourtant reprises dans la fiche de bon usage de la HAS de 2010 (3). La HAS avait actualisé des recommandations en 2017, mais qui ont par la suite été abrogées.

- Différentes classes pharmacologiques diminuant le cholestérol via différents mécanismes ont été développées depuis les années 60, mais sans pour autant démontrer un bénéfice clinique, à l'exception essentiellement des statines. Le caractère « hypolipémiant » d'un médicament n'est donc pas une preuve suffisante de son intérêt clinique. L'objectif thérapeutique du traitement hypolipémiant est la réduction des complications cardiovasculaires associées à l'hypercholestérolémie.
- En amont des interventions pharmacologiques, les interventions comportementales (nutritionnelles, anti- tabac, promotion de l'activité physique) sont indispensables en première intention et tout au long de la prise en charge.

A 2. Évaluation du risque cardiovasculaire et indication des hypolipémiants

- **Dans les stratégies françaises et européennes (2,3), l'indication des hypolipémiants (essentiellement les statines) est guidée par la cible de LDL cholestérol, dont la valeur est définie par le risque cardiovasculaire.** Dans cette stratégie, la dose de statine est adaptée pour atteindre la cible de LDL-CT visée.

2.1. Évaluation du risque CV

- **La stratégie européenne calcule le risque d'après les équations SCORE** *(systematic coronary risk estimation)* adaptées aux pays à bas risque CV dont la France fait partie. **Les critères comme le sexe, l'âge, la PAS, le cholestérol total, le statut tabagique et le HDL-CT permettent d'estimer le risque d'événement CV fatal à 10 ans.**
- **Quatre niveaux de risque sont définis :**
  - **risque faible :** risque < 1 % ;
  - **risque modéré :** risque entre 1 et 5 % ;
  - **risque élevé :** risque entre 5 et 10 % :
    - insuffisance rénale modérée,
    - patients avec diabète de type 1 ou 2 depuis au moins 10 ans ou avec autre facteur de risque cardiovasculaire, sans atteinte d'organes cibles,
    - patient avec hypercholestérolémie familiale sans autre facteur de risque majeur,
    - présence d'un facteur de risque cardiovasculaire particulièrement élevé (cholestérol total > 8 mmol/L, LDL cholestérol > 4.9 mmol/L, pression artérielle > 180/110 mmHg.
  - **risque très élevé : risque >10 % :**
    - diabète de type 2 ou de type 1 avec atteinte d'organes cibles ou au moins 3 facteurs de risques cardiovasculaires majeurs, ou diabète de type 1 > 20 ans d'évolution ;
    - insuffisance rénale chronique sévère ;
    - **maladie CV documentée (prévention secondaire)** ;
    - hypercholestérolémie familiale avec antécédents cardiovasculaires ou autre facteur de risque cardiovasculaire majeur.

2.2. Indications des hypolipémiants

- La fiche de la HAS de 2012 « bon usage du médicament/ Prévention cardio-vasculaire : le choix de la statine la mieux adaptée dépend de son efficacité et de son efficience », reprend les anciennes cibles de LDL : LDL-CT < 2.20 g/L pour un risque CV faible ; < 1 g/L pour un haut risque cardiovasculaire, avec des cibles intermédiaires par pallier de 0.30 g/L pour un facteur de risque supplémentaire (1 facteur de risque : cible 1.90 g/L, ...) (4). Depuis, la stratégie avait été réactualisée avec l'avis de la HAS de 2017, mais celui-ci a été abrogé.

- Les préconisations de sociétés savantes européennes plus récentes (2019) proposent des cibles extrapolées plus strictes (2) :
  - Risque faible : le LDL-CT cible est < 116 mg/dL,
  - Risque modéré : le LDL-CT cible est < 100 mg/dL,
  - Risque élevé : le LDL-CT cible est une réduction de 50 % et < 70 mg/dL,
  - Risque très élevé : le LDL-CT cible est une réduction d'au moins 50 % et LDL < 55 mg/dL.
- Avec un traitement débuté d'emblée pour les sujets à risque élevé ou très élevé même s'il reste couplé aux mesures hygiéno-diététiques.

A

3. Les statines

- Les statines inhibent l'Hydroxy-méthyl-glutaryl-CoEnzymeA réductase, enzyme limitante de la synthèse intracellulaire de cholestérol, essentiellement localisée dans les hépatocytes. Son inhibition induit une surexpression des récepteurs membranaires aux LDL, résultant dans une réduction importante de la concentration plasmatique de ces particules.

3.1. Les leçons des grands essais cliniques de statine

- **Les études randomisées régulièrement méta-analysées ont montré que :**
  - l'utilisation des statines en prévention secondaire et en prévention primaire chez les individus à haut risque vasculaire (diabète, hypertension artérielle, tabac, âge) réduit la mortalité totale (autour de -10 % en relatif) et prévient un accident cardiovasculaire sur 4 dans l'étude HPS ;
  - le risque d'accident vasculaire cérébral est réduit sous statine et sa prévention secondaire a fait l'objet d'une étude spécifique, SPARCL, évaluant 80 mg d'atorvastatine contre placebo. Le risque global de récidive était réduit de 16 %, p=0,03 ;
  - l'efficacité des statines sur le risque cardiovasculaire est indépendante de la cholestérolémie initiale, et de la réponse observée sur la cholestérolémie LDL ;
  - l'utilisation d'une forte dose de statine (80 mg d'atorvastatine ou de simvastatine) augmente le risque d'effets indésirables, notamment musculaires, mais renforce le bénéfice observé sur l'infarctus du myocarde et l'accident vasculaire cérébral. Elle est donc logique chez les individus à très haut risque, chez qui l'intensité du bénéfice (proportionnel au risque) permet de justifier le risque plus élevé d'effets indésirables.

3.2. Modalités de prescription et de surveillance des statines

- L'indication d'une statine doit être discutée entre le médecin et le patient.
- De nombreuses molécules sont disponibles. « L'effet classe » supposé extrapole les bénéfices obtenus par certaines molécules à la classe. Il est plus légitime d'utiliser les molécules ayant été évalué dans au moins une grande étude de prévention avec un gain démontré sur la mortalité et les accidents cardiovasculaires (*cf.* Fiche BUM—Prévention cardio-vasculaire : le choix de la statine la mieux adaptée dépend de son efficacité et de son efficience, HAS) (4).

> Concernant les effets indésirables hépatiques, il est recommandé de contrôler les transaminases avant de débuter le traitement : si ce taux > 3 LSN, le traitement ne doit pas être commencé et les taux vérifiés. Il faut surveiller les taux de transaminases, dans les premières semaines suivant l'instauration du traitement ou majoration de dose. Le même seuil est retenu pour interrompre le traitement.

- Avant de débuter un traitement par une statine, le taux de CPK doit être mesuré en cas d'insuffisance rénale, d'hypothyroïdie, d'antécédents personnels ou familiaux de maladies musculaires héréditaires, d'antécédents de toxicité musculaire lors d'un traitement par une statine ou par un fibrate, d'antécédents d'affection hépatique et/ ou de consommation excessive d'alcool, chez les patients âgés (> 70 ans). Leur mesure est à évaluer en fonction de la présence d'autres facteurs prédisposant à une rhabdomyolyse ; lors de situations où une augmentation des concentrations plasmatiques peut se produire. En cas d'élévation significative des CPK en dehors d'un exercice physique (> 5 LSN) avant traitement, cette élévation contre-indique le traitement ; un contrôle sera effectué 5 à 7 jours plus tard pour ne pas priver un patient de cette molécule si l'élévation était transitoire.

Si des symptômes **(crampes, douleur, faiblesse musculaire)** apparaissent sous traitement, un dosage des CPK doit être effectué. Si le taux est > 5 LSN, le traitement doit être interrompu. Si ces symptômes sont sévères et entraînent une gêne quotidienne, l'arrêt du traitement doit être envisagé, même si le taux de CPK est ≤ 5 LSN. Si les symptômes disparaissent et que le taux de CPK se normalise, la reprise du traitement par statine ou par une autre statine peut être envisagée à la dose la plus faible sous étroite surveillance.

Le traitement par statine doit être interrompu en cas d'augmentation cliniquement significative du taux de CPK (> 10 fois la LSN) ou si une rhabdomyolyse est diagnostiquée ou suspectée.

- Les statines peuvent entraîner une hyperglycémie nécessitant l'instauration d'un traitement antidiabétique. Ce risque est néanmoins compensé par la réduction du risque vasculaire sous statines et par conséquent il ne doit pas être un motif d'arrêt des statines.
- La survenue de ces effets indésirables est proportionnelle à la dose prescrite.
- Le **tableau 1** suivant indique les doses pouvant être considérées comme « équivalentes » pour l'effet hypocholestérolémiant.

	DOSE STANDARD	FORTE DOSE
Simvastatine	40 mg / Jour	80 mg / Jour
Pravastatine	40 mg / Jour	Non évaluée
Atorvastatine	10 mg / Jour	80 mg / Jour

- Le **tableau 2** suivant donne les principales caractéristiques pharmacocinétiques et pharmacodynamiques des statines.

STATINES CARACTÉRISTIQUES	PRAVA-STATINE	SIMVA-STATINE	ATORVA-STATINE	FLUVA-STATINE	ROSUVA-STATINE
Dose maximale (mg/jour)	40	80	80	40	40
Réduction de cholestérol LDL observée (%)	34	41	50	24	45
Majoration de cholestérol HDL observée (%)	12	12	6	8	?
Demi-vie plasmatique (heure)	1-2	1-2	14	1.2	19
Effet de l'alimentation sur l'absorption de la molécule	Absorption réduite	Aucun	Aucun	Négligeable	Aucun
Temps d'administration optimal selon l'alimentation	Coucher	Soir	Soir	Coucher	Indifférent
Pénétration dans le système nerveux central	Non	Oui	Non	Non	?
Taux d'excrétion rénale de la dose absorbée (%)	20	13	2	< 6	10
Mécanisme du métabolisme hépatique	Sulfation	P-450 3A4	P-450 3A4	P-450 2C9	P450 2C19

A

4. Autres hypolipémiants

4.1. Que faire en cas d'intolérance aux statines ?

- L'ézétimibe est un inhibiteur de l'absorption intestinale des stérols. Il est une alternative thérapeutique en prévention secondaire en monothérapie, ou en complément d'un traitement par statine à bonne dose, avec réduction du risque de récidive d'infarctus, sans démonstration d'une action sur la réduction de la mortalité. L'ajout de l'ézétimibe à une statine permet de réduire la morbidité cardiovasculaire, mais pas la mortalité totale (5).
- Les fibrates sont des médicaments de seconde intention. Ils n'ont pas montré de réduction de la mortalité totale. Ce sont des agonistes des récepteurs PPAR-α qui agissent via la transcription de facteurs régulant les différentes étapes du métabolisme des lipides. Leur action est plus importante que celle des statines sur la réduction des taux de triglycérides et l'augmentation des taux de cholestérol HDL. Ils ont un intérêt chez les patients intolérants aux statines, ou avec hypertriglycéridémie majeure faisant redouter une pancréatite. L'association fibrate-statine n'est pas recommandée en pratique courante et reste du ressort du spécialiste.

4.2. Une nouvelle famille : les anti-PCSK9 (Proprotein convertase subtilisin– kexin type 9)

- Ces biothérapies anticorps monoclonaux injectables en SC ciblent une enzyme de dégradation des récepteurs LDL. Leur mécanisme d'action est donc très complémentaire de celui des statines. Ils sont indiqués dans certaines hypercholestérolémies familiales sévères, ou en prévention secondaire après infarctus, en complément du traitement bien conduit par statine. Ils ont un effet spectaculaire sur la cholestérolémie résiduelle sous statine, amenant une baisse complémentaire de plus de 50 %. Le bénéfice démontré en 2019 est essentiellement sur les récidives d'infarctus, avec l'evolocumab et l'alirocumab, sans démonstration formelle d'un gain sur la mortalité totale, en prévention secondaire (2). Afin de veiller au respect des indications thérapeutiques remboursables et des conditions de prescriptions applicables aux médicaments d'exception, la prise en charge par l'Assurance Maladie des médicaments anti-PCSK9 est soumise à une demande d'accord préalable (6).

▸ Bibliographie

- POUR ALLER PLUS LOIN

1. Stones N.J. et al 2013 ACC/AHA Guideline on the Treatment of Blood Cholesterol to Reduce Atherosclerotic Cardiovascular Risk in Adults: A Report of the American College of Cardiology/American Heart Association Task Force on Practice Guidelines Circulation. 2014 Jun 24 ; 129(25 Suppl 2) : S49-73.
2. 2019 ESC/EAS Guidelines for the management of dyslipidaemias: lipid modification to reduce cardiovascular risk: The Task Force for the management of dyslipidaemias of the European Society of Cardiology (ESC) and European Atherosclerosis Society (EAS)
3. Efficacité et efficience des hypolipémiants : une analyse centrée sur les statines Évaluation des technologies de santé - Mis en ligne le 22/7/2010 ; http://www.has-sante.fr/portail/jcms/c_39085/fr/recherche?portlet=c_39085&text=statines&opSearch=&lang=fr
4. Fiche BUM—Prévention cardio-vasculaire : le choix de la statine la mieux adaptée dépend de son efficacité et de son efficience, HAS 2012 https://www.has-sante.fr/jcms/r_1439693/fr/prevention-cardio-vasculaire-le-choix-de-la-statine-la-mieux-adaptee-depend-de-son-efficacite-et-de-son-efficience
5. Avis de la CT du 05 avril 2017/EZETROL https://www.has-sante.fr/jcms/c_2756458/fr/ezetrol
6. https://www.ameli.fr/medecin/actualites/les-medicaments-anti-pcsk9-praluent-et-repatha-desormais-soumis-accord-prealable

+++ LE COUP DE POUCE DE L'ENSEIGNANT

- **À ne pas oublier :**
  - les risques iatrogènes des statines : toxicité hépatique et musculaire, dépendant de la dose, apparition d'un diabète sous statine.
- **Erreurs à ne pas commettre :**
  - prescrire une association d'hypolipémiants sur la base d'une réponse biologique apparemment insuffisante ; il s'agit soit d'un défaut d'observance (et l'ajout d'un médicament est inutile, voire dangereux si le patient venait à prendre les deux médicaments ensemble), soit d'une forme exceptionnelle d'hypercholestérolémie (et une consultation spécialisée s'impose).

PRINCIPALES SITUATIONS DE DÉPART EN LIEN AVEC L'ITEM 330-7 : « HYPOLIPÉMIANTS »

Situation de départ	Descriptif
En lien avec les symptômes et signes cliniques	
77. Myalgies	Si des symptômes (crampes, douleur, faiblesse musculaire) apparaissent sous traitement, un dosage des CPK doit être effectué. Si le taux est > 5 LSN, le traitement doit être interrompu. Si ces symptômes sont sévères et entraînent une gêne quotidienne, l'arrêt du traitement doit être envisagé, même si le taux de CPK est ≤ 5 LSN. Si les symptômes disparaissent et que le taux de CPK se normalise, la reprise du traitement par statine ou par une autre statine peut être envisagée à la dose la plus faible sous étroite surveillance. Le traitement par statine doit être interrompu en cas d'augmentation cliniquement significative du taux de CPK (> 10 fois la LSN) ou si une rhab- domyolyse est diagnostiquée ou suspectée.
En lien avec les données paracliniques	
195. Analyse du bilan lipidique	Dans les stratégies françaises et européennes (4,5), l'indication des hypolipémiants (essentiellement les statines) est guidée par la cible de LDL cholestérol, dont la valeur est définie par le risque cardiovasculaire.
206. Élévation des transaminases sans cholestase	Concernant les effets indésirables hépatiques, il est recommandé de contrôler les transaminases avant de débuter le traitement : si ce taux > 3 LSN, le traitement ne doit pas être commencé et les taux vérifiés. Il faut surveiller les taux de transaminases, dans les premières semaines suivant l'instauration du traitement ou majoration de dose. Le même seuil est retenu pour interrompre le traitement.
En lien avec la prise en charge aiguë ou chronique	
252. Prescription d'un hypolipémiant	Dans les stratégies françaises et européennes (4,5), l'indication des hypolipémiants (essentiellement les statines) est guidée par la cible de LDL cholestérol, dont la valeur est définie par le risque cardiovasculaire.
285. Consultations de suivi et éducation thérapeutique d'un patient avec un antécédent cardiovasculaire	Le risque d'événement CV fatal à 10 ans est très élevé : risque > 10 %. La cible de LDL est adaptée à ce très haut risque cardiovasculaire.
En lien avec la prévention	
320. Préventions des maladies cardiovasculaires	Les critères comme le sexe, l'âge, la PAS, le cholestérol total, le statut tabagique et le HDL-CT permettent d'estimer le risque d'événement CV fatal à 10 ans. Quatre niveaux de risque sont définis selon SCORE adaptée aux populations à bas RCV.

Chapitre 42

Médicaments du diabète

Prescription et surveillance Diabète sucré de types 1 et 2 de l'enfant et de l'adulte. Complications

Pr Béatrice Bouhanick*, Dr Guillaume Grenet**
* Service d'HTA et de Thérapeutique,
Pôle Cardiovasculaire et Métabolique,
CHU Rangueil, Toulouse
**Service Hospitalo-Universitaire de Pharmaco-Toxicologie, CHU de Lyon

PLAN

1. Diagnostiquer un diabète
2. Identifier les situations d'urgence et planifier leur prise en charge
3. Prise en charge thérapeutique, nutritionnelle et médicamenteuse
4. Planifier le suivi du patient et décrire les principes de la prise en charge au long cours

OBJECTIFS : N° 330-8

- Prescription et surveillance des classes de médicaments les plus courantes chez l'adulte et chez l'enfant, hors anti-infectieux (voir item 177).
- Connaître le bon usage des principales classes thérapeutiques.
- Médicaments du diabète (voir item 247).

Rang	Rubrique	Intitulé	Descriptif
A	Prise en charge	Insulines et analogues de l'insuline : connaître les mécanismes d'action, indications, effets secondaires interactions médicamenteuses, modalités de surveillance et principales causes d'échec	Connaître les mécanismes d'action
A	Prise en charge	Antidiabétiques (metformine, sulfonulurées, inhibiteurs de la DPP4, agonistes du GLP1, inhibiteurs des SGLT2) : connaître les mécanismes d'action, indications, effets secondaires interactions médicamenteuses, modalités de surveillance et principales causes d'échec	Connaître les mécanismes d'action
A	Définition	Connaître la définition du diabète chez l'enfant et l'adulte	
A	Identifier une urgence	Savoir reconnaître une hypoglycémie, un coma hyperosmolaire ou une acido-cétose diabétique	
A	Identifier une urgence	Savoir identifier une complication métabolique aiguë	
A	Prise en charge	Connaître les principales classes des traitements antidiabétiques oraux	
A	Prise en charge	Savoir prévenir et prendre en charge l'hypoglycémie	

Les situations de départ sont indiquées en violet et en gras et listées à la fin du chapitre.

Le diabète a une prévalence croissante, concerne plus de 2,5 millions de personnes en France, est un diabète de type 2 dans plus de 90 % des cas. Le diabète de type 2 multiplie par un facteur 2 à 3 la morbimortalité CV. Plus de 35 % des malades ont une rétinopathie après 20 ans d'évolution. Le diabète est la première cause de mise en dialyse. Les autres complications sont neurologiques (neuropathie périphérique et végétative), digestives, infectieuses.

A 1. Diagnostiquer un diabète

1.1. Chez l'adulte

- Le diabète de type 2 du sujet après 40 ans (mais pas toujours) est asymptomatique sans acidocétose inaugurale souvent de découverte fortuite.
- Le diabète est défini par une glycémie supérieure à 1,26 g/L (7 mmol/l) après un jeûne de 8 heures et vérifiée à 2 reprises.
- Il est aussi défini par la présence **de symptômes de diabète (polyuropolydipsie) avec une glycémie supérieure ou égale à 2 g/l (11,1 mmol/l)** ; dans le diabète de type 1, il impose de rechercher des corps cétoniques dans le sang ou les urines.
- Le diabète de type 1 du sujet jeune est, en général mais pas toujours, plus bruyant avec apparition de signes cardinaux : polyurie polydipsie, amaigrissement, asthénie.

1.2. Chez l'enfant

- **Y penser devant un tableau polymorphe : petit enfant qui perd du poids, dont la fréquence de change des couches augmente, troubles du comportement, fièvre associée ; voire troubles de la conscience qui évoquent une acidocétose.**
- Une glycémie veineuse = 2 g/L suffit à établir le diagnostic et impose une recherche de corps cétoniques capillaires ou urinaires.

A 2. Identifier les situations d'urgence et planifier leur prise en charge

2.1. L'hypoglycémie

2.1.1. Diagnostic

Il ne s'agit pas d'une complication du diabète, mais de ses traitements spécifiques. C'est une urgence : y penser systématiquement chez un diabétique (aux urgences).

- **Symptomatologie aspécifique** : **sueurs, tachycardie, une pâleur, des tremblements, une asthénie, sensation de fringale, malaise lipothymique, tout signe neurologique focalisé : déficit moteur, diplopie voire hémiplégie ; crise comitiale ; tableau psychiatrique aigu avec manifestations d'angoisse.**
- Un traitement par insuline, par sulfamides hypoglycémiants ou glinides oriente le diagnostic.

- La confirmation repose sur une mesure de la glycémie capillaire (éventuellement confirmer *a postériori* par la glycémie veineuse sans retarder le traitement).
- La valeur seuil définissant l'hypoglycémie n'est pas univoque, repères : < 3 mmol/L (0,55 g/L) chez l'homme et < 2 mmol/L chez la femme hors diabète, même si toute valeur < 4 mmol/L (0,70 g/L) doit faire l'évoquer en présence de signes cliniques et d'un traitement hypoglycémiant.

2.1.2. Traitement

- **Dans tous les cas, il faut traiter l'hypoglycémie et trouver la cause sous peine de récidive :**
- **Traiter :**
  - En l'absence de **troubles de la conscience** : ingestion de 15 grammes de saccharose (= 1 à 3 pierres de sucre diluées ou pas dans un verre d'eau) et contrôle de sa glycémie à 15 min (+/- la prise d'une tartine de pain avec confiture ou d'un féculent complémentaire est en général conseillée).
  - S'il s'agit d'une **hypoglycémie sous insuline rapide**, cela suffit en général au retour à l'euglycémie ; les sulfamides hypoglycémiants exposent à une durée de l'hypoglycémie prolongée et à une récidive non exclue surtout en cas d'insuffisance rénale : surveiller plus longtemps voire hospitaliser (sujet âgé).
  - Éviter les produits gras (chocolat…) qui corrigent mal l'hypoglycémie.
  - En présence de **troubles de la conscience** : glucosé à 30 % si abord veineux possible ; utilisation de glucagon en extrahospitalier (chez les patients à l'insuline (pas chez ceux sous sulfamides hypoglycémiants) ; position latérale de sécurité ; surveillance des constantes.
- **Enquête étiologique :**
  - Repas sauté, erreur de dose ou de comprimé, exercice physique imprévu, prise d'alcool, aggravation d'une insuffisance rénale, amaigrissement sans baisse des doses de médicaments hypoglycémiants en extrahospitalier (chez les patients à l'insuline, pas chez ceux sous sulfamides hypoglycémiants) ; position latérale de sécurité ; surveillance des constantes.
  - Puis reprise de l'éducation thérapeutique et adaptation du traitement à envisager.
- **Prévention de l'hypoglycémie :**
  - l'éducation thérapeutique est indispensable et le fait d'envisager la survenue de l'hypoglycémie lors de l'hospitalisation d'un diabétique en particulier dans un secteur ne relevant pas de la diabétologie aussi ;
  - dire au patient d'avoir des apports alimentaires réguliers et dans le cas contraire ou en cas de jeune à l'hôpital (pour un examen par exemple), adapter et baisser les doses d'insuline faite AVANT qui couvre la période en question ; augmenter la part des féculents en cas d'exercice physique ; augmenter parfois la fréquence des autocontrôles glycémiques ; en hospitalisation, vérifier la glycémie capillaire en début de nuit et proposer une collation si celle-ci est basse de façon inhabituelle sous insuline ou sulfamides hypoglycémiant.

2.2. L'hyperglycémie : acidocétose et coma hyperosmolaire

- **L'acidocétose :** à évoquer surtout chez le patient diabétique de type 1 traité y compris sans signe cardinal : toute glycémie capillaire supérieure à 2,50 g/L impose une recherche de cétonémie ou cétonurie.
- En général un rajout d'insuline rapide par croix de cétonurie de 5 unités est proposé.

> **En cas de signes cardinaux (asthénie, polyuropolydipsie, amaigrissement, polyphagie),** c'est une urgence : hospitaliser. En cas d'acidocétose surtout chez l'enfant, hospitaliser parfois en réanimation pour réhydrater, se méfier de l'hypokaliémie, adapter l'insulinothérapie en phase aiguë.

- **Revoir le schéma thérapeutique, l'observance, la diététique, la prise éventuelle de médicaments (corticoïdes), l'éducation thérapeutique.**

- Le coma hyperosmolaire concerne les diabétiques de type 2 dans 95 % des cas et 5-10 % des comas métaboliques du diabétique, avec un diabète traité ou méconnu, plutôt âgés de plus de 60 ans polypathologiques, est de pronostic grave. Il comporte une déshydratation massive (osmolarité > 350 mmol/L), une hyperglycémie majeure (> 6 g/L !), une hypernatrémie avec une cétose absente ou très faible. La polyurie osmotique insuffisamment compensée par les apports hydriques (perte de la sensation de soif) est responsable d'une hypovolémie avec hypotension artérielle voire collapsus CV, de troubles de la conscience, d'une acidose métabolique, d'insuffisance rénale aiguë fonctionnelle sur terrain fragile.
- Facteurs favorisants souvent multiples : ceux qui engendrent une déshydratation : infection, troubles digestifs, vomissements, prise de diurétiques ; facteurs favorisant l'hyperglycémie : accident médical aigu, corticoïdes, solutés hyperglycémiants...
- Traitement avec une réhydratation rapide et massive et une insulinothérapie, traitement antithrombotique préventif et traitement de la cause (infection…).

A 3. Prise en charge thérapeutique, nutritionnelle et médicamenteuse

- **Dans le diabète de type 2 :** la société Francophone du diabète propose des « prises de position » (2017, 2019), ainsi que la société savante européenne (EASD 2019). La HAS a mis à disposition des recommandations officielles à appliquer depuis 2013 : www. has-sante.fr/portail/upload/docs/application/pdf/2013-02/12ememo_algo-diabets_a3_080213.pdf. La stratégie de la HAS est cependant en attente d'une réactualisation au vu des données des essais cliniques plus récents.
- **Une modulation des valeurs cibles d'HbA1c est aussi proposée tableau 1.** L'HbA1c est utilisée comme critère de substitution pour les bénéfices cliniques. **La diététique reste la pierre angulaire du traitement à l'initiation et à tous les stades d'intensification.**
- **La metformine occupe une place prépondérante dans les recommandations HAS. Les nouvelles classes des agonistes du GLP1 et des inhibiteurs du SGLT2 ont montré les meilleurs niveaux de preuve sur le bénéfice cardiovasculaire (majoritairement en prévention secondaire) dans des études postérieures aux recommandations de la HAS de 2013. La société européenne propose une 1ère ligne en fonction du risque cardiovasculaire.** Les sulfamides hypoglycémiants (SH) sont privilégiés en bithérapie mais de rares résultats d'études sont défavorables dans cette situation. L'insulinothérapie, reste indispensable dans des situations à risque métabolique aigu (coma acidocétosique ou hyperosmolaire) dans le diabète de type 2.

Tableau 1. LES OBJECTIFS GLYCÉMIQUES

PROFIL DU PATIENT	HBA1C CIBLE	
Cas général	La plupart des DT2	≤ 7 %
	DT2 nouvellement diagnostiqué avec espérance de vie > 15 ans et sans ATCD CV	≤ 6,5 %
	DT2 Avec co-morbidités graves ou espérance de vie < 5 ans Ou avec complications macrovasculaires évoluées Ou avec longue durée d'évolution du diabète (> 10 ans) avec une cible d'HbA1c < 7 % non atteignable ou hypoglycémies sévères	≤ 8%
Sujet âgé	« vigoureuses » avec bonne espérance de vie	≤ 7 %
	« fragiles » à risque de basculer dans la catégorie des malades	≤ 8 %
	« malades » dépendantes, polypathologique avec handicap et isolement social	< 9 % Et/ou glycémie cap préprandiale entre 1-2 g/L

Ceux avec ATCD CV	ATCD de complications macrovasculaires considérées comme non évoluées	≤ 7 %
	ATCD de complications macrovasculaires considérées comme évoluées : – IDM et IC – tronc commun, tritronculaire ou IVA proximale – polyartérielle (> 2 territoires symptomatiques) – AOMI symptomatique – AVC < 6 mois	≤ 8 %
Les insuffisants rénaux	IRC modérée stade 3	≤ 7 %
	IRC sévère ou terminale stade 4 et 5	≤ 8 %
Patiente enceinte ou voulant l'être	Avant d'envisager une grossesse	< 6,5 %
	Pendant la grossesse	< 6,5 %

3.1. La diététique et l'activité physique

- C'est la pierre angulaire du traitement, à revoir à chaque étape.
- Le régime dit « diabétique » est souvent hypocalorique, pauvre en acides gras saturés, riche en acides gras polyinsaturés, avec une proportion de glucides dits rapides réduite, mais aussi pauvre en sel si HTA (entre 6 et 8 grammes/jour). Le but est d'intégrer la diététique dans la vie quotidienne pour favoriser son adhésion et de l'associer à une activité physique quotidienne et adapté au profil métabolique du patient, en favorisant les activités d'endurance.

3.2. Les biguanides

- Un **Biguanide** (Metformine et ses génériques ; Glucophage® 500, 850, 1 000 mg cps, Stagid® 700 mg).
  - **En 1re intention en monothérapie chez le diabétique de type 2, lorsque le régime et l'exercice ne sont pas suffisants ;** elle semble être associée à une diminution du risque d'infarctus du myocarde non fatal mais son bénéfice sur la mortalité reste incomplètement démontré.
  - En association avec les autres antidiabétiques oraux ou avec l'insuline.
  - Action sur l'insulinorésistance et pas sur l'insulinosécretion : ne donnent pas d'hypoglycémies prescrits seuls.
  - En général pas de prise de poids.
  - Administration pendant/après les repas à **dose progressive** en 2 ou 3 prises pour limiter les troubles digestifs (nausées, diarrhées, flatulences, douleurs abdominales, doses dépendantes).
  - Utilisable aussi chez l'enfant de plus de 10 ans et l'adolescent.
  - DFG à évaluer avant toute initiation de traitement puis au moins une fois par an en cas de risque de progression de l'insuffisance rénale et chez les patients âgés, à évaluer plus fréquemment, par exemple tous les 3 à 6 mois.
  - Utilisable jusqu'à une clairance de 30 ml/min à condition d'adapter les doses :

DFG mL/min	Dose journalière totale maximale (à répartir en 2 à 3 prises quotidiennes)	Autres éléments à prendre en compte
60 - 89	3 000 mg	Une diminution de la dose peut être envisagée selon la détérioration de la fonction rénale.
45 - 59	2 000 mg	Les facteurs susceptibles d'augmenter le risque d'une acidose lactique (cf. Mises en garde et Précautions d'emploi) doivent être passés en revue avant d'envisager l'instauration de la metformine. La dose d'initiation ne peut dépasser la moitié de la dose maximale.
30 - 44	1 000 mg	
< 30	-	La metformine est contre-indiquée.

- **Attention** aux affections aiguës susceptibles d'altérer la fonction rénale : suspendre le traitement et consulter rapidement pour réduire le risque d'acidose lactique.
- À arrêter avant ou au moment d'un examen avec produits de contraste iodés et à reprendre qu'après un délai minimum de 48 heures, à condition que la fonction rénale ait été réévaluée et jugée stable.

3.3. Les sulfamides hypoglycémiants

- Les sulfamides hypoglycémiants (glibenclamide : Daonil® ; glimepiride : Amarel® ; glipizide : Minidiab®, Glibenese®, Ozidia®, ce dernier ayant une demi-vie longue ; gliclazide : Diamicron® ; et leurs génériques) OU APPARENTÉS (repaglinide Novonorm®) :
  - dans les recommandations HAS 2013, constituent la bithérapie de référence en association à la metformine en cas d'échec de la metformine, voire en monothérapie en cas de CI ou intolérance à la metformine. Plus récemment, les sociétés savantes les déclassent au profit des autres thérapeutiques en raison du manque de niveau de preuve et du risque d'hypoglycémie ;
  - stimulent l'insulinosécrétion, donnent des hypoglycémies, sont associés à une prise de poids ;
  - s'administrent avant les repas en une ou plusieurs prises ;
  - en cas d'insuffisance rénale : diminuer la dose pour des clairances rénales de 30 à 60 ml/min, et **contre-indiqués** si < 30 ml/min ;
  - **contre-indiqués** si insuffisance hépatique.
- **LES APPARENTÉS : un seul disponible en France (repaglinide Novonorm®) :**
  - indiqué dans le diabète de type 2 en cas d'échec du régime et de l'exercice physique ;
  - aussi indiqué en association avec la metformine chez les diabétiques de type 2 non équilibrés par la metformine seule ;
  - stimule également l'insulinosécrétion : a une demi-vie courte et occasionnerait moins d'hypoglycémie qu'un sulfamide en cas d'omission d'un repas ;
  - administré en une à trois prises avant chaque repas ;
  - pas de contre-indication en cas d'insuffisance rénale car il est principalement excrété par voie biliaire.

3.4. L'insuline

- L'insuline : insulines humaines recombinantes : **rapides** (Actrapid®, Umuline rapide®), **intermédiaires** (NPH : Insulatard®, Umuline NPH®) ou **combinées** (Mixtard 30® ce qui correspond à 30 % d'Actrapid + 70 % d'insuline NPH par exemple) et analogues de l'insuline : analogues **rapides** (Humalog®, Novorapid®, Apidra®), Analogues **lents** de l'insuline (glargine = Lantus®, vendue pour durer 24 h et son biosimilaire abasaglar, detemir = Levemir® en 1 ou 2 injections ou un **mélange d'analogue rapide et d'une insuline ayant une durée d'action plus longue,** de 10-12 heures (Humalog mix 25 ou 50®, Novomix 30, 50 et 70®), plus récemment insuline ultra rapide FIASP® et insuline basale analogue lente seule (Tresiba®) ou combinée avec un analogue du GLP1 (Xultophy®) :
  - médicament le plus puissant en cas de **déséquilibre glycémique** avec une baisse d'HbA1c qui peut dépasser 1 % ;
  - prescrite seule dans le **diabète de type 1** ou en association aux autres antidiabétiques dans le diabète 2 en complément des mesures hygiéno-diététiques sous peine de prise de poids ;
  - chez **l'enfant diabétique de type 1**, les AMM varient pour les analogues rapides et lents en fonction de l'âge ;
  - la HAS préconise dans le **diabète de type 2** l'utilisation de la NPH plutôt que les analogues lents lors d'un schéma bed-time ce qui n'est pas admis par tous ;
  - la dose initiale de NPH bed-time est comprise entre 10-12 unités (ou d'analogues lents) ;
  - un schéma basal-bolus peut par la suite devenir nécessaire ;

- interactions médicamenteuses : les antidiabétiques, les salicylés, les sulfamides, certains antidépresseurs les IEC ou ARA2 peuvent réduire le besoin en insuline. Les contraceptifs oraux, les corticoïdes, les hormones thyroïdiennes, les médicaments sympathomimétiques, les diurétiques peuvent augmenter le besoin en insuline. L'alcool associée à l'insuline peut provoquer une hypoglycémie sévère. Les bêtabloquants peuvent masquer les signes d'hypoglycémie ;
- utilisable dans l'insuffisance hépatique et rénale terminales ;
- nécessite une éducation thérapeutique, une autosurveillance glycémique ;
- **attention** au poids et aux hypoglycémies ;
- disponible sous la forme de flacons, stylos jetables (vendus par 5), rechargeables par des cartouches vendues par 5 (1 stylo rechargeable remboursé par an) ; ne pas oublier de prescrire les aiguilles qui vont avec ;
- dans le diabète de type 1 mais aussi le type 2, d'autres modalités d'administration sont utilisables : pompes à insuline externes ou implantables (ces dernières en arrêt d'implantation) couplées à un capteur de glucose avec saisie des données sur un logiciel (système hybride) et à terme, l'utilisation de systèmes dits en boucle fermée avec une intervention du patient réduite mais chez un patient bénéficiant d'une éducation thérapeutique spécifique délivrée dans des centres experts ;
- nécessité d'une autosurveillance glycémique au moins un contrôle avant chaque injection qu'il ne faut pas oublier de prescrire avec ses bandelettes dédiées (chez l'adulte, 1 lecteur est remboursé tous les 4 ans) couplé à un autopiqueur et à des lancettes ;
- savoir que certains diabétiques de type 2 s'octroient des « vacances thérapeutiques » en ne réalisant pas toutes les injections et y penser en cas de déséquilibre glycémique : proposer la reprise de l'éducation thérapeutique et revoir les modalités d'injections et associer le patient au processus de décision.

3.5. Les incrétinomimétiques

INCRÉTINES

- Incrétines (GLP-1 et GIP) : hormones sécrétées par les cellules intestinales endocrines après la prise alimentaire (GLP-1 = Glucagon-like peptide 1).
- Stimule la libération d'insuline glucose-dépendante, bloque la production hépatique de glucose en inhibant la sécrétion de glucagon, ralentit la vidange gastrique. L'effet incrétine est diminué dans le diabète de type 2. Le GLP-1 est rapidement inactivé par l'enzyme DPP-4 et sa demi-vie d'élimination est courte (~ 1-2 min). Il est possible d'augmenter le GLP-1, soit en l'administrant (analogues du GLP-1), soit en bloquant la DPP-4 (inhibiteurs des DPP- 4).
- Classes récentes efficaces sur la baisse de l'HbA1c.
- Pas d'indication dans le diabète de type 1 et indication non remboursée pour certains d'entre eux dans l'obésité.

3.5.1. Analogues du GLP-1 : exénatide (Byetta®, Bydureon®), liraglutide (Victoza®), dulaglutide (Trulicity®) et semaglutide (Ozempic®)

- **Indications :** Utilisation en cas de déséquilibre glycémique important et d'obésité en bithérapie avec la metformine ou les sulfamides, en trithérapie avec metformine et sulfamides alors qu'ils ne sont pas positionnés par la HAS en association à l'insuline en dépit d'une AMM (en association avec l'insuline basale avec/sans metformine).
- **Mécanismes d'action :** Stimule l'insulinosécrétion de façon glucose dépendante sans provoquer d'hypoglycémie, freine la sécrétion de glucagon, ralentit la vidange gastrique et a une action sur la satiété.
- Injectable (en SC 1 fois (liraglutide) ou 2 fois (exénatide) par jour ou 1 fois par semaine (Bydureon®, Trulicity®, Ozempic®). Parfois combiné à l'insuline (liraglutide+degludec : Xultophy®).

- Démarrer le traitement généralement à faible dose pour diminuer les nausées, effet indésirable le plus fréquent.
- Induit une perte de poids. Ne provoque pas d'hypoglycémie en association avec la metformine.
- En cas d'insuffisance rénale regarder la notice car varie en fonction de l'analogue du GLP 1 mais pour le liraglutide : pas d'ajustement de la dose en cas d'insuffisance rénale légère, modérée ou sévère ; non recommandé au stade terminal.
- Pas d'expérience chez l'enfant et l'adolescent de moins de 18 ans.
- **Contre-indiquée** si pathologie gastro-intestinale sévère (inflammatoire).
- Controverse sur la survenue de pancréatites aiguës : à ne pas utiliser dans ce contexte et prévenir le patient de consulter en cas de douleurs abdominales, notamment à l'initiation du traitement
- Un bénéfice sur les événements cardiovasculaires est documenté par des essais cliniques randomisés en double aveugle et leur méta-analyse. **L'Europe les privilégie très tôt dans la stratégie en association à la metformine chez un DT2 en prévention secondaire CV.**
- Les arrêts de traitement sont liés à la survenue de nausées voire vomissements et peut être à leur caractère injectable : reprendre à des doses plus faibles si c'est possible et mettre ou remettre le patient dans un circuit d'éducation thérapeutique.

3.5.2. *Les inhibiteurs des DPP-4 : sitagliptine (50 et 100 mg Januvia® ou Xelevia®), vildagliptine (50 mg Galvus®), saxagliptine (5 mg Onglyza®)*

- **Même mécanisme d'action** avec un effet plus modeste sur l'HbA1c car en bloquant l'enzyme DPP4, on augmente le GLP1 endogène (mais la dose reste moins importante que celle apportée par les agonistes du GLP1).
- **Utilisables en bithérapie ou en trithérapie avec metformine et/ou sulfamides hypoglycémiants.**
- Dans le diabète de type 2 en général en bithérapie avec metformine ou sulfamides et en trithérapie avec metformine et sulfamides ; mais aussi en monothérapie (sitagliptine) si metformine CI ou non tolérée ou avec l'insuline.
- Pas de baisse de poids décrite dans les études cliniques.
- Posologie usuelle de sitagliptine est de 100 mg une fois par jour ; pour la vildagliptine de 50 mg × 2/jour (sauf en association à un sulfamide hypoglycémiant : 50 mg/j seulement), pour saxagliptine de 5 mg par jour (non sécable).
- **Effets indésirables :** nausées mais moins fréquentes que sous agonistes du GLP-1, hypoglycémies et risque d'insuffisance cardiaque avec la saxagliptine. L'augmentation du risque de pancréatite apparait plus étayée pour les iDPP4 que pour les A-GLP1 dans les essais cardiovasculaires.
- **Contre-indiqués** chez les patients avec ATCD de réaction d'hypersensibilité grave (anaphylactiques, chocs, angiœdème) car rares cas mais graves d'hypersensibilité : rash, urticaire, angiœdème, qui peuvent être favorisés en association aux IEC.
- Dans l'insuffisance rénale modérée et sévère, utilisable avec pour la sitagliptine et la saxagliptine une réduction posologique; vildagliptine utilisable à posologie réduite y compris au stade terminal mais plus en cas de dialyse.
- Contrôles des transaminases avant et après instauration de vildagliptine.
- Associations également disponibles avec la metformine + sitagliptine (Janumet® ou Velmetia®), + vildagliptine (Eucreas®), + saxagliptine (Komboglyze®) : attention à ces associations « trompeuses » de par leur « petit nom » qui contiennent de la metformine et qu'il faut suspendre en cas d'injection de produit de contraste iodé.
- Pas de de gain sur les complications macrovasculaires du diabète de type 2 dans les études.

3.5.3. Les inhibiteurs des SGLT2 (iSGLT2) ou gliflozines (dapagliflozine : Forxiga® ; canagliflozine : Invokana®,empagliflozine : Jardiance®) ; Xigduo® (dapagliflozine 5 mg + metformine 1000 mg)

- **Mécanisme d'action :** a un effet hypoglycémiant lié à une augmentation de l'élimination rénale du glucose par inhibition du cotransporteur rénal de sodium glucose de type 2 (SGLT2). En clair, on assiste à une augmentation de la glycosurie mais prescrite avec la metformine, cette classe ne provoque pas d'hypoglycémie.
- **Indications** : Cette classe thérapeutique a obtenu une AMM européenne tandis que seule la dapagliflozine est commercialisée depuis avril 2020 en France avec une indication dans le diabète de type 2 chez l'adulte en association à la metformine ou aux autres traitements du diabète.
- Une réduction de la mortalité totale, des événements CV dont l'insuffisance cardiaque, de l'insuffisance rénale est démontrée dans plusieurs essais. Cette classe n'est pas prise en compte dans la stratégie HAS de 2013. La Société Francophone de Diabétologie comme les recommandations européennes la positionnent préférentiellement en bithérapie avec la metformine (remboursée seulement en cas de CI ou d'intolérance aux sulfamides hypoglycémiants), en trithérapie avec la metformine un sulfamide hypoglycémiant ce qui correspond au périmètre de son remboursement voire même avec la metformine et un analogue du GLP1 (non remboursé). Il est précisé que ce choix s'impose **chez les patients présentant une maladie cardiovasculaire avérée, une insuffisance cardiaque à FE altérée et/ou une maladie rénale chronique.** En cas d'insuffisance cardiaque à fraction d'éjection diminuée, la metformine reste prescrite en première intention et en cas d'intolérance, de contre-indication ou de mauvais contrôle glycémique, un iSGLT2 est recommandé.
- En cas de néphropathie avec insuffisance rénale chronique, la bithérapie metformine et iSGLT2 (dapagliflozine la seule disponible) est à privilégier.
- **Effets indésirables :** Cette classe ne provoque pas d'hypoglycémies en l'absence d'autre hypoglycémiant, assure une baisse de l'HbA1c, de la pression artérielle et une perte de poids.
- Un surcroit d'infections génitales et/ou urinaires, d'acidocétoses chez le diabétique de type 2, de déplétion volémique (attention chez la personne âgée), de possibles amputations, de très rares cas de gangrène de Fournier est rapporté.
- La dapagliflozine n'est pas recommandée en initiation chez les patients avec un DFG < 60 mL/min/1,73 m2 et doit être arrêtée si le DFG < 45 ml/min, et chez les plus de 75 ans.
- **Attention chez un patient âgé sous diurétiques :** surveiller l'absence de déshydratation.
- Dans les situations à risque de provoquer une cétose (choc hypovolémique ou septique, chirurgie, insuffisance cardiaque décompensée), il est préférable de ne pas prescrire ou de suspendre transitoirement cette classe médicamenteuse.
- La surveillance est clinique avec en particulier surveillance du poids, de la PA, d'HbA1c et de la fonction rénale.

A

4. Planifier le suivi du patient et décrire les principes de la prise en charge au long cours

La prise en charge du diabète de type 2 doit être la plus **précoce** possible, son suivi **prolongé** et multidisciplinaire. Les réseaux de soins sont d'un appoint utile. Elle est décrite dans le texte HAS « parcours de soin du diabétique ». Nous ne ferons que citer ici l'importance de la prise en charge des autres facteurs de risque cardiovasculaires avec l'arrêt impératif du tabac, la prise en charge d'une hypertension artérielle et d'une dyslipidémie, la discussion de la mise en place éventuelle d'un antiagrégant plaquettaire. Une prise en charge en ALD du diabète est possible dès qu'un traitement médicamenteux est instauré et les prescriptions s'effectuent sur une ordonnance bizone.

4.1. Planifier le suivi

- **Consultation mensuelle au départ puis tous les 3 à 6 mois quand bien équilibré.**
- À l'interrogatoire : rechercher une douleur thoracique, dyspnée, douleur neuropathique.
- Dépister l'hypo ou l'hyperglycémie ; aborder la diététique et l'activité physique.
- Mesure des constantes : **POIDS,** PA, pouls, périmètre abdominal, auscultation cardiaque ; **examen des pieds,** palpation des pouls périphériques ; arguments pour neuropathie végétative : hypotension orthostatique (baisse de la PAS ≥ 20 mmHg et/ou PAD = 10 mmHg), diarrhée, dysfonction érectile.

• **Actes techniques :**

- Rétinopathie : fond d'œil annuel ou tous les 2 ans chez le DT2 si la PA et l'HbA1c sont aux objectifs en l'absence de rétinopathie diabétique ;
- ECG de repos annuel ;
- Doppler artériel des MI et mesure de l'IPS si diabète depuis > 20 ans ou âge > 40 ans à refaire tous les 5 ans ou moins si autres facteurs de risque.

• **Suivi biologique :**

- **HbA1c 2 à 4 fois par an, à discuter en fonction de l'histoire des patients ; selon les recommandations HAS récentes, la cible est à déterminer en fonction de l'âge, des co-pathologies ;**
- Glycémie à jeun annuel si contrôle de l'autosurveillance glycémique ;
- Ct, TG, HDL et LDL-CT annuel ;
- Créatininémie et clairance (MDRD ou CKD-EPI), rapport alb/créatininurie sur échantillon annuel au moins.

4.2. Principes de prise en charge au long cours

• **Vérifier :**

- le niveau d'HbA1c, adapter le traitement si besoin ;
- le degré d'autonomie du patient, d'éducation ;
- l'autosurveillance glycémique ;
- l'observance, la tolérance du traitement dont la diététique ;
- l'apparition d'autres facteurs de risque : tabac, lipides, PA avec traitement éventuel ;
- l'apparition de complications.

▶ Bibliographie

• RÉFÉRENCES INDISPENSABLES

- hdps://www.sfdiabete.org/sites/www.sfdiabete.org/files/files/ressources/mmm_2019_ndeg8_prise_de_posi1on_sfd_dt2_d_v_finale.pdf
- Recommandation : Stratégie médicamenteuse du contrôle glycémique du diabète de type 2. http://www.has-sante.fr

• POUR ALLER PLUS LOIN

- Summary of Revisions: Standards of Medical Care in Diabetes—2021 Diabetes Care 2021 Jan; 44 (Supplement 1 : https://care.diabetesjournals.org/content/44/Supplement_1
- 2019 ESC Guidelines on diabetes, pre-diabetes, and cardiovascular diseases developed in collaboration with the EASD.
- Cosentino F, Grant PJ, Aboyans V, Bailey CJ, Ceriello A, Delgado V, Federici M, Filippatos G, Grobbee DE, Hansen TB, Huikuri HV, Johansson I, Jüni P, Lettino M, Marx N, Mellbin LG, Östgren CJ, Rocca B, Roffi M, Sattar N, Seferović PM, Sousa-Uva M, Valensi P, Wheeler DC; ESC Scientific Document Group Eur Heart J. 2019 Aug 31. pii: ehz486. doi: 10.1093/eurheartj/ehz486. [Epub ahead of print].
- Diabète de type 1 VIDAL recos Edts 2016.
- http://www.has-sante.fr/portail/jcms/c_1735060/fr/guide-parcours-de-soins-diabete-de-type-2-de-l-adulte

FICHE DE SYNTHÈSE

1. Dépister les membres de la famille.
2. Examiner son patient à chaque consultation : poids, pression artérielle, pouls, auscultation cardiaque, état des pieds.
3. Respecter la fréquence de répétition des examens : HbA1c, créatininémie, microalbuminurie, ECG, fond d'œil : le temps passe vite !
4. Ne pas oublier de se préoccuper des autres facteurs de risque CV : tabac, PA, lipides pour estimer le niveau de risque, et surtout mettre en œuvre des traitements de prévention certainement beaucoup plus efficaces que le contrôle glycémique (Statines, IEC).
5. Diabète = maladie chronique = lassitude : faire preuve d'empathie sans dogmatisme mais sans inertie thérapeutique non plus.
6. Éducation thérapeutique nécessaire : pas d'automédication ; prévention de l'hypoglycémie.

+++ LE COUP DE POUCE DE L'ENSEIGNANT

- **Ne pas oublier :**
  - de réévaluer la diététique à chaque étape de l'escalade thérapeutique ;
  - de se préoccuper de l'observance des traitements en cas d'échec thérapeutique ;
  - de peser périodiquement son patient.
- **Très important :**
  - attention à la fonction rénale lors de l'utilisation de la metformine mais aussi lors de l'utilisation des autres thérapeutiques antidiabétiques ou antihypertensives : pas d'automédication !

Pièges à éviter :

- attention à l'inertie thérapeutique : « on verra cela la prochaine fois » : au contraire, agir !
- pas d'escalade thérapeutique non raisonnée : prendre l'avis d'un diabétologue en cas d'échec.
- attention aux écueils des stratégies basées sur une cible d'un critère de substitution : replacer les objectifs du traitement au niveau clinique du patient (traiter le patient et non le résultat biologique).

Principales situations de départ en lien avec les items 330-8 et 247 : « Médicaments du diabète »

Situation de départ	Descriptif
En lien avec les symptômes et signes cliniques	
116. Anxiété **117.** Apathie **118.** Céphalée **119.** Confusion mentale/désorientation **120.** Convulsions **121.** Déficit neurologique sensitif et/ou moteur **122.** Hallucinations	Signes d'hypoglycémie : **symptomatologie aspécifique** : sueurs, tachycardie, une pâleur, des tremblements, une asthénie, sensation de fringale, malaise lipothymique, tout signe neurologique focalisé : déficit moteur, diplopie voire hémiplégie ; crise comitiale ; tableau psychiatrique aigu avec manifestations d'angoisse.
En lien avec les données paracliniques	
208. Hyperglycémie	Chez le patient diabétique surtout de type 1 traité sans signe cardinal : toute glycémie capillaire supérieure à 2,50 g/L impose une recherche de cétonémie ou cétonurie. En général un rajout d'insuline rapide par croix de cétonurie de 5 unités est proposé. En cas de signes cardinaux (asthénie, polyuropolydipsie, amaigrissement, polyphagie), c'est une urgence : hospitaliser. En cas d'acidocétose surtout chez l'enfant, hospitaliser parfois en réanimation. Revoir le schéma thérapeutique, l'observance, la diététique, la prise éventuelle de médicaments (corticoïdes), l'éducation thérapeutique.
209. Hypoglycémie	Il ne s'agit pas d'une complication du diabète, mais de ses traitements spécifiques. C'est une urgence : y penser systématiquement chez un diabétique (aux urgences). **Symptomatologie aspécifique** : sueurs, tachycardie, une pâleur, des tremblements, une asthénie, sensation de fringale, malaise lipothymique, tout signe neurologique focalisé : déficit moteur, diplopie voire hémiplégie ; crise comitiale ; tableau psychiatrique aigu avec manifestations d'angoisse. Un traitement par insuline, par sulfamides hypoglycémiants ou glinides oriente le diagnostic. La confirmation repose sur une mesure de la glycémie capillaire (éventuellement confirmer à postériori par la glycémie veineuse sans retarder le traitement). La valeur définissant l'hypoglycémie n'est pas univoque, repères : < 3 mmol/L (0,55 g/L) chez l'homme et < 2 mmol/L chez la femme hors diabète, même si toute valeur < 4 mmol/L (0,70 g/L) doit faire l'évoquer en présence de signes cliniques et d'un traitement hypoglycémiant. En l'absence de troubles de la conscience : ingestion de 15 grammes de saccharose (= 1 à 3 pierres de sucre diluées ou pas dans un verre d'eau) et contrôle de sa glycémie à 15 min (+/- La prise d'une tartine de pain avec confiture ou d'un féculent complémentaire est en général conseillée). En présence de troubles de la conscience : glucosé à 30 % si abord veineux possible ; utilisation de glucagon en extrahospitalier (chez les patients à l'insuline (pas chez ceux sous sulfamides hypoglycémiants) ; position latérale de sécurité ; surveillance des constantes. Traiter la cause de l'hypoglycémie. La prévenir en y pensant, notamment lors des hospitalisations.

En lien avec la prise en charge aiguë ou chronique	
280. Prescription d'une insulinothérapie, consultation de suivi, éducation d'un patient diabétique de type 1	Médicament très puissant en cas de déséquilibre glycémique avec une baisse d'HbA1c qui peut dépasser 1% ; Prescrite seule dans le diabète de type 1 ou en association aux autres antidiabétiques dans le diabète 2 en complément des mesures hygiéno-diététiques sous peine de prise de poids ; Chez l'enfant diabétique de type 1, les AMM varient pour les analogues rapides et lents en fonction de l'âge ; La HAS préconise dans le diabète de type 2 l'utilisation de la NPH plutôt que les analogues lents lors d'un schéma bed-time ce qui n'est pas admis par tous ; La dose initiale de NPH bed-time est comprise entre 10-12 unités (ou d'analogues lents) ; L'éducation thérapeutique est essentielle dans la compréhension de la maladie et de sa prise en charge Suivi : HbA1c 2 à 4 fois par an ; La cible est à déterminer en fonction de l'âge, des co-pathologies.
281. Prescription médicamenteuse, consultation de suivi et éducation d'un patient diabétique de type 2 ou ayant un diabète secondaire	Les Biguanides (Metformine) recommandés en 1re intention en monothérapie, lorsque le régime et l'exercice ne sont pas suffisants. Les sulfamides hypoglycémiants : dans les recos HAS 2013, constituent la bithérapie de référence en association à la metformine en cas d'échec de la metformine, voire en monothérapie en cas de CI ou intolérance à la metformine. Plus récemment, les sociétés savantes les déclassent au profit des autres thérapeutiques en raison du manque de niveau de preuve et du risque d'hypoglycémie. Les inhibiteurs des DPP4 sont utilisables en bithérapie ou en trithérapie avec metformine et/ou sulfamides hypoglycémiants. Les analogues du GLP1 : L'Europe les privilégie très tôt dans la stratégie en association à la metformine chez un DT2 en prévention secondaire CV. Les inhibiteurs des SGLT2 sont à privilégier en bithérapie avec la metformine ou en trithérapie avec un sulfamide hypoglycémiant chez les patients présentant une maladie cardiovasculaire avérée, une insuffisance cardiaque à FE altérée et/ou une maladie rénale chronique. Les analogues du GLP1 et les inhibiteurs du SGLT2 ont montré le meilleur niveau de preuve sur le bénéfice cardiovasculaire (en prévention secondaire majoritairement). L'éducation thérapeutique est essentielle dans la compréhension de la maladie et de sa prise en charge. Suivi : HbA1c 2 à 4 fois par an, à discuter en fonction de l'histoire des patients ; Selon les recommandations HAS, la cible est à déterminer en fonction de l'âge, des co-pathologies.

Chapitre 43

Les antalgiques

Prescription et surveillance

Pr Pascale Vergne-Salle*, Pr Gisèle Pickering**

* Service de Rhumatologie et Centre de la Douleur, CHU Dupuytren, Limoges

** Laboratoire de Pharmacologie Fondamentale et Clinique de la Douleur, Inserm Neurodol 1107, Faculté de médecine, Service de pharmacologie Clinique/ Inserm CIC 1405, CHU de Clermont Ferrand

PLAN

OBJECTIFS : N° 330-9

- ➔ Prescription et surveillance des classes de médicaments les plus courantes chez l'adulte et chez l'enfant, hors anti-infectieux (voir item 177).
- ➔ Connaître le bon usage des principales classes thérapeutiques.
- ➔ Antalgiques (voir item 135).

ITEM 135. THÉRAPEUTIQUES ANTALGIQUES, MÉDICAMENTEUSES ET NON MÉDICAMENTEUSES		
Rang	**Rubrique**	**Intitulé**
A	Prise en charge	Antalgiques de palier 1 : Maniement du paracétamol, des anti-inflammatoires non stéroïdiens et du néfopam : efficacité, effets indésirables, risques
A	Prise en charge	Antalgiques de palier 2 : Maniement des antalgiques de palier 2 : indications, effets indésirables, risques de mésusage
A	Prise en charge	Antalgiques de palier 3 : Stratégies d'utilisation des opioïdes forts en douleur aiguë, cancéreuse et chronique bénigne. Analgésie multimodale, titration, analgésie contrôlée par le patient. Dépistage des mésusages.
B	Prise en charge	Éducation thérapeutique au traitement antalgique : Connaître les principales informations à délivrer aux patients
ITEM 330 : PRESCRIPTION ET SURVEILLANCE DES CLASSES DE MÉDICAMENTS LES PLUS COURANTES CHEZ L'ADULTE ET CHEZ L'ENFANT, HORS ANTI-INFECTIEUX		
Rang	**Rubrique**	**Intitulé**
A	Prise en charge	Antalgiques non opioïdes (dont paracétamol) : connaître les mécanismes d'action, indications, effets secondaires interactions médicamenteuses, modalités de surveillance et principales causes d'échec
A	Prise en charge	Antalgiques opioïdes : connaître les mécanismes d'action, indications, effets secondaires interactions médicamenteuses, modalités de surveillance et principales causes d'échec

Les situations de départ sont indiquées en violet et en gras et listées à la fin du chapitre.

- Les antalgiques sont classiquement hiérarchisés par l'OMS en palier 1, 2 et 3 mais d'autres classifications basées sur le mécanisme d'action ont été aussi proposées. Le palier 1 (non-opioïdes) comprend le paracétamol et les anti-inflammatoires non stéroïdiens (AINS). Les AINS ne seront pas abordés dans ce chapitre. Les antalgiques de palier 2 regroupent les opioïdes faibles et les antalgiques de palier 3, les opioïdes forts.

A

1. Le paracétamol

1.1. Mécanisme d'action et indications

- Il est prescrit, souvent en première intention **pour la prise en charge des douleurs aiguës et chroniques**, faibles à modérées du fait de son excellent rapport efficacité/tolérance (**Tableau 1**).
- Il s'agit d'un antalgique adapté aux douleurs nociceptives.

1.2. Prescription

- Le paracétamol existe sous forme orale, rectale, injectable, pour adulte et pour enfant ou nourrisson.
- Chez l'adulte, la posologie usuelle per os est de 3 g par 24 heures, voire jusqu'à 4 g, en respectant un intervalle de 4 à 6 heures entre chaque prise. Le délai d'action par voie orale est le plus souvent de 1 heure. La durée d'action est de 4 à 6 h.
- Pour la **prise en charge des douleurs chez l'enfant** : la dose recommandée est de 60 mg/kg/24 h en 4 prises espacées au minimum de 4 heures, habituellement de 6 heures.
- Il peut être associé aux AINS, aux antalgiques opioïdes faibles ou forts et aux corticoïdes.

1.3. Contre-indications

- Insuffisance hépato-cellulaire ou allergie connue au paracétamol.

1.4. Les effets indésirables

- Ils sont rares :
  - réactions cutanées allergiques ; choc anaphylactique exceptionnel ;
  - thrombopénie en cas de surdosage massif ;
  - cytolyse hépatique pouvant aboutir à une nécrose hépatique irréversible, en cas de surdosage, de dénutrition ou d'atteinte hépatique préalable.
    - Elle se manifeste par des vomissements, une **augmentation des transaminases**, de la bilirubine et des troubles de la coagulation avec parfois thrombopénie. Dans les cas les plus sévères, des saignements importants, une acidose métabolique, un **coma** puis le décès peuvent survenir. La toxicité hépatique du paracétamol relève d'une nécrose centro- lobulaire. Il s'agit de l'ingestion d'une dose massive, mais aussi parfois de surdosages modérés répétés, favorisés par l'automédication. Administration de l'antidote : N-acétyl-cystéine.
  - risque d'hypertension artérielle moins bien connu nécessitant la surveillance de la TA chez les patients sous paracétamol au long cours.

1.5. Précautions d'emploi selon le terrain

- Chez les personnes âgées, la dose maximale est de 3 g/jour.
- Chez **l'insuffisant rénal** sévère (clairance < 15 ml/min), la posologie est de moitié et l'intervalle entre 2 prises est de 8 heures.
- Il est possible de le prescrire pendant la grossesse et l'allaitement.

B

Tableau 1. ANTALGIQUES NON-OPIOÏDES ET OPIOÏDES FAIBLES

DCI	DOSE RECOMMANDÉE ADULTE PAR PRISE	DOSE RECOMMANDÉE ENFANT PAR PRISE	INTERVALLE DE PRISE	DOSE QUOTIDIENNE MAX ADULTE	DOSE QUOTIDIENNE MAX ENFANT	DÉLAI D'ACTION	DURÉE D'ACTION	SPÉCIALITÉS
Paracétamol Oral	500 mg-1 g	15 mg/kg	4 h (4 prises par jour)	4 g	80 mg/kg	30 min	4-6 h	EFFERALGAN®, DOLIPRANE®, DAFALGAN®
Paracétamol IV	1 g	7,5-15 mg/kg	6 h	4 g	30-60 mg/kg	5-10 min	4-6 h	PERFALGAN®
Codéine	20-50 mg	0,5-0,75 mg/kg à partir de 12 ans (15 kg) pour formes effervescentes, de 15 ans pour les formes comprimés	6-8 h (4-6 prises par jour)	400 mg	6 mg/kg	30-45 min	4-6 h	CODOLIPRANE®, EFERALGAN CODEINE®, KLIPAL®
Dihydrocodéine	60 mg	à partir de 15 ans	12 h	120 mg			12 h	DICODIN®
Codéine + Paracétamol	20-50/300-600 mg		6-8 h	150-180 mg/ 3 g				KLIPAL®, CODOLIPRANE®
Tramadol gélules LI	50-100 mg	3 à 8 mg/kg/j pour les enfants > 12 ans	4-6 h	400 mg		20-30 min	4-6 h	TOPALGIC®
Tramadol comprimé LP	100-200 mg		12 h	400 mg		40 min	12 h	CONTRAMAL®
Tramadol gouttes		3 à 8 mg/kg/j en 3 à 4 prises (1 goutte = 2,5 mg), enfants à partir de 3 ans						
Tramadol solution injectable	Dose d'attaque 100 mg puis 50-100 mg/prise	à partir de 12 ans	4-6 h	400 mg		10 min	4-6 h	
Tramadol + Paracétamol	37,5 mg/325 mg	à partir de 12 ans	4-6 h	400 mg (tramadol) 3 g paracétamol)				IXPRIM®, ZALDIAR®
Opium + Paracétamol gélule	10 mg/300 mg/30 g caféine 25 mg/500 mg	à partir de 15 ans	4 h	≤ 8 gélules		30-60 min	4 h	LAMALINE®, ISALGY® gélule
Opium + Paracétamol suppositoire	15 mg/500 mg	à partir de 15 ans	4-6h	≤ 6 suppositoires		2 h 30	4-6 h	LAMALINE®

A

2. Le néfopam

2.1. Mécanisme d'action et indications

- Le néfopam est un antalgique non opioïde, d'action centrale. Il n'a aucune action anti-inflammatoire ou antipyrétique.
- Il est utilisé pour le traitement des douleurs d'intensité modérée à sévère, plutôt sur une courte période pour des **douleurs aiguës** ou une poussée aiguë dans le cadre d'une **douleur chronique**.

2.2. Prescription

- Il s'emploie par voie IM ou IV : 20 mg en IM ou IV lente pouvant être répétée toutes les 4 à 6 h sans dépasser 120 mg/24 h.
- Actuellement, seule la solution injectable est commercialisée en France, mais elle est souvent prise par voie orale (sur un sucre), de manière détournée et hors AMM. La biodisponibilité de la solution injectable de néfopam par voie orale est faible (de l'ordre de 30 %), et l'efficacité antalgique orale est discutée. Des études sont nécessaires pour valider cette pratique.

2.3. Contre-indications

- Épilepsie.
- Risque de glaucome par fermeture de l'angle.
- Risque de rétention urinaire par obstacle urétro-prostatique.
- Enfant < 15 ans.

2.4. Effets indésirables

- Effets atropiniques : sécheresse buccale, **constipation**, **rétention urinaire**, tachycardie, **confusion**, convulsions, mydriase, particulièrement chez le sujet âgé.
- **Sensations vertigineuses**, nausées, **vomissements**, céphalées, somnolence, irritabilité.
- Surdosage : convulsions, hallucinations, tachycardie.

2.5. Précautions d'emploi

- Prudence en cas d'insuffisance rénale, d'insuffisance hépatique, en cas d'antécédents cardiovasculaires (effet tachycardisant) et chez le sujet âgé (effets anticholinergiques).

A

3. Les antalgiques de palier 2 ou opioïdes faibles

3.1. Mécanisme d'action

- Les antalgiques de palier 2 (**Tableau 1**) regroupent la codéine, le tramadol et la poudre d'opium.
- **La codéine :**
  - agoniste opioïde de faible puissance, métabolisé par le cytochrome CYP 2D6. Il produit en faible proportion (10 %) un métabolite, la morphine qui lui confère ses propriétés analgésiques. La codéine est inactive chez 5 à 10 % de la population caucasienne qui ne possède pas de CYP 2D6 fonctionnel.

- **Le tramadol :**
  - opioïde d'action centrale mixte qui se lie ainsi que son principal métabolite (O-desméthyl-tramadol) aux récepteurs opioïdes de type µ (agoniste partiel car seulement 30 % de son effet analgésique est réversé par la naloxone). D'autre part, il inhibe la recapture de la noradrénaline et de la sérotonine ;
  - métabolisé à 80 % par le CYP 2D6, son effet analgésique global est diminué s'il existe une déficience génétique du CYP 2D6 ou en cas d'interaction d'une autre molécule plus affine pour ce cytochrome ;
  - lors d'accès douloureux paroxystique (ADP), la forme LP peut être associée aux interdoses LI (dose maximale 400 mg/j) ;
  - la voie intraveineuse lente est réservée à l'usage hospitalier.
- **L'opium :**
  - l'opium contient de nombreux alcaloïdes naturels, dont la morphine, la codéine, la thébaïne, la papavérine, etc.
  - la poudre d'opium est disponible en association avec du paracétamol **(Tableau 1)** avec une AMM uniquement dans les douleurs aiguës.

3.2. Indications

- Ils sont indiqués dans le traitement symptomatique des douleurs modérées à intenses d'emblée ou des douleurs ne répondant pas à l'utilisation du paracétamol.
- Ils sont plutôt prescrits dans les douleurs nociceptives, sauf pour le tramadol qui peut être proposé dans les douleurs neuropathiques en raison de son double mécanisme d'action
- **Douleurs aiguës** : utilisés souvent sur une courte période et l'évaluation de la douleur doit être fréquente afin d'adapter au mieux le dosage et l'éventuelle nécessité de passer à un opioïde fort. Le passage à un opioïde fort ne dépend pas d'un chiffre exact d'intensité douloureuse mais de l'évolution de la douleur, de l'appréciation du prescripteur, et du contexte.
- **Douleurs chroniques** : utilisés sur une courte période en cas de poussée douloureuse ou au long cours lorsque la pathologie douloureuse chronique le nécessite.
- Ils peuvent être associés au paracétamol, aux AINS, aux corticoïdes et autres analgésiques (attention à la potentialisation des effets de somnolence, vertiges avec les antidépresseurs ou antiépileptiques).

3.3. Prescription

- Ils sont prescrits selon les modalités indiquées **tableau 1.**
- Equianalgésie : 60 mg codéine = 50 mg tramadol = 10 mg morphine orale.
- Lors d'accès douloureux paroxystique (ADP), la forme LP de tramadol peut être associée à des interdoses LI (dose maximale 400 mg/j).

3.4. Les contre-indications

- Insuffisance respiratoire, asthme grave.
- Insuffisance hépato-cellulaire sévère.
- Allaitement.
- Association aux agonistes – antagonistes morphiniques.
- Enfants < 12 ans ou après amygdalectomie et adenoïdectomie pour la codéine, < 3 ans pour le tramadol.
- Épilepsie non contrôlée pour le tramadol.
- Association aux inhibiteurs de la monoamine oxydase (IMAO) pour le tramadol.
- Celles liées au paracétamol quand il est associé.

3.5. Les effets indésirables

- **Effets indésirables communs aux opioïdes (voir paragraphe sur les opioïdes forts)**
  - Les opioïdes faibles et forts ont des effets indésirables communs liés à leur activité sur les récepteurs opioïdes (voir chapitre opioïdes forts).
  - **Nausées**, **vomissements** et **constipation** peuvent être améliorés par un traitement symptomatique. La dépendance et le mésusage sont aussi observés avec les opioïdes faibles.
  - En cas de surdosage : manœuvre de réanimation cardio-respiratoire ; prescription d'un antagoniste : la naloxone.
- **Effets indésirables liés à l'activité monoaminergique du tramadol**
  - Les effets indésirables les plus communs sont sécheresse buccale, douleurs abdominales, troubles visuels, convulsions si facteurs favorisants.
  - Éviter l'association avec un traitement sérotoninergique car risque de syndrome sérotoninergique.

3.6. Prescriptions en fonction du terrain

- **Chez la femme enceinte :**
  - Il est possible d'utiliser la codéine aux posologies usuelles. Le tramadol peut être prescrit mais moins bien connu sur ce terrain. On préfèrera donc recourir à la codéine (site du CRAT).
- **Chez la personne âgée :**
  - Les personnes âgées sont plus sensibles aux effets indésirables des opioïdes, avec des risques plus importants de vertiges, somnolence, troubles cognitifs, rétention d'urine, constipation, etc. La posologie initiale doit être plus faible.

FICHE DE SYNTHÈSE

1. Administrer les **antalgiques à intervalles réguliers.**
2. **Évaluer** régulièrement la douleur pour adapter la posologie en fonction de la douleur.
3. Choisir des **posologies initiales plus faibles** chez les **personnes âgées**.
4. Surveiller et prendre en charge **les effets indésirables** (nausées, vomissements, constipation, etc).
5. Dans la douleur aiguë, passer aux antalgiques **opioïdes forts** sans tarder en l'absence d'efficacité des opioïdes faibles.
6. Traiter les **accès douloureux paroxystiques** par exemple en rajoutant du paracétamol (sans dépasser 4 g/j) ou des formes LI de tramadol.
7. Les opioïdes faibles peuvent être **associés** au paracétamol, aux anti-inflammatoires stéroïdiens et non stéroïdiens, au néfopam, aux anti-épileptiques, aux anti-dépresseurs (sauf pour la tramadol) et autres co-analgésiques en fonction de la pathologie douloureuse, dans le but d'améliorer la prise en charge de la douleur.
8. Attention à **l'automédication** en paracétamol lorsque l'on prescrit une association paracétamol/ opioïde faible : risque de surdosage en paracétamol !

A

4. Les antalgiques de palier 3 ou opioïdes forts

4.1. Mécanismes d'action

- Les opioïdes peuvent être classés en fonction de leur action pharmacologique sur les différents types de récepteurs opioïdes μ, δ et κ . En fonction de leur action sur les récepteurs μ (récepteurs principalement à l'origine de l'action analgésique), il est possible de distinguer 4 groupes d'opioïdes : les agonistes (morphine, oxycodone, fentanyl, méthadone, hydromorphone), les agonistes partiels (buprénorphine), les agonistes antagonistes (nalbuphine, pentazocine) et les antagonistes (naloxone, naltrexone), utilisés comme traitement des effets indésirables des médicaments des 3 premiers groupes.
- Les opioïdes produisent une analgésie par action centrale (cerveau et moelle) et périphérique.
- Il existe actuellement différentes molécules avec parfois plusieurs formes galéniques, ce qui permet de changer de molécules (rotation).
- Seuls la morphine, l'oxycodone et le fentanyl ont une autorisation de mise sur le marché (AMM) dans les douleurs non cancéreuses.

4.2. Les différentes formes d'opioïdes forts

4.2.1. *Les agonistes purs* (Tableau 2)

Il existe 5 agonistes opioïdes purs utilisés comme antalgique :

- **La morphine**

La morphine est l'opioïde fort de référence et existe sous 2 formes :

- le chlorhydrate de morphine en forme injectable ;
- le sulfate de morphine en voie orale avec des formes LP autorisant 1 ou 2 prises/j adaptées au traitement de fond et des formes LI d'efficacité limitée à 4 heures adaptées à l'initiation d'un traitement, à l'urgence, aux accès douloureux et aux douleurs iatrogènes.

- **L'hydromorphone**

  Le chlorhydrate d'hydromorphone est un opioïde agoniste (rapport d'équianalgésie avec la morphine de 7,5). Il est utilisé dans les **douleurs cancéreuses** en 2e intention en cas de résistance ou intolérance à la morphine, dans le cadre d'une rotation des opioïdes.

- **L'oxycodone**

  L'oxycodone est un agoniste 1,5 à 2 fois plus puissant que la morphine après administration orale. Les formes orales sont soit LP, soit LI. Le passage de la forme orale à la forme intraveineuse nécessite de diviser les doses par 2.

- **Le fentanyl**

  Le fentanyl est 50 à 150 fois plus puissant que la morphine, est très liposoluble, ce qui permet son utilisation par voie transdermique et transmuqueuse.

  - ***Voie transdermique :***

    Le patch est collé sur une peau indemne de toute lésion, plane et glabre, et changé toutes les 72 heures. Le délai d'action est de 12 à 18 h. Il est prescrit en relais d'un traitement opioïde fort dans une douleur stable, immédiatement après la dernière prise d'opioïde fort LP par voie orale car son délai d'action est long, en prévoyant la possibilité d'interdose LI. Il n'est pas adapté pour l'initiation d'un traitement mais permet de diminuer les prises médicamenteuses orales. À l'arrêt du fentanyl transdermique, le relais sera pris par un opioïde fort 12 h après le retrait du patch.

Tableau 2. LES DIFFÉRENTES FORMES D'OPIOÏDES FORTS AGONISTES PURS

DCI	SPÉCIALITÉS	VOIES D'ADMINISTRATION	DURÉE D'ACTION	AMM	DURÉE MAXIMALE DE PRESCRIPTION
Chlorhydrate de morphine	Morphine	SC, IM, IV, péridurale, intrathécale		Douleurs sévères cancéreuses et non cancéreuses	7 jours sauf pompe portable : 28 j
Sulfate de morphine	SKENAN LP 10, 30, 60, 100, 200 mg MOSCONTIN LP 10, 30, 60, 100, 200 mg KAPANOL LP 20, 50, 100 mg ACTISKENAN 5, 10, 20, 30 mg SEVREDOL 10, 20 mg ORAMORPH solution 10 mg/5 ml ; 30 mg/5 ml ; 100 mg/5 ml ; flacon 20 mg/1 ml	Per os	12 h 12 h 24 h 4 h 4 h 4 h	Douleurs sévères cancéreuses et non cancéreuses	28 jours
Hydromorphone	SOPHIDONE LP 4, 8, 16, 24 mg	Per os	12 h	Douleurs cancéreuses en cas de résistance ou intolérance aux opioïdes forts	28 jours
Oxycodone	OXYCONTIN LP 5, 10, 15, 20, 30, 40, 60, 80, 120 mg OXYNORM, OXYNORMORO 5, 10, 20 mg OXYNORM injectable 10 mg/ml	Per os Per os IV	12 h	Douleurs sévères cancéreuses, douleurs aiguës, douleurs neuropathiques	28 jours 28 jours 7 jours
Fentanyl	DUROGESIC, MATRIFEN 12, 25, 50, 75 et 100 µg/heure	Transdermique	72 h	Douleurs sévères cancéreuses et non cancéreuses	28 jours mais délivrance fractionnée de 14 jours
	ACTIQ 200, 400, 600, 800, 1200, 1 600 µg	Applicateur buccal	1-2 h	Traitement des accès douloureux paroxystiques chez des patients recevant déjà un traitement de fond morphinique pour des douleurs cancéreuses	28 jours mais délivrance fractionnée de 7 jours
	ABSTRAL 100, 200, 300, 400, 600, 800 µg	Sublingual	1-2 h		
	EFFENTORA 100, 200, 400, 600, 800 µg	Gingival	1-2 h		
	INSTANYL 50, 100, 200, 600 µg PECFENT 100, 400 µg	Pulvérisation nasale	1-2 h		

A

– *Voie transmuqueuse :*

Elle permet un passage très rapide dans la circulation sanguine, évite le premier passage hépatique avec un délai d'action court de 10 à 15 minutes. Plusieurs formes galéniques existent et sont tout à fait adaptées aux ADP chez des patients ayant déjà un traitement de fond par opioïde fort pour des **douleurs cancéreuses**, sans dépasser plus de 4 doses/jour. Si le patient a besoin de plus de 4 doses/j, il est nécessaire d'augmenter la posologie du traitement opioïde de fond. Son utilisation est strictement réservée aux douleurs cancéreuses.

- **La méthadone**

  En France, la méthadone est un opioïde dévolu au traitement substitutif des pharmacodépendances aux opiacés.

B

4.2.2. Les agonistes partiels

- La buprénorphine, molécule semi-synthétique dérivée de la thébaïne, 25 à 30 fois plus puissante que la morphine, possède une activité agoniste partiel des récepteurs μ ce qui explique l'existence d'un effet plafond. Du fait de sa forte fixation aux récepteurs μ, la buprénorphine est également peu sensible à la naloxone. Elle peut diminuer l'effet antalgique des autres opioïdes. Il n'est donc pas recommandé de l'associer.
- En pratique clinique, cet opioïde est utilisé dans la douleur cancéreuse résistante ou en traitement substitutif des pharmacodépendances aux opiacés.

4.2.3. Les agonistes antagonistes

- La pentazocine et la nalbuphine possèdent une affinité élevée pour les récepteurs kappa et sont antagonistes des récepteurs μ. Leur association aux autres opioïdes forts est donc contre-indiquée.
- La nalbuphine dont la puissance antalgique est équivalente à la morphine a également un effet plafond, sa durée d'action est courte (2 à 4 heures) et les voies d'administration sont uniquement parentérales (IV, IM, SC), limitant son utilisation.

A

4.3. Les contre-indications

- Les contre-indications des opioïdes forts sont les suivantes :
  - insuffisance respiratoire décompensée ;
  - insuffisance hépatocellulaire sévère ;
  - insuffisance rénale sévère (clairance de la créatinine < 15 ml/min) ;
  - épilepsie non contrôlée ;
  - traumatisme crânien et hypertension intracrânienne ;
  - intoxication alcoolique aiguë et delirium tremens ;
  - associations aux IMAO et associations des agonistes avec les agonistes-antagonistes ou agoniste partiel.

4.4. Les effets indésirables

- Les effets indésirables sont en grande partie liés aux propriétés pharmacologiques des opioïdes forts et à leur activité sur les récepteurs opioïdes.
- Ils sont la première cause de défaut d'observance et d'arrêt prématuré du traitement.
- Des mesures symptomatiques sont possibles pour prévenir ou réduire certains d'entre eux.
- Les effets indésirables sont plus fréquents chez les **personnes âgées** et en cas d'**insuffisance rénale**, appelant une prudence de prescription sur ces terrains (posologie faible et augmentation très progressive).

4.4.1. La constipation

- La fréquence de la **constipation** est élevée et cet effet indésirable persiste tout au long du traitement (pas de phénomène de tolérance).
- Elle est liée à une diminution des sécrétions digestives et à un ralentissement du transit intestinal.
- **Traitement préventif :**
  - traitement laxatif par voie orale (osmotique ou stimulant) systématiquement associé à toute prescription d'opioïde fort quelles que soient la dose et la durée ;
  - mesures hygiéno-diététiques : activité physique, limitation de l'alitement, apports liquidiens suffisants, augmentation des fibres alimentaires.
- **Traitement curatif une fois la constipation installée :**
  - vérifier l'absence de fécalome et augmenter la posologie des laxatifs ;
  - traitement rectal ;
  - en cas d'absence de selles : bithérapie laxative, lavement rectal et antagoniste morphinique périphérique (méthylnaltrexone ou RELISTOR ayant une AMM chez les patients relevant de soins palliatifs en cas d'inefficacité des laxatifs). Il existe un antagoniste sélectif des récepteurs mu-opioïdes périphériques, le naloxegol (MOVENTIG) indiqué dans la constipation résistante aux laxatifs, qui peut être utilisé dans les douleurs non cancéreuses traitées par opioïdes.

4.4.2. Nausées, vomissements

- Ils résultent d'une stimulation de la zone chémoréceptrice et émétisante et/ou à une action vestibulaire et s'estompent en général en 2 à 3 semaines.
- **Traitement préventif** :

  Il est conseillé de prescrire un anti-émétique (gastrokinétiques type dompéridone ou métoclopramide) dès le début du traitement et pendant 8 à 15 jours.
- **Traitement curatif** :

  Si les vomisements sont installés et que les anti-émétiques gastrokinétiques sont inefficaces, il est possible d'utiliser les corticoïdes, les sétrons ou antagonistes des récepteurs 5-HT3 (hors AMM) ou le droperidol par voie intraveineuse si le patient est sous morphine par voie intraveineuse.

  Si les **vomissements** persistent, rechercher une autre cause (troubles métaboliques, occlusion intestinale…).

4.4.3. La somnolence

- Après titration, une somnolence peut s'observer et s'estomper en quelques jours.
- **Vertiges** et **risque de chute** chez les personnes âgées.
- Attention à ne pas méconnaître un surdosage en opioïde nécessitant l'injection de naloxone.
- Penser à rechercher : une cause métabolique, une cause iatrogène (potentialisation par l'association de traitements psychotropes), une prise anarchique du traitement opioïde.
- ***Conduite à tenir :*** diminuer les doses d'opioïde ou faire une rotation des opioïdes.

4.4.4. Dépression respiratoire

- La dépression respiratoire (rythme respiratoire < 10/min) est rare et survient essentiellement après l'administration d'une posologie trop rapidement élevée d'opioïde.
- Elle est plus à craindre chez les patients insuffisants respiratoires ou prenant de façon concomitante des substances sédatives (psychotropes, alcool).

- Elle est liée à une diminution de la sensibilité des récepteurs bulbaires aux taux sanguins de dioxyde de carbone, une inhibition du centre de la toux et à une bronchoconstriction.
- ***Conduite à tenir :*** mesures de réanimation et injection de naloxone (voir chapitre sur le surdosage).

4.4.5. Troubles confusionnels, troubles cognitifs

- Ralentissement psychomoteur, **troubles cognitifs** et état confusionnel s'observent surtout chez les personnes âgées.
- Il est donc important de débuter le traitement par des doses faibles et d'augmenter progressivement.
- Comme pour la somnolence, il faut rechercher d'autres causes (troubles métaboliques, potentialisation par d'autres médicaments).
- ***Conduite à tenir :*** diminution des doses d'opioïde, rotation des opioïdes ; en cas d'hallucinations : faibles doses de neuroleptiques.

4.4.6. Dysurie et rétention d'urine

- Les opioïdes augmentent le tonus du sphincter vésical et diminuent la tonicité et l'activité des fibres longitudinales (détrusor).
- La **rétention d'urine** est favorisée par la présence d'une hypertrophie de prostate. Penser à cette complication en cas d'agitation inhabituelle, douleur abdominale et poussée d'HTA.
- ***Conduite à tenir :*** diminution des doses d'opioïde, sondage urinaire, recherche de médicaments favorisants de type anticholinergique (par exemple antidépresseurs tricycliques).

4.4.7. Prurit

- Le **prurit** est lié à l'effet histaminolibérateur des opioïdes et peut être amélioré par la prise d'antihistaminique et la rotation des opioïdes.

4.4.8. La tolérance, dépendance et mésusage

- La tolérance est une augmentation de la dose nécessaire pour obtenir le même effet pharmacologique. Elle peut affecter tous les effets pharmacologiques des opioïdes en dehors de la constipation.
- La dépendance physique, phénomène purement pharmacologique, se traduit par la survenue d'un syndrome de sevrage à l'arrêt brutal des opioïdes (sueurs, crampes musculaires, céphalées, asthénie, anxiété, agitation, insomnie, troubles digestifs, tachycardie, HTA, hyperthermie, déshydratation, mydriase). Sa prévention repose sur une diminution progressive des doses.
- La dépendance psychologique (ou addiction) se définit comme un trouble du comportement qui conduit à une recherche compulsive du produit. Elle est rare dans les pathologies douloureuses cancéreuses où l'augmentation des doses signe plutôt l'aggravation des douleurs ou l'installation d'un phénomène de tolérance à l'effet antalgique.
- Par contre, elle est plus fréquente dans les douleurs chroniques non cancéreuses, mais peut être limitée en évitant de prescrire des opioïdes chez les personnes à risque : patients aux antécédents d'abus (alcool, psychotropes, substances illicites, opioïdes), patients atteints de troubles psychiatriques, contexte psychosocial instable, pathologies douloureuses mal définies.
- Le terme de mésusage désigne un comportement d'utilisation inappropriée du médicament par le sujet, ce qui l'expose à des répercussions potentielles sur le plan social, psychologique, ou physique.
- Des signes de dépendance et mésusage doivent être régulièrement recherchés lors du **suivi d'une prescription** au long cours : rapide augmentation des doses sans explications cliniques, le non-respect de la prescription, le refus systématique d'envisager d'autres traitements en invoquant divers prétextes, le recours à plusieurs prescripteurs. Il est possible de s'aider d'un outil le *Prescription Opioid Misuse Index* (POMI) **(Tableau 3)**.

Tableau 3. VERSION FRANÇAISE DE L'ÉCHELLE PRESCRIPTION OPIOID MISUSE INDEX (POMI) Un score de 2 ou plus suggère un risque actuel de mésusage.		
	Oui	**Non**
1. Vous arrive-t-il de prendre votre traitement **à des doses plus importantes** que celles qui vous sont prescrites ?		
2. Vous arrive-t-il de prendre votre traitement **plus souvent** que ce qui vous est prescrit ?		
3. Vous arrive-t-il d'être **à court** de médicaments pour la douleur ?		
4. Vous arrive-t-il de ressentir un **effet de « shoot »** après la prise de votre traitement antalgique		
5. Vous arrive-t-il de prendre votre traitement parce que vous êtes énervé(e), ou bien pour vous **soulager** de problèmes sans lien direct avec la douleur ?		
6. Vous êtes-vous déjà rendu chez des médecins différents, et notamment aux urgences, à la recherche de **prescriptions supplémentaires** de traitements antalgiques ?		

4.5. Le surdosage

- Le surdosage se traduit par une somnolence, une **dyspnée** (respiration irrégulière) et une diminution de la fréquence respiratoire (FR) < 10/min.
- ***Conduite à tenir :*** mesures de réanimation et l'injection d'antagoniste : la naloxone (**Tableau 4**).

Tableau 4. SURVEILLANCE ET MESURES À PRENDRE EN CAS DE SURDOSAGE AVEC DES OPIOÏDES	
SI EDS ≥ 2 + R2 OU R3	**SURVEILLANCE**
• Arrêter l'opioïde + stimuler patient • + si R3 → Ventilation au masque avec O_2 • Narcan® (naloxone) : 0,4 mg (1 ampoule) dilué dans 10 ml de serum physiologique – Titration par administration IV : 1 ml (0,04 mg) / 2 minutes, jusqu'à R1 ou R0 – Si FR < 4/min ou arrêt respiratoire : injecter 5 ml (0,2 mg)/2 min – Puis perfusion de naloxone sur 4 h de la dose titrée (en mg) diluée dans 250 ml de serum physiologique • Surveillance toutes les heures pendant le temps correspondant à l'élimination de l'opioïde à l'origine du surdosage	• **Échelle de sédation (EDS) :** – EDS = 0 : Patient éveillé – EDS = 1 : Patient somnolent, facilement éveillable – EDS = 2 : Très somnolent, éveillable par stimulation verbale – EDS = 3 : Très somnolent, éveillable par stimulation tactile • **Échelle de qualité de la respiration (EQR) :** – R0 : Respiration normale, régulière et FR ≥ 10/min – R1 : Ronflements et FR > 10/min – R2 : Respiration irrégulière et/ou FR < 10/min – R3 : Pauses ou apnée

4.6. Les indications

4.6.1. *Les douleurs aiguës*

Les opioïdes forts sont indiqués d'emblée dans des douleurs très intenses et dans les douleurs modérées à sévères ne répondant pas aux opioïdes faibles.

- **Les indications**
  Douleurs rhumatologiques (radiculalgies, fractures vertébrales, arthrite...), **traumatiques**, dentaires, **viscérales** (infarctus du myocarde, douleur abdominale en dehors du syndrome occlusif, colique néphrétique...), accès aigu d'une douleur chronique, **douleurs post-opératoires** et induites par les soins.
- **Modalités de prescription**
  - la voie orale doit être privilégiée en utilisant une méthode de titration soit avec des formes LI, soit avec des formes LP **(Tableau 5)**. Diminuer les doses chez les personnes âgées ou en insuffisance rénale, respiratoire et hépatocellulaire et surveiller la survenue des effets indésirables ;
  - dans un contexte d'urgence thérapeutique de la douleur ou de douleurs post-opératoires, la voie parentérale peut être nécessaire avec une titration par voie intraveineuse ou une administration auto-contrôlée par le patient (PCA) **(Tableau 6)** ;
  - les voies péridurales ou intrathécales sont réservées à des cas particuliers de douleurs post-opératoires ou cancéreuses rebelles.

4.6.2. *Les douleurs chroniques*

- **Les indications**

  Les opioïdes sont indiqués :
  - dans les **douleurs chroniques cancéreuses** (toutes les formes ont l'AMM) après échec du palier 2 ou possible d'emblée si douleur intense (6+/10 sur EN). ;
  - mais aussi dans les **douleurs chroniques non cancéreuses** (DCNC) après échec des traitements étiologiques recommandés, des antalgiques et des techniques antalgiques non médicamenteuses.
- Alors que la prescription des opioïdes forts dans les douleurs cancéreuses pose peu de problèmes, leur indication dans les DCNC doit respecter un certain nombre de règles **(Tableau 7)**.
- **Modalités de prescription**
  - Utiliser de préférence la voie orale et les formes LP.
  - Débuter à une dose de 10 à 30 mg d'équivalent morphine 1-2 fois/jour en fonction de l'horaire des douleurs et du terrain (faibles doses chez les **sujets âgés**, les **insuffisants rénaux et respiratoires**).
  - Des interdoses d'opioïdes LI peuvent être rajoutées en fonction des ADP (soins, activité physique, kinésithérapie...). Un traitement par opioïde fort peut être prescrit sur une courte période ou au long cours en privilégiant les cures courtes.
  - L'arrêt d'un traitement de longue durée doit être progressif.

Tableau 5. LA TITRATION D'OPIOÏDE FORT PAR VOIE ORALE – CONSEILS D'UTILISATION

TITRATION AVEC UN OPIOÏDE À LIBÉRATION IMMÉDIATE (LI)

- **Dose initiale :** 10 mg* d'équivalent morphine à LI (ou 1 mg/kg/j avec 1/10 à 1/6 par prise)
- **Adaptation :**
  - évaluation de la douleur toutes les heures
  - si douleur non soulagée (EVA > 30 mm) : proposer une nouvelle dose de 10 mg en respectant un intervalle de 1 h entre deux prises
  - au bout de 24 h : augmentation de la dose par prise en fonction de la dose totale consommée sur 24 h
  - chez les malades équilibrés depuis 48-72 h sous opioïde à LI, il est possible de prescrire un opioïde à libération prolongée (LP) à dose journalière équivalente

TITRATION AVEC UN OPIOÏDE À LIBÉRATION PROLONGÉE (LP)

- **Dose initiale :** 30 mg* d'équivalent morphine toutes les 12 h (ou 1 mg/kg/j) avec la possibilité d'interdose d'opioïde à LI, en fonction de l'évaluation de la douleur, toutes les 4 h (l'intervalle peut être raccourci à 1 h).
  La posologie de l'interdose se situe entre 1/10 et 1/6 de la dose journalière de forme LP.
- **Adaptation :** au bout de 24 h, la dose totale consommée est calculée. La dose d'opioïde LP est réajustée en fonction de la dose totale consommée s'il y a eu 4 interdoses ou plus

*** chez la personne âgée ou en cas d'insuffisance rénale ou respiratoire :**
- calcul de la clairance de la créatinine
- les doses seront réduites de moitié, voire espacées de plus de 4 h pour les formes à LI

Tableau 6. TITRATION DE LA MORPHINE PAR VOIE INTRAVEINEUSE

- **Présentation**
  - ampoule de chlorhydrate de morphine : 1 ml = 10 mg de morphine
  - ramener une ampoule (10 mg) à 10 ml avec de l'eau pour préparation injectable
  - on obtient : 1 ml = 1 mg
- **Posologie**
  - la dose maximale recommandée pour la période de titration est de 0,05 mg/kg à 0,15 mg/kg
- **Conseils d'utilisation**
  - injecter en intraveineuse directe 2 à 3 mg* de morphine toutes les 5 à 10 minutes jusqu'à sédation de la douleur
  - après 5 bolus : revalidation médicale, après 10 bolus : dose d'alerte (rechercher un problème grave, une alternative)
  - oxygénothérapie à 3 L/min au minimum
  - surveillance : conscience, fréquence respiratoire et cardiaque, pression artérielle, SaO_2
  - toujours disposer de naloxone en cas de surdosage
  - prévoir un relais par opioïde par voie orale à LI à la demande ou par auto-administration intraveineuse contrôlée par le patient (PCA)

*** chez la personne âgée ou en cas d'insuffisance rénale ou respiratoire :**
- calcul de la clairance de la créatinine et réduction des doses de moitié

Tableau 7. RECOMMANDATIONS DE LA SOCIÉTÉ FRANÇAISE D'ÉTUDE ET DE TRAITEMENT DE LA DOULEUR SUR L'UTILISATION DES OPIOÏDES FORTS DANS LA DOULEUR CHRONIQUE NON CANCÉREUSE (DCNC)

- Les opioïdes forts ont montré une efficacité modérée dans le soulagement des DCNC dans les étiologies suivantes : les douleurs arthrosiques des membres inférieurs, les lombalgies chroniques réfractaires ; les douleurs neuropathiques périphériques ou centrales.
- Il est recommandé d'introduire les opioïdes forts après :
  - Échec des traitements médicamenteux recommandés en première intention donnés aux doses maximum efficaces tolérées.
  - Prise en charge globale du patient comprenant au minimum une prise en charge psychologique chez les patients présentant une comorbidité dépressive ou anxieuse, une prise en charge sociale, professionnelle et rééducative pour les douleurs arthrosiques et les lombalgies chroniques.
  - Décision et objectifs partagés avec le patient qui est informé des bénéfices attendus et des évènements indésirables encourus devant s'intégrer dans un contrat de soin entre le médecin prescripteur et le patient.
- Il est recommandé de ne pas utiliser d'opioïdes forts dans le traitement des maladies dites dysfonctionnelles et notamment dans la fibromyalgie, dans le traitement des céphalées primaires et notamment de la migraine.
- Il n'est pas recommandé de poursuivre un opioïde fort au-delà de 3 mois en l'absence de bénéfice sur au moins un des aspects suivants : soulagement de la douleur, amélioration de la fonction ou amélioration de la qualité de vie.
- Il est recommandé de ne pas dépasser 150 mg d'équivalent morphine/j. Un avis spécialisé est recommandé au-delà de 150 mg.
- Tous les opioïdes forts semblent similaires en terme d'efficacité, quelle que soit l'indication. À ce jour, il n'est pas recommandé d'utiliser un opioïde fort plus qu'un autre.
- L'arrêt de traitement par opioïdes forts pour effets indésirables est plus fréquent que l'arrêt pour inefficacité. Il est fortement recommandé de prévenir les effets indésirables les plus fréquents (constipation, nausées, vomissements) par un traitement symptomatique anticipé, systématiquement proposé sur l'ordonnance.
- Il est fortement recommandé de rechercher des facteurs de risque de mésusage des opioïdes avant toute prescription d'opioïdes forts. Les facteurs de risque de mésusage sont connus. L'outil « Opioid Risk Tool » est un outil de dépistage simple et rapide qui permet de dépister le risque potentiel d'addiction. L'existence de facteurs de risque n'interdit pas la prescription mais justifie une attention et un suivi renforcés.
- Lors du suivi d'un patient sous traitement opioïde fort au long cours, il est recommandé de rechercher un mésusage lors de chaque renouvellement d'ordonnance.
- Face à une addiction ou mésusage probables d'un opioïde fort, il est recommandé de demander un avis spécialisé. À titre indicatif, il peut s'agir d'un addictologue, d'un centre d'évaluation et de traitement de la douleur ou d'un psychiatre.
- Chez les patients traités par opioïdes forts pour une DCNC, il est recommandé de prendre un avis spécialisé dans les situations suivantes :
  - Avant la prescription :
    - En l'absence d'étiologie précise expliquant les douleurs chroniques.
    - En cas de comorbidité psychiatrique associée.
    - Devant la présence de facteurs de risque de mésusage.
  - Pendant la prescription :
    - Face à une douleur qui persiste malgré une augmentation de la consommation d'opioïde.
    - Au-delà de 3 mois de traitement.
    - Au-delà de 150 mg d'équivalent morphine.

- Il est recommandé de privilégier les formes à libération prolongée dans les DCNC. Les petites doses à libération immédiate sont indiquées en phase de titration, notamment chez les personnes âgées ou en cas d'insuffisance rénale ou respiratoire.
- Il est recommandé de ne pas utiliser les formes de fentanyl transmuqueux (libération rapide) dans la prise en charge des DCNC.
- Il est recommandé d'évaluer à chaque renouvellement d'ordonnance les bénéfices et les risques de la poursuite du traitement par opioïdes forts. Cette évaluation conditionnera la poursuite du traitement. Cela a été spécifié au patient lors de l'initiation du traitement par opioïdes forts.

4.6.3. *L'analgésie multimodale*

- Le principe est d'associer des molécules et des techniques antalgiques ayant des sites d'action différents et complémentaires et des profils de tolérance différents à l'origine d'interactions additives, voire synergiques. Elle permet une réduction des doses nécessaires de chaque produit d'où une réduction des risques d'effets indésirables. Elle a été développée initialement en analgésie péri-opératoire.
- Par exemple l'association AINS + tramadol + paracétamol avec plusieurs cibles thérapeutiques : anti-inflammatoire, potentialisation des mécanismes de contrôles inhibiteurs descendants et action sur les récepteurs opioïdes μ.
- Selon le mécanisme de la douleur, les médicaments peuvent être associés à diverses techniques antalgiques : traitements locaux (infiltrations, patch, …), neurostimulation transcutanée, autres techniques complémentaires.

4.7. Équianalgésie et rotation des opioïdes

- La rotation est une stratégie thérapeutique visant à remplacer un opioïde fort par un autre dans l'objectif d'améliorer le rapport bénéfice/risque.

4.7.1. *Indications*

- Insuffisance d'analgésie (la réponse aux différents opioïdes peut être variable d'un individu à l'autre).
- Effets indésirables non contrôlés par les traitements symptomatiques dans le but de les diminuer.
- Amélioration de la qualité de vie en modifiant la forme galénique ou la voie d'administration (exemple : diminution du nombre de médicaments pris par la bouche avec la voie transdermique).

B

4.7.2. *Conseils d'utilisation*

- Le remplacement d'un opioïde fort par un autre doit respecter des règles d'équianalgésie pour éviter un sur- ou sous-dosage (table de conversion Opioconvert au format électronique).
- Cependant, les valeurs données sont uniquement indicatives et les doses d'équianalgésie peuvent varier d'un patient à l'autre et en fonction du terrain (insuffisance rénale, âge...). La rotation d'opioïdes nécessite donc toujours une surveillance rapprochée de la douleur et des effets indésirables.

4.8. Les aspects règlementaires de la prescription

- **La rédaction d'une ordonnance** d'opioïdes forts obéit à la réglementation des stupéfiants. Elle doit être réalisée sur des ordonnances sécurisées (qui comportent l'identification du prescripteur, le numéro d'identification du lot d'ordonnances, un carré où le prescripteur doit indiquer le nombre de médicaments prescrits).
- Le médecin doit renseigner :
  - l'identité du patient (nom, prénom, âge et sexe, si nécessaire taille et poids), la date ;
  - la voie d'administration clairement précisée ;
  - la durée du traitement et le nombre d'unités de conditionnement en toutes lettres ;

– sa signature apposée immédiatement au-dessous de la dernière ligne et l'espace résiduel sera rendu inutilisable.

- Pour tous les opioïdes forts, il existe une durée maximale de prescription à respecter **(Tableau 2).**
- Si l'ordonnance est présentée dans les 72 h qui suivent la prescription, le pharmacien sera tenu de dispenser les quantités totales prescrites. Au-delà de ce délai, la dispensation sera limitée à la durée du traitement restant à couvrir. Le pharmacien ne pourra délivrer deux ordonnances de stupéfiants qui se chevauchent sauf mention expresse du prescripteur sur l'ordonnance établie en second.

4.9. L'éducation thérapeutique

- Les objectifs de l'éducation thérapeutique sont d'**expliquer au patient son traitement** pour obtenir son adhésion, améliorer l'efficacité et dépister les effets indésirables. Les principales informations à délivrer au patient sont :
  - mécanismes d'action, durée d'action, effets indésirables des antalgiques ;
  - les antalgiques adaptés aux différents types de douleur ;
  - les effets attendus, les objectifs du traitement antalgique ;
  - la place des antalgiques dans la stratégie thérapeutique ;
  - échange sur les craintes, les représentations des antalgiques ;
  - l'importance de **l'observance** (principale cause d'échec) ;
  - l'intérêt des traitements antalgiques de fond et les traitements antalgiques des accès douloureux paroxystiques.

▶ Bibliographie

- Utilisation des opioïdes forts dans la douleur chronique non cancéreuse chez l'adulte. Recommandations de la Société Française d'Étude et de Traitement de la Douleur. Moisset X, Trouvin AP, Tran VT et al., Presse Med 2016 sous presse.
- Site ansm.sante.fr : Mise au point – Prise en charge des douleurs de l'adulte modérées à intenses.
- Livre : La Douleur - Guide pharmacologique et thérapeutique, P. Beaulieu, Éd. Maloine 2013, Les opioïdes : p. 75-99.
- Site ansm.sante.fr : Mise au point sur le bon usage des opioïdes forts dans les douleurs chroniques non cancéreuses.
- Standards, Options et Recommandations 2002 pour les traitements antalgiques médicamenteux des douleurs cancéreuses par excès nociception, Bulletin du cancer 2002 ; 89 : 1067-74.
- DeQuad Urgences, douleurs aiguës en situations d'urgence : des techniques à la démarche qualité, Ducassé et al., Arnette éd., Paris 2004.
- www.sfap.org : La constipation sous opioïde.

FICHE DE SYNTHÈSE

1. En antalgie, prescrire des opioïdes forts **agonistes** purs des récepteurs mus : morphine, oxycodone, hydromorphone et fentanyl.

2. Seuls la morphine, l'oxycodone et le fentanyl transdermique ont des AMM dans les douleurs non cancéreuses.

3. Douleurs aiguës

- Indications : douleurs traumatiques, rhumatologiques, dentaires, viscérales, post-opératoires, accès douloureux paroxystiques, douleurs induites par les soins ;
- **à utiliser d'emblée si douleur intense** ou après échec des autres antalgiques si douleur modérée ;
- nécessité d'une **titration par voie orale** ou par **voie intraveineuse** en fonction de l'évaluation de la douleur, de la cause, du degré d'urgence et du contexte ;
- surveillance de **l'efficacité** et des **effets indésirables** potentiels des opioïdes forts de façon rapprochée.

4. Douleurs chroniques

- douleurs **cancéreuses** : formes LP en traitement de fond et formes LI pour les accès douloureux paroxystiques ;
- douleurs **non cancéreuses** : plus rarement **après échec des prises en charge thérapeutiques** étiologiques et recommandées, en privilégiant les **cures courtes**, après information du patient et accord sur les objectifs, avec surveillance rapprochée du **rapport bénéfice/risque**, des effets indésirables et des **signes de dépendance psychologique**. À éviter chez les patients avec antécédents **d'addiction** et **troubles psychiatriques.**

5. Surveillance

- effets indésirables principaux : constipation, vomissements, somnolence, troubles confusionnels, rétention d'urine, plus rarement dépression respiratoire ;
- tenir compte du **terrain** : effets indésirables plus fréquents chez les personnes âgées et les insuffisants rénaux – **diminution des doses** ;
- **prévention systématique de la constipation** : mesures hygiéno-diététiques et laxatif ;
- en cas de **surdosage** : mesures de réanimation et injection de **naloxone**.

6. Prescription règlementée sur **ordonnance sécurisée** avec des **durées maximales** de prescription.

Principales situations de départ en lien avec les items 135 et 330- 9 : « Antalgiques »

Situation de départ
En lien avec la prise en charge thérapeutique
34. Douleur aiguë post-opératoire **35.** Douleur chronique **36.** Douleur de la région lombaire **67.** Douleur articulaire **71.** Douleur d'un membre supérieur ou inférieur **72.** Douleur du rachis **99.** Douleur pelvienne **118.** Céphalées **144.** Douleur cervico-faciale **250.** Prescrire des antalgiques **259.** Évaluation et prise en charge de la douleur aiguë **260.** Évaluation et prise en charge de la douleur chronique **261.** Évaluation et prise en charge de la douleur de l'enfant et du nourrisson **264.** Adaptation des traitements sur un terrain particulier (insuffisant rénal, insuffisant hépatique, grossesse, personne âgée ...) **277.** Consultation de suivi d'un patient présentant une lombalgie aiguë ou chronique **279.** Consultation de suivi d'une pathologie chronique **342.** Rédaction d'une ordonnance **352.** Expliquer au patient un traitement **354.** Évaluation de l'observance thérapeutique
En lien avec les complications ou effets indésirables
1. Constipation **12.** Nausées **13.** Vomissements **27.** Chute de la personne âgée **28.** Coma et troubles de la conscience **64.** Vertige et sensation vertigineuse **88.** Prurit **97.** Rétention aiguë d'urines **130.** Troubles de l'équilibre **131.** Troubles de mémoire/déclin cognitif **162.** Dyspnée **206.** Élévation des transaminases

CHAPITRE 44

Contraceptifs

Pr Geneviève Plu-Bureau

Unité de gynécologie médicale, Hôpital Port-Royal, Université de Paris

PLAN

1. Les différentes modalités de contraception existantes
2. Efficacité des différentes contraceptions
3. Mise en place de la contraception
4. Évaluation - surveillance - suivi de la contraception
5. Conduite à tenir en cas d'oubli ou de décalage de la prise de pilule
6. Les situations particulières

OBJECTIFS : N° 330-10A

➔ Prescription et surveillance des classes de médicaments les plus courantes chez l'adulte et chez l'enfant, hors anti-infectieux (voir item 177).

➔ Connaître le bon usage des principales classes thérapeutiques.

➔ Contraceptifs (voir item 36).

OBJECTIFS : N° 36

➔ Prescrire et expliquer une contraception (voir item 330).

➔ Discuter les diverses possibilités de prise en charge d'une grossesse non désirée.

➔ Connaître l'existence d'une législation sur la stérilisation.

Rang	Rubrique	Intitulé	Descriptif
A	Définition	Connaître les différentes modalités de contraceptions existantes	
A	Définition	Connaître les différents types de contraception hormonales estro-progestatives, leur voie d'administration et leur classification	
A	Définition	Connaître les différents types de contraceptions hormonales progestatives, leurs voies d'administration	
A	Définition	Connaître les différents types de contraception d'urgence	
B	Éléments physiopathologiques	Connaître les mécanismes d'action de la contraception estro-progestative, progestative, d'urgence et intra-utérine	
A	Définition	Connaître les contraceptions barrières (et notamment le préservatif masculin) et naturelles	
A	Prise en charge	Connaître les contre-indications de la contraception estroprogestative, progestative, intra-utérine	
B	Prise en charge	Connaître les critères de choix en 1ère intention de la contraception estroprogestative	
B	Prise en charge	Connaître les éléments à explorer lors de l'entretien et de l'examen clinique avant la prescription d'une contraception hormonale et intra-utérine	
A	Suivi et/ou pronostic	Connaître la tolérance et les effets indésirables des différents contraceptifs hormonaux	
B	Prise en charge	Prescrire les examens complémentaires recommandés à l'initiation d'une contraception estroprogestative	
B	Prise en charge	Savoir prescrire les différentes contraceptions disponibles y compris la contraception d'urgence	
A	Suivi et/ou pronostic	Connaître les niveaux d'efficacité des différentes stratégies contraceptives et des contraceptions d'urgence (indice de Pearl)	

B	Prise en charge	Connaître et savoir expliciter à la patiente la conduite à tenir en cas d'oubli de pilule	
B	Prise en charge	Être capable d'expliciter à la patiente les avantages et inconvénients des différentes contraceptions	
A	Suivi et/ou pronostic	Connaître les interactions potentielles médicamenteuses	
B	Suivi et/ou pronostic	Connaître les éléments de suivi (cliniques et biologiques) d'une contraception hormonale ou intra-utérine	
B	Prise en charge	Savoir prescrire une contraception chez les femmes à risque vasculaire	
B	Prise en charge	Connaître les modalités de prescription chez la jeune femme mineure	
A	Définition	Connaître les différents modes de stérilisation féminine et masculine et leur législation	

Les situations de départ sont indiquées en violet et en gras et listées à la fin du chapitre.

- L'utilisation d'une contraception a pour but d'empêcher la survenue d'une grossesse non désirée pendant une période donnée et ce, de façon, efficace, acceptable, non nuisible à la santé et réversible, contrairement à la stérilisation qui est une méthode définitive.

A

1. Les différentes modalités de contraception existantes

- Il existe, à ce jour, différents types de contraceptions non définitives :
  - **hormonales :**
    - combinées associant un estrogène et un progestatif ;
    - progestative seule.
  - **non hormonales :**
    - par dispositif intra-utérin (DIU) ;
    - par différentes méthodes barrières (préservatif masculin ou féminin, diaphragme, cape cervicale) ;
    - toutes les autres méthodes dites « naturelles » (Ogino, températures, billings, symptothermie…) ne sont pas assez efficaces chez les femmes normalement fertiles.
  - **définitives :**
    - féminine (ligature tubaire) ;
    - masculine (vasectomie).

B

1.1. Les contraceptions estro-progestatives (COP)

1.1.1. *Mécanismes d'action*

- L'effet contraceptif de la COP agit par plusieurs mécanismes :
  - action antigonadotrope du composé progestatif principalement (amplifié par l'estrogène supprimant le pic ovulatoire de LH et inhibant la croissance folliculaire) ;
  - modification de la glaire cervicale, épaisse et moins abondante (composé progestatif) ;
  - atrophie de l'endomètre le rendant plus ou moins inapte à la nidation (composé progestatif).

A

1.1.2. Composition

- La COP comprend deux types de molécules:
  - un estrogène: ethinyl-estradiol [EE] ou l'estradiol;
  - un progestatif classiquement séparé en **génération**:
    - 1ère: noréthistérone (n'est plus disponible depuis 2016);
    - 2e: lévonorgestrel;
    - Entre 2e et 3e: norgestimate;
    - 3e: gestodène, désogestrel;
    - autres générations: drospirénone, acétate de cyprotérone, diénogest, acétate de nomégestrol, acétate de chlormadinone.
- L'équilibre estro-progestatif dépend de la dose et de la composition des deux hormones et induit des climats hormonaux très différents **(Tableau 1)**. L'estrogène et le progestatif sont administrés conjointement à différentes doses. On parle alors de pilule combinée :
  - monophasique: la dose des deux composés est fixe tout au long du cycle ;
  - biphasique: deux séquences de dosages existent (plus forte posologie en 2e partie de plaquette);
  - triphasique: trois phases de dosages sont utilisées.
- Il existe plusieurs voies d'administration de la COP:
  - orale (pilule);
  - transdermique (patch);
  - vaginale (anneau).
- Ces deux dernières voies d'administration comportent les mêmes contre-indications métaboliques et vasculaires que la voie orale.
- La COP reste la contraception la plus utilisée de première intention chez la femme jeune sans aucun facteur de risque. Il est recommandé de prescrire en première intention une COP de 2e génération ou contenant du norgestimate par voie orale en raison du risque thromboembolique moins élevé qu'avec toutes les autres générations de COP et toutes les autres voies d'administration.

Tableau 1. CONTRACEPTIONS OESTRO-PROGESTATIVES DISPONIBLES EN FRANCE EN 2021		
PILULES CONTENANT DE L'ETHINYL-ESTRADIOL		
Pilules contenant un progestatif de 1ère génération: Ces contraceptions ne sont plus commercialisées depuis 2016		
PILULES CONTENANT UN PROGESTATIF DE 2E GÉNÉRATION		
MinidrilR **Ludeal**R **Milevoni30/150**R **Optidril**R **Seasonique**R	Monophasique	EE 30 µg + Lévonorgestrel 150 µg Idem avec 7 jours placebo Prise en continu 84 cps actif + 7 cps de 10 µg d'EE
LeelooR **Lovaulo**R **Milevoni30/150** R **Lolistrel**R **Optilova**R	Monophasique	EE 20 µg + Lévonorgestrel 100 µg Idem avec 7 jours placebo
AdepalR **Pacilia**R	Biphasique	EE 30-40 µg + Lévonorgestrel 150-200 µg
TrinordiolR **Daily**R **Evanecia**R	Triphasique	EE 30-40 µg + Lévonorgestrel 50-75-125 µg

PILULES CONTENANT DU NORGESTIMATE		
Femi[NR] **Optikinzy**[NR] **Naravela**[NR]	Monophasique	EE 35 µg + Norgestimate 250 µg
Triafemi[NR]	Triphasique	EE 35 µg + Norgestimate 180-215-250 µg
PILULES CONTENANT UN PROGESTATIF DE 3[E] GÉNÉRATION		
Varnoline[NR] **Desobel Gé 30**[NR]	Monophasique	EE 30 µg + Désogestrel 150 µg
Varnoline continu [NR]	Monophasique	EE 30 µg + Désogestrel 150 µg (21 cps actifs + 7 cps placebo)
Carlin 30[NR] **Minulet**[NR]	Monophasique	EE 30 µg + Gestodène 75 µg
Carlin 20[NR] **Harmonet**[NR] **Meliane**[NR]	Monophasique	EE 20 µg + Gestodène 75 µg
Mercilon[NR] **Desobel Gé 20**[NR]	Monophasique	EE 20 µg + Désogestrel 150 µg
Melodia[NR] **Minesse**[NR]	Monophasique	EE 15 µg + Gestodène 60 µg prise continue : 24 cps actifs + 4 cps placebo
Perleane[NR]	Triphasique	EE 30-40 µg + Gestodène 50-70-100 µg
PILULES CONTENANT UN PROGESTATIF D'AUTRES GÉNÉRATIONS		
Belara[NR] **Belara continu**[NR]	Monophasique	EE 30 µg + Chlormadinone 2 mg Idem avec 7 cps placebo
Diane[NR] **Evepar**[NR] **Minerva**[NR]	Monophasique*	EE 35 µg + Acétate de cyprotérone 2 mg
Jasmine[NR] **Convuline**[NR] **Drospibel 30**[NR]	Monophasique	EE 30 µg + Drospirénone 3 mg Idem avec 7 jours placebo
Jasminelle[NR] **Belanette**[NR] **Izeane**[NR] **Espizene**[NR] **Drospibel 20**[NR]	Monophasique	EE 20 µg + Drospirénone 3 mg
Jasminelle Continu[NR]	Monophasique	EE 20 µg + Drospirénone 3 mg prise continue : 21 cps actifs + 7 cps placebo
Yaz[NR]	Monophasique	EE 20 µg + Drospirénone 3 mg prise continue : 24 cps actifs + 4 cps placebo
Misolfa[NR] **Oedien**[NR]	Monophasique	EE 30 µg + Dienogest 2 mg
* AMM en contraception dans plusieurs pays européens mais pas en France		
Pilules contenant de l'estradiol		
Qlaira [NR]	Quadraphasique	prise continue : 26 cps actifs + 2 placebo 2 cps : 3 mg de valérate d'estradiol (VE) 5 cps : 2 mg de VE + 2 mg de diénogest 17 cps 2 mg de VE et 3 mg de diénogest 2 cps 1 mg de VE
Zoely [NR]	Monophasique	prise continue : 24 cps actifs + 4 placebo 1,5 mg estradiol + 2,5 mg acétate de nomégestrol

CONTRACEPTIFS OP PAR VOIE NON ORALE		
Evra[NR]	Patch	1 patch à changer tous les 7 jours 3 semaines/4 EE 600 µg (33 µg/24 h) + Norelgestromine 6 mg (200 µg/24 h)
Nuvaring[NR] **Et génériques**	Anneau vaginal	1 anneau 3 semaines /4 EE 2,7 mg (15 µg/24 h) + Etonogestrel 11,7 mg (120 µg/24 h)
NR : Non remboursées		

1.1.3. Les contre-indications

- Elles sont :
  - d'ordre **carcinologique** (tumeurs malignes du sein ou de l'utérus (endomètre)) ;
  - **métaboliques** (dyslipidémie, diabète mal équilibré ou compliqué) ;
  - **vasculaires** (**thrombophilie biologique**, antécédents personnels ou familiaux d'évènement thromboemboliques veineux, d'affections cardio-vasculaires artérielles [IDM, AVC ischémique, artériopathie oblitérante des membres inférieurs], **hypertension artérielle**, migraine avec aura, tabagisme important, âge > 35-40 ans associé à d'autres facteurs de risque vasculaire) ;
  - **hépatiques et biliaires** (antécédent de lithiase) ;
  - **hormonales** (pathologies hormonodépendantes systémiques, lupus par exemple).

1.1.4. Les effets indésirables (majeurs ou mineurs)

- **Ils sont essentiellement d'ordre vasculaire et métabolique, car la COP est à l'origine :**
  - **d'une augmentation du risque thromboembolique veineux** en raison des modifications de l'hémostase induites pharmacologiquement par les stéroïdes contenus dans les COP et dépendant du climat hormonal de chaque pilule. Ce risque existe avec **TOUTES LES COP**. Ce sont les pilules combinées de 2e génération contenant du lévonorgestrel et celles contenant du norgestimate qui sont le moins à risque comparativement aux COP contenant des progestatifs de 3e génération, de la drospirénone ou de l'acétate de cyprotérone. Le risque thromboembolique existe même avec les pilules de 2e génération. Il est de l'ordre de 4 comparativement aux femmes non utilisatrices. Le patch ou l'anneau contraceptif est à même niveau de risque que les COP contenant un progestatif de 3e génération ou d'autres générations.
  - **d'une augmentation du risque artériel** (risque d'infarctus du myocarde ou d'accident vasculaire cérébral) principalement chez les femmes à risque artériel car la COP modifie certains métabolismes et a une action synergique dans certaines situations cliniques comme suit :
    - **métabolisme glucidique** par diminution de la tolérance au glucose entraînant un certain degré d'insulinorésistance ;
    - **métabolisme lipidique** : dépendant du climat hormonal de la COP avec augmentation des triglycérides, du cholestérol total et du HDL cholestérol ;
    - apparition d'une **hypertension artérielle** chez environ 5 % des femmes probablement en relation avec des modifications de l'angiotensinogène ;
    - **tabac** : ce risque artériel est majoré chez les femmes qui fument sans que la quantité de tabac ne soit clairement déterminée. Le risque est proportionnel à la quantité de tabac ;
    - **migraine** : avec un effet synergique de la COP très significatif chez les femmes souffrant de **migraines avec aura ;**
    - **antécédents familiaux au 1er degré chez des apparentés jeunes (moins de 50 ans et/ou père moins de 55 ans, mère moins de 65 ans) :** action synergique de la COP ;
    - **obésité ou surpoids :** action synergique de la COP ;
    - **âge > 35 ans :** action synergique de la COP si existence d'autres facteurs de risque vasculaire.

- Le **Tableau 2** résume les situations cliniques à risque vasculaire autorisant ou contre-indiquant l'utilisation d'une COP.
- D'autres effets indésirables mineurs peuvent survenir telles que les **troubles du cycle** (plus fréquents en début de prise), les troubles digestifs **(nausées, vomissements)**, les mastodynies, les **céphalées**, les troubles de l'humeur, de **la libido**, les troubles cutanés.
- Les COP sont associées très probablement à une très discrète augmentation du risque de cancer du sein ainsi que du col de l'utérus (chez les femmes HPV+). Ces effets indésirables sont largement contrebalancés par d'autres effets bénéfiques carcinologiques (ovarien, endomètre...). Notons aussi une augmentation du risque de lithiase biliaire.

Tableau 2. UTILISATION D'UNE CONTRACEPTION ESTROPROGESTATIVE EN FONCTION DE LA PRÉSENCE D'UN OU PLUSIEURS FACTEURS DE RISQUE VASCULAIRE

Facteur de risque artériel	Utilisation d'une contraception estroprogestative
Âge > 35 ans	Oui en l'absence d'autre FdRV
Surpoids – obésité	Oui en l'absence d'autre FdRV
Tabac > 15 cig/jour	Oui en l'absence d'autre FdRV
Migraine simple	Oui en l'absence d'autre FdRV
Diabète de type II	Oui en l'absence d'autre FdRV mais en seconde intention (1er choix Contraception microprogestative ou DIU cuivre)
Dyslipidémie contrôlée	Oui en l'absence d'autre FdRV
Dyslipidémie contrôlée mais survenant lors de l'utilisation d'une contraception combinée	Contre-indication relative si dyslipidémie survenue avec CHC
Diabète insulino-dépendant	Contre-indication si délai diabète > 20 ans ou si complications vasculaires
Antécédents familiaux 1er degré IDM ou AVC avant 55 ans (Homme) ou 65 ans (Femme)	Contre-indication
Hypertension artérielle	Contre-indication
Dyslipidémie non contrôlée	Contre-indication
Migraine avec aura	Contre-indication
Facteurs de risque veineux	
Âge > 35 ans	Possible si pas d'autres FDRV
Surpoids – obésité	Possible si pas d'autres FDRV
Thrombophilie biologique connue	Contre-indication
Antécédents familiaux au 1er degré de MVTE avant 50 ans	Contre-indication
FDRV = Facteurs de risque vasculaire	

B

1.1.5. Les effets bénéfiques

- Les effets bénéfiques suivants doivent être pris en compte :
  - diminution du risque de cancer de l'ovaire (environ 50 %, durée dépendante, d'où la non contre-indication de la COP chez les femmes BRCA1 ou BRCA2) ;
  - diminution du risque de cancer de l'endomètre ;
  - diminution du risque de cancer du côlon ;
  - amélioration des dysménorrhées, des ménorragies fonctionnelles et de l'**acné** (quel que soit le type de COP).

1.2. Les contraceptions progestatives (CP)

- La molécule progestative est utilisée à faible dose. Cette contraception est aussi appelée contraception microprogestative.

1.2.1. *Mécanismes d'action*

- L'effet contraceptif des progestatifs à faibles doses agit par plusieurs mécanismes :
  - principalement par modification de la glaire cervicale (épaisse et donc impropre au passage des spermatozoïdes) d'où l'importance d'une utilisation en continu ;
  - par possible atrophie de l'endomètre, inapte à la nidation ;
  - par diminution de la mobilité tubaire ;
  - et pour le désogestrel et la drospirénone par une action antigonadotrope, variable selon les femmes.

A

- Ces petites doses de progestatif délivrées **en continu**, ou avec une pause de 4 jours pour la seule drospirénone, peuvent être utilisées selon plusieurs voies d'administration :
  - **voie orale** : leur action contraceptive est essentiellement périphérique. Trois pilules sont actuellement commercialisées en France **(Tableau 3)**. Dénué d'effets secondaires métaboliques et vasculaires, il s'agit de l'une des méthodes contraceptives de premier choix pour les femmes ayant des contre-indications métaboliques et vasculaires, en post-partum immédiat ou lors de l'allaitement.
  - **voie sous-cutanée** : l'implant contraceptif délivre quotidiennement de faibles doses d'étonogestrel à des taux plasmatiques proches de ceux des microprogestatifs. Il est posé sous la peau à la face interne du bras non dominant après une anesthésie locale. Sa durée d'action est de 3 ans. Son avantage majeur est une observance parfaite.
  - **voie intra-utérine** : le dispositif intra-utérin (DIU) au lévonorgestrel entraîne une atrophie de l'endomètre et un épaississement de la glaire cervicale. Sa durée d'utilisation est de 5 ans pour la forme classique et de 3 ans pour la taille plus petite. Il est spécialement indiqué en cas de dysménorrhées, ménorragies fonctionnelles et d'adénomyose.
- Il existe une contraception progestative utilisant de plus fortes doses, délivrée par voie intra-musculaire, peu utilisée en France car elle augmente le risque thromboembolique veineux.

Tableau 3. CONTRACEPTIONS PROGESTATIVES DISPONIBLES EN FRANCE EN 2021 EN FONCTION DE LA VOIE D'ADMINISTRATION

Voie d'administration	DCI	Marque	Dose
Orale	Lévonorgestrel	Microval	cp 0,030 mg
	Désogestrel	Cérazette Antigone Desopop Clareal Gé Elfasette Optimizette	cp 0,075 mg
	Drospirénone	Slinda	cp à 4 mg
Implant sous-cutané	Etonogestrel	Nexplanon	Taux de libération : 25 à 70 µg/24 h (variable selon le délai depuis la pose)
Dispositif intra-utérin	Lévonorgestrel	Mirena Kyleena Jaydess	Taux de libération : 20 µg/24 h Taux de libération : 10 µg/24 h Taux de libération : 6 µg/24 h
Intra-musculaire	Acétate de médroxyprogestérone	Depo-Provera	150 mg/3 mois

1.2.2. Les contre-indications

- **Les contre-indications <u>absolues</u> sont :**
  - les pathologies hépatiques évolutives ;
  - le cancer du sein ;
  - les accidents thromboemboliques veineux évolutifs ;
  - les saignements inexpliqués ;
  - les pathologies hormonodépendantes vis-à-vis de la progestérone (méningiome…).
- **La prescription doit être prudente en cas de :**
  - kystes fonctionnels à répétition ;
  - antécédent de grossesse extra-utérine.

1.2.3. Les effets indésirables

- Les effets indésirables principaux sont les **troubles du cycle** menstruel, spottings ou aménorrhée. Ils favorisent les dystrophies ovariennes responsables d'un climat d'hyperestrogénie relative favorisant ainsi l'apparition de mastodynies, de kystes fonctionnels ovariens, ou de signes d'hyper-androgénie tels que l'**acné** ou **l'hirsutisme**. Enfin, leur impact sur la mobilité tubaire induirait une augmentation du risque de grossesse extra-utérine.

1.3. Les contraceptions mécaniques

1.3.1. Le DIU au cuivre

1.3.1.1. Mécanismes d'action

- Le mode d'action est multiple :
  - réaction inflammatoire endométriale du fait de la présence de cuivre ;
  - et probable toxicité directe des spermatozoïdes.
- Il existe différents modèles de DIU au cuivre adaptés aux différentes conditions anatomiques (taille de l'utérus). Indiqué en première intention chez la femme multipare dont la vie sexuelle est stable, il est possible de le prescrire chez la femme nullipare sous certaines conditions (vérification et information des risques infectieux, utilisation d'un DIU de petite taille (short ou mini), après explication des risques potentiels et de la possibilité de mauvaise tolérance (**douleurs** et saignements principalement)). La pose du DIU est recommandée en période de règles ou juste après. Le retrait peut se faire à n'importe quel moment du cycle. La durée habituelle d'action des DIU au cuivre est de 5 ans.

1.3.1.2. Les contre-indications

- **Les contre-indications à la pose d'un DIU** sont :
  - grossesse en cours et désirée ;
  - cervicite purulente ou infection génitale haute en cours ;
  - infection puerpérale en cours ;
  - immédiatement après un avortement septique ;
  - tuberculose pelvienne avérée ;
  - saignements vaginaux inexpliqués ;
  - maladie trophoblastique gestationnelle maligne ;
  - toute anomalie de la cavité utérine congénitale (malformations) ou acquise (myomes utérins inclus) entraînant une déformation de la cavité endométriale incompatible avec l'insertion d'un DIU ;

- les traitements immunosuppresseurs ou corticoïdes au long cours (DIU au cuivre) contre-indication relative, discutée par certains auteurs;
- les pathologies à risque d'endocardite;
- la maladie de Wilson (DIU cuivre).

1.3.1.3. Les complications graves

- Les complications graves sont l'expulsion spontanée, la perforation (la pose a été souvent douloureuse), la survenue d'une infection génitale.

1.3.1.4. Les effets indésirables

- Les effets indésirables sont les métrorragies, les **douleurs pelviennes**.
- **Concernant le DIU au Lévonorgestrel,** les complications ou effets indésirables associent celles des microprogestatifs par voie orale et celles du DIU au cuivre.

1.3.2. Les méthodes barrières et les méthodes naturelles

- Il s'agit du préservatif masculin ou féminin, des spermicides, du diaphragme et de la cape cervicale dont l'efficacité est nettement moindre que les méthodes précédemment décrites. Les préservatifs (féminins ou masculins) sont la seule méthode pour prévenir les IST et sont souvent associés à une autre méthode contraceptive.
- Les différentes méthodes naturelles consistent à repérer l'ovulation. Il s'agit de la méthode Ogino, des températures, billings, symptothermie…

1.4. Les contraceptions d'urgence

- Il s'agit d'une méthode de contraception d'exception. Il existe plusieurs possibilités selon le délai depuis le rapport sexuel à risque :
  - administration de fortes doses de Lévonorgestrel (1,5 mg) en prise unique le plus rapidement possible dans les 72 heures après le rapport potentiellement fécondant. Cette méthode est en vente libre et gratuite pour les mineures. Il n'existe aucune contre-indication pour cette méthode;
  - administration d'acétate d'Ulipristal (30 mg) en une prise unique. Il s'agit d'un modulateur sélectif des récepteurs de la progestérone actif par voie orale. Son efficacité semble supérieure plus de 72 heures après le rapport fécondant et s'étend jusqu'à 120 heures.
  - pose d'un DIU jusqu'à 5 jours après un rapport non protégé. Cette contraception d'urgence nécessite une prescription médicale.

B

1.4.1. Mécanismes d'action

- **Le mécanisme d'action est variable selon la méthode :**
  - méthode utilisant du lévonorgestrel :
    - interférence avec le pic de LH et inhibition de l'ovulation uniquement si prescrit en phase préovulatoire;
    - diffère ou inhibe la croissance folliculaire.
  - méthode utilisant de l'acétate d'ulipristal :
    - inhibition de la croissance folliculaire en première partie de cycle;
    - retard ou inhibition du pic de LH;
    - retard de la rupture folliculaire 3 à 5 jours après la prise même après le pic de LH.
  - méthode utilisant un DIU au cuivre :
    - effet toxique direct du cuivre sur les gamètes;
    - action inflammatoire sur l'endomètre rendu impropre à la nidation.

A

1.5. Les contraceptions définitives « stérilisation »

- La stérilisation, qu'elle concerne l'homme ou la femme, est encadrée par des textes juridiques (**Tableau 4**).
  - **chez la femme**, une seule technique est disponible en France. Il s'agit de la méthode cœlioscopique par pose de clip ou d'anneau tubaire, section ligature des trompes ;
  - **chez l'homme**, une vasectomie bilatérale peut être proposée. Il s'agit de la ligature section des canaux déférents. L'efficacité n'est pas immédiate (90 jours après le geste).

Tableau 4. LÉGISLATION CONTRACEPTION DÉFINITIVE (STÉRILISATION)
Législation : Loi N° 2001-588 du 4 Juillet 2001- art 26 JORF 7 juillet 2001 Article L1111-4code de la Santé Publique, Modifié par Loi n° 2005-370 du 22 avril 2005- art3 JORF 23 avril 2005 rectificatif JORF 20 mai 2005
• Femmes majeures • 1ère consultation : demande motivée et délivrance par le médecin des informations des différentes techniques : dossier d'information écrit et attestation de consultation médicale • Délai de réflexion de 4 mois obligatoire • 2e consultation préalable à l'intervention : confirmation par écrit de son consentement éclairé • Patiente sous tutelle ou curatelle → décision soumise au juge des tutelles après avoir entendu le représentant légal • Lieu de l'intervention : établissement de santé (hôpital ou clinique)

A

2. Efficacité des différentes contraceptions

- L'efficacité d'une méthode contraceptive se mesure par **l'indice de Pearl** qui correspond au rapport du nombre de grossesses non désirées pour 100 femmes après 12 mois d'utilisation. Elle est estimée soit en utilisation parfaite (résultats des essais) ou en utilisation courante (« vraie vie » avec ses **risques d'oublis** ou de malabsorption : troubles digestifs ...).
- **Le Tableau 5** résume l'efficacité des différentes contraceptions (données OMS 2009). Les contraceptions de longue durée dites « LARC » (Implant ou DIU) sont les plus efficaces. Toutes les autres contraceptions hormonales semblent avoir une efficacité comparable.

Tableau 5. EFFICACITÉ DES DIFFÉRENTES CONTRACEPTIONS (ADAPTÉ DE L'OMS 2009)

Méthodes	Pourcentage de femmes concernées par une grossesse non intentionnelle dans la première année d'utilisation de la contraception	
	Emploi typique	Utilisation parfaite
Pilule combinée par voie orale, patch ou anneau Pilule microprogestative	8	0,3
Implant progestatif	0,05	0,05
Progestatif injectable	3	0,3
DIU cuivre	0,8	0,6
DIU-LNG	0,1	0,1
Préservatif masculin Préservatif féminin	15 21	2 5
Diaphragme - Cape	16	6
Spermicides	29	18
Éponge contraceptive • Nullipares • Uni ou multipares	 16 32	 9 20

Retrait	27	4
Stérilisation féminine Stérilisation masculine	0,5 0,15	0,5 0,10
Source : Trussell J et al Contraceptive technology : nineteenth revised edition New-York 2007, HAS.		

B

3. Mise en place de la contraception

- Avant toute prescription, il convient d'identifier l'existence de contre-indications, d'expliquer les avantages et effets indésirables potentiels de la contraception, d'informer la patiente sur les infections sexuellement transmissibles, la sexualité, la grossesse et l'importance du dépistage gynécologique et **mammaire**. L'efficacité des différentes méthodes disponibles devra être rappelée **(Tableau 5)**. Les contraceptions dites de longue durée d'action (LARC) regroupant les DIU et l'implant font l'objet de nombreuses publications et doivent être proposées particulièrement chez les femmes à risque de grossesses non désirées.

3.1. Interrogatoire

- Il précise :
  - les antécédents personnels et familiaux de cancer du sein, d'épisodes thromboemboliques veineux ou artériels, **hypertension artérielle, diabète, dyslipidémie, tabagisme, obésité, migraine avec ou sans aura, âge** ;
  - les antécédents gynéco-obstétricaux : âge des premières règles, **troubles du cycle**, mastodynies, dysménorrhées, épisodes infectieux, grossesse extra-utérine ;

A

  - la prise de médicaments notamment inducteurs enzymatiques :
    - soit fortement inducteur tels que :
      - antiépileptiques (phénobarbital, primidone, phenytoines, carbamazepine, felbamate, topiramate (dose > 200 mg/jour), rufinadine, oxcarbazepine, primidone) ;
      - antirétroviraux (efavirenz, etravirine, lopinavir, nelfinavir, neviparine, ritonavir) ;
      - certains antibiotiques (rifampicine) ;
      - antidépresseur (millepertuis) ;
      - vasodilatateur (bosentan).
    - soit faiblement inducteur tels que :
      - antifongique (griseofulvine) ;
      - psychostimulant (modafinil) ;
      - sédatif (méprobamate) ;
      - antiémétique (aprépitant).

Attention au cas particulier de la lamotrigine. Les COP accélèrent le métabolisme de cet antiépileptique et peut aboutir à une diminution de sa concentration plasmatique entraînant une recrudescence des crises d'épilepsie.

3.2. L'examen clinique

- Il doit être général, **pelvien** (non obligatoire notamment chez les jeunes filles lors des premières consultations) et **mammaire** (palpation, recherche d'un **écoulement**).
- Prise de pression artérielle et calcul de l'IMC (**poids** et taille).

B

3.3. Les examens complémentaires

- Ils comprennent :
  - **un bilan métabolique (cholestérol total, triglycérides, glycémie à jeun)** en cas de prescription d'une COP. S'il existe des antécédents familiaux de dyslipidémie ou d'accidents artériels, ce bilan doit être réalisé avant la première utilisation, puis après trois mois d'utilisation d'une COP. Sans antécédent familial, le deuxième bilan suffit ;
  - **un bilan de thrombophilie** si contexte familial de pathologie thrombo-embolique veineuse chez un apparenté de 1er degré avant 50 ans ;
  - **un frottis cervico-vaginal** (à effectuer tous les 3 ans) après l'âge de 25 ans (selon les recommandations).

3.4. Initiation

- Idéalement débutée le 1er jour des règles, un délai jusqu'au 5e jour est acceptable, au-delà (méthode *quick start*) l'efficacité contraceptive n'étant pas immédiate, les rapports doivent être protégés pendant au moins 7 jours.

3.5. Choix contraceptif

- La prescription de la première contraception dépend des données de l'interrogatoire et de l'examen clinique détaillés ci-dessus. La femme aura un large choix contraceptif s'il n'existe aucune pathologie personnelle, aucun antécédent familial métabolique, vasculaire, carcinologique, aucune prise médicamenteuse pouvant interférer avec certaines stratégies contraceptives, aucun facteur de risque vasculaire, aucune conduite à risque d'IST.
- Le rôle du prescripteur est alors de détailler les différentes stratégies contraceptives disponibles. La contraception sera d'autant plus efficace qu'elle est choisie par la femme. La notion de remboursement est un élément à prendre en compte. Elle peut donc décider en accord avec le prescripteur la stratégie contraceptive la plus adaptée à son mode de vie.

> **Si la patiente choisit une contraception estroprogestative, les recommandations sont de prescrire une contraception dite de 2e génération (contenant EE et Lévonorgestrel) ou du norgestimate (EE + norgestimate)** compte tenu du moindre risque vasculaire comparativement aux contraceptions combinées.

- Un premier choix contraceptif doit s'évaluer quelques mois après son initiation. En fonction de la **tolérance gynécologique (pelvienne et mammaire)**, de la **compliance** et des éventuels effets secondaires, une adaptation sera proposée. L'évaluation régulière de l'option initialement choisie permet d'en optimiser la balance bénéfice/risque.

B

4. Évaluation - surveillance - suivi de la contraception

- Une consultation après 3 mois puis tous les ans est indiquée. Elle permet la vérification de l'observance et de la bonne tolérance clinique de la contraception et de l'absence d'un nouvel évènement personnel ou familial pouvant laisser apparaître une contre-indication. Elle permet en outre la réalisation d'un **examen clinique mammaire** indispensable dans ce contexte, la **prise de la pression artérielle** et la vérification de la **stabilité du poids**.
- **La surveillance biologique doit être la suivante** :

a. chez une femme de moins de 35 ans et en l'absence de facteurs de risque personnels ou familiaux, le premier bilan doit être réalisé 3 mois après la mise en route de la COP. Il comprend nécessairement la mesure à jeûn de **la glycémie, du cholestérol total et des triglycérides plasmatiques.** Il doit être renouvelé tous les 5 ans en l'absence de faits nouveaux.

b. chez une femme de plus de 35 ans et/ ou ayant des facteurs de risque personnels ou familiaux, le bilan ci-dessus doit être réalisé avant l'utilisation de la COP.

B

5. Conduite à tenir en cas d'oubli ou de décalage de la prise de pilule

- Le risque dépend du type de contraception utilisé (COP ou microprogestative), de l'existence ou non de rapports sexuels dans les jours précédant ou suivant l'oubli mais aussi du moment de la plaquette auquel est survenu l'oubli. L'utilisation d'une méthode de rattrapage, c'est-à-dire le recours à la contraception d'urgence, est indiquée par précaution en cas de rapport sexuel dans les 5 jours précédant l'oubli ou en en cas d'oubli de deux comprimés. Le lévonorgestrel est à préférer dans ce contexte (l'antiprogestatif ulipristal pouvant antagoniser l'efficacité du progestatif de la pilule) **(Figure 1)**.

Figure 1. Conduite à tenir en cas d'oubli(s) de pilule

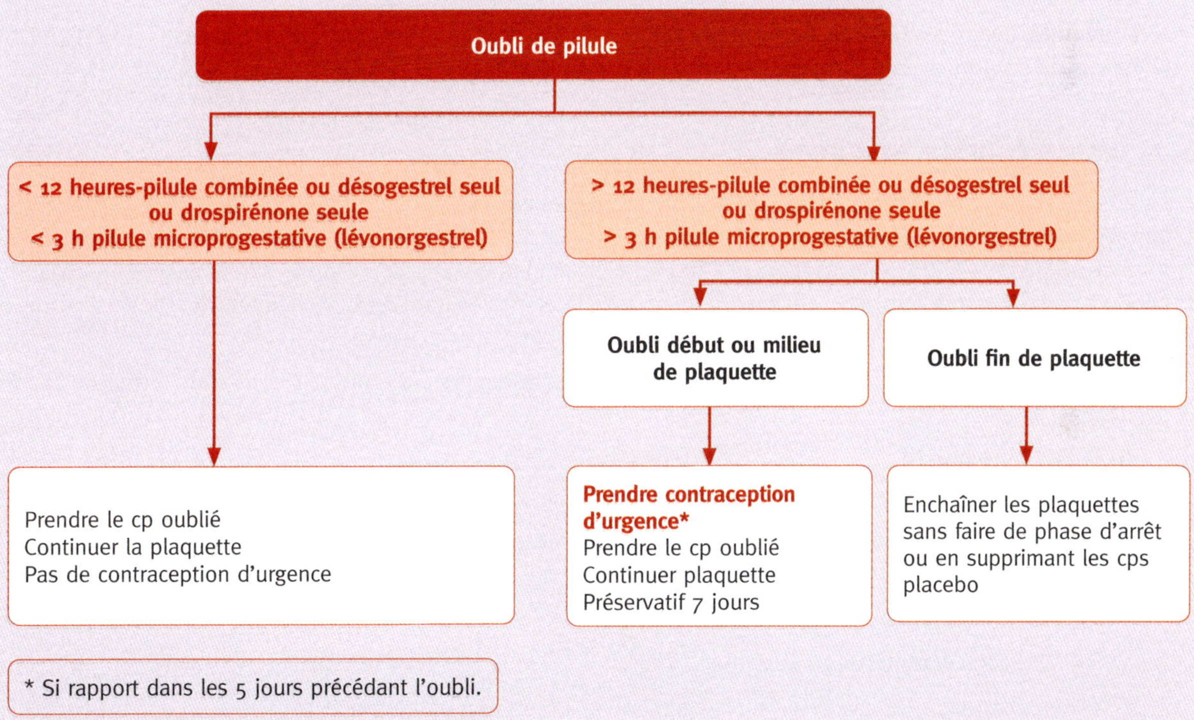

Conduite à tenir en cas de changement de contraception

- En cas de changement d'une pilule combinée pour une contraception progestative, cette dernière doit être initiée dès le jour suivant la dernière prise de pilule active.
- En cas de changement d'une contraception progestative (voie orale ou implant) pour une pilule combinée, la COP doit être débutée le premier jour des règles. En cas d'absence de règles lors du changement, utiliser une contraception mécanique par préservatif pendant 7 jours.
- En cas de changement d'une méthode non hormonale (DIU au cuivre) pour une contraception hormonale, la procédure suit la règle générale de début de la contraception hormonale : la patiente devra débuter sa contraception dans les 5 jours suivant le début des règles. Sinon, elle devra utiliser des précautions contraceptives supplémentaires durant les 7 jours suivants.

B

6. Les situations particulières

6.1. Femmes à risque vasculaire

- Il faut distinguer différentes situations cliniques :
  - **les femmes ayant eu un accident vasculaire veineux et/ou les femmes porteuses d'une thrombophilie biologique :** les contraceptions estroprogestatives sont toutes contre-indiquées quelle que soit la voie d'administration. Deux stratégies contraceptives sont possibles : les contraceptions progestatives seules (en dehors de la contraception par voie intra-musculaire) sont autorisées car elles ne modifient pas la coagulation ; et les DIU au cuivre ou délivrant de petites doses de lévonorgestrel. Les contraceptions barrières sont bien sûr possibles mais leur efficacité contraceptive est moindre ;
  - **les femmes ayant eu un accident artériel (IDM, AVC ischémique) :** La stratégie contraceptive est la même que pour les accidents veineux mais il est préférable d'utiliser en première intention les contraceptions non hormonales. Il faut par ailleurs savoir proposer en fonction de l'âge de la patiente et du contexte d'accomplissement du projet parental une contraception définitive ;
  - **les femmes ayant des facteurs de risque vasculaire :** la stratégie contraceptive concernant les COP dépend du type et du nombre de facteur de risque vasculaire (**Tableau 2**).

6.2. Jeune femme mineure

- La prescription et la délivrance d'une contraception chez les jeunes filles mineures sont encadrées par une législation spécifique. Certaines étapes sont à respecter dans ce contexte. Certaines ne s'appliquent qu'aux jeunes filles mineures d'au moins 15 ans qui souhaitent effectuer cette démarche sans intervention parentale ou de toute autre personne adulte ayant autorité. Le but est de permettre à ces très jeunes femmes d'obtenir en toute sécurité et discrétion une contraception gratuite.
- **L'accès à la contraception est facilité pour les jeunes filles mineures d'au moins 15 ans et de moins de 18 ans par la mise en place :**
  - **du tiers payant pour :**
    - ➢ **les consultations** réalisées par un médecin ou une sage-femme :
      - **la 1ère consultation** de prescription d'une contraception ou en vue d'une prescription de contraception ;
      - une consultation de suivi la première année ;
      - une consultation par an ainsi que,
    - ➢ **les actes** donnant lieu à la pose, au changement ou au retrait d'un contraceptif ;
    - ➢ **certains examens biologiques** nécessaires à la prescription ou au bon suivi de la contraception **(glycémie à jeun, cholestérol total et triglycérides)** au maximum une fois par an si le praticien le juge nécessaire (selon les recommandations, voir fiche « sans pathologie ») ;
    - ➢ **la délivrance des contraceptifs** remboursables (spécialités pharmaceutiques et dispositifs médicaux) sur prescription médicale.
  - **du secret sur l'ensemble du parcours contraceptif** (ni obligatoire ni automatique).
  - **de la délivrance gratuite des contraceptifs remboursables pour :**
    - ➢ toutes les jeunes filles mineures âgées d'au moins 15 ans ;
    - ➢ en possession d'une prescription médicale pour le contraceptif avec mention « contraception mineure » ;
    - ➢ le contraceptif est délivré en tiers payant et en toute confidentialité, avec le dispositif de facturation spécifique à la contraception des mineures ;

- si la jeune fille souhaite bénéficier du secret : utilisation d'un NIR anonyme lors de la facturation assurant l'absence de visibilité sur le relevé de remboursement de l'Assurance Maladie (décompte papier ou compte Ameli) ;
- afin d'assurer la gratuité du contraceptif, le pharmacien doit utiliser systématiquement le code exonération **EXO 3**, impliquant aucun frais pour la jeune fille.

Après avoir évalué le terrain et les contre-indications éventuelles, le choix de la contraception doit être celui de la patiente afin d'obtenir la meilleure observance possible.
Une évaluation régulière de la tolérance et de la bonne observance de la contraception est indispensable afin de réajuster ou de modifier la prescription si besoin.

FICHE DE SYNTHÈSE

1. L'interrogatoire est l'étape indispensable avant toute prescription d'une contraception.
2. L'utilisation d'une COP est associée à un risque significativement augmenté de pathologie thromboembolique veineuse, ce risque étant moins important avec les COP de 2e génération ou du norgestimate comparativement aux COP de 3e génération, aux COP contenant de la drospirénone ou de l'acétate de cyprotérone.
3. Les COP administrées par voie extra-digestive (patch ou anneau) sont associées à un risque thromboembolique équivalent aux COP de 3e génération.
4. Concernant le risque vasculaire artériel lors de l'utilisation d'une COP, il existe un effet synergique des facteurs de risque (âge de la patiente, tabac, HTA, migraines, diabète, dyslipidémie...).
5. Les contraceptions progestatives seules ou les DIU représentent une alternative de choix en cas de risque métabolique, vasculaire ou mammaire.
6. Si l'indication est justifiée, le DIU au cuivre ou au lévonorgestrel peut être posé chez une patiente nullipare.
7. Une information sur la possibilité du recours à la contraception d'urgence doit être systématique, afin de limiter le nombre d'IVG.
8. Ne pas oublier que malgré l'utilisation d'une contraception efficace, le préservatif reste le seul moyen de prévenir les MST, y compris après la vaccination anti HPV.
9. Après avoir évalué le terrain et les contre-indications éventuelles, le choix de la contraception doit être celui de la patiente afin d'obtenir la meilleure observance possible.
10. Malgré un large choix, la contraception idéale n'existe pas, chaque méthode présentant ses avantages mais aussi ses inconvénients.
11. Il convient, dans la mesure du possible, de laisser le choix à la femme, après l'avoir informée des différentes options possibles et après avoir éliminé les éventuelles contre-indications de chaque méthode. Une évaluation régulière de la tolérance et de la bonne observance de la contraception est indispensable.
12. Le choix d'une méthode déterminée dépend en partie de son efficacité contraceptive, laquelle est elle-même fonction non seulement de la protection conférée par la méthode, mais aussi de la régularité et de la rigueur avec lesquelles elle est employée.

PRINCIPALES SITUATIONS DE DÉPART EN LIEN AVEC LES ITEMS 330-10A ET 36 : « CONTRACEPTIFS »

Situation de départ	Descriptif
En lien avec les symptômes et signes cliniques	
12. Nausées	Savoir rechercher une intolérance aux contraceptions hormonales.
13 Vomissements	Rechercher une diminution de l'efficacité des contraceptions hormonales.
40 Écoulement mammelonaire	Rechercher une hyperprolactinémie.
42. Hypertension artérielle	À mesurer systématiquement avant toute prescription de contraception hormonale et lors des consultations de surveillance.
51. Obésité et surpoids	À rechercher systématiquement avant toute prescription de contraception hormonale et lors des consultations de surveillance.
57. Prise de poids	À rechercher systématiquement lors des consultations de surveillance.
63. Troubles sexuels et troubles de l'érection	À rechercher lors des consultations de suivi.
78. Acné	À rechercher lors des consultations de suivi.
79. Hirsutisme	À rechercher lors des consultations de suivi.
94. Troubles du cycle menstruel	Information à délivrer lors des prescriptions de contraceptions.
99. Douleur pelvienne	À rechercher lors des consultations de suivi.
118. Céphalées	À rechercher lors des consultations de suivi.
164. Anomalie de l'examen clinique mammaire	À rechercher lors des consultations de suivi.
En lien avec les données paracliniques	
195. Analyse du bilan lipidique	Bilan initial ou suivi d'une contraception estroprogestative.
208. Hyperglycémie	Bilan initial ou suivi d'une contraception estroprogestative.
229. Découverte d'une anomalie pelvienne à l'examen d'imagerie médicale	Effectuer la prise en charge adéquate.
En lien avec la prise en charge aiguë et chronique	
257. Prescrire une contraception et contraception d'urgence	Objet du chapitre.
275. Prise en charge d'une suspicion de thrombophilie	Connaître les indications du bilan avant une prescription de contraception.
294. Consultation de suivi en gynécologie	Rythme de surveillance des contraceptions.

En lien avec la prévention	
303. Prévention/dépistage des cancers de l'adulte	Cancer du col, endomètre, sein.
320 Prévention des maladies cardiovasculaires	Savoir adapter la contraception en fonction des facteurs de risque cardiovasculaires.
352. Expliquer un traitement au patient	Expliquer la bonne utilisation d'une contraception et d'une contraception d'urgence.
354. Évaluation de l'observance thérapeutique	Savoir dépister les oublis de pilule et la bonne observance.

Chapitre 45

Ménopause : Traitement hormonal de la ménopause

Pr Geneviève Plu-Bureau,
Dr Lorraine Maitrot-Mantelet
Unité de gynécologie médicale. Hôpital Port-Royal.
Université de Paris, Paris.

PLAN

1. Profil clinique et hormonal de la périménopause et ménaupose
2. Traitement : en pratique
3. La consultation pré-thérapeutique
4. Conduite à tenir en pratique – Mise en route du traitement
5. Conduite à tenir en pratique – Suivi
6. Les alternatives au traitement hormonal de ménopause

OBJECTIFS : N° 330-10B

- ➔ Prescription et surveillance des classes de médicaments les plus courantes chez l'adulte et chez l'enfant, hors anti-infectieux (voir item 177).
- ➔ Connaître le bon usage des principales classes thérapeutiques.
- ➔ Traitement de la ménopause (voir item 124).

OBJECTIFS : N° 124

- ➔ Ménopause, insuffisance ovarienne prématurée, andropause, déficit androgénique lié à l'âge.
- ➔ Diagnostiquer la ménopause et ses conséquences pathologiques.
- ➔ Connaître les principes de la prise en charge d'une femme ménopausée (voir item 330).

Rang	Rubrique	Intitulé	Descriptif
A	Définition	Définition de la périménopause et ménopause	
A	Diagnostic positif	Connaître les éléments cliniques positifs et/ou biologiques qui permettent de poser le diagnostic de ménopause	
A	Diagnostic positif	Connaître les symptômes du syndrome climatérique	
A	Diagnostic positif	Connaître les signes d'hypoestrogénie, d'hyperoestrogénie	
B	Prise en charge	Connaître les principes du traitement hormonal de la ménopause (THM)	
B	Prise en charge	Connaître les examens complémentaires nécessaires avant utilisation d'un THM	
B	Prise en charge	Connaître les contre-indications du THM	
B	Prise en charge	Connaître la balance bénéfice-risque du THM en cas de ménopause naturelle et en cas d'Insuffisance ovarienne prématurée et les alternatives au THM	
B	Prise en charge	Savoir informer des mesures éducatives et hygiéno-diététiques de la femme ménopausée	
A	Diagnostic positif	Savoir que toute métrorragie chez une femme ménopausée doit être explorée afin d'éliminer un cancer endométrial	

Les situations de départ sont indiquées en violet et en gras et listées à la fin du chapitre.

- La **ménopause** se définit comme **l'arrêt définitif des menstruations résultant de la perte de l'activité folliculaire ovarienne.** Il s'agit d'une définition rétrospective, basée sur une période d'aménorrhée de 12 mois sans étiologie pathologique aux âges habituels de la ménopause (moyenne en France 51 ans). Si la ménopause survient avant 40 ans, elle est qualifiée **d'insuffisance ovarienne prématurée**. Cette dernière nécessite un bilan étiologique particulier.
- La **périménopause** inclut la période précédant l'installation de la ménopause avant la période d'une année d'aménorrhée.

A 1. Profil clinique et hormonal de la périménopause et ménopause

- ***La première phase*** appelée **« phase folliculaire courte »** est caractérisée par un raccourcissement du cycle (< 25 jours) aux dépens de la phase folliculaire qui devient courte (9-10 jours), l'ovulation est précoce et la phase lutéale reste de durée normale. Seule caractéristique biologique, la FSH plasmatique commence à s'élever légèrement.
  - **Cliniquement :** cycles courts uniquement.
  - **Traitement hormonal :** aucun.
- ***La deuxième phase,*** **appelée « phase de corps jaune inadéquat »,** est caractérisée par la raréfaction des follicules et leur mauvaise qualité, ainsi qu'une inefficacité croissante de la FSH à parvenir à une maturation folliculaire cyclique normale. Les ovulations ne surviennent plus que de façon anecdotique. Elles sont tardives et de qualité médiocre entraînant la formation d'un corps jaune inadéquat. L'élévation de la FSH, amorcée lors de la première phase, s'accentue. Le corps jaune de mauvaise qualité entraîne une phase lutéale plutôt courte < 12 jours et une concentration de progestérone plasmatique diminuée. Parallèlement, le taux d'estradiol plasmatique est fréquemment élevé (> 200 pg/ml) réaction secondaire à l'hyperstimulation de la FSH.
  - **Cliniquement :** cycles très irréguliers parfois longs ou courts (association de phases folliculaires prolongées et de phases lutéales courtes).
  - **Traitement hormonal :** Progestérone ou progestatifs en substitution (10 jours par cycle) mais dépend des cycles cliniques associés, nécessité dans certaines circonstances (signes d'hyperestrogénie) de traitement progestatif plus long 21 jours sur 28 afin de minimiser les conséquences à long terme de l'hyperestrogénie notamment au niveau utérin (risque d'hyperplasie de l'endomètre).
- ***La troisième phase*** **correspond à l'épuisement du stock folliculaire.** Les ovulations ont disparu mais les concentrations plasmatiques d'estradiol sont variables et parfois encore hautes puis diminuent à l'approche de la ménopause confirmée. La FSH plasmatique s'élève pour approcher les taux observés en ménopause installée et la LH plasmatique commence à s'élever.
  - **Cliniquement :** cycles longs avec hémorragies de privations irrégulières.
  - **Traitement hormonal :** Progestérone ou progestatif 10 jours.
- ***La quatrième phase*** **correspond à la disparition définitive du stock folliculaire.** Le taux d'estradiol est bas et la FSH plasmatique est élevée. Si l'aménorrhée dure depuis plus d'un an, la ménopause est confirmée.
  - **Cliniquement :** aménorrhée définitive et signes cliniques d'hypoestrogénie encore appelés **syndrome climatérique** associant les signes cliniques suivants : des bouffées de chaleur diurnes mais surtout nocturnes, des troubles du sommeil avec un état d'insomnie fréquent, une sécheresse vaginale et cutanée, une asthénie, des troubles de l'humeur pouvant aboutir à une véritable dépression, un état de frilosité, des douleurs articulaires, une diminution de la libido. À moyen terme, la carence hormonale de la ménopause induit une perte osseuse accélérée qui s'ajoute à celle inéluctable liée au vieillissement.
  - **Traitement hormonal :** à discuter au cas par cas en fonction du syndrome climatérique.

B

2. Traitement : en pratique

2.1. Périménopause

- En pratique, si le déficit en progestérone apparaît évident, il doit être traité au moyen d'une thérapeutique progestative substitutive limitée à la phase lutéale théorique (c'est-à-dire du 16e au 25e jour du cycle) [**Tableau 1**]. Il est souhaitable que ce traitement progestatif substitutif soit poursuivi tant qu'il déclenche des règles, car il permet de corriger le déséquilibre hormonal et d'éviter ses conséquences cliniques (utérines et mammaires). Le choix de la molécule de progestatif et de la durée d'administration dépend à la fois de la symptomatologie clinique et de chaque femme. Le large choix de molécules progestatives disponibles en France permet de personnaliser le traitement pour chaque femme.
- Ces traitements ont aussi l'avantage d'assurer une contraception lorsqu'une dose antigonadotrope est choisie (pregnane ou norpregnane) dans leurs indications d'AMM. Elle ne doit pas débuter plus tard que le 5e jour du cycle en raison des ovulations précoces de la première phase de périménopause. En pratique, prescription 21 jours, arrêt 7 jours et reprendre les 21 jours (aménorrhée fréquente). La balance bénéfice-risque doit être soigneusement évaluée en raison du risque potentiel de méningiome associé à ces thérapeutiques.

Tableau 1. LES DIFFÉRENTS PROGESTATIFS DISPONIBLES EN PRÉMÉNOPAUSE

CLASSES THÉRAPEUTIQUES	MOLÉCULES	NOM COMMERCIAL	DOSES EMPLOYÉES PAR JOUR*
Progestérone ou assimilée	Progestérone naturelle micronisée Retroprogesterone	Utrogestan Estima, Progestan ou générique Duphaston	200 mg 20 mg
Pregnane	Acétate de chlormadinone Medrogesterone	Luteran ou générique Colprone	10 mg 10 mg
Norpregnane	Acétate de nomégestrol	Lutenyl	5 mg

* Thérapeutiques substitutives sont utilisées 10 jours par cycle et les thérapeutiques antigonadotropes sont utilisées 21 jours par cycle (uniquement pregnanes et norpregnanes).

2.2. La ménopause

- **Le but principal du traitement hormonal de la ménopause (THM)** est de traiter les symptômes fonctionnels, de prévenir la déminéralisation osseuse et l'apparition d'une éventuelle ostéoporose, sans bien sûr augmenter les risques potentiels : carcinologiques (sein, endomètre, ovaire) et vasculaires (artériels et veineux).
- **Le THM n'est à envisager que lorsque la ménopause est effectivement confirmée.** Il est utilisé uniquement chez les femmes ayant un syndrome climactérique important après une évaluation individuelle du bilan risques/bénéfices [recommandations HAS].
- **On dispose actuellement de l'estradiol à la fois par voie extradigestive (gel ou patch) et par voie orale (Tableau 2 et 3)**. Le choix de la voie d'administration dépend des facteurs de risque vasculaire et métabolique de chaque femme. La voie extradigestive évite le premier passage hépatique et toutes les modifications hépatiques induites (notamment de la coagulation). Elle sera donc préférentiellement utilisée dès lors qu'il existe le moindre facteur de risque métabolique ou vasculaire. L'avantage majeur de la voie extradigestive, en particulier percutanée (gel), est sa grande adaptabilité en fonction des signes de surdosage (mastodynie, irritabilité, insomnie...) ou de sous-dosage (persistance des symptômes fonctionnels, bouffées de chaleur, céphalées, sécheresse vaginale...). Si la voie orale est choisie, l'estradiol semble préférable aux autres thérapeutiques estrogéniques synthétiques.
- **Chez les femmes non hystérectomisées,** l'association à cette thérapeutique estrogénique d'une administration de progestérone vise à empêcher la survenue d'hyperplasies endométriales et à long terme un cancer de l'endomètre.

- **Plusieurs schémas de prescription sont possibles (Tableau 2), les différences concernent essentiellement la survenue d'hémorragie de privation.** On pourra prescrire par exemple, 1 ou 2 pressions d'estradiol par gel ou 1 comprimé d'estradiol 25 jours par mois associé à une thérapeutique progestative les 12 ou 14 derniers jours du traitement. Si le schéma séquentiel est choisi, la dose est la même que celle utilisée en préménopause (**Tableau 1**). Un tel schéma fera apparaître le plus souvent une hémorragie de privation lors de l'arrêt du traitement. Lorsque le traitement est prescrit de façon continue, avec ou sans phase d'arrêt, il n'existe pas dans la plupart des cas d'hémorragies de privation. Si le schéma est continu, la dose de progestatif sera divisée par deux. La survenue d'irrégularités des saignements oblige à faire la preuve de l'absence d'une pathologie organique, en particulier une hyperplasie ou un cancer de l'endomètre. En première intention, c'est la progestérone ou la rétro-progestérone qui doivent être utilisées an association avec l'estradiol en raison d'une balance bénéfice risque favorable à court terme.
- **Il existe par ailleurs des formes combinées soit par voie extradigestive (Femseptcombi, Femseptevo) soit par voie orale.** Elles sont beaucoup moins utilisées en France du fait de leur moindre adaptabilité. Elles sont cependant utiles notamment chez les femmes jeunes.

Tableau 2. LES DIFFÉRENTS TRAITEMENTS ESTROGÉNIQUES PAR VOIE EXTRADIGESTIVE

PRODUITS	DOSAGES	SCHÉMAS THÉRAPEUTIQUES
Gel de 17 ß estradiol : Estreva Œstrodose Delidose	 0,5 mg par pression 0,75 mg par pression 0,5 mg par dosette ou 1 mg par dosette	Gel à appliquer sur une large surface (avant-bras, abdomen, cuisses ; pas sur les seins) : 0,5 mg à 1 mg par jour 25 jours par mois ou tous les jours
Patch de 17 ß estradiol : Dermestril Œsclim Thais Vivelledot	5 dosages délivrant par 24 h suivant les patchs 25 ; 37,5 ; 50 ; 75 ; 100 µg	Coller 1 patch à renouveler deux fois par semaine 25 jours par mois ou toutes les semaines
Patch de 17 ß estradiol : Dermestril septem Femsept Thais sept	4 dosages délivrant par 24 h 25 ; 50 ; 75 ; 100 µg	Coller 1 patch une fois par semaine 25 jours par mois ou toutes les semaines
Patch de 17 ß estradiol : Estrapatch	3 dosages délivrant par 24 h 40 ; 60 ; 80 µg	Coller 1 patch une fois par semaine 25 jours par mois ou toutes les semaines

Tableau 3. LES DIFFÉRENTS TRAITEMENTS ESTROGÉNIQUES PAR VOIE ORALE

PRODUITS	DOSAGES	SCHÉMAS THÉRAPEUTIQUES
17 ß estradiol : Estrofem Oromone Provames	 1 ou 2 mg par comprimé 1 ou 2 mg par comprimé 1 ou 2 mg par comprimé	1 à 2 mg par jour [25 jours par mois ou tous les jours]
Estradiol valérate : Progynova	 1 ou 2 mg par comprimé	1 à 2 mg par jour [25 jours par mois ou tous les jours]

B

3. La consultation pré-thérapeutique

> Le bilan est à la fois clinique et paraclinique et doit permettre d'évaluer les facteurs de risque afin d'éliminer toute contre-indication au traitement.

3.1. L'interrogatoire

- **Il recherche :**
  - des antécédents personnels et familiaux (notamment cancer du sein, ovaire ou l'endomètre, antécédents thromboemboliques veineux ou artériels, hypertension artérielle, diabète, dyslipidémie, tabagisme, obésité, migraine avec ou sans aura, méningiome...) ;
  - des facteurs de risque d'ostéoporose (tabac, alcool, faible indice de masse corporelle, hyperthyroïdie, antécédents familiaux au premier degré de fracture ostéoporotique, antécédents de fractures non traumatiques à l'âge adulte, hyperparathyroïdie, corticothérapie, sédentarité, carence vitamino-calcique) ;
  - la notion de métrorragies et la date des dernières règles ;
  - la date de la dernière mammographie (tous les 2 ans) et du frottis cervico-utérin (tous les 3 ans, jusqu'à 65 ans) ou selon les recommandations plus récentes la réalisation du test HPV tous les 5 ans.

3.2. L'examen clinique

- Poids, taille, indice de masse corporelle, pression artérielle.
- Examen gynécologique pelvien avec évaluation de l'imprégnation estrogénique, des troubles génito-urinaires, du plancher pelvien.
- Examen mammaire.

3.3. Les examens complémentaires

- **Ils comprennent principalement :**
  - Un **bilan métabolique** (bilan lipidique, glycémie à jeun).
  - Le bilan hormonal n'a que peu d'indication dans le cadre du diagnostic sauf si survenue avant 40 ans ou dans un contexte d'aménorrhée secondaire sans troubles climatériques afin de vérifier qu'il n'y ait pas une cause centrale, hystérectomie conservatrice : FSH, E2 +/– prolactine (si aucun signe climatérique et âge < 50 ans).
  - Une **ostéodensitométrie et dosage de vitamine D (25 OH D) en fonction des facteurs de risque personnel et familiaux**.
  - Un bilan de thrombophilie biologique en fonction des facteurs de risque personnels et familiaux (résistance à la protéine C activée ou recherche de la mutation du facteur V, mutation du facteur II, déficit en protéine C ou S ou en antithrombine).
  - Bilan étiologique dans le cadre d'une insuffisance ovarienne prématurée.
  - Une **mammographie bilatérale** (dépistage national) si non réalisée.
  - Une **recherche HPV** (dépistage national) si non réalisée.

B

4. Conduite à tenir en pratique - Mise en route du traitement

- **Le traitement hormonal de ménopause, pour être efficace, doit être simple, adaptable et sans danger respectant les contre-indications absolues suivantes :**
  - les antécédents personnels de cancer du sein ;
  - les antécédents personnels de cancer de l'endomètre ou de l'ovaire ;
  - les antécédents thromboemboliques veineux ou artériels récents et documentés ;
  - les pathologies auto-immunes estrogénodépendantes.
- **Les contre-indications relatives sont :**
  - les pathologies gynécologiques estrogéno-dépendantes : fibrome utérin symptomatique, endométriose sévère ou mastopathie bénigne avec atypies cellulaires ;
  - les pathologies systémiques non équilibrées : HTA, diabète, dyslipidémie ;
  - les contre-indications métaboliques (essentiellement hypertriglycéridémie) et thrombo-emboliques concernent essentiellement les œstrogènes oraux, en raison de leur premier passage hépatique, mais sont à évaluer individuellement en ce qui concerne les traitements non oraux.
  - l'otospongiose ;
  - les pathologies hépatiques.
- **La balance bénéfice-risque de ce traitement** doit être évaluée soigneusement et la bonne connaissance des effets indésirables ainsi que les risques à long terme est fondamentale **(Tableau 4)**. Ils dépendent de la voie d'administration (risque vasculaire) et de la durée du traitement utilisé, (risque de cancer du sein). La balance bénéfices-risques doit être évaluée annuellement et individuellement lors des consultations médicales.

A

- **Informations des mesures hygiéno-diététiques et éducatives :** L'amélioration de l'hygiène de vie et de la nutrition, l'éviction des facteurs de risque (tabac, alcool) ou l'activité physique vont contribuer à limiter l'impact à long terme de la carence estrogénique induite par la ménopause sur le développement de nombreuses pathologies.

En Pratique :

- le choix de la voie d'administration dépendra des différents facteurs de risque métabolique et/ou vasculaire ;
- toute femme ménopausée et utilisant une thérapeutique hormonale substitutive doit être surveillée régulièrement : elle doit subir un examen gynécologique complet annuel avec examen minutieux des seins et un dépistage du cancer du col tous les 3 à 5 ans ;
- une mammographie de surveillance est recommandée tous les 2 ans à partir de 50 ans ;
- la durée du traitement est encadrée par des recommandations précises (HAS), durée minimale pour soulager le syndrome climatérique.

5. Conduite à tenir en pratique - Suivi

- **Il doit être régulier tous les 6-12 mois avec une réévaluation de l'indication du THM au moins une fois par an.** Le suivi est identique que l'on prescrive un THM ou non : il est indispensable de réaliser les mammographies (tous les 2 ans ; programme de dépistage généralisé de 50 à 74 ans) et un dépistage du cancer du col jusqu'à 65 ans.
- **Toute métrorragie post-ménopausique doit nécessiter des explorations (échographie ± hystéroscopie) afin d'éliminer une pathologie organique.**

- **L'efficacité et la tolérance du traitement doivent être régulièrement évaluées** en recherchant les **signes de surdosage [hyper-estrogénie]** (mastodynies, prise de poids, règles abondantes) et de sous-dosage (persistance des **signes d'hypo-estrogénie** [voir plus haut]). La recherche systématique de pathologies intercurrentes, de facteurs de risque ou d'évènements cardiovasculaires et d'ostéoporose doit être effectuée à chaque consultation de suivi.

B

6. Les alternatives au traitement hormonal de ménopause

Deux situations peuvent être relativement bien prises en charge :

6.1. L'atrophie et la sécheresse vulvo-vaginale

- Son traitement fait appel aux estrogènes par voie vaginale pour maintenir une trophicité correcte. Il n'existe pas de contre-indications à ce traitement en raison du très faible passage systémique. Le cancer du sein constitue une contre-indication relative et doit être discuté avec l'oncologue référent.

6.2. Les bouffées de chaleur

- Il existe des alternatives thérapeutiques au THM dans le cas d'intolérance ou contre-indications mais leur efficacité reste toujours inférieure à celle du traitement estrogénique. Elles possèdent chacune leurs précautions d'emploi et contre-indications. Elles sont utilisées hors AMM.
  - Les inhibiteurs de la recapture de la sérotonine et de la noradrénaline (IRSNa) : Venlafaxine 37,5 mg, 1 à 3 comprimés par jour.
  - Les inhibiteurs sélectifs de la recapture de la sérotonine (ISRS) : Deroxat® – Paroxétine, Prozac® – Fluoxétine (ISRS).
  - Les anti-épileptiques GABA-ergique : Neurontin® – Gabapentine, dose initiale 300 mg/j jusqu'à 900 mg/j.
  - Les antihypertenseurs d'action centrale, agoniste des récepteurs de l'imidazoline : Catapressan®, Clonidine, 1/2 comprimé matin et soir.
  - La tibolone (Livial®), progestatif dérivé de la testostérone, peu utilisé car augmentant de façon significative le risque d'accident vasculaire cérébral ischémique, mais dont l'efficacité sur les bouffées de chaleur a été démontrée.
  - Les phyto-œstrogènes : leur utilisation est contre-indiquée en cas de pathologie carcinologique estrogéno-dépendante et notamment le cancer du sein.
- On pourra par ailleurs conseiller également l'acupuncture, l'hypnose ou le yoga.

AU TOTAL

Le large panel des molécules hormonales disponibles en France permet d'optimiser les stratégies thérapeutiques en fonction des différents profils de risque des patientes et de résoudre dans la plupart des cas le traitement de la symptomatologie parfois importante et invalidante de la ménopause.

Tableau 4. BALANCE BÉNÉFICE/RISQUE DU THM			
BÉNÉFICES PROUVÉS	**BÉNÉFICES**	**RISQUES**	**PAS DE CONNAISSANCES**
Syndrome climactérique	↘ bouffées de chaleur ↘ sécheresse vaginale ↘ troubles de l'humeur ↘ troubles du sommeil ↘ arthralgies		
Os	↘ ostéoporose ↘ fractures ostéoporotiques (vertèbres et col du fémur)		
Cœur	↘probable IDM chez femmes récemment ménopausées sans facteur de risque	↗ IDM la première année de traitement (voie orale)	Pas d'information avec la voie percutanée
Cerveau		↗ AVC (voie orale)	Peu d'information avec la voie percutanée
Veines (thrombose veineuse ou embolie pulmonaire)		↗ risque TVP ou EP (voie orale)	Pas de modification du risque avec la voie percutanée associée à la progestérone
Cancer du sein		↗ risque après 5 à 10 ans d'utilisation dépendant du type de THM	
Cancer de l'endomètre			Pas de modification du risque si au moins 12 jours de progestatifs associés
Cancer de l'ovaire		↗ du risque (dépend de l'histologie)	
Cancer du colon	↘ du risque (30 %)		

FICHE DE SYNTHÈSE

1. Définition et diagnostic :

- La ménopause se définit comme un arrêt permanent des menstruations résultant d'une perte de l'activité folliculaire ovarienne.
- Le diagnostic est clinique et rétrospectif basé sur une période d'aménorrhée consécutive de 12 mois sans cause pathologique aux âges habituels de ménopause (moyenne France 51 ans).
- Lorsque l'aménorrhée associée à la perte de l'activité folliculaire ovarienne survient avant l'âge de 40 ans on parle alors d'insuffisance ovarienne prématurée qui peut être d'origine iatrogène (chimiothérapie, radiothérapie, chirurgie) ou spontanée. Dans ce cadre il est recherché une étiologie génétique ou auto-immune.
- La périménopause précède l'installation de la ménopause et est souvent marquée par une variabilité de l'activité ovarienne entrainant une alternance de signes d'hypo-estrogénie (syndrome climatérique) et signes d'hyper-estrogénie.

2. Conséquences de la ménopause :

- Le symptôme principal du syndrome climatérique est la présence de bouffées de chaleur.
- Les principales conséquences de la carence hormonale sont la déminéralisation osseuse et l'augmentation du risque de maladie cardiovasculaire.

3. Prise en charge :

- Le traitement hormonal de la ménopause est le traitement le plus efficace pour traiter le syndrome climatérique et la perte osseuse post ménopausique.
- Les principales contre-indications du THM sont un antécédent de cancer du sein ou autre cancer estrogéno-dépendant et un antécédent de pathologie vasculaire artérielle (infarctus du myocarde ou accident vasculaire cérébral ischémique).
- Un saignement d'origine utérine après la ménopause doit toujours être exploré de manière histologique avec la réalisation d'une hystéroscopie diagnostique pour éliminer un cancer de l'endomètre.

Principales situations de départ avec les Items 330-10B et 124 : « Ménopause. Traitement hormonal de la ménopause »

Situation de départ
En lien avec le diagnostic de péri-ménopause, ménopause et le syndrome climatérique
94. Troubles du cycle menstruel **112.** Saignement génital anormal **24.** Bouffées de chaleur **25.** Hypersudation **67.** Douleurs articulaires **135.** Trouble du sommeil **123.** Humeur triste, douleur morale **21.** Asthénie **63.** Troubles sexuels **178.** Demande/ Prescription raisonnée et choix
En lien avec le suivi des conséquences de la ménopause
278. Consultation de suivi d'une femme ménopausée **57.** Prise de poids **320.** Prévention des maladies cardiovasculaires **195.** Analyse d'un bilan lipidique **306.** Depistage et prévention de l'ostéoporose **131.** Trouble de la mémoire, déclin cognitif

Chapitre 46

Traitement des troubles sexuels chez l'homme

Dr Chadi Abbara, Pr Marie Briet

Service de Pharmacologie, Toxicologie et Centre régional de Pharmacovigilance, CHU d'Angers, Université d'Angers

PLAN

OBJECTIFS : N° 330-10C

- Prescription et surveillance des classes de médicaments les plus courantes chez l'adulte et chez l'enfant, hors anti-infectieux (voir item 177).
- Connaître le bon usage des principales classes thérapeutiques.
- Traitement des dysfonctions sexuelles (voir item 126).

Rang	Rubrique	Intitulé	Descriptif
A	Prise en charge	Médicaments des troubles sexuels : connaître les mécanismes d'action, indications, effets secondaires interactions médicamenteuses, modalités de surveillance et principales causes d'échec	

Les situations de départ sont indiquées en violet et en gras et listées à la fin du chapitre.

A 1. Introduction

- Les troubles sexuels chez l'homme sont principalement représentés par **les troubles érectiles et l'éjaculation précoce.**
- La dysfonction érectile correspond à l'incapacité à obtenir ou maintenir une érection suffisante pour permettre une activité sexuelle satisfaisante. Elle peut avoir une cause psychologique, organique ou pharmacologique. Parmi les causes organiques, le diabète, l'hypertension artérielle et les maladies cardiovasculaires en général sont majoritairement représentées. Certains médicaments peuvent être associés à la survenue d'une dysfonction érectile tels que les neuroleptiques, les inhibiteurs de la recapture de sérotonine, certains anti-hypertenseurs, et doivent être recherchés.
- La prise en charge des dysfonctions érectiles peut se faire de façon non médicamenteuse ou médicamenteuse :
  - Prise en charge des troubles par traitement **non médicamenteux,** non invasifs ou invasifs :
    - **mesures hygiéno-diététiques ;**
    - **thérapie psycho-sexuelle ;**
    - **système à dépression ;**
    - **implantation de prothèses péniennes,** la prise en charge des implants péniens étant assurée seulement pour le traitement du dysfonctionnement érectile organique après insuccès de tout autre traitement ;
    - **chirurgie artérielle ou veineuse.**
  - Ou par **traitement médicamenteux** administré :
    - **par voie locale ;**
    - **par voie transurétrale ;**

- ➢ **par voie intra-caverneuse ;**
- ➢ **par voie orale,** au premier plan desquels sont les inhibiteurs de phosphodiésterase de type 5.

A

2. Médicaments administrés localement

2.1. Prostaglandine E1, alprostadil, application topique

- La prostaglandine E1 (PGE1) active l'adénylate cyclase membranaire ce qui augmente la concentration intracellulaire d'AMPc et entraîne une relaxation des muscles lisses des corps caverneux. La PGE1 induit également une inhibition de libération de noradrénaline par les terminaisons sympathiques.
- De grands essais contrôlés ont montré la supériorité de l'alprostadil en application locale vs placebo. Les effets secondaires étaient limités à un œdème et érythème pénien, des douleurs génitales, résolutifs en quelques heures. Cette approche, en l'état actuel moins efficace que les inhibiteurs de phosphodiésterase de type 5 est limitée.

2.2. Autres molécules

- Gel de nitroglycérine (5 ou 10 %) en friction sur la peau pénienne, minoxidil (solution à 2 %) en application sur le gland… Efficacité non démontrée dans des essais cliniques méthodologiquement convaincants.

A

3. Médicaments administrés par voie transurétrale

- **Prostaglandine E1, alprostadil application transurétrale**
- L'administration d'alprostadil par voie transurétrale a une efficacité moindre que l'injection intracaverneuse ou que les inhibiteurs de phosphodiestérase, mais elle est employée du fait de sa relative facilité de mise en œuvre.

A

4. Médicaments par voie intra-caverneuse

4.1. Prostaglandine E1, alprostadil, injection intra-caverneuse

- L'injection **intra-caverneuse** de PGE1 constitue la deuxième option thérapeutique après les inhibiteurs de la phosphodiestérase de type 5. La dose administrée varie entre 5 et 20 microgrammes.

La première dose et la dose-titration se font en milieu médical (surveillance).

- L'hypogonadisme et l'existence de facteurs de risque CV sont associés à une moins bonne réponse. Chez les patients ayant subi une chirurgie pelvienne, la dose initiale doit être de 5 microgrammes afin de minimiser le risque de priapisme.

4.2. Adhérence au traitement

- Après 18 mois de traitement le taux d'abandon du traitement est de 50 % environ. Les raisons ne sont pas liées à l'inconfort ou effets indésirables mais plutôt à la moindre satisfaction procurée par cette vie sexuelle « pharmacologiquement » induite.

4.3. Effets indésirables et précautions particulières

- Les injections initiales peuvent se compliquer d'un priapisme lors de la titration de dose, tandis que les injections multiples peuvent conduire à une fibrose à type de nodules/plaques, ou une fibrose caverneuse dans les cas les plus sévères. Enfin, l'injection s'accompagne d'une douleur dans 30 % des cas environ, en lien avec la technique d'injection.
- Les **patients diabétiques** sont à plus haut risque de complications à type de fibrose ou de douleur.
- Hématome / ecchymose au point d'injection.
- L'injection d'alprostadil en intra-caverneux est contre-indiquée dans les situations suivantes :
  - hypersensibilité ;
  - pré-disposition à la survenue d'un priapisme (drépanocytose, myélome) ;
  - déformation du pénis, fibrose intra-caverneuse, maladie de Lapeyronie ;
  - implant pénien ;
  - patients ayant un état cardiovasculaire non compatible avec une activité sexuelle.

EN RÉSUMÉ : ALPROSTADIL, (CAVERJECT®, EDEX®, CAVERJECTDUAL®)

- Éviter chez les patients ayant des antécédents récents cardio-vasculaires.
- Délai d'action : 5-10 min, Durée d'action : 30-90 min.
- Modalités d'utilisation :
  - dose initiale comprise entre 5 et 20 microgrammes ;
  - ajustement individuel par palier de 5 microgrammes pour obtenir une érection complète en 5 à 10 min et inférieure à 1 h ;
  - 1 inj par jour max, 2 inj par semaine max avec un intervalle de 24 h min.
- Voie intra-caverneuse stricte : jamais IV !!!
- Passage dans le sperme et le liquide séminal donc éviter chez les hommes dont la partenaire est enceinte ou susceptible de l'être.
- Peut provoquer une érection prolongée voire un priapisme (si érection rigide de plus de 3-4 heures traitement adapté nécessaire : ponction des corps caverneux, injection d'amines sympathomimétiques, chirurgie) : douleur à l'érection ; hématomes au point d'injection, fibrose, érythème.

A

5. Médicaments administrés par voie orale

5.1. Inhibiteurs de la phosphodiésterase de type 5

Les inhibiteurs de phosphodiésterase de type 5 sont la première ligne de traitement de la dysfonction érectile.

5.1.1. *Mécanisme d'action*

- La phosphodiésterase de type 5 est présente à des concentrations élevées dans l'ensemble du système urogénital, en particulier dans les corps caverneux. Sa fonction physiologique est l'hydrolyse de la 3'5'-GMP (cycloguanosine phosphate), médiateur clef de l'érection : sa synthèse fait suite à une stimulation parasympathique qui conduit à la libération de NO et à l'activation de la guanylate cyclase.

- Les inhibiteurs de la phosphodiésterase de type 5 en bloquant la dégradation de la 3'5'-GMP, la maintiennent à une concentration élevée ce qui assure la persistance de l'érection. L'efficacité des inhibiteurs de la phosphodiésterase de type 5 dépend d'une stimulation sexuelle adéquate et d'un fonctionnement conservé du système parasympathique. Ce type d'approche pharmacologique est donc utilisable dans la majorité des dysfonctions érectiles à l'exception de celles relatives à des dommages des nerfs parasympathiques caverneux (certaines chirurgies de cancer pelvien, ou les maladies associées à une neuropathie autonome sévère comme le diabète).

L'érection physiologique est liée à la libération de NO dans le corps caverneux lors de la stimulation sexuelle :

- le NO active la guanylate cyclase qui entraîne une augmentation de GMPc ;
- la GMPc induit un relâchement des muscles lisses ;
- il y a alors accroissement du flux sanguin vers le pénis.

Un inhibiteur de la PDE5 n'a pas d'effet direct relaxant sur le tissu du corps caverneux mais il augmente la concentration locale en GMPc, donc l'effet du NO.

Une stimulation sexuelle est toujours nécessaire pour qu'un inhibiteur de la PDE5 soit efficace.

5.1.2. *Devenir du médicament dans l'organisme*

5.1.2.1. Absorption

- Les inhibiteurs de la phosphodiésterase de type 5 actuellement disponibles sont rapidement absorbés par voie orale. La concentration maximale (qui assure théoriquement l'effet maximum) est atteinte atteinte, en moyenne, en 60 minutes pour le sildenafil, 60 minutes pour le vardenafil, 120 minutes pour le tadalafil, et 30 à 45 minutes pour l'avanafil.
- Le sildenafil et le vardenafil se prennent au moins une demi-heure avant le rapport, le tadalafil une heure avant et l'avanafil, 15 minutes avant.
- **Selon les molécules, la prise pendant un repas peut modifier l'apparition de l'effet (vs prise à jeun).**

5.1.2.2. Élimination

- **La voie principale d'élimination des inhibiteurs de la phosphodiésterase de type 5 est hépatique.** Les demi-vies sont variables : environ 3 à 5 h pour le sildenafil, 4 à 5 h pour le vardenafil et 17.5 h pour le tadalafil, éliminé plus lentement.

5.1.3. *Populations particulières*

5.1.3.1. Insuffisance rénale ou hépatique

- Des ajustements de posologie, en fonction des molécules, sont nécessaires en cas d'insuffisance rénale ou hépatique.
- La tolérance de ces molécules n'a pas été étudiée chez les patients ayant une insuffisance hépatocellulaire sévère.

5.1.3.2. Maladies cardiovasculaires

- Les patients ayant des pathologies cardiovasculaires sont particulièrement sensibles aux effets systémiques des inhibiteurs de phosphodiésterase de type 5. Ces médicaments sont contre-indiqués avec les pathologies suivantes :
  - Infarctus du myocarde récent ;
  - Angor instable ou douleurs thoraciques lors des rapports sexuels ;
  - Insuffisance Cardiaque NYHA > 2 ;
  - Accident Vasculaire Cérébral récent.

- Les médicaments utilisés dans le traitement des troubles de l'érection ne doivent pas être utilisés chez les hommes pour qui l'activité sexuelle est déconseillée (par ex. des patients avec des troubles cardiovasculaires sévères comme un angor instable ou une insuffisance cardiaque grave).

5.1.3.3. Priapisme

- Les inhibiteurs de phosphodiésterase de type 5 doivent être utilisés avec précaution chez les patients ayant des pathologies à risque de priapisme comme la drépanocytose, certaines leucémies, le myélome multiple.

5.1.3.4. Pathologies ophtalmologiques

- Les inhibiteurs de la phosphodiesterase 5 sont contre-indiqués chez les patients ayant une perte de la vision d'un œil due à une neuropathie optique ischémique antérieure non artéritique (NOIAN), que cet événement ait été associé ou non à une exposition antérieure à un inhibiteur de phosphodiesterase 5.
- La tolérance de ces médicaments n'a pas été étudiée chez les patients ayant des troubles rétiniens dégénératifs héréditaires.

5.1.4. Interactions médicamenteuses

- Le CYP3A constitue la voie principale de métabolisme du sildenafil, du vardenafil et du tadalafil. Le CYP2C9 participe au métabolisme du sildenafil et du vardenafil et le CYP2C19 et CYP2D6 à celui du vardénafil. Le métabolite circulant majeur pour le sildenafil et le vardenafil contribue à l'activité tandis que le métabolite principal du tadalafil est considéré comme inactif. **La voie principale d'élimination des inhibiteurs de la phosphodiésterase de type 5 est hépatique et les interactions médicamenteuses dépendent des voies métaboliques au niveau du système des cytochromes.** Ainsi, tous les inducteurs et inhibiteurs de l'activité du CYP3A4 vont influencer l'exposition systémique et l'élimination du sildenafil, vardenafil et tadalafil. L'érythromycine, le kétoconazole, et l'itraconazole augmentent entre 3 et 10 fois la concentration plasmatique des inhibiteurs de phosphodiésterase de type 5. Le ritonavir, inhibiteur de protéase du VIH, augmente les concentrations plasmatiques de 1 à 5 fois pour le tadalafil, 16 fois pour le vardenafil.
- L'administration conjointe d'inhibiteurs de phosphodiésterase de type 5 et d'alpha bloqueurs majore l'effet hypotenseur.
- Les inhibiteurs de phosphodiésterase de type 5 sont contre-indiqués en association avec les dérivés nitrés en raison de l'effet potentialisateur sur l'hypotension artérielle.
- **Les inhibiteurs de la PDE5 augmentent la concentration locale en GMPc, ils sont contre-indiqués avec les substances stimulant la guanylate cyclase tel que le riociguat en raison du risque d'hypotension artérielle.**

5.1.5. Efficacité à long terme des inhibiteurs de phosphodiésterase de type 5

- Il n'y a ni tachyphylaxie, ni upregulation de la phosphodiésterase de type 5 après administration prolongée d'un inhibiteur. L'administration à long terme s'accompagne d'une amélioration de la fonction orgasmique, de la satisfaction sexuelle et de la qualité de vie. En dépit de la simplicité apparente de la prise par voie orale, par rapport aux autres possibilités thérapeutiques notamment l'injection intra-caverneuse, le taux d'interruption du traitement reste élevé, entre 45 et 78 % après 6 à 24 mois, selon la population traitée et la spécialité des médecins prescripteurs. Les raisons évoquées sont multiples : efficacité inférieure aux attentes, coût élevé, perte d'intérêt pour l'acte sexuel, nécessité d'une prescription médicale, récupération d'une fonction érectile correcte, réticence du partenaire, effets secondaires.

5.1.6. Effets indésirables

- Les effets secondaires rapportés sont liés au mécanisme d'action et au manque de spécificité urologique des inhibiteurs de phosphodiésterase de type 5.
- Les effets secondaires principaux sont les maux de tête, les bouffées de chaleur, la dyspepsie et les rhinites. Des douleurs dorsales et des myalgies sont associées au tadalafil.

- Des cas d'hypersensibilité sont rapportés, de même, des situations d'érection prolongée, de priapisme.
- Sont également rapportées des anomalies visuelles, comme la perturbation de la vision des couleurs en raison de l'inhibition partielle de la phosphodiésterase 6, enzyme localisée dans la rétine, responsable de la discrimination des couleurs.

> En cas d'anomalie visuelle importante et soudaine le patient doit consulter immédiatement à la recherche d'une neuropathie optique ischémique antérieure non artéritique.

- **Inhibiteur de la phosphodiésterase de type 5 et risque cardiovasculaire.**
- Depuis la mise sur le marché, avec une très large utilisation, ont été observés : infarctus du myocarde, angor instable, mort subite d'origine cardiaque, arythmies, hémorragies cérébrovasculaires, A.I.T... Certains des patients avaient des facteurs de risque cardiovasculaire pré-existants.
- Les différents essais cliniques ayant évalué des inhibiteurs de phosphodiésterase de type 5 n'ont pas montré un risque plus élevé d'infarctus du myocarde ou de décès chez les patients exposés par comparaison aux patients ayant reçu un placebo. L'association avec des dérivés nitrés reste une contre-indication absolue en raison du risque d'hypotension majeure. Il convient d'évaluer le risque cardiovasculaire avant la prescription d'inhibiteurs de la phosphodiesterase de type 5.

5.2. Yohimbine

- Avant le développement des inhibiteurs de la phosphodiésterase de type 5, la yohimbine était le médicament le plus prescrit pour la prise en charge des dysfonctions érectiles. Son utilisation est en forte diminution.

5.2.1. *Mécanisme d'action et efficacité*

- La yohimbine agit au niveau central et périphérique en bloquant les adrénorécepteurs de type alpha 2. La yohimbine interfère également avec le relargage de NO par l'endothélium, favorisant la synthèse de NO et de GMPc.
- L'efficacité de la yohimbine a été évaluée dans de nombreuses études, avec des résultats contrastés allant d'une efficacité nulle à une efficacité de 70 %. Par comparaison, l'efficacité rapportée pour le placebo était proche de 40 %. Malgré les données d'une méta-analyse de 7 études en double aveugle, contrôlées, contre placebo, montrant une supériorité de la yohimbine, cette dernière n'est pas devenue le traitement standard de la dysfonction érectile, en cas d'étiologie organique tout du moins.

5.2.2. *Effets indésirables*

- Les principaux effets secondaires sont liés à l'augmentation de l'activité sympathique : anxiété, nausée, agitation, insomnies, tachycardie, palpitations, diarrhée, augmentation de la pression artérielle en particulier chez les patients hypertendus.
- L'administration de yohimbine est contre-indiquée chez les patients ayant une pathologie cardiovasculaire sévère : angor instable, infarctus du myocarde récent ou hypertension artérielle résistante, pathologie psychiatrique, ou une insuffisance hépatique ou une insuffisance rénale sévère, un glaucome, ou un ulcère gastro-duodénal.
- Il est déconseillé d'utiliser la yohimbine en association avec des antihypertenseurs centraux.

FICHE DE SYNTHÈSE

1. Alprostadil peut provoquer une érection prolongée voire un priapisme.
2. Les inhibiteurs de la PDE5 sont la première ligne de traitement.
3. Une stimulation sexuelle est toujours nécessaire pour qu'un inhibiteur de la PDE5 soit efficace.
4. Les inhibiteurs de la PDE5 augmentent l'effet du NO d'où les contre-indications avec les donneurs de NO médicamenteux ou non : dérivés nitrés, nitrite d'amyle (poppers) du fait de la majoration du risque d'hypotension.

+++ LE COUP DE POUCE DE L'ENSEIGNANT

- La fréquence de la dysfonction érectile augmente avec l'âge et l'existence de facteurs de risque cardiovasculaire.
- Le taux d'interruption du traitement est élevé quel que soit le traitement.
- Avant d'instaurer un traitement, il convient d'établir l'anamnèse de l'origine des troubles et d'évaluer soigneusement les risques et les traitements associés.

Principales situations de départ en lien avec l'item 330-10 C : « Traitement des troubles sexuels chez l'homme »

Situation de départ	Descriptif
63. Troubles sexuels et troubles de l'érection	Savoir définir les différents types de dysfonction érectile et connaitre leurs étiologies - Connaître le bilan de première intention d'une dysfonction érectile

CHAPITRE 47

Anticancéreux

Prescription et surveillance

Dr Lina Benajiba*, Dr Benoît Rousseau, Pr Jean-Jacques Kiladjian***

*Centre d'Investigations Cliniques, Hôpital Saint-Louis, Université de Paris

**Pharmacologie Clinique, Faculté de Médecine de l'Université Paris Est Créteil, Hôpital Henri Mondor, Créteil

OBJECTIFS : N° 330-11

- Prescription et surveillance des classes de médicaments les plus courantes chez l'adulte et chez l'enfant, hors anti-infectieux (voir item 177).
- Connaître le bon usage des principales classes thérapeutiques.
- Anticancéreux (voir item 294).

PLAN

1. Définitions
2. Des médicaments à index thérapeutique étroit
3. Les cytotoxiques
4. Les thérapies dites ciblées agissent sur des anomalies moléculaires propres au cancer
5. Les hormonothérapies agissent en inhibant la production hormonale
6. L'immunothérapie agit en stimulant le système immunitaire anti-tumoral
7. Exemple du déroulement pratique d'une cure de chimiothérapie intraveineuse
8. Résistance aux anti-tumoraux

Rang	Rubrique	Intitulé	Descriptif
B	Prise en charge	Prescription et surveillance des anticancéreux	Connaître les mécanismes d'action
B	Prise en charge	Prescription et surveillance des anticancéreux	Connaître les principaux effets indésirables, les interactions médicamenteuses et les modalités de prescription et de surveillance
B	Prise en charge	Prescription et surveillance des anticancéreux	Connaître les principales causes d'échec

Les situations de départ sont indiquées en violet et en gras et listées à la fin du chapitre.

B

1. Définitions

1.1. Stratégies thérapeutiques en oncologie

DE FAÇON GÉNÉRALE, LES INDICATIONS DES ANTICANCÉREUX DÉPENDENT :

- Du « **primitif** », c'est-à-dire du tissu ou du type de cellule dans lequel est initialement apparu le cancer.
- Du **stade de la maladie**, localisé ou avancé.
- Des éventuelles **anomalies moléculaires** spécifiques du cancer.

- **La décision thérapeutique** doit être prise au sein d'une réunion de concertation pluridisciplinaire, faisant intervenir les différents acteurs de la prise en charge du cancer, comme par exemple l'oncologue, l'hématologue, le radiothérapeute, le chirurgien, l'anatomopathologiste, le cytologiste, le radiologue ou le médecin nucléaire.
- **La stratégie thérapeutique** retenue définit un objectif thérapeutique pour chaque patient :
  - objectif **curatif,** c'est-à-dire de guérison du cancer ;
  - objectif **palliatif,** c'est-à-dire de préservation de la qualité de vie du patient, et dans la plupart des cas d'augmentation de la survie.
- Ce traitement est souvent **multimodal**, c'est-à-dire incluant :
  - la **chirurgie** et/ou,
  - la **radiothérapie** et/ou,
  - les **anticancéreux**.

LA POLYCHIMIOTHÉRAPIE EST DE RÈGLE :

- Association de plusieurs médicaments pour obtenir un effet additif, parfois synergique.
- Éviter l'émergence de cellules tumorales résistantes.
- Améliorer leur tolérance en choisissant des molécules dont le profil de toxicité n'est pas totalement superposable.

- Ces associations constituent les « **protocoles de chimiothérapie** » propres aux différents cancers. Des **thérapeutiques adjuvantes** sont très souvent associées afin de lutter contre les effets indésirables (anti-émétiques, facteurs de croissance hématopoïétiques...).

DÉFINITIONS PARTICULIÈRES AUX TUMEURS SOLIDES EN STRATÉGIE CURATIVE :

- **Traitement néo-adjuvant :**
  - Traitement anticancéreux utilisé en premier dans la séquence thérapeutique (tumeur en place).
  - Objectif de réduction de la taille tumorale pour accéder à un traitement conservateur, diminuer le préjudice esthétique ou encore préserver la fonction d'un organe.
- **Traitement adjuvant :**
  - Après ablation du cancer.
  - Objectif de prévention de la récidive du cancer.
- **Radio-chimiothérapie concomitante :** traitement anticancéreux administré en même temps que la radiothérapie, pour augmenter la radiosensibilité tumorale.

DÉFINITIONS PROPRES À L'ONCO-HÉMATOLOGIE :

- **Traitement d'induction :** en onco-hématologie, traitement initial dont l'objectif est de mettre le patient en rémission complète.
- **Traitements de consolidation :** traitement faisant suite à un traitement d'induction et visant à maintenir le patient en rémission et de le conduire vers la guérison.

1.2. Les médicaments anticancéreux

- **Les médicaments anticancéreux sont divisés en plusieurs classes thérapeutiques selon leur mécanisme d'action.**

QUATRE CLASSES DE MÉDICAMENTS ANTICANCEREUX :

- **Les cytotoxiques :** traitements dont la cible est le cycle cellulaire, exerçant une action antiproliférative aboutissant à la lyse cellulaire. Les cytotoxiques sont fréquemment dénommés « chimiothérapie » par abus de langage.
- **Les hormonothérapies :** traitements ciblant les cancers dits hormono-dépendants, c'est-à-dire possédant des anomalies causales spécifiques dans les gènes des récepteurs hormonaux, le plus fréquemment les hormones stéroïdes comme la testostérone, l'œstradiol ou la progestérone.
- **Les thérapies dites « ciblées » :** elles s'attaquent à des anomalies spécifiques du cancer par exemple en raison de mutations activatrices dans les voies de transduction cellulaire. Ces médicaments sont souvent cytostatiques, induisant l'arrêt de la prolifération plutôt que la destruction cellulaire.
- **Les immunothérapies :** action passant par la restauration de l'immunité antitumorale déficiente, le plus souvent par activation de sous populations lymphocytaires cytotoxiques.

B 2. Des médicaments à index thérapeutique étroit

- Les médicaments cytotoxiques ont un index thérapeutique étroit et leurs effets indésirables sont le plus souvent la conséquence directe de leurs effets sur le fonctionnement cellulaire. Ainsi, les médicaments anticancéreux ciblent par exemple la prolifération cellulaire par l'intermédiaire d'une des étapes du cycle cellulaire. Or, dans l'organisme il n'y a pas que les cellules cancéreuses qui sont en cours de division cellulaire et ainsi les anticancéreux exercent une toxicité directe sur les tissus qui ont physiologiquement un haut index de prolifération comme la moelle osseuse ou les muqueuses digestives.
- **La balance entre efficacité et toxicité est parfois fine :**
  - une exposition trop faible se soldera par une inefficacité et une absence de toxicité ;
  - une exposition trop importante pourra conduire à une meilleure efficacité mais potentiellement à une toxicité inacceptable.
- La plupart des médicaments anticancéreux ont donc une marge thérapeutique étroite qui nécessite des précautions d'utilisation particulière qui sont détaillés dans la partie le « OK chimio ».

B

3. Les cytotoxiques

3.1. Les cytotoxiques agissent sur le cycle cellulaire

- **La figure 1 résume les grandes étapes du cycle cellulaire et les cibles d'action des cytotoxiques les plus fréquemment utilisés.** Ceux-ci peuvent donc agir aux différents niveaux du cycle cellulaire, soit directement soit indirectement sur l'ADN. Les mécanismes d'action sont détaillés ci-dessous par sous-types de cytotoxiques.

Figure 1. Cycle cellulaire et cibles des principaux cytotoxiques

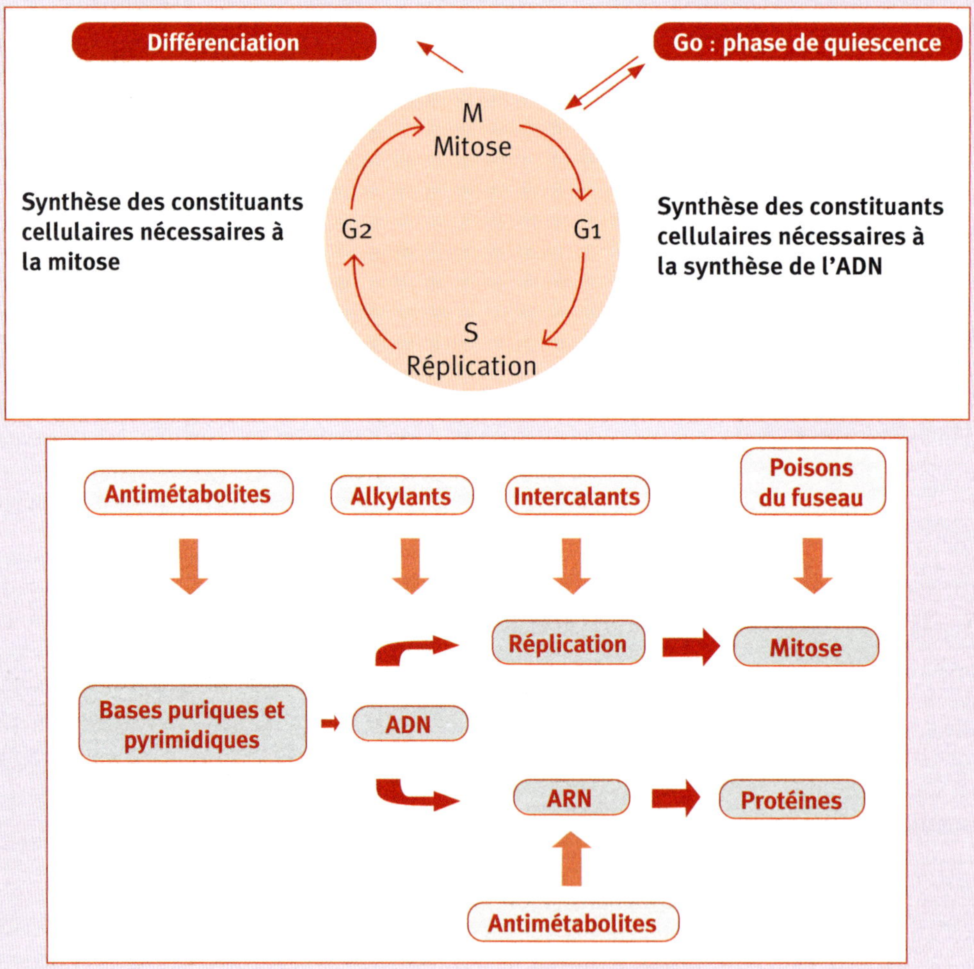

- De par leur action sur le cycle cellulaire et en particulier leur capacité à inhiber la prolifération cellulaire, les cytotoxiques partagent un spectre d'effets indésirables communs.

EFFETS INDÉSIRABLES COMMUNS AUX CYTOTOXIQUES :

- **Inhibition de l'hématopoïèse :**
  - **Anémie.**
  - **Neutropénie.**
  - **Thrombopénie.**
  - **Lymphopénie.**
  - Ces effets peuvent être prévenus par des **traitements prophylactiques spécifiques** comme le GCSF pour la neutropénie ou les agents stimulants l'érythropoïèse (érythropoïétine recombinante et apparentés) pour l'anémie.
- **Action sur la muqueuse digestive :**
  - **Mucites (inflammation des muqueuses, en particulier buccale).**
  - **Aphtes.**
  - **Nausées.**
  - **Vomissements.**
  - **Diarrhée.**
- **Action sur les cellules germinales :**
  - **Infertilité** voire stérilité définitive.
  - Pour les femmes : risque de **ménopause précoce**.
  - Il est souvent proposé en fonction de l'âge du patient une conservation de sperme au CECOS (Centre d'Étude et de Conservation des Œufs et du Sperme) ou une cryoconservation d'ovocyte.
- **Risque de cancer secondaire :**
  - Risque de cancer secondaire ou myélodysplasie.
- **Risque d'alopécie :**
  - La **chute des cheveux** est fréquente avec les cytotoxiques mais pas systématique.
- **Risque d'allergie :**
  - Risque dans certains cas de choc anaphylactique.
  - Une **prémédication** antiallergique à base de corticoïdes et d'anti-histaminiques peut être utilisée.

3.2. Les antimétabolites

- **Les antimétabolites sont très souvent un des piliers du traitement anticancéreux, seuls ou en association avec d'autres anticancéreux :**
  - analogie structurale avec les bases puriques et pyrimidiques ou l'acide folique, indispensable à la synthèse des acides nucléiques ;
  - les antimétabolites peuvent être comparés à un « leurre », provoquant l'inhibition des systèmes enzymatiques intervenant dans la synthèse de l'ADN et ou de l'ARN en rentrant en compétition avec les acides nucléiques ou l'acide folique de la cellule tumorale.
- **Antagonistes pyrimidiques :**
  - les bases pyrimidiques correspondent aux bases nucléotidiques C, U et T ;
  - ces médicaments sont donc des analogues de ces bases auxquelles elles se substituent entrainant une inhibition de la réplication et de la transcription ;
  - le tableau 1 donne les principaux antagonistes pyrimidiques ;
  - à noter que la capécitabine est un traitement oral dont le métabolite actif est le 5Fluorouracile (5FU).

EFFETS INDÉSIRABLES À CONNAÎTRE : LE 5FUH

- **Syndromes main-pied** qui peuvent être invalidants fonctionnellement.
- **Toxicité cardiaque par vasospasme coronaire en cours de perfusion (rare).** Il convient alors d'arrêter la chimiothérapie en urgence, de proposer une surveillance scopée et un cycle de **troponine** ainsi qu'un transfert en unité de cardiologie, l'évolution pouvant être fatale.
- **Antagonistes puriques**
  - Ce sont des analogues des bases puriques, A et G comme la fludarabine.
- **Antagonistes foliques**
  - Ils inhibent la DHFR (Dihydrofolate Reductase), enzyme clé de la synthèse de l'acide folique qui est le précurseur des acides nucléiques. Leur action antitumorale passe donc par une inhibition de la synthèse des acides nucléiques.
  - Exemples : méthotrexate et pemetrexed.
  - **Antidote** : L'acide folique lui-même. Il est fréquent d'utiliser l'acide folique pour limiter les **anémies** ou les effets toxiques des antagonistes de l'acide folique.

3.3. Les Alkylants et apparentés

- **Liaisons covalentes directes avec l'ADN, aussi dénommés groupements alkyl.**
- **Provoquent une inhibition de la transcription et de la réplication en empêchant l'accès des polymérases à l'ADN par encombrement stérique ou en provoquant des cassures simple ou double brin dans l'ADN.** Les cassures multiples de l'ADN entraînent l'accumulation de facteurs pro-apoptotiques qui conduit à la mort de la cellule tumorale. Leur mode d'action présuppose que les cellules normales sont capables de réparer les erreurs induites par les alkylants alors que les cellules tumorales, du fait de leur défaut dans les protéines de réparation de l'ADN, ne peuvent le faire efficacement.
- **Les alkylants se différencient dans leurs mécanismes et leurs effets en fonction du groupement alkyl ajouté à l'ADN.**

3.3.1. *Moutardes azotées*

- Première classe historique de cytotoxiques, ils occupent toujours une place de premier plan avec en particulier le cyclophosphamide, l'ifosfamide, le melphalan et la bendamustine.

TOXICITÉ VÉSICALE DU CYCLOPHOSPHAMIDE ET L'IFOSFAMIDE :

- En plus des effets indésirables classiques des cytotoxiques, leur métabolisme produit un métabolite toxique sur la muqueuse vésicale qui peut provoquer des **cystites hémorragiques**.
- Ainsi, ils doivent être administrés avec une **hyper-hydratation et un antidote vésical, l'uromitexan,** permettant une détoxification du métabolite urotoxique par réaction chimique directe sur ce métabolite et une augmentation de sa clairance urinaire.
- L'administration d'uromitexan est systématique avec l'ifosfamide et le cyclophosphamide à forte dose.

3.3.2. *Les organoplatines*

- Au sens strict, les organoplatines ne sont pas des agents alkylants car ils n'ajoutent pas de résidu alkyl sur l'ADN. Néanmoins, ils partagent beaucoup de propriétés pharmacologiques et forment eux aussi des liaisons covalentes avec l'ADN par l'intermédiaire de l'atome de platine au niveau des bases puriques en formant principalement des ponts intrabrins.
- Comme les autres agents alkylants, les organoplatines induisent des lésions simples ou doubles brins dans l'ADN.
- Trois organoplatines sont disponibles en pratique clinique et ils se distinguent par la nature chimique du groupe lié à l'ADN : **Cisplatine, carboplatine et oxaliplatine.**

3.3.2.1. Le cisplatine

PROFIL DE TOXICITÉ À CONNAÎTRE

- Pouvoir **émétisant** très élevé.
- Risque **d'insuffisance rénale** par tubulopathie voire nécrose tubulaire aiguë qui nécessite une **hyperhydratation systématique par sérum physiologique au cours de l'administration.**
- **Acouphènes, pertes d'audition** voire surdité de perception.
- **Neuropathies périphériques.** Il est contre-indiqué en cas d'insuffisance rénale (DFG inférieur à 50-60 mL/min/1,73m^2).

3.3.2.2. Le carboplatine

- Mieux toléré que le cisplatine sur le plan digestif, rénal ou auditif.
- Mais myélotoxicité plus importante.
- On peut remplacer le cisplatine par du carboplatine en fonction du terrain du patient, en particulier dans les tumeurs bronchiques ou vésicales, si la fonction cardiaque ou rénale font craindre un œdème aigu pulmonaire secondaire à l'hyperhydratation.

3.3.2.3. L'oxaliplatine

PROFIL DE TOXICITÉ À CONNAÎTRE :

- Pas de risque d'insuffisance rénale ou de surdité.
- **Neuropathies sensitives** au froid parfois très invalidantes.

3.4. Les inhibiteurs de topoisomérases

- Historiquement, ces agents étaient appelés « agents intercalants » car ils étaient considérés comme des molécules capables de s'intercaler au sein de la double hélice d'ADN, **leur mode d'action passe en fait principalement par une inhibition des topoisomérases.**
- **Les topoisomérases interviennent lors de l'élongation et de la réplication de l'ADN.** Elles génèrent des coupures transitoires dans celui-ci et en assurant le passage des segments d'ADN à travers ces coupures avant de refermer les brins. Elles permettent ainsi de réguler les « supertours » dans l'ADN, que l'on peut comparer à des nœuds. L'accumulation de ces supertours entraîne une impossibilité d'accès et de fonctionnement des ADN polymérases lors de la réplication et conduit à la mort cellulaire.

DEUX TYPES DE TOPOISOMÉRASES EXISTENT :

- Le type I qui fait passer un seul brin d'ADN.
- Le type II qui fait passer les deux brins.

3.4.1. *Les inhibiteurs de topoisomérase I*

- Principaux représentants : irinotecan et le topotecan.
  - **L'irinotecan :**
    - Profil d'effets indésirables à connaître :
      - Risque de syndrome cholinergique lors de l'administration qui nécessite en **prévention l'administration d'atropine.**
      - Risque de **diarrhée** sévère et **d'hématotoxicité** sévère en cas d'ictère.

- Particularité pharmacologique : l'irinotecan est métabolisé au niveau hépatique puis éliminé par voie biliaire par glucuronoconjugaison. Les patients présentant une déficience en glucuronoconjugaison comme au cours du syndrome de Gilbert (prévalence de 6 % environ dans la population occidentale) ont un risque de toxicité accrue qui nécessite une diminution importante des doses.

– **Le topotecan :**

➢ Effets indésirables : **hématotoxicité**, en particulier la **thrombopénie**, et **toxicités muqueuses (mucite, diarrhée)**.

3.4.2. *Les inhibiteurs de topoisomérase II*

- **Épipodophyllotoxines**

– Principal représentant : **l'étoposide** aussi appelé VP16.

– Effets indésirables propres : **hématotoxicité**, **alopécie**, **risque de leucémie secondaire** dose dépendant.

- **Les anthracyclines**

– Principaux représentants : doxorubicine, épirubicine et idarubicine.

– Effets indésirables : **toxicités aiguës classiques**, et très **alopéciantes**.

– **Cardiotoxicité dose dépendante**

➢ Nécessite la réalisation d'une échographie pré-thérapeutique et une surveillance cardiaque échographique après leur administration à long terme.

➢ Dose totale à ne pas dépasser pour chaque anthracycline.

➢ Par exemple, pour la doxorubicine, la dose totale à ne pas dépasser est de 550 mg/m^2, mais les premiers signes d'altération de la fonction cardiaque peuvent être observés à partir de 250-300 mg/m^2.

➢ **Antidote pour limiter la toxicité cardiaque :** le dexrazoxane, pouvant être utilisé chez les patients ayant déjà reçu une dose cumulée de 300 mg/m^2 de doxorubicine. Il majore néanmoins la toxicité hématologique.

– Risque de **nécrose cutanée** en cas d'extravasation :

➢ Administration avec une grande précaution par un **cathéter central.**

➢ Risque de nécroses cutanées particulièrement délabrantes en cas d'extravasation qui nécessite une prise en charge urgente par une équipe de chirurgie plastique avec lavage intensif, et éventuellement utilisation de l'antidote des anthracyclines, le dexrazoxane.

3.4.3. *Autres agents cytotoxiques à connaître*

- **La bléomycine :**

– Dérivé antibiotique de la classe des glycopeptides.

TOXICITÉ SPÉCIFIQUE :

- Fibroses pulmonaires irréversibles dose-cumulative (dose totale cumulée de 280 mg).
- Son utilisation nécessite des EFR préthérapeutiques avec mesure du rapport DLCO/VA et un contrôle de ces mêmes examens au cours de l'administration. Un rapport DLCO/VA < 67 % contre-indique son utilisation ou sa poursuite.

3.5. Les poisons du fuseau

- **Vinca-alcaloïdes**

– Inhibiteurs de la polymérisation des microtubules : les microtubules sont des complexes protidiques capables d'interagir avec les chromosomes au cours de la mitose. Le complexe microtubule-chromosome est appelé fuseau mitotique d'où le terme « poison du fuseau ». L'action cytotoxique passe donc par un blocage de la mitose, les chromosomes ne pouvant s'aligner correctement au cours de la métaphase, ce qui provoque la mort cellulaire.

- Principaux représentants des vinca-alcaloïdes : vinorelbine, vincristine, et vinblastine.
- ***Effets secondaires spécifiques :*** **neuropathies périphériques, en plus des effets indésirables communs des cytotoxiques.**

- Taxanes
  - Agissent eux sur les microtubules en les stabilisants sous forme polymérisée, la séparation des chromatides devient alors impossible et les cellules tumorales meurent en cours de mitose.
  - Principaux représentants : docetaxel et paclitaxel.
  - Indications extrêmement variées, en particulier dans le cancer du sein, du poumon, ovarien, ou utérin.
  - ***Toxicités spécifiques :*** **neuropathies périphériques et toxicité unguéale par onycholyse (prévention possible par l'utilisation d'un vernis à ongle solidifiant).**

Tableau 1. PRINCIPALES CLASSES DE CHIMIOTHÉRAPIE CYTOTOXIQUES ET LEURS EFFETS INDÉSIRABLES LES PLUS FRÉQUENTS

CLASSE DE CYTOTOXIQUE	PRINCIPAUX REPRÉSENTANTS	EFFETS INDÉSIRABLES PARTICULIERS
Tous les cytotoxiques		Allergie Asthénie Toxicité hématologique **(anémie, thrombopénie, neutropénie)** Toxicité digestive **(aphte, mucite, diarrhée, nausées, vomissements)** **Infertilité/stérilité ;** Souvent : **Alopécie** Risque de cancers secondaires
Antimétabolites		
Antagonistes pyrimidiques	5Fluorouracile et Capécitabine Aracytine Gemcitabine	Syndrome main pied, **Vasospasme coronaire** Toxicité cérébelleuse (parfois définitive), ophtalmologique (conjonctivite), cutanée Syndrome pseudo-grippal, microangiopathie thrombotique
Antagonistes puriques	Fludarabine	
Antagonistes foliques	Methotrexate Pemetrexed	**Anémie**, supplémentation en acide folique **Anémie**, supplémentation en acide folique et B12
Alkylants et apparentés		
Organoplatines	Cisplatine Carboplatine Oxaliplatine	**Nécrose Tubulaire aiguë, ototoxicité, neuropathie** **Thrombopénie** **Neuropathie**
Moutardes azotées	Cyclophosphamide Ifosfamide	**Cystite hémorragique** **Cystite hémorragique** et encéphalopathie
Nitrosourées	Streptozotocine	Protéinurie
Intercalants		
Inhibiteurs de topoisomérase I	Irinotecan Topotecan	**Diarrhée**, syndrome cholinergique **Thrombopénie**
Inhibiteurs de topoisomérase II	Etoposide (= VP16)	Leucémie secondaire dose cumulative
Anthracyclines	Doxorubicine Epirubicine	**Toxicité cardiaque** dose cumulative

Poisons du fuseau		
Vinca-alcaloïdes	Navelbine	**Troubles digestifs**
Taxanes	Docetaxel Paclitaxel	**Neuropathie, onycholyse**

B 4. Les thérapies dites ciblées agissent sur des anomalies moléculaires propres au cancer

- Au cours des dernières années, la meilleure connaissance des mécanismes à l'origine de la transformation maligne ou de la croissance tumorale (rôle des facteurs de croissance et de leurs récepteurs, mutations d'enzymes clés, néovascularisation tumorale,...) a ouvert de nouvelles voies de développement de médicaments anti-cancéreux, habituellement regroupés sous le terme de « thérapie ciblée ». Ils se distinguent en théorie de la chimiothérapie classique par un effet ciblant une anomalie portée par les seules cellules tumorales, avec comme espoir l'obtention d'une meilleure efficacité associée à une toxicité plus limitée (sans effet théoriquement sur les cellules normales).
- Les protéines « cibles » peuvent être simplement produites ou activées en excès au sein de la cellule tumorale ou bien être porteuses de mutations spécifiques qui vont être touchées spécifiquement par le médicament. Ces thérapies inhibent des voies importantes du cancer, aussi appelée « voie d'addiction oncogénique », qui peuvent parfois être le mécanisme principal expliquant la prolifération et la résistance à l'apoptose.

4.1. Biothérapies

- **Utilisation thérapeutique de tout matériel biologique (par opposition à chimique) :** il comprend ainsi les médicaments à structure protéique comme les peptides, les anticorps, ou protéines recombinantes (c'est-à-dire modifiée par des techniques de biologie moléculaire) ; ce terme s'étend aussi à l'utilisation de l'ADN, de virus ou de cellule à visée thérapeutique.
- **Cette partie abordera exclusivement les anticorps et apparentés (protéines recombinantes construites comme des anticorps) puisqu'ils sont actuellement les seules biothérapies disponibles en pratique clinique en cancérologie.**
- **Pharmacologie des anticorps thérapeutiques**
  - Macromolécules de la classe des immunoglobulines ;
  - Tous les anticorps thérapeutiques sont des Immunoglobuline de type G monoclonaux ;
  - Grande spécificité vis-à-vis d'un antigène donné ;
  - Longue demi-vie ;
  - Souvent chimériques, c'est-à-dire qu'ils contiennent des séquences peptidiques non humaines (en général de souris), ou dits « humanisés », avec moins de 10 % de séquence non humaine, ou encore totalement humains.
- **Anticorps ciblant un facteur soluble**
  - Dirigés contre des facteurs de croissance produits par la tumeur elle-même ou le microenvironnement tumoral.
  - ***Exemple :*** le bevacizumab est un anticorps anti-VEGF *(Vascular Endothelial Growth Factor)*. Le VEGF est un facteur pro-angiogénique qui favorise la production de néo-vaisseaux tumoraux. Le bevacizumab agit en inhibant la production et la survie des vaisseaux nourriciers de la tumeur, provoquant ainsi une nécrose tumorale par privation en oxygène et en nutriment.
- **Anticorps ciblant une protéine membranaire**
  - Dirigés la plupart du temps contre une protéine exprimée directement par les cellules tumorales.

- *Exemples :*
  - dans le lymphome, le rituximab cible la protéine CD20 exprimée à la surface des cellules lymphoïdes B tumorales ;
  - le trastuzumab est dirigé contre la protéine HER2 surexprimée dans certains cancers mammaires et gastriques ;
  - le cetuximab est quant à lui un anti-EGFR, utilisé dans les tumeurs de la tête et du cou ou encore colorectale.

4.2. Inhibiteurs chimiques de voies de transduction

4.2.1. Inhibiteurs de kinase

- Les inhibiteurs de protéines kinases, qui sont des enzymes avec une activité de phosphorylation, ont constitué une avancée majeure en cancérologie. Ces kinases interviennent dans les voies de transduction du signal cellulaire et lorsqu'elles sont activées anormalement, conduisent à la phosphorylation de facteurs de transcription qui entrent dans le noyau et activent l'expression de gènes de prolifération ou anti-apoptotiques. Le principe de ces inhibiteurs est d'agir très en amont de la voie de transduction, en ciblant la cause même du cancer et non plus le cycle cellulaire directement comme le font les cytotoxiques.
- Ces médicaments peuvent ainsi cibler des protéines anormales propres au cancer, ce qui théoriquement garantit un profil de tolérance plus favorable, ou cibler des protéines hyper-activées dans les cellules tumorales mais également présentes dans les cellules normales, du fait du caractère ubiquitaire des voies de transduction, avec un risque de toxicité spécifique selon la kinase inhibée.
- Sur le plan structural, ce sont pour la plupart d'entre eux des analogues de l'ATP, inhibant directement la kinase en se fixant au niveau du site actif responsable de l'activité de phosphorylation. Leur biodisponibilité est très variable. Le métabolisme hépatique est important par le biais des cytochromes comme le 3A4, ce qui explique un risque d'interaction médicamenteuse.
- Cette catégorie de médicament a connu un développement rapide et il existe de nombreux représentants avec des indications très variés en cancérologie. L'imatinib (inhibiteur de la protéine de fusion BCR-ABL1 à activité tyrosine kinase dans la leucémie myéloïde chronique), le sunitinib et le sorafenib (deux inhibiteurs multi-kinases) en furent les premiers représentants.

CARACTÉRISTIQUES DES INHIBITEURS DE KINASE À CONNAÎTRE :

- Analogues de l'ATP.
- Inhibent une ou plusieurs protéines kinases en empêchant leur phosphorylation.
- Quasiment exclusivement disponibles par voie orale.
- Biodisponibilité très variable.
- Métabolisme hépatique prépondérant par le cytochrome 3A4 et donc risque d'interaction important.
- Profil de toxicité spécifique dépendant de la / des kinases cibles.

4.2.2. Inhibiteurs pléiotropiques des voies de transduction

- Ces inhibiteurs ciblent de nombreuses protéines des voies de transduction et exercent de multiples effets : anti-prolifératif, immunomodulateur, anti-angiogénique. Ils sont principalement utilisés en onco-hématologie et leur principal représentant est la thalidomide.
- **La thalidomide** :
  - Hautement tératogène : **nécessité lors de sa prise une double contraception efficace.**
  - Risque thrombo-embolique : **doit systématiquement être administré avec un anti-agrégant** (aspirine à faible dose par exemple).
  - **Neuropathies périphériques** parfois sévères.

4.2.3. *Inhibiteurs du protéasome : bortezomib*

- Le protéasome est un complexe protéique dont la fonction physiologique est de dégrader les protéines devenues inutiles ou toxiques pour la cellule, après qu'elles aient été modifées par ubiquitinylation. Certaines protéines sont anormalement dégradées au cours du cancer, comme par exemple des protéines pro-apoptotiques, ce qui aboutit à une résistance à l'apoptose de la cellule tumorale. Les inhibiteurs du protéasome diminuent la dégradation de ces protéines pro-apoptotiques ce qui a pour conséquence de restaurer une apoptose efficace des cellules tumorales.
- **Le bortezomib :**
  - **neuropathies périphériques ;**
  - **hémato-toxicité.**

4.3. Effets indésirables des thérapies ciblées

- **Que ce soit les biothérapies ou les inhibiteurs chimiques de voies de transduction, ceux-ci partagent des effets indésirables spécifiques de leur cible. Ci-dessous sont développés deux exemples d'effets indésirables directement liés au mécanisme d'action des thérapies ciblées.**

4.3.1. *Anti-angiogéniques*

- Les anti-angiogéniques ont pour cible soit directement le VEGF (bevacizumab) ou les récepteurs du VEGF (sunitinib, sorafenib par exemple). Ils agissent en détruisant les néo-vaisseaux tumoraux mais exercent aussi une toxicité sur les vaisseaux normaux du patient. Ainsi, ils sont fréquemment responsables **d'hypertension artérielle**, de toxicité glomérulaire s'exprimant par des protéinuries ou même des **insuffisances rénales**. Ils augmentent aussi le risque de saignement par défaut de cicatrisation. Plus rarement, leur utilisation se complique d'événements thrombo-emboliques artério-veineux ou de toxicité cardiaque directe avec baisse de la fraction d'éjection ventriculaire gauche. Leur utilisation nécessite donc une surveillance cardio-vasculaire attentive (**ECG et échographie cardiaque préthérapeutique** en particulier).

EFFETS SECONDAIRES DES ANTIANGIOGÉNIQUES :

- **Hypertension artérielle.**
- Protéinurie par toxicité glomérulaire voire insuffisance rénale et/ou syndrome néphrotique : **BU voire protéinurie avant chaque cure,** surveillance de la créatinine.
- Risque thrombo-embolique artério-veineux.
- Risque d'altération de la fonction d'éjection ventriculaire gauche : **ECG et Échographie cardiaque préthérapeutique**.
- Risque de saignement, défaut de cicatrisation ou perforation tumorale.

4.3.2. *Anti-EGFR*

- *L'Epidermal Growth Factor Receptor* (EGFR) est une protéine transmembranaire fréquemment activée constitutivement dans les cellules tumorales carcinomateuses, stimulant la prolifération et la résistance à l'apoptose. Il existe des anticorps monoclonaux ciblant directement l'EGFR (cetuximab, panitumumab) ou des petites molécules ciblant la partie tyrosine kinase intracellulaire (erlotinib, gefitinib). Le profil de toxicité est marqué par des effets indésirables cutanés comme des **rash acnéiformes**, une xérose ou des fissures palmoplantaires. Ces toxicités peuvent avoir un préjudice esthétique ou fonctionnel important. Une éducation thérapeutique et une surveillance dermatologique spécifique sont proposées aux patients pour dépister tôt ces effets indésirables en association avec des **mesures préventives spécifiques** : hydratation cutanée, utilisation de tétracyclines anti-acnéiques.

EFFETS INDÉSIRABLES DES ANTI-EGFR À CONNAÎTRE :

- Cutanés : **rash acnéiforme**, xérose, fissures palmoplantaires.
- **Prophylaxie par émolients + tétracycline.**

B

5. Les hormonothérapies agissent en inhibant la production hormonale

- De nombreux cancers expriment des récepteurs hormonaux qui exercent, en réponse à un stimulus hormonal, une activité pro-mitotique et anti-apoptotique. La plupart du temps, ces hormones sont de la famille des stéroïdes (œstrogène, progestérone, testostérone) comme dans le cancer du sein ou de la prostate, cancers très fréquemment hormono-dépendants. La recherche de récepteurs hormonaux membranaires (sur pièces opératoires ou biopsies) permet de déterminer l'hormono-dépendance de ces cancers et d'identifier les patients à même de bénéficier de ce type de traitement.
- **Les hormonothérapies peuvent agir à différents niveaux des voies de production ou des cibles directes des hormones :**
  - **Par castration chimique :** C'est le cas des analogues peptidiques de la LHRH à longue demi-vie, qui inhibent par rétrocontrôle négatif l'axe hypothalamo-hypophysaire, provoquant une baisse de **la production de LH et FSH puis de la synthèse périphérique des hormones sexuelles.**
  - **Par action directe sur les récepteurs hormonaux au niveau tumoral (mais aussi au niveau périphérique) :** on distingue ainsi les anti-œstrogènes (comme le tamoxifène) et les inhibiteurs du récepteur de la testostérone (comme le bicalutamide).
  - **Par inhibition de la synthèse des hormones stéroïdes :** Les hormones stéroïdes présentent une voie de biosynthèse complexe faisant intervenir différentes enzymes assurant la production d'œstrogène, progestérone et testostérone à partir du cholestérol. En particulier, les étapes finales de biosynthèse font intervenir une aromatase exprimée par les tissus périphériques (surrénales, mammaires) qui assure la production d'estradiol lors de la ménopause.
- **Leur mode d'action provoquant une privation hormonale, ces traitements vont provoquer les effets secondaires suivants :**
  - Hypogonadisme et syndrome climatérique (bouffées vasomotrices, sécheresse cutanéomuqueuse).
  - **Troubles sexuels.**
  - Augmentation du risque thrombo-embolique.
  - Prise de poids.
  - Dyslipidémies.
  - **Stérilité** en cours de traitement.
  - La grossesse est contre-indiquée à la fois en mettant en jeu le pronostic lié au cancer (risque de récidive) et le développement fœtal sous traitement hormonal.
  - **Ostéoporose** avec un risque fracturaire, sauf pour le tamoxifène qui est donc utilisé dans le traitement du cancer du sein des femmes jeunes non ménopausées. **Supplémentation calcium vitamine D systématique et éventuellement biphosphonates intraveineux.**

B

6. L'immunothérapie agit en stimulant le système immunitaire anti-tumoral

- Le développement du cancer s'accompagne fréquemment d'une inhibition de la réponse immunitaire spécifique, ou immuno-surveillance anti-tumorale. Plusieurs traitements visant à réactiver la réponse immunitaire ont été développés et sont actuellement un espoir majeur d'amélioration des résultats des traitements pour des tumeurs de mauvais pronostic.
  - **Immunothérapies ciblées : les « immune checkpoints ou points de contrôle immunitaire »**
    Plus récemment des traitements ciblant spécifiques des protéines membranaires impliqués dans la régulation de l'immunité ont été développés. L'ipilimumab est un anticorps monoclonal anti-CTLA4 qui a marqué un tournant dans la prise en charge des mélanomes métastatiques. Les cellules tumorales en liant le récepteur CTLA4 sur les lymphocytes T inhibent leur cytotoxicité, et l'ipilimumab restaure cette fonction. La molécule PD-1 exprimée à la surface des lymphocytes T et son ligand PD-L1 présent à la surface de certaines cellules tumorales représentent également des cibles thérapeutiques. Leur interaction va « désactiver » le lymphocyte T qui ne va pas reconnaître la cellule tumorale. Les premiers anti-corps anti-PD-1 développés sont le pembrolizumab et le nivolumab. Ils ont montré leur efficacité dans plusieurs types de tumeurs agressives.

EFFETS INDÉSIRABLES DE L'IMMUNOTHÉRAPIE

- Risque de maladies auto-immunes parfois sévères que l'on traite par **corticothérapie** : entérocolites, dysthyroïdies, panhypophysite, polyarthralgies auto-immunes.

  - **Immunothérapie cellulaire :**
    Cellules T génétiquement modifiées pour exprimer un Récepteur Antigénique Chimérique (CAR). Une autre voie de recherche est l'utilisation de cellules T du patient modifiées *in vitro* pour exprimer à leur surface un antigène spécifique des cellules tumorales, puis réinjectées. Cette stratégie a donné ses premiers résultats notamment dans certaines formes de leucémies lymphoblastiques en développant des cellules CAR-T ciblant l'antigène CD19 porté par les cellules leucémiques.

B

7. Exemple du déroulement pratique d'une cure de chimiothérapie intraveineuse

7.1. Le « OK chimio » et les différentes étapes de vérification lors de l'administration

- L'indication du traitement oncologique a été posée en réunion de concertation pluridisciplinaire (RCP) et le patient vient recevoir son traitement oncologique selon un protocole précis. Dans leur grande majorité, les médicaments anticancéreux de type « chimiothérapie » sont administrés par voie parentérale et en règle générale par l'intermédiaire d'un **cathéter veineux central** afin d'en limiter la toxicité veineuse. La plupart des chimiothérapies anti-tumorales sont prescrites en fonction de la surface corporelle du patient.
- **Les étapes de vérification préalables à l'administration d'une chimiothérapie sont les suivantes :**
  - Vérification de la présence d'une RCP avec le nom du protocole et la périodicité.
  - Vérification clinique et biologique de la capacité du patient à recevoir la chimiothérapie.
  - Évaluation en fonction du terrain du risque de toxicité lié à la chimiothérapie.
  - Éventuelle adaptation posologique en fonction du risque pharmacologique.
  - Prescription et validation de la chimiothérapie : le « OK chimio ».

- Envoi du protocole à la pharmacie préparant les anticancéreux.
- Vérification par les pharmaciens de l'indication, des doses prescrites en particulier l'actualisation du poids, ou des données de clairance rénale.
- Préparation de la chimiothérapie à la pharmacic.
- Envoi de la chimiothérapie dans le service de soin.
- Vérification par les infirmiers de la qualité de la **voie d'abord** avant l'administration.
- Éventuelle **prémédication antiallergique et antiémétique** : corticoïdes, anti-histaminiques, aprepitant, ondansetron, anxiolytiques par exemple.
- Vérification par l'infirmier de la bonne identité du patient avec nom, prénom et date de naissance.
- Administration du traitement selon le protocole.
- **Rinçage de la voie centrale et retrait de la voie centrale si non utilisée.**

7.2. Principe des adaptations posologiques en fonction du terrain et de la tolérance

- De façon générale, la possibilité d'administration d'un traitement anti-cancéreux est déterminée par l'état général du patient. L'état général est évalué classiquement par le « performance status » ou score OMS (Organisation Mondiale de la Santé). Il est évalué de 0 (parfait état général), à 4 (état grabataire) et est résumé dans le tableau 2. Il s'agit d'un facteur pronostic dans toute pathologie tumorale et aussi prédictif de toxicité : plus l'état général est altéré plus le risque de décès est élevé, plus le risque d'effet indésirable est élevé.

Tableau 2. DÉFINITIONS DE L'ÉTAT GÉNÉRAL DU PATIENT ÉVALUÉ PAR LE PERFORMANCE STATUS OU SCORE OMS

PERFORMANCE STATUS (PS) OU SCORE OMS	DÉFINITION
PS 0 ou OMS 0	Parfait état général, aucune limitation d'activité
PS 1 ou OMS 1	Passe moins de 25 % du temps alité ou assis pendant la période diurne
PS 2 ou OMS 2	Passe entre 25 et 50 % du temps alité ou assis pendant la période diurne
PS 3 ou OMS 3	Passe plus de 50 % du temps alité ou assis pendant la période diurne
PS 4 ou OMS 4	Grabataire

- **L'état général est le reflet de nombreux facteurs :**
  - âge du patient ;
  - éventuelles comorbidités ;
  - retentissement de la maladie cancéreuse : **dénutrition**, dysfonction d'organe lié à l'envahissement métastatique.
- **Ainsi, le « performance status » joue un rôle déterminant dans le choix du traitement anticancéreux qui va être proposé au patient :**
  - un patient avec un état général altéré peut ne pas être capable de recevoir de traitement en raison du risque de toxicité ou bien nécessitera un allègement du traitement comme une réduction de dose ou une monothérapie plutôt qu'une bithérapie par exemple ;
  - sur le plan pharmacologique, un état général altéré, comme dans le cas d'une dysfonction hépatique, rénale ou d'une **hypoprotidémie secondaire à une dénutrition**, a pour conséquence une modification des paramètres pharmacocinétiques des traitements anticancéreux et du risque de toxicité lié à une surexposition au médicament.

- **Un autre facteur déterminant pour les adaptations de traitements anticancéreux est la tolérance qui a été observé lors du cycle précédent de traitement :**
  - si la tolérance clinico-biologique a été bonne alors il est possible de poursuivre avec le même schéma thérapeutique ;
  - s'il y a eu des toxicités sévères, il faudra discuter d'une **diminution de dose** ou la mise en place de **traitements préventifs des toxicités**. Si les effets indésirables ne sont pas résolus lors de la date théorique de reprise du traitement anti-cancéreux, celui-ci peut être reporté.

7.3. Populations particulières

7.3.1. *Pédiatrie*

- Doses d'anticancéreux adaptées à l'âge et au poids.
- Risque de séquelles à long terme des traitements :
  - **retard de croissance,**
  - **stérilité,**
  - troubles psychosociaux,
  - cancers secondaires.

7.3.2. *Gériatrie*

- Les sujets gériatriques sont souvent plus fragiles et il n'est pas toujours possible de les traiter comme les sujets jeunes.
- La décision de traitement et les adaptations posologiques sont souvent prises conjointement entre oncologues et gériatres spécialisés en oncologie.

7.3.3. *Grossesse et allaitement*

- La plupart des traitements anti-tumoraux sont tératogènes.
- Une grossesse est contre-indiquée pendant les traitements oncologiques et les femmes en âge de procréer doivent recevoir une double **contraception** efficace.
- À noter que la pilule œstroprogrestative est formellement contre-indiquée dans le cadre de tout cancer hormono-dépendant comme le cancer du sein.
- L'allaitement est contre-indiqué en l'absence de données.

B

8. Résistance aux anti-tumoraux

- **Les mécanismes de résistance aux anti-cancéreux sont extrêmement variés :**
  - **Résistance primaire :** il n'y a eu alors aucun bénéfice à un traitement de première ligne. C'est le cas par exemple de tumeurs contenant de nombreuses cellules hors du cycle cellulaire (en phase G0) qui sont de ce fait insensibles aux agents agissant spécifiquement à une phase du cycle cellulaire. Ces tumeurs sont d'emblée réfractaires à la chimiothérapie.
  - **Résistance secondaire :** réponse initiale suivie d'un échappement. Cette résistance acquise peut résulter de divers mécanismes :
    - diminution de la pénétration cellulaire du médicament ;
    - modification de la cible ;
    - élimination accrue ;
    - inactivation d'une enzyme de dégradation ; augmentation du nombre de cibles ;

- augmentation des capacités de réparation du génome ;
- efflux de la molécule hors de la cellule (résistance pléiotropique ou Multi-Drug Resistance, MDR) ;
- défaut de régulation de l'apoptose.

- **Souvent, ces résistances sont liées à la préexistence ou à l'acquisition de nouvelles anomalies génétiques. Le cancer ayant pour propriété d'être instable sur le plan génétique, des mutations de résistance peuvent être acquises puis sélectionnées par l'exposition à un médicament.**

Conclusion

- **Les traitements anti-cancéreux sont des médicaments à index thérapeutique étroit nécessitant une expertise pour leur manipulation ainsi qu'une excellente évaluation de l'état général du patient.**
- **Il peut exister une grande variabilité d'exposition intra ou interindividuelle.**
- **Il existe des effets indésirables spécifiques en fonction du mode d'action de ces traitements : cytotoxiques, thérapies ciblées, hormonothérapie ou immunothérapie.**
- **L'utilisation de ces traitements nécessite une évaluation pluridisciplinaire, de la balance bénéfice/risque.**

FICHE DE SYNTHÈSE

1. Les cytotoxiques partagent des effets indésirables communs : hématologiques, digestives, allergie, alopécie, infertilité/stérilité.

2. Toxicités spécifiques du 5FU : syndromes mains-pieds et vasospasme coronaire.

3. Toxicités spécifiques du cisplatine : néphrotoxicité, ototoxicité, neuropathie périphérique. Hyperhydratation systématique et surveillance de la fonction rénale.

4. Toxicités spécifiques des anthracyclines : cardiotoxicité, risque de nécrose cutanée en cas d'extravasation. Échographie cardiaque préthérapeutique et voie d'abord centrale.

5. Toxicités spécifiques des taxanes : neuropathie périphérique et onycholyse.

6. La Toxicité des thérapies ciblées dépend de leur(s) cible(s) :

- Antiangiogéniques : hypertension artérielle, protéinurie, saignement, risque thrombo-embolique artério-veineux et cardiotoxicité.
- AntiEGFR : toxicité cutanée (rash acnéiforme, fissures, xérose).
- Thalidomide : neuropathie périphérique et risque thrombo-embolique artério-veineux.

7. Les hormonothérapies partagent des effets indésirables communs :

- Ostéopénie ou ostéoporose avec risque de fracture (sauf le tamoxifène).
- Troubles sexuels et de la libido.
- Hypogonadisme et syndrome climatérique.
- Risque thrombo-embolique.
- Prise de poids.
- Dyslipidémie.

8. La décision thérapeutique finale en cancérologie nécessite :

- Une décision prise collégialement en réunion de concertation pluridisciplinaire.
- La prise en compte du « primitif », du stade la maladie.
- La prise en compte de l'état général du patient.
- La prise en compte des comordités.
- La prise en compte de l'âge.

Principales situations de départ en lien avec l'item 330-11 : « Anticancéreux »

Situation de départ	Descriptif
En lien avec les complications	
297. Consultation du suivi en cancérologie 348. Suspicion d'un effet indésirable des médicaments ou d'un soin	La prescription de médicaments anticacéreux peut être responsable d'un large spectre **d'effets indésirables réversibles ou irréversibles,** qui seront à rechercher et évaluer en termes de sévérité et d'évolution lors des **consultations de suivi en cancérologie.**
2. Diarrhée 12. Nausées 13. Vomissements 33. Difficultés à procréer 91. Anomalies des muqueuses 94. Troubles du cycle menstruel 80. Alopécie et chute de cheveux 215. Anomalie des plaquettes 216. Anomalie leucocytes 217. Baisse de l'hémoglobine	De par leur action sur le cycle cellulaire et en particulier leur capacité à inhiber la prolifération cellulaire, **les cytotoxiques partagent un spectre d'effets indésirables communs.**
42. Hypertension artérielle 78. Acnée 81. Anomalies des ongles 102. Hématurie 121. Déficit neurologique sensitif et/ou moteur 140. Baisse de l'audition/surdité 199. Créatinine augmentée 204. Elévation des enzymes cardiaques 306. Dépistage et prévention de l'ostéoporose	Certains autres effets indésirables sont eux associés à certaines molécules cytotoxiques en particulier, ou à certaines thérapies ciblées. Ainsi, le 5-FU peut être responsable d'une **toxicité cardiaque** avec élévation des enzymes cardiaques ; le cyclophosphamide et l'ifosfamide peuvent provoquer des **cystites hémorragiques** ; le cisplatine peut causer une **insuffisance rénale** avec élévation de la créatinine, une **toxicité auditive** ou encore des **neuropathies périphériques** ; les anthracyclines ont une **cardiotoxicité dose dépendante** ; les taxanes sont responsables de **neuropathies périphériques** et d'une **toxicité unguéale** ; la thalidomide et le bortézomib sont associés à des **neuropathies périphérique** ; les anti-VEGF peuvent eux être responsables d'une **hypertension artérielle,** d'une **toxicité cardiaque et d'insuffisance rénale** ; les anti-EGFR ont une **toxicité cutanée à type de rashs acnéiformes** ; l'hormonothérapie est responsable de **troubles sexuels et de stérilité** en cours de traitement mais également de **bouffées de chaleur** et de **dyslipidémie et d'ostéoporose.**
En lien avec la prise en charge thérapeutique	
337. Identification, prise en soin et suivi d'un patient en situation palliative	La stratégie thérapeutique anticancéreuse définit un objectif thérapeutique pour chaque patient : • **objectif curatif,** c'est-à-dire de guérison du cancer ; • **objectif palliatif,** c'est-à-dire de préservation de la qualité de vie du patient, et dans la plupart des cas d'augmentation de la survie.

254. Prescrire des soins associés à l'initiation d'une chimiothérapie	La prescription de médicaments anticancéreux nécessite des précautions d'utilisation particulières. **Des thérapeutiques adjuvantes sont très souvent associées aux traitements anti-cancéreux pour lutter contre les effets indésirables** (anti-émétiques, hyperhydratation, facteurs de croissance hématopoïétiques, corticoïdes, contraception, supplémentation en vitamide D et bisphosphonates en cas d'hormonothérapie, antidotes : acide folique, uromitexan...).
264. Adaptation des traitements sur un terrain particulier (insuffisant rénal, insuffisant hépatique, grossesse, personne âgée...)	La possibilité d'administrer un traitement anti-cancéreux dépend de **l'état général du patient.** Ce dernier est déterminé par son **âge**, ses **comorbidités** et le retentissement de sa maladie tumorale (**dénutrition, hypoprotidémie**, envahissement d'organes...). La présence d'une altération de l'état général impose **une adaptation de la dose ou la mise en place de traitements préventifs** avant l'administration de traitements anti-cancéreux. Les **populations pédiatriques, gériatriques ainsi que les femmes enceintes ou en cours d'allaitement** relèvent également de précautions particulières.
271. Prescription et surveillance d'une voie d'abord vasculaire	L'administration de certaines molécules de chimiothérapie nécessite la mise en place d'un **cathéter central** au vu de la **toxicité veineuse** de ces molécules et du risque de **nécrose cutanée en cas d'extravasation,** surtout dans le cas des anthracyclines. Ces **voies d'abord** nécessitent des précautions d'emploi particulières.